Kaltenborn 정형도수치료 – 척추편

Manual Mobilization of the Joints – The Spine

Kaltenborn

정형도수치료

(척 추 편)

관절 검사와 기본 치료

개정판

대한 OMT KE 학회 옮김

Manual Mobilization of the Joints

Joint Examination and Basic Treatment

Volume II The Spine

by Freddy M. Kaltenborn
in collaboration with
Olaf Evjenth,
Traudi Baldauf Kaltenborn,
Dennis Morgan and Eileen Vollowitz

5th Edition 2009
Published and distributed by
Norli
Oslo, Norway

Also distributed by
OPTP
Minneapolis, Minnesota, USA

영 문 출 판 사

■ **감수**

백인협 대한 OMT KE 학회장

■ **역자**

정호발 안산대학교 물리치료과 교수

The Spine

Manual Mobilization of the Joints

by Freddy M. Kaltenborn

개정판

Kaltenborn 정형도수치료 (척추편)

2017년 1월 20일 초판인쇄
2017년 1월 27일 초판발행

지은이 : Freddy M. Kaltenborn
감수 : 백인협 / 역자 : 정호발
발행인 : 박 병 조
발행처 : 도서출판 영문출판사
등 록 : 1987년 12월 21일 제2-419호
주 소 : 서울시 강남구 삼성동 69-1
전 화 : (02) 514-5590, 776-5590
팩 스 : (02) 756-8943
홈페이지 : www.ymsbook.net
E-mail : yeongmunsa@empal.com
정 가 : 25,000원
ISBN 978-89-7224-397-7 93510

※ 파본은 교환해 드립니다.

■ 도수기법 학습 (Acknowledgments)

정형도수치료를 교육하는 것이 환자를 치료하는 것보다 내게는 더 불편하면서도 도전적인 일이였다. 환자를 치료할 때는 내가 사용하고 있는 기법의 단순하면서도 명백한 원리를 용이하게 적용할 수 있었지만, 다른 사람들에게 이 기법의 용어와 동작을 가르치려 할 때는 도수치료로 환자를 평가하고 치료하는 것이 얼마나 복잡 미묘한지를 새삼 깨달게 되었다. 그러나 나는 가르쳐야만 했고, 여기에는 많은 동료들과 제자들의 도움이 함께 했었다. 치료효과가 뛰어난 정형도수치료사를 할 수 있게 하기 위해 필요한 지식과 기술들을 제공하기 위해 나는 최고의 방법들을 지속적으로 연구하였다.

이 책은 나의 정형도수치료 동료이자 협력자인 Olaf Evjenth, Traudi Baldauf Kaltenborn, Dennis Morgan 그리고 Eileen Vollowitz의 노력이 함께 있지 않았다면 존재하지 않았을 것이다. 그들은 수십 년 동안 내가 작업을 하는데 필요한 많은 구성이나 조합과 방향등을 제시하면서, 용어나 삽화 같은 문서 작업을 위해 함께 일하여 주었다.

특히 쉽고 명료하게 집필 작업이 가능하도록 누군가와 머리를 맞대고 도수치료를 위하여 함께 작업할 수 있었던 이런 즐거움이 흔하게 있는 일은 아니겠지만, 이번 개정판에서 Eileen Vollowitz와 함께 작업 할 수 있었던 것은 나에게는 큰 즐거움이었다.

특히 Eileen의 협조로 인해 내가 표현하는데 한계가 있었던 여러 개념들의 가치와 초점을 잘 표현할 수 있게 되었다. 내가 이론이나 기법 모두에서 명쾌하게 수정작업을 할 수 있도록 전 세계로부터 나에게 가치있는 제한을 해 준 나의 동료들에게 감사를 표하는 바이다. 이번 개정판에서 내가 관절 가동술의 원리와 적용 모두에서 보다 명확하게 표현할 수 있도록 상의를 해주고 제안을 아끼지 않았던 Jochen Schomacher, Haddon Speakman 그리고 Bjørn Større에게 감사를 전한다.

특히 지난 35년간 사랑과 지지를 아끼지 않았던 내 아내 Traudi Baldauf Kaltenborn에게 크게 감사한다. 내 아내는 저술, 교육 그리고 실무에 있어서 가장 좋은 파트너였으며, 그녀가 없었다면 결코 내가 많은 것들을 내 인생에서 이루지 못했을 것이다.

Freddy M. Kaltenborn

■ 저자소개 (About the author)

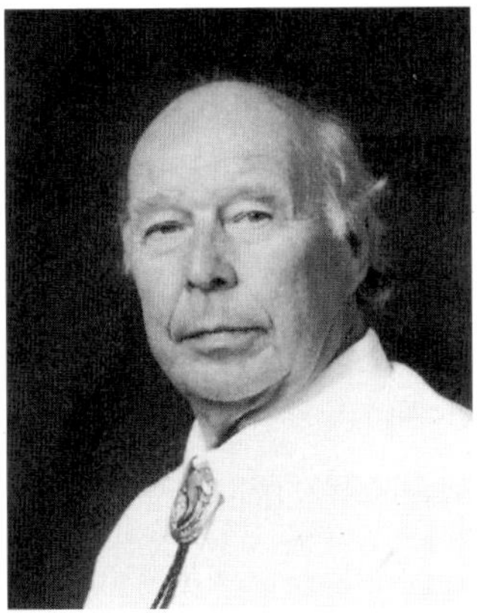

Kaltenborn의 경력은 1945년에 독일에서 운동트레이너와 체육교사로부터 시작되며, 1949년에는 노르웨이에서 물리치료사로 활동하기 시작하였다. Kaltenborn은 1952년부터 1954년까지 정형의학의 깊이 있는 지식을 배우기 위해 영국 런던에서 Dr. James Mennell과 Dr. James Cyriax 문하에서 수학하였다. 1955년에는 Cyriax 접근법을 가르칠 수 있는 자격을 획득하였다. 그 이후에도 영국 정골의학 대학에서 공부를 지속하였고, 고향인 노르웨이로 귀향하여 자기 자신만의 체계를 정립하기 위해 노력하였다.

Kaltenborn은 1958년 독일에서 Forschungs-und Arbeitsgemeischaft für Chiropraktik(FAC)으로부터 카이로프랙틱 자격을 수여받았고, 1958년에서 1962년 사이에 FAC 내에서 의학박사로 카이로프랙틱을 가르쳤다. 1962년까지 FAC는 그들의 접근법에 Kaltenbornd의 기법을 포함시켰고 그들의 전문가 교육과정 명칭을 "Chiropraktik"에서 "Chirotherapy"로 바꾸었다. Kaltenborn은 1982년까지 FAC의 실습전문강사로 활동을 지속하였다.

1962년 Kaltenborn은 영국 런던의 영국 정골의학 대학에서 공부를 했었고 1971년 Dr. Alan Stoddard로부터 정골의학 강사로서의 자격을 인정받았다. 1973년 Kaltenborn은 International Seminar of Orthopaedic Manipulative Therapy(ISOMT)로부터 정형도수치료 자격을 획득하였다. 1977년에서 1984년 사이에 Kaltenborn은 미국 미시간 주립대학교 정골의학 의학부에서 교수로 활동하였다.

Kaltenborn은 1950년부터 1982년까지 32년 동안 고향인 노르웨이에서 임상 물리치료 실무를 수행하였다. 이 기간 동안 Kaltenborn은 수없이 많은 물리치료사, 의학박사, 정골의사와 카이로프락터들에게 도수치료방법을 교육하였다. Kaltenborn은 노르웨이 물리치료사들에게 도수치료를 강의하였고, 도수치료사로서의 자격과 교육 요건을 확립하는데 지대한 공헌을 하였다. 게다가 Kaltenborn은 노르웨이 의사들과 함께 노르웨이 보건 당국이 도수치료가 갖는 이점을 인지할 수 있도록 하였으며 1957년까지 숙련된 도수치료가 일반 물리치료에 비해 두 배 비율로 보험 청구가 이루어져 도수치료의 효과가 확인되었다.

Kaltenborn의 화려한 경력을 되돌아보면, 우선 Kaltenborn 교수는 도수치료 분야의 국제적인 교육 표준과 자격을 만들기 위해 지칠줄 모르고 노력하였다. Kaltenborn은 세계 물리치료사연맹(World Confederation of Physical Therapists; WCPT) 산하 정형도수치료사 국제연맹(International Federation of Orthopaedic Manipulative Therapists; IFOMT)의 창시자 중의 한명이다. Kaltenborn 교수는 IFOMT의 도수치료의 교육과 자격사항에 대한 첫 번째 표준을 마련하는데 공헌하였으며, 이와 같은 첫 번째 표준은 국제기구로부터 인정을 받았다.

■ 이 책에 대해서 (About this book)

이 책에서는 척추관절의 기본적인 수동 도수 평가와 가동술을 서술하는 동시에 생체역학 원리 적용을 강조하고 있다. *1권: 도수 관절 가동술 사지편과, 3권: 팔다리와 척추의 견인 도수 교정*은 시리즈물이다.

모든 시리즈물은 입문단계 학생들을 대상으로 하고 있으며, 관절움직임 제한을 치료하고 진단하는데 있어, 안전하고 효과적으로 도수 관절 가동술을 적용할 수 있도록 기본적인 기술과 이론을 서술하고 있다. 간단 명료한 형식을 기본으로 하는 우리 치료법 체계에서 생체역학 원리의 특성이 잘 들어날 수 있도록 최대한 노력을 했다. 이런 개념들은 다양한 임상실무 영역에서 일하고 있는 많은 물리치료사나 의사들에게 중요한 이론적 실무 기반이 된다.

책 시리즈물의 변천사 (Evolution of the book series title)

이 책의 시리즈물들은 처음에는 관절에 대한 도수치료로 불렸다. 이후 개정판에서 제목을 가동술로 바꿨고 최종적으로는 도수가동술로 지칭되었다. 이런 제목의 변천은 완성도 있고 확대된 도수치료 영역의 실습서로써 역할이 필요하게 되면서이다.

"도수치료"란 용어는 원래 해부학적 관절의 병리적인 과소움직임을 개선하기 위해 사용되는 수동적인 기법만을 묘사하는 것이었다. 도수치료 실무 영역이 확대되면서 "도수치료"란 용어는 연구, 재활, 과대움직임에 대한 안정화와 같은 관련된 많은 기법들을 포함하고, 생리학적인 관절 치료와 연계되기까지 하였다. 게다가 이 용어는 전 세계에서 다양하게 사용되어지고 있다.

따라서 도수치료의 실무영역을 한 책에 언급하기에는 너무 복잡해져 버렸다. 이런 이유에서 이 시기에는 도수치료가 수동적인 진행이기 때문에 제목이 "가동술"로 변경되었다. 차후에 "가동술"이란 용어는 능동적인 진행까지도 아우르게 되었다. 이것은 이 시리즈물 제목에 또 다른 변화를 가져와 이번에는 "도수 가동술"로 바뀌었다.

신장, 이완 그리고 통증이완 게다가 밀기 기법(예, "빠른 가동술" 또는 "도수교정") 등 다양한 선별적인 기법들이 포함된 도수 가동술 수행방법들이 이 책 시리즈물에 서술되어 있다. 특히, OMT Nordic System(심화된 관절 가동술 수행기법, 안정화 기법 그리고 물렁조직 가동기법을 포함한 Kaltenborn-Evjenth Concept)의 일부인 이 책의 시리즈물들이, 정형 도수치료 실무영역 전반을 아우르지는 못한다는 것에 주의해야 할 것이다(*p12, OMT 개요 참고*).

네 번째 다섯 번째 개정판 추가사항 (New in the 4th and 5th editions)

2권의 네 번째 개정판(2003)은 이론과 실습 양쪽 모두의 구성에서 다음 사항을 포함하여 현저한 확장이 이루어졌다.

- **검사방법에서부터 효과적인 가동술 치료까지 도수 기법의 진행.** 기법 진행은 신체의 위치나 손잡기 기술의 간단한 변화로도 효과적이었다.
- **편안위치 밖에서 선택된 관절 가동기법.** 기법을 적용하는 것보다 더 안전한 적용을 위해서는 실무자의 고도로 숙련된 기술이 필요하다.
- **각 검진과 치료 기법에 대한 명확한 목표.** 진행과정에서 각 검사(예, 예비검사, 특정한 가동성 검사, 증상 국소화 검사)와 각 치료(예, 제한된 물렁조직과 관절 움직임 또는 증상조절)에 대한 적용 권고에 주의를 기울여야 한다.
- **직선적인 움직임 단계와 동작의 관절가동범위 그리고 움직임에 대한 저항과의 상관성.** 각 기법에 대한 설명은 이것을 적용하기 위한 가장 효과적인 움직임의 단계임에 주의해야 한다. 1952년부터 OMT Nordic system의 실무자들에게 Kaltenborn의 움직임 단계 개념은 하나의 지침이었다.
- **실제 편안위치에서 시작되는 선택적인 직선 견인-도수교정.** 이런 기법들은 입문과정에 있는 학생들의 손을 훈련시키기 위해 안전한 방법으로 설명되어져 있다. 반면 이 시리즈물에는 어떠한 관절위치에서도 기본 가동술 기법이 적용될 수 있음을 서술하고 있다. Kaltenborn은 관절 내 제한과 관련되어 견인-도수교정이 사용될 때는 관절의 실제 편안위치에서 시작되어야만 한다는 신념을 가지고 있다. 이런 적은 힘의 도수교정기법은 아주 경험이 많은 임상실무자들에 의해 치료나 진단에 효과적으로 사용될 수 있다.

2권 다섯 번째 개정판(2009)은 척추의 도수 가동술에서 OMT Nordic System 개념의 용어와 기법들이 많이 개정되었다.

목차 (Table of Contents)

부록 (APPENDIX)

Notes

OMT Nordic System

Kaltenborn-Evjenth Concept

정형의학(Orthopaedic Medicine)은 근골격계의 상태에 대한 검진과 치료를 전문으로 한다. 정형도수치료(OMT)는 물리치료의 전문영역으로서 정형의학의 중요한 한 분야이다.[1] OMT의 주 안점은 관절의 장애와 그에 관련된 물렁조직의 문제에 대한 검진과 치료를 위해 노력하는 것이다. 이때 일차적으로 적용하는 기법 중 하나가 가동술(Mobilization)이다. 만약 검진을 통해 관절의 기능장애, 특히 과소움직임(Hypomobility)이 발견되었다면, 대부분의 경우 이 책에 서술된 가동술의 적용으로 좋은 효과를 볼 수 있다.

OMT Kaltenborn-Evjenth Concept은 물리치료사들과 의사들이 (1954년~1970년 처음에는 북유럽에서 그 후에는 전 세계적으로) 다년간에 걸쳐 서로 협력하여 일궈낸 결과물이다. 이 체계는 1954년도에 시작되었다. 초기에는 관절에 대한 검진과 치료에만 집중하였으며 "Manual Therapy ad modum Kaltenborn"이라고 명명되어 졌다. 그 후에는 "Norway System" 또는 "Nordic System"으로도 불리어졌다. 1960년대 말에 이르러 Olaf Evjenth와 Kaltenborn이 이 체계를 보다 체계적으로 발전시키기 위하여 수십 년 동안 공동으로 작업을 수행하였으며, 이것이 기초가 되어 오늘날에 우리에게 알려진 "OMT Kaltenborn-Evjenth Concept"이 된 것이다.

OMT Klatenborn-Evjenth Concept은 물리치료의 한 치료 기법으로 전통적인 물리치료학, 스포츠의학, 정골의학(Osteopathy), 정형의학 등의 정보(자료)와 경험을 바탕으로 하고 있고 그 외에도 임상에서 도수치료를 사용하는 수많은 치료사들의 도움을 기반으로 하여 구성되어 졌다. 이 책에는 우선 관절에 대한 도수검진과 치료를 집중적으로 서술하였다.

■ 역사 (History)

정형도수치료(OMT)는 20세기에 만들어진 것이 아니다. 이미 Hippocrates(BC 460~377)의 저술 "Corpus Hippocrateum" 과 그 이후에 발표된 많은 문헌들에서도 확인할 수 있듯이 정형도수치료는 고대 전통의학에 근간을 두고 있다.

1 과거에 정형의학은"도수의학(manual medicine)"또는"근골격의학(musculoskeletal medicine)"으로 알려져 왔다.

■ 시작 (Early Roots)

Eiler H. Schiøtz 와 James Cyriax가 저술한 도수교정의 과거와 현재(Manipulation Past and Present)라는 책에는 도수치료에 대한 역사가 자세히 서술되어 있다. "고대의학(Ancient Medicine)"이라는 장에는 Hippocrates에 의해 유래된 다양한 종류의 척추 견인과 그 외의 다른 치료들이 묘사된 그림들을 볼 수 있다. 이런 고대 그림은 견인과 동시에 허리뼈에 앞쪽 압박(ventral pressure)을 시행하는 모습들이 나타나 있다. 어떤 그림에서는 치료사가 환자의 등위에 올라서서 오늘날에도 사용되고 있는 일종의 "도족치료(pedi-pulation)"를 수행하는 장면도 있다.

Galen(Claudius Galenos, AD 131-202)이라는 의사가 현재 우리들이 사용하는 도수치료 기법의 창시자라고 볼 수 있을 것이다. 그는 처음으로 척추의 치료를 위하여 손을 사용하는 도수치료 방법을 그림으로 묘사하였다. Galen의 도수교정(manipulaton)은 Hippocrates의 영향을 받았으며, Galen은 Hippocrates의 업적과 그가 언급한 관절에 대해서 기술하였다.

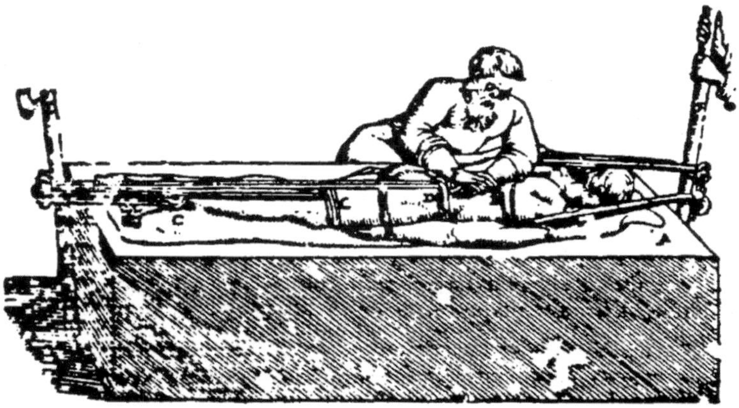

그림 I.1 Galen의 수집품 목판화로서 견인과 함께 시행된 관절 가동술을 보여줌.

아라비아 의사인 Avicenna(AD 980-1037)의 의학 교재에도 Hippocrates와 Galen의 척추치료 그림이 삽입되어 있다. 이 교재가 1608년에 이르기까지 라틴어로 여러 번 재출간 되었으며, 이는 이런 기법에 대한 지속적인 관심이 수백 년 동안 계속되었음을 반영하고 있다.

이탈리아 의사인 Vidius Vidio(AD 1500-1569)가 저술한 의학 교과서에도 위와 유사한 그림이 나오고, 그 후 같은 치료방법들이 프랑스인 Ambroise Paré(1550)와 독일인 Scultetus(1700)의 저서들에서도 견인 테이블과 함께 소개되어 있다.

그 후 200여 년 동안 의학서적을 비롯한 문헌들에서 견인과 함께 도수교정을 실행하는 기법에 대한 언급이 거의 없었다. 그럼에도 불구하고 이런 치료법은 전 세계의 전통의학(folk medicine) 영역에서 지속적으로 사용되어져 왔다.

그림 I.2 동부 프로이센에서 촬영된 사진에서 볼 수 있듯이 "Weighing salt"은 1920년까지 전통의학영역에서 사용되어 왔다.

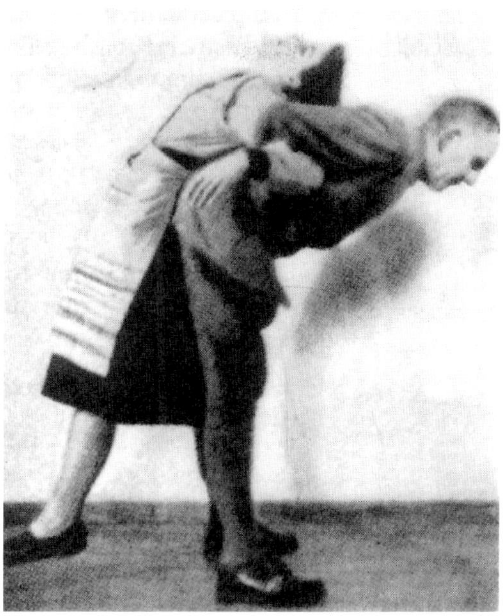

도수교정 기법은 19세기 미국의사인 Andrew Taylor Still(1828-1917)에 의하여 학교-의학영역으로 재도입되었다. 1874년에 그는 미국 Kirksville에 정골의학 학교(School of Osteopathy)를 설립하였다. Still의 몇몇 제자들은 이런 치료법을 유럽에 전파하여 1917년에 런던에 영국 정골의학 학교(British School of Osteopathy)가 세워졌고, 후에 런던 정골의학 대학(London College of Osteopathy)으로 바뀌었다.

■ OMT Nordic System의 발전

OMT Nordic System의 도수치료에 대한 접근은 1940년대에 시작되었다. 당시에 Kaltenborn은 척추환자들의 치료를 시도하고 있었는데 동시에 치료에 대한 회의도 증가하고 있었다. 1945년 Kaltenborn은 신체장애가 있는 군인들을 위한 체육교사로서 근무하고 있었으며 1949년부터는 물리치료사로 근무하기 시작하였다. 당시 Kaltenborn은 체육교육에서 배운 마사지와 관절 가동술 및 도수교정(특히 팔다리에 적용)과 전통적인 물리치료학에서 배운 능동 및 수동적인 움직임을 사용하는 치료를 병행하는 것으로는 한정된 효과가 있다는 것을 느꼈다. 그리고 Kaltenborn이 도움을 줄 수 없었던 많은 척추환자들이 카이로프랙틱 치료를 통해 "증상이 호전되는 경험을 하였다"는 이야기를 들었다.

당시에 노르웨이의 물리의학 전문의(doctors of physical medicine)들은 단지 전통의료의 범주 내에서 유래한 치료 형태만을 물리치료분야의 새로운 치료로 인정하였다. 이로 인하여 Kaltenborn은 직장을 영국으로 옮겨 성토마스 병원(St. Thomas Hospital)의 재활의학 전문의인 James Mennell과 정형외과 의사인 James Cyriax와 함께 일하게 되었다. 이 두 사람의 특이할만한 점은 자신들의 도수의학(manual medicine)에 대한 경험을 물리치료사들에게 교육시키는 데에 많은 노력을 기울였다는 것이었다. Mennell은 이미 1906년의 자신의 기법을 물리치료사들에게 교육하기 시작하였으며 1917년에는 물리치료사들을 위한 교재로 "Physical Treatment by Movement and Massage(Chur chill, London)"라는 책을 출판하였고 이어서 "The Science and Art of Joint Manipulation [Volume I : The Extremities(1949) and Volume II: The Spine(1952)]"을 출간하였다. Dr. Cyriax가 출간한 두 권의 교재 "Textbook of Orthopaedic Medicine, Volume I: Diagnosis, Volume Ⅱ: Treatment"의 내용은 현재까지 OMT Kaltenborn-Evjenth Concept에서 물렁조직의 문제를 검진하고 치료하는데 기본적으로 활용되고 있다.

1950년대 초 Kaltenborn은 동료인 R. Stensnes와 함께 Dr. Mennell의 관절가동기법에 대하여 연구하고 Dr. Cyriax에게 교육을 받기 위해 런던으로 갔다. 노르웨이로 돌아온 Kaltenborn은 새롭게 습득한 기법을 노르웨이의 물리의학협회(Medical Association for Physical Medicine) 소개하였고 협회는 Kaltenborn에게 Cyriax 치료법에 대한 연수교육을 요청하였다. 1954년에 개최된 연수에 8명의 물리치료사가 참여하였으며 이 연수는 오슬로 물리치료협회(Physical Therapy Association of Oslo)의 후원으로 개최되었다. 이것은 노르웨이 제도권 의사들에게 도수치료에 대한 시각을 변화시키는 계기가 되었다. 그러나 1950년대 후반에도 많은 노르웨이 의사들이 도수치료를 여전히 임상의학의 한 분야로 여기지 않았기 때문에 이런 치료방법을 물리치료사나 의사들이 임상에서 적용하는 것에 대해 큰 호응을 얻지 못하였다. 이런 와중에도 의식있는 노르웨이 의사인 Eiler Schiøtz가 발표한 도수교정의 역사(History of Manipulation, 1958)라는 논문은 의학 분야에서 사용되었던 도수치료의 역사적 역할을 증명해 보임으로써 노르웨이 전통의학에 도수치료가 포함될 수 있도록 하는데 크게 기여하였다.

1955년, Cyriax는 그의 치료법에 대한 교육과정을 승인하고 첫 번째로 교육과정을 마친 치료사들의 교육과 자격시험을 위하여 노르웨이를 방문하였다. 이 때에 자격증을 취득한 치료사들에 의하여 노르웨이 도수교정-단체가 조직되었으며 이 단체는 현재까지 존재한다. 이 단체는 하나의 연구단체로서 그들이 배운 치료법을 임상에 적용하고 지속적으로 개발하여 물리치료사를 위한 전문 도수치료법으로 발전시키는 것에 목적을 두고 있다.

이때까지 Mennell, Cyriax 그리고 노르웨이의 도수교정-단체는 단지 소규모였으며 일반적인(non-specific) 기법들을 이용하여 척추환자를 검진하고 치료하였다. 이와는 달리 의사이며 정골의인 Alan Stoddard(M.D. and D.O.,)는 척추치료를 위하여 좀 더 특별한 정골의학-기법을 사용하였다. 그는 이런 기법들을 그의 저서 "Manual of Osteopathic Technique(1959)"과 "Manual of Osteopathic Practice(1969)"에 서술하였으며 이 책으로 인하여 물리치료사와 의사들이 좀 더 쉽게 정골의학-기법에 접근할 수 있게 되었다.

1950년대 후반에서 1960년대 초까지 Kaltenborn은 Stoddard가 강의하고 있는 두 학교(British School of Osteropathy 와 London College of Osteopathy)에서 강의를 수강하였다. Kaltenborn은 Stoddard의 도움으로 선별된 정골의학-기법들을 노르웨이의 도수교정-단체에 전수하였다.

그림 I -3
Cyriax(좌)와 Stoddard의 치료법의 공동연수 교육. 1965년 Oslo

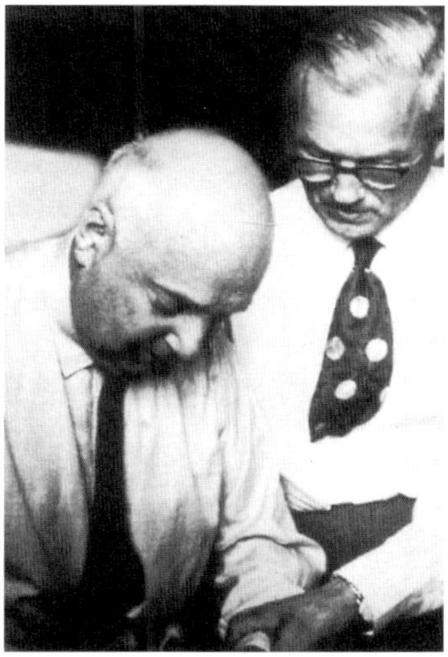

Cyriax와 Stoddard 그리고 Kaltenborn은 물리치료, 스포츠의학, 정형의학, 정골의학의 어떤 검진과 치료기법들이 임상물리치료 현장에서 가장 적절하게 적용될 수 있으며 또한 물리치료사들의 도수치료연수교육에 포함되어야 할 것인지를 다년간 함께 연구하였다.

■ Kaltenborn 도수치료 (1958 - 현재)

Kaltenborn은 자신만의 이론과 기법을 개발하고 이것을 이미 존재하는 OMT-Concept에 도입하는 것을 시작하였다. 그가 완성시킨 방법은 "Manual Therapy (MT) ad modum Kaltenborn" 또는 "The Kaltenborn Method" 라는 명칭으로 알려졌다.[2]

이 시기에 Kaltenborn은 환자의 검진과 치료에 있어 지대한 공헌을 하였다. 그 내용에는 관절의 검진과 치료를 위하여 치료면을 기준으로 한 직선적 관절내 움직임(translatoric joint play), 움직임 단계의 등급화, 볼록-오목규칙(convex-concave rule), 치료를 위한 움직임을 실행하기 전에 해부학적 세 가지 면상의(3차원적) 관절위치 조절, 치료하는 동안 주위에 인접한 치료하지 않는 관절의 보호, 환자의 자가 치료(self-treatment)와 치료사를 보호하기 위한 생체역학 원리의 도입 등이 포함된다(*참고, 특징, p9*).

2. 1958년에 노르웨이 물리치료사들이 그의 방법을 "Manual therapy ad modum Kaltenborn" 라고 명명하였으며 1960년대에 유럽의 다른 국가의 물리치료사들도 사용하였고 1965년에는 북유럽의 의사들 역시 같은 명칭을 사용하였다.

당시에 Kaltenborn의 방법은 아래의 내용들로 구성되었다:

- ≫ 정형의학 (from J.H. Cyriax and J.B. Mennell)
- ≫ 정골의학 (from A.T. Still and A. Stoddard)
- ≫ 자신 고유의 기법 (F.M. Kaltenborn)

Kaltenborn은 근골격계의 기능검진과 기능장애의 생체역학 원리를 응용한 치료를 우선적으로 강조하였다. 당시에 많은 환자들의 경우가 골절과 탈구치료를 위해 일반적으로 적용하였던 장기간 고정(기브스)에 의해 관절경직의 문제를 가지고 있었다. 현재는 이런 이차적인 문제점을 방지하기 위하여 관절을 조기에 움직이도록 한다. Kaltenborn의 방법은 아래의 치료기법들을 적용하여 기존의 물리치료를 보완하였다:

- ≫ 증상감소, 특히 통증
- ≫ 근육 긴장의 이완
- ≫ 짧아진 관절주위의 결합조직과 근육의 신장

1960년에 Kaltenborn은 북유럽의 여러 나라에서 물리치료사를 위한 도수치료 연수교육을 시작하였다. 1962년부터는 의사들도 이 연수교육에 참가하였다. 이 시기에 Dr. Schiøtz와 스칸디나비아 의사들이 모여 북유럽의사 도수의학협회(Nordic Physicians Manual Medicine Association(NFMM))를 창설하였다. 이 협회는 Kaltenborn concept의 연수를 위한 단체로 발전되었으며 이를 "Educational Coordinators for Denmark, Norway, Finland and Sweden"이라고 명명하였고 Kaltenborn은 이 단체의 의사들과 물리치료사들을 위한 교육이사(educational director)로서 활동하였다. 임상에서 활동하는 NFMM 회원들은 그들의 치료에 도수치료를 병행한 결과를 기록으로 남겼으며 이는 이 체계의 질적인 성장에 크게 기여하였다.

■ OMT Kaltenborn-Evjenth Concept (1973 – 현재)

이미 체육교사와 트레이너, 물리치료사로서의 풍부한 경험을 지녔던 Olaf Evjenth는 노르웨이의 유능한 임상가로서 1958년에 Kaltenborn과 만나게 되었으며 그 후 두 사람의 공동연구가 시작되었다. 그는 Kaltenborn Methode에 근육신장과 협응력 훈련(coordination training)을 위한 특별한 기법을 도입하였다. 특히 그는 환자에게는 집중적인 훈련이 필요하다고 강조하였다. 그는 통증과 움직임의 크기에 대한 평가와 더불어 움직임 실행에 대한 평가프로그램을 개발하였다.

Evjenth는 자가 관절 가동술, 자가 안정운동과 자가 신장 등 많은 종류의 운동을 환자 스스로가 가정에서 실행할 수 있도록 고안하였다. Evjenth와 Kaltenborn은 부가적으로 노르웨이의 도수치료단체와 함께 가정에서 치료를 수행하기 위한 장비와 자가 치료기법 및 인간공학에 대한 혁신적인 변화를 시작하였다. 여기에는 관절가동용-쐐기, 고정벨트 및 치료 시 손잡는 방법 등 치료효과를 증가시키고, 치료사들의 육체적 피로를 덜어주기 위한 것들이 포함된다(이 체계는 이런 것들에 지속적으로 특별한 가치를 부여하고 있다).

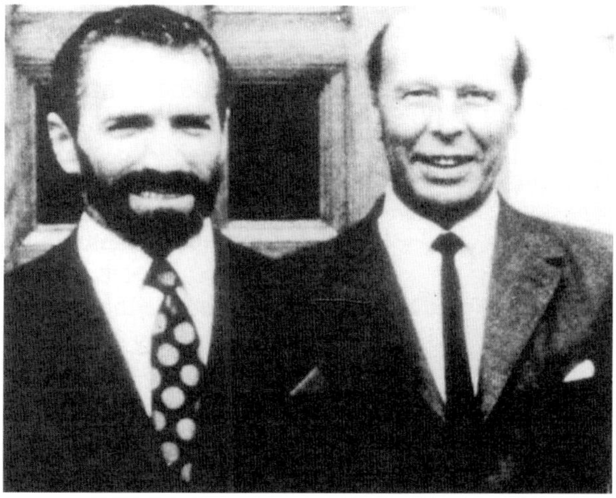

그림 I-4
1968년 캐나다에서 Evjenth(왼쪽)와 Kaltenborn이 북미에서 OMT-Concept를 소개한 후 촬영한 기념사진

기본적으로 이 체계에도 한 번만 적용하는 많은 치료기법들이 존재한다. 따라서 치료의 효과를 높이기 위하여 Kaltenborn과 Evjenth는 이런 기법들을 연결하여 요약하는 것을 시작하였으며 지속적으로 개선해오고 있다.

1973년 Klatenborn과 Evjenth가 Cyriax, Hinsen 그리고 Stoddard와 함께 International Seminar of Orthopaedic Manipulative Therapy(ISOMT)를 창립할 당시, 두 사람은 "OMT Kaltenborn-Evjenth Concept"를 전 세계에 소개하였으며 아래의 내용들이 포함되었다:

≫ Manual Therapy ad modum Kaltenborn
≫ Olaf Evjenth가 기여한 부분
≫ 그 외의 다른 치료사들이 기여한 부분

1990년 Evjenth는 손상된 부위를 감별하기 위한 특수한 방법으로 증상 감소검사와 개선된 유발검사를 도입하였다. Evjenth는 또한 도수관절 가동술 적용 시 치료하지 말아야하는 인접관절들을 보호하기 위한 기법들도 선보였다.

Kaltenborn의 철학은 항상 다른 개념의 유용한 기법들을 접목시켜 통합하는 것이었다. OMT Kaltenborn-Evjenth Concept은 스칸디나비아와 전 세계 여러 나라의 물리치료사들과 의사들이 오랜 기간에 걸친 많은 기여에 의하여 이루어졌다. 그 중에서도 이 체계에서 중요한 의미를 부여한 몇 가지 내용들을 지면을 통해 특별히 언급한다면: Proprioceptive neuromuscular facilitation(PNF)을 창립한 의사 Herman Kabat와 물리치료사 Margaret Knott, Dorthy Voss의 원리가 이 체계의 능동이완기법과 근육교육기법의 배경이 되었다; 물리치료사인 Oddvar Holten은 의학적 트레이닝치료(Medical Training Therapy, MTT)를 개발하였으며; 의사인 Dennis Morgan과 OMT 강사인 Olaf Evjenth와 Lasse Thue는 현재 이 체계의 OMT 치료에 포함되는 특별한 훈련프로그램과 장비를 개발하였다; 이 체계의 개념과 방법에 대하여 많은 건설적인 조언을 아끼지 않았던 호주의 Geoffrey Maitland; 그 외에도 Stanley V.Paris, Robin McKenzie, Mariano Rocabado, Ola Grimsby, Brian Mulligan…과 같은 많은 치료사들이 도움을 주었다.

1974년, Kaltenborn과 Maitland는 OMT Kaltenborn 체계와 Maitland 체계를 이수한 물리치료사들과 함께 국제정형도수치료연맹(International Federation of Orthopedic Manipulative Therapy, IFOMT)을 창설하였고 이후에 이것은 세계물리치료연맹(WCPT)의 산하단체로 등록되었다. 국제정형도수치료연맹에서 주관하는 국제회의들을 통해 Kaltenborn-Evjenth Concept 소속의 발표자들은 물리치료영역에 중요한 영향을 미쳤다. OMT Kaltenborn-Evjenth System이 발전하는 과정에서 전 세계의 다른 OMT 치료법들의 대표들과 접촉할 기회가 있었던 것은 대단히 큰 도움이었다.

OMT Kaltenborn-Evjenth Concept의 기준은 1974년과 1975년에 IFOMT에서 도수치료의 교육과 자격기준을 마련하는데 기초가 되었다. 모든 회원들은 이런 기준을 따라야만 한다. OMT KE Concept이 교육되고 있는 많은 나라에서도 이런 교육과 자격기준이 마련되고 있다. 현재 OMT KE System의 교육은 스칸디나비아, 호주, 벨기에, 독일, 그리스, 이태리, 일본, 한국, 네덜란드, 오스트리아, 폴란드, 스위스, 스페인, 타이완, 아랍연방 그리고 북아메리카와 남아메리카에서 실행되고 있다.

현재 OMT KE System은 전체 신경근골격계의 검진, 치료 및 연구 등 도수치료에 포함되어 확산되고 있다. 교육과정에는 감독관(supervisor) 감독 하에 이루어지는 임상실습과정과 필기 및 실기시험이 포함된다. 최상위의 교육과정에는 치료사가 도수치료영역에서의 학위논문을 제출하여 통과하여야 한다.

■ 특징 (Special features)

OMT KE Concept이 임상물리치료에 지속적으로 큰 영향을 주었던 것만큼 KE System도 계속 발전해 왔다. 그러나 KE System에는 이 체계의 근간을 이루며 적용에 있어 독특하고 유일한 특성을 갖는 몇 가지의 중요한 특징들이 있다. 따라서 우리는 많은 경우에서 이런 것들이 물리치료영역에서 지속적으로 인정되고 적용될 수 있도록 이것을 소개하고 알리는 것을 멈추지 않고 실천해 왔다.

1) 검진과 치료의 생체역학적인 기초

전통적인 도수교정에서는 긴 지렛대를 사용하는 회선 움직임을 적용하여 왔다. 이런 방법의 움직임은 종종 관절에 손상을 유발시키는 강한 압박력을 생성한다.

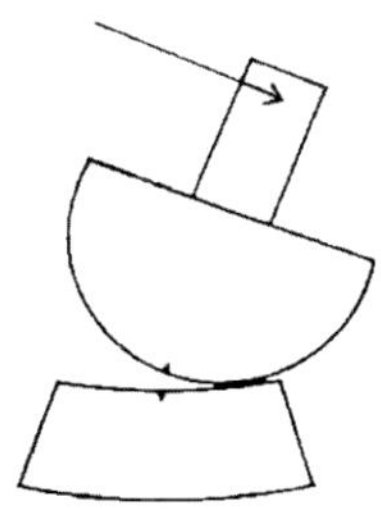

그림 I-5
1952년도까지 치료사들은 긴 지렛대를 사용한 회선 움직임
(능동움직임에 연이은 수동움직임)들을 적용하였다.

1940년대에 의사인 James Mennell은 관절의 손상을 감소시킬 수 있는 짧은 지렛대를 사용하는 회선도수교정(Rotation manipulation)을 소개하였다. 1952년 노르웨이의 도수치료사들은 이런 짧은 지렛대를 사용하는 도수교정기법을 도입하였다.

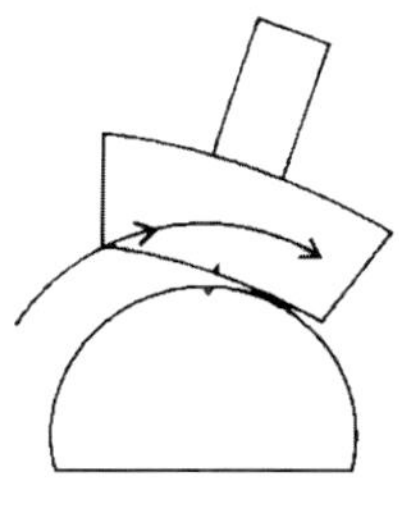

그림 I-6
1952년부터 치료사들이 짧은 지렛대를 사용하는
회선 기법을 적용하기 시작하였다.

1954년 Kaltenborn은 관절에 작용하는 압박력을 더욱 감소시키기 위하여 치료면에 대해 직각으로 적용되는 견인(traction)과 평행하게 적용되는 미끄러뜨림(gliding) 형태의 직선적인 뼈의 움직임을 Concept에 도입하였다. 그 후 30년 동안 Kaltenborn은 이런 직선적 관절움직임을 관절검진과 치료법 전반에 걸쳐 적용하기 위해 노력하였으며, 이는 짧은 지렛대를 이용한 회선도수교정의 필요성을 감소시킬 수 있었다. 1979년 Evjenth와 Kaltenborn은 팔다리관절의 치료 시 회선력이 완전히 배제되도록 그들의 기법을 개선하였으며 1991년에는 척추관절 기법에도 같은 개선을 이루었다.

OMT Kaltenborn–Evjenth Concept에서는 생체역학 원리적용이 근골격계의 문제에 대한 분석과 치료의 기초를 이룬다.

≫ Kaltenborn의 치료면에 대한 직선적인 움직임은 안전하고 효과적인 관절 가동술이 가능하게 한다.

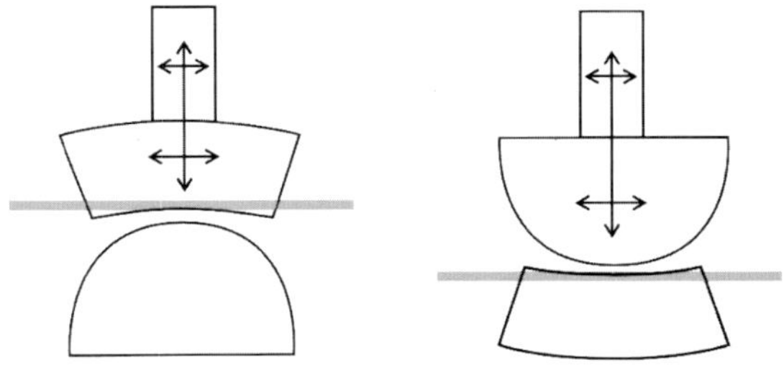

그림 I–7
1954년 Kaltenborn은 치료면에 대한 직선적인 뼈–움직임을 Concept에 도입하였다.

≫ 치료사는 직선적인 견인과 미끄러뜨림으로 관절내 움직임을 검사하며 이런 관절내 움직임을 검사하는 동안 슬랙(관절주머니와 인대의 느슨함, 느슨한 정도)의 크기를 감지하고 끝 느낌을 판단한다. 이때에 관절내 움직임을 촉진하고 그에 대한 크기를 평가하기 위하여 여러 가지의 움직임 단계를 적용한다.

≫ 검사를 실시하기 전 또는 (실제)편안위치, 움직임의 한계점 및 그 외의 관절위치에서 관절 가동술을 실행하기 전에 관절의 3차원적인 정확한 위치조절은 특정 효과를 증가시킨다,

≫ Kaltenborn의 볼록–오목규칙(convex–concave rule)을 통해 미끄러짐이 제한된 방향을 간접적으로 결정할 수 있으며, 이것은 치료하는 동안의 정상적인 관절역학을 보장한다.

≫ 치료사는 모든 필요한 결합 움직임[짝을 이룬 움직임과 짝을 이루지 않은 움직임(coupled and noncoupled movement)]을 검진하고 치료한다.

≫ 치료사는 증상을 일으키는 구조의 감별과 과대움직임(Hypermobility) 및 과소움직임(Hypomobility)의 치료를 위한 특수한 방법을 포함한 특수(specific) 검진기법과 치료기법을 사용한다.

2) 기법의 결합 (combination)

KE System에서는 많은 경우에 단위치료(therapy unit)시 여러 가지의 치료기법을 적용하여 왔다. 예를 들어, 관절의 움직임 개선을 위한 기법을 적용하기 전에 대부분의 통증감소를 위한 기법과 기능마사지와 근육신장과 같은 물렁조직-가동술을 위한 기법을 먼저 적용한다. 자가 치료는 KE System의 매우 중요한 구성요소로서 여기에는 자가 관절가동술(automobilization), 자가 신장(autostretching), 자가 견인(autotraction), 근력강화, 안정화운동(stabilisation) 또는 협응운동(coordination training)등이 포함된다. 재발 방지와 치료효과의 유지를 위하여 올바른 생체역학과 인간공학에 대한 환자교육이 기본적으로 이루어져야 한다.

3) 시험치료와 임상에서의 해석(분석) (trial treatment and clinical reasoning)

경험이 많은 치료사는 검진을 통해 얻은 예측과 각 치료기법에 대한 환자의 반응과의 상관관계를 분석하고 해석하는(clinical reasoning) 것을 검진기법으로 응용할 수 있다. 이런 Concept은 1952년부터 치료사가 검진에 의하여 얻어진 잠정적인 진단을 기준으로 위험성이 크지 않은 짧은 치료를 통해 확진할 수 있는 부가적인 검진방법인 “시험치료”로 표기되어 KE System에 도입되었다.

4) 치료사를 위한 인간공학의 원리

OMT Kaltenborn-Evjenth Concept에서는 치료사의 좋은 자세에 대단히 중요한 의미를 부여한다. 이런 이유 중에 한 가지 예는 1950년대에 Kaltenborn이 임상 도수치료사들을 위하여 고안한 유압식 높낮이 조절 치료대이다. 이후 KE System의 치료사들은 가동 및 고정을 위한 벨트(mobilization- and fixation belt), 쐐기 그리고 각도조절이 가능한 특수치료대 등과 같은 치료의 효율성과 안전을 고려한 수많은 치료기법과 운동장비들을 개발하였다.

■ 개요 (Overview)

이 책에 표현된 관절검사와 가동성에 대한 Kaltenborn–Evjenth Concept의 원리와 기법은 Nordic System 실습 영역의 한 부분이다.

I. 이학적인 진단 (생체역학적 평가와 기능적인 평가)

A. **예비검사** (screening exam): 손상된 신체부위의 확인과 특수 검진의 방향을 설정하기 위하여 짧게 진행되는 검진임. 문제의 원인이 근골격계에 있는지와 OMT의 적용으로 치료가 가능한지를 판단.

B. **상세검진** (detailed exam):

1. **병력** (History): 많은 검진들 중 가능성이 있는 것들로 국소화(제한); 예측(가설) 의 발전과정, 이런 예측(가설)은 이어지는 검진에 의하여 확진되어야 하며; 이를 위하여 현재의 고충(장애)과 지금까지의 경과; 일반적인 건강상태와 과거의 병력; 사회적, 환경적인 문진, 가족력의 문진과 내장기관의 질환에 대한 확인 등이 포함된다.
2. **시진** (Inspection): 문제를 한정지기 위한 추가적인 검진. 여기에는 자세, 형태, 피부와 보조도구 등이 포함.
3. **기능검진** (Test of function)
   a. **능동과 수동 움직임;** 여기에는 단순(표준) 움직임과 결합(combination) 움직임을 통한 기능장애의 종류, 정도 및 부위의 확인 등이 있다.
   b. **직선적 관절내 움직임**(translatoric joint play); 관절내부 또는 관절외부의 손상인지를 판별; 관절기능장애의 방향과 크기의 확인; 여기에 속하는 것으로는 견인과 압박 및 미끄러뜨림이 있다.
   c. **저항 움직임;** 신경근의 정상유무와 지배신경과 혈액공급 등을 포함하여 관련 관절의 신경근 상태에 대한 판단.
   d. **수동적인 물렁조직 움직임;** 생리적인 움직임과 부가적인 움직임을 통해 관절 또는 물렁조직의 기능장애에 대한 감별과 연관성이 있는 물렁조직의 종류에 대한 판별.
   e. **부가적인 검사;** 예, 협응력, 민첩성, 지구력, 기능적 수행능력 (functional capacity) 등에 대한 평가.
4. **촉진** (**조직의 성격, 구조**)
5. **신경-혈관학적 검진** (Neurologic and vascular examination)

C. **의사들의 부가적인 검진들**
X-선, CT, MRI 와 같은 영상검진, 전기생리학적 진단, 병리검사, 천자 (punctures)

D. **진단과 시험치료** (Diagnosis and trial treatment)

II. 치료 (Treatment)

A. 증상 감소 (To relieve symptoms)(대부분의 경우, 통증)

1. 고정 (Immobilization)
   - 일반 고정 : 침상 안정
   - 특수 고정 : 코르셋, 부목, 석고붕대 (casting), 테이핑
2. 열-수-전기치료 (Thermo-Hydro-Electro Therapy)
3. **통증감소를 위한 관절 가동술** (실제 편안위치에서 슬랙영역의 I~II 단계)
   - 간헐적인 도수 견인
   - 진동 (vibration), 흔듦 (oscillation)
4. **특정한 방법** (Special procedures)
   예, 침술, 지압, 물렁조직 가동술...

B. 가동성 증가 (To increase mobility)

1. 물렁조직 가동술 (Soft tissue mobilization)
   a. **수동적인 물렁조직 가동술**
      - 고전적 마사지, 기능 마사지, 횡-마찰 마사지
   b. **능동-촉진 물렁조직 가동술**
      - 수축-이완 (contract-relax), 상호 억제, 근육신장
2. 관절 가동술 (Joint mobilization)
   a. **이완을 위한 관절 가동술 (I~II 단계)**
      - 3차원적 관절 가동술
   b. **신장성 관절 가동술 (III 단계)**
      - 관절의 편안위치에서 도수관절 가동술
      - 관절움직임이 제한된 위치에서 도수관절 가동술
   c. **도수교정**
      - 빠른 속도, 짧은 진폭, 적은 힘으로 미는 직선적인 움직임
3. 신경조직 가동술 (Neural tissue mobilization)
   경막(dura mater), 신경근과 말초신경(nerve-root and peripher nerves)의 움직임 개선 및 보존
4. 특수 운동 (Specialized exercise)
   물렁조직의 길이와 움직임, 관절의 움직임의 증가 또는 유지를 위하여 실시

C. 움직임 제한 (To limit movement)

1. **안정을 위한 보조도구**
2. **특수 운동 (Specialized exercise)**
3. **인접한 관절들의 움직임 증가를 위한 치료**

D. 정보(Inform), 교육(Instruct), 그리고 훈련(Train)

기능 개선, 추가적 손상, 새로운 손상의 예방을 위한 교육과 운동, 적절한 인간공학의

원리와 자기관리 방법 등에 대한 교육, 예를 들어, 의학적 훈련 치료 (medical training therapy), 자가 관절 가동술, 자가 안정화운동, 자가 신장운동, 자세교육 (back school), 일상생활동작 (ADL)훈련 등.

III. 연구 (Research)

다양한 치료방법의 개별 또는 혼합 적용에 대한 효과를 검증하기 위한 임상 연구와 실험. 검진과 치료 등 모든 측면에서 근거 중심 (evidence based) 방법은 OMT-연구를 위한 기초가 된다.

원리 (PRINCIPLES)

■ Notes

1 척추의 움직임 (Spinal movement)

정형도수치료사(orthopedic manual therapist)는 신체의 정형적인 장애(orthopedic disorders) 문제를 일반적인 움직임(general movement)과 특정한 움직임(specific movements)을 통해 검진하고 치료한다. 움직임을 정확하게 시행하기 위해서 치료사는 움직임의 기능장애를 정밀하게 확인하고 치료할 수 있어야 한다.

척추의 **일반적인 움직임**은 척추 한 분절 또는 전체 척주에서 일어나는 척추뼈 여러 개의 움직임이다. 모든 일반적인 움직임들은 수의적 조절을 받는다. 즉, 능동적인 움직임이기는 하지만 수동적으로도 실행이 가능하다.

척추의 **특정한 움직임**은 두 개의 척추뼈 사이(움직임 있는 분절)에서 일어나는 분리된 움직임이다. 이런 이유로 인해 척추에서 일어나는 특정한 움직임을 **분절 움직임**(segmental movement)이라고도 한다. 움직임이 있는 척추의 각 **분절**에서 일어나는 특정한 **움직임**은 수의적으로 조절할 수 없으며, 오직 수동적으로만 가능하다.

■ 분절 움직임 (The Mobile Segment)

라틴어로 segmentum mobile intervertebralis 라고 하는 **분절 움직임**은 하나의 척추사이원반관절(intervertebral disc joint)과 두개의 돌기사이관절(facet joints)로 구성되어 있는 세 관절 복합체(three-joint complex)와 인접한 척추뼈와 그 주위에 위치하며, 서로를 연결하는 구조인 근육과 인대, 그리고 척추뼈 사이를 지나가는 신경혈관 구조물들로 이루어진다.

그림 1.1
분절 움직임의 도식적인 묘사 (Junghans 1959)

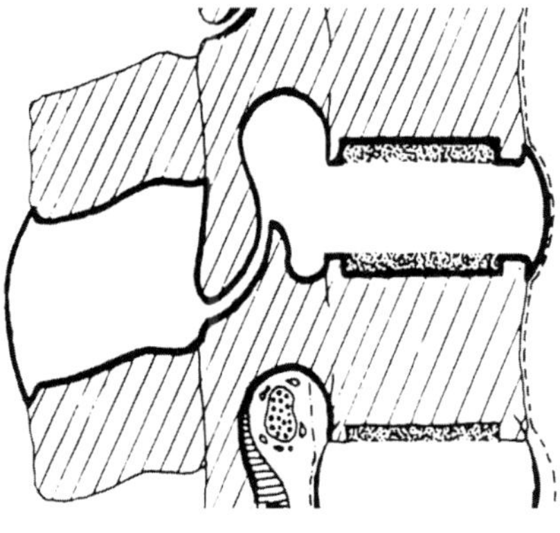

■ 척추사이원반 관절 (The Intervertebral Disc Joint)

라틴어로 synchondrosis intervertebralis 라고 하는 척추사이원반 관절은 두 개의 인접한 척추뼈 몸통 사이에 위치한 연골성 관절(synchondrotic articulation)을 말한다. 척추사이원반관절을 이루고 있는 원반(disc)은 속질핵(nucleus pulposus)과 섬유테(anulus fibrosus)로 구성되어 있다. 속질핵은 팽창되는 성향이 있는데 이것은 속질핵을 둘러싸고 있는 섬유테에 의하여 제한된다. 속질핵과 섬유테는 기능적으로 분리되지 않고 함께 작용한다.

원반의 주 기능 (the main functions of the disc are):

- ≫ 정적인 기능: 하나의 척추뼈에 주어지는 부하를 인접 척추뼈에 전달, 연골판(종판, end-plate)에 부하를 균등하게 배분
- ≫ 동적인 기능: 척추뼈 사이의 간격을 유지함으로서 일정 움직임을 가능하게 함.
- ≫ 안정화 기능(Stabilization): 두 개의 척추뼈를 연결하여 과도한 척추뼈 사이 움직임(intervertebral movement)을 제한

원반이 충격을 완화시키는 기능은 과거에 생각하였던 것처럼 그렇게 크지는 않다. 부드러운 충격은 부분적으로 원반에 의하여 완충되지만 강한 충격은 그와는 반대로 오히려 골질에 의하여 완충된다. 완충 기전의 대부분이 전두면상과 시상면상의 척주의 휨에 의하여 이루어진다.

손상을 입지 않은 섬유테를 가지고 있는 건강한 원반은 척추를 굽힐 때 속질핵의 앞쪽 면(anterior aspect)이 약간 압박되고 반대로 척추를 펼 경우에는 속질핵 뒤쪽 면(posterior aspect)이 약간 압박된다.

만약 섬유테의 일부가 찢어졌을 경우, 속질핵은 저항이 가장 적은 방향으로 이동하려는 움직임이 생기며 찢어진 섬유테 부위를 통해 속질핵이 팽윤(bulge)되거나 혹은 탈출(herniate)될 수 있다. 일반적으로 이런 손상은 섬유테가 약한 원반 뒷면에서 잘 발생되며 이는 많은 척추 증후군(spinal syndromes)의 병인학(etiology)과 발병학(pathogenesis)에서 중요한 원인으로 이해되고 있다.

■ 돌기사이관절 (The Facet Joint)

척추뼈의 위, 아래 관절돌기(zygapophyseal)가 이루는 관절로서(라틴어로는 articularis interarcualia) 돌기사이관절(facet joint) 또는 활막성 척추사이관절(synovial intervertebral joints)이라고도 하며, 관절분류상 진성 윤활막 관절(true synovial joints)에 속한다. 돌기사이관절 관절면의 공간상 방향에 의하여 한 분절의 분절 움직임 방향이 결정되고, 특정한 척추 움직임들의 범위가 제한된다(참고, *1장: 짝을 이루지 않은-움직임*). 목뼈, 등뼈 그리고 하부 허리뼈 부위에서도 돌기사이관절의 관절면은 체중을 지지하는 기능의 일부를 담당하고 있다. 도수치료사가 각 돌기사이관절의 관절면이 향하는 공간상의 방향을 숙지한다는 것은 척추의 수동 움직임을 안전하고 효과적으로 실행할 수 있기 위하여 대단히 중요하다. 각 척추 부위에 해당하는 특징적인 관절면의 방향에 대한 설명은 이 책의 기법 편에서 서술하였다.

■ 척추의 움직임 범위 (Spinal Range of Movement)

분절 움직임에서 일어날 수 있는 움직임의 양은 운동방향에 따라 돌기사이관절이나 척추사이원반관절 어느 한쪽의 제한에 의해 결정된다. 한 분절의 움직임은 해당 분절의 원반 높이가 직경에 비하여 높을수록 크다. 척주의 움직임은 기능해부학적인 상태 외에 부가적으로 연령, 건강상태, 척추 주변의 조직, 신체적인 조건과 유전적 요인 등에 영향을 받는다.

두 번째 목뼈(axis, C2) 이하의 척주 전체를 굽힐 경우, 등뼈의 뒤굽음(thoracic kyphosis)이 증가되고 목뼈와 허리뼈의 앞굽음(lordosis)은 감소하여, 전형적으로 척주는 끝이 편평한(flattened ends) 굽이를 나타낸다. 반대로 척주 전체를 최대로 펼 경우에는 척주는 끝이 뒤로 휜 하나의 막대기처럼 보인다 (*그림 1.2*).

그림 1.2
최대 굽힘과 중립자세, 그리고 최대 폄 상태에서의 인체의 척주

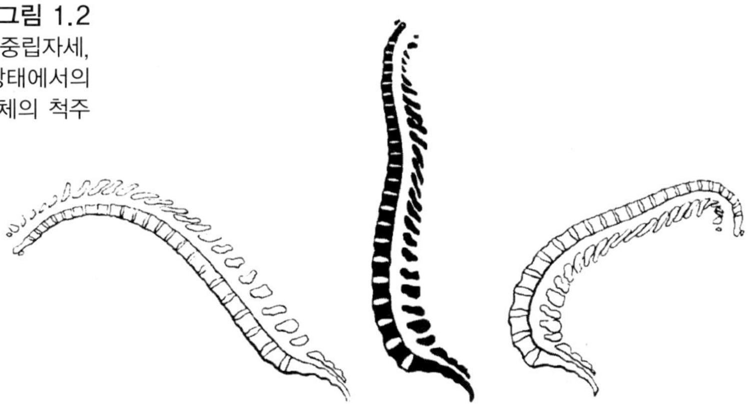

척주부위에 따라 분절 움직임은 그 부위에 해당하는 고유의 움직임 크기와 움직임-유형을 가지고 있다. 그러나 임상에서 각 척추분절에서 일어나는 움직임의 크기를 각도로 정확히 측정한다는 것은 실제적으로는 불가능하기 때문에 검사하는 분절의 움직임이 해당하는 척추부위의 전형적인 움직임과 일치하는가를 확인하기 위해 치료사는 여러 척추분절들의 움직임을 비교 검사해야 한다. 아래에 나타낸 그래프는 여러 척주부위에서 촉진이 가능한 몇 가지 전형적인 움직임 크기 유형을 묘사하고 있다.

척추의 굽힘과 폄 시 분절에서 일어나는 움직임의 크기

*그림 1-3*은 시상면(sagittal plane)에서 일어나는 척추 움직임의 범위를 나타내는 그래프이다. 이 그림에서 폄이 굽힘보다 확연히 크게 나타나는 L5-S1 분절을 제외한 모든 척추분절에서 굽힘과 폄의 움직임 범위가 거의 동일한 것에 주목할 필요가 있다.

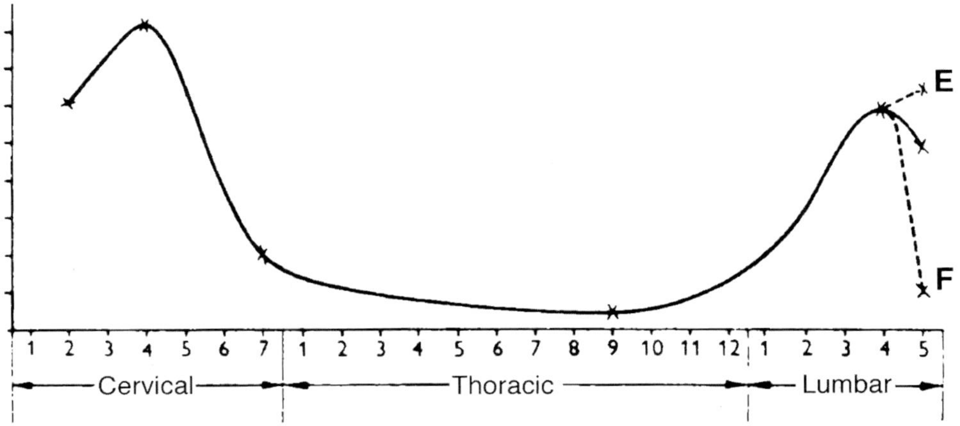

그림 1.3
굽힘과 폄 시 척추분절의 움직임 범위 (Kaltenborn, 1960)

y좌표는 분절의 움직임 크기를, x 좌표는 각각의 움직임 분절을 나타낸다. C2는 C2-C3의 분절 움직임을 의미한다. 굽힘과 폄의 크기가 대부분의 척추분절에서 거의 같기 때문에, L5-S1 분절을 제외한 나머지 분절은 그래프에서 평편한 선으로 굽힘과 폄을 표현하고 있다. 그러나 L5-S1에서 선이 나뉘어져서 폄 방향으로는 움직임이 커지고 ("E"로 표시), 굽힘 방향으로는 움직임이 작아지는 것을 알 수 있다("F"로 표시).

척추에서 옆 굽힘과 돌림의 짝을 이룬-움직임 시 일어나는 움직임의 크기

*그림 1-4*의 그래프는 몸통을 굽힘과 동시에 옆 굽힘과 돌림을 짝을 이룬 움직임(coupled movement)으로 실행하였을 때의 척추움직임을 나타낸다(*참고, 1장: 짝을 이룬 움직임*). 척추에서 순수하게 일어나는 옆 굽힘과 돌림 움직임은 작지만, 짝을 이룬 움직임에서는 그 움직임들이 상당히 크게 일어난다.

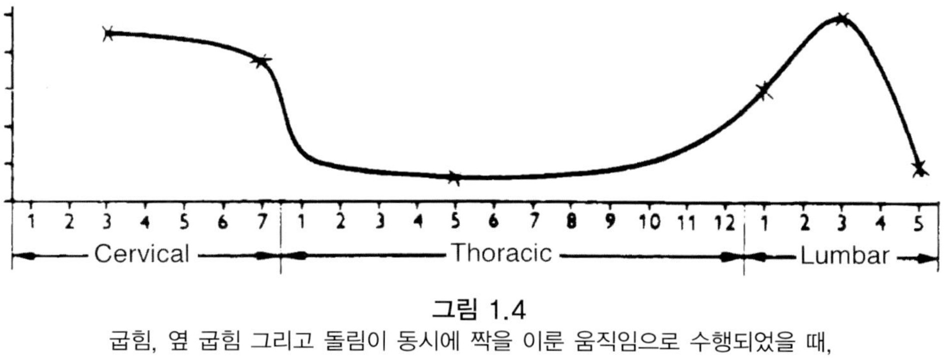

그림 1.4
굽힘, 옆 굽힘 그리고 돌림이 동시에 짝을 이룬 움직임으로 수행되었을 때, 나타나는 척주분절의 움직임 범위(Kaltenborn, 1960)

■ 뼈와 관절의 움직임 (Bone and Joint Movement)

공간상에서 일어나는 뼈의 움직임(골운동학, osteokinematics)과 그로 인하여 나타나는 관절내 움직임(관절운동학, arthrokinematics)사이의 관련성은 정형도수치료의 많은 검진과 치료기법을 위한 기초가 된다.

뼈의 움직임에는 두 가지 형태가 있으며 이는 OMT–System에서 대단히 중요하다:

회선 움직임(rotation): 하나의 축 주위에서 일어나는, 굽이(각)을 이루는 움직임
직선 움직임(translations, 변위): 하나의 면[1] 위에서 축과 평형을 이루는 직선적인 움직임

뼈의 회선 움직임(Rotation)은 관절내에 구름–미끄러짐(roll–gliding)을 일으킨다. 뼈의 직선 움직임은 직선적인 관절내 움직임인: 견인(traction), 압박(compression) 그리고 미끄러짐(gliding)을 야기한다.

뼈의 움직임들	*뼈의 움직임에 상응하는 관절 움직임들*
회선(굽이) 움직임(rotation) – 표준 (해부학적, 1축) – 결합 (기능적, 다축)	구름 – 미끄러짐(roll–gliding)
직선(일직선) 움직임(translations) – 뼈의 종 방향으로 분리(separation) – 뼈의 종 방향으로 접근(approximation) – 뼈의 횡(평행한) 방향으로 움직임	직선적인 관절내 움직임 – 견인(traction) – 압박(compression) – 미끄러짐

■ 척추뼈의 회선 움직임 (Rotations of a vertebral bone)

뼈의 모든 능동적인 움직임은 하나의 축을 중심으로 일어남으로 역학적 관점에서 회선 움직임으로 표기한다. 뼈의 모든 회선 움직임은 수동적으로 실행될 수도 있다. 뼈의 회선 움직임에는 두 가지의 형태가 있다:

1) 표준, 1축 뼈 움직임 (Standard, uniaxial bone movements) – (MacConaill's "pure, cardinal swing")
2) 결합, 다축 뼈 움직임 (Combined, multiaxial bone movements) – (MacConaill's "impure, arcuate swing")

1 역학적인 관점에서 translations은 직선적 또는 곡선적인 의미를 포함할 수 있다. OMT 임상에서는 단지 직선적인 translation에만 의미를 부여한다. 여기에 서술한 translation은 항상 Kaltenborn의 치료면(TP)을 기준으로 한 직선적인 움직임(이동)을 의미한다.

표준 뼈 움직임 (Standard bone movements)

표준 뼈 움직임이란 하나의 축(uniaxial)을 중심으로 하나의 면 위에서 일어나는 뼈의 회선 움직임을 말한다. 이런 회선 표준-움직임은 움직임이 일어나는 축과 면이 해부학적인 또는 기본적인 축을 중심으로 해부학적 또는 기본적인 면에서 일어나기 때문에 이를 해부학적 움직임이라고도 한다.

해부학적 뼈-움직임은 영점자세(zero position)에서 시작하는 검사를 위해 움직임을 기술하며 측정에 있어서 매우 유용하게 사용되고 있다. 해부학적 뼈 움직임은 검진결과를 기록하기 위한 표준화된 방법으로 의료분야의 다른 직업군의 전문 종사자들도 사용하고 있다.
3개의 기본적인 면(cardinal planes)에서 일어나는 척추의 해부학적 움직임은 다음과 같다.

척추의 회선 움직임: 기본적인 면에서 일어나는 해부학적 뼈 움직임 (Anatomical bone movements in the cardinal planes)

전두축(frontal axis)을 중심으로 시상면(sagittal plane)에서 일어나는 움직임

≫ **굽힘** [앞쪽 혹은 복측(앞쪽)굽힘]: 가시돌기가 머리쪽(cranially)으로 움직인다.

≫ **폄** [뒤쪽 혹은 배측(뒤쪽)굽힘]: 가시돌기가 꼬리쪽(caudally)으로 움직인다.

시상축(sagittal axis)을 중심으로 전두면(frontal plane)에서 일어나는 움직임

≫ **굽힘** (측방 혹은 가쪽굽힘)–오른쪽 옆 굽힘과 동시에, 오른쪽 가로돌기(횡돌기; transvers process)는 꼬리쪽으로 움직이고 왼쪽 가로돌기는 머리쪽으로 움직인다. 왼쪽 옆 굽힘의 경우에는 움직임이 반대로 일어난다.

수직축(vertical, longitudinal axis, 장축)을 중심으로 횡단면(transverse plane)에서 일어나는 움직임

≫ **돌림**: 인체를 머리 위쪽에서 관찰하였을 때, 오른쪽 돌림은 척추뼈 몸통이 시계방향으로 도는 것을 말하며, 이때 가시돌기(극돌기;spinous process)는 왼쪽으로 움직이게 된다. 왼쪽 돌림에서는 그 반대 현상이 일어난다.

결합 뼈 움직임 (Combined Bone Movements)

하나 이상의 축(multiaxial)을 중심으로 하나 이상의 면에서 동시에 일어나는 뼈의 움직임을 결합 또는 기능적 움직임(combined or functional movement)이라고 명명한다.
예를 들어, 앞쪽 굽힘과 옆 굽힘 그리고 돌림이 동시에 일어나는 것은 하나의 결합 움직임이다. 즉, 이런 움직임은 단지 기본적인 면에서만 일어나는 것이 아니라 오히려 사선이나 대각선 방향으로 일어난다. 일상생활에서 이루어지는 대부분의 움직임은 결합 움직임이다. 치료사는 환자의 증상을 유발시키거나 손상기전을 분석하기 위하여 흔히 결합 움직임을 사용한다.

척주의 결합 움직임을, 앞쪽 굽힘 또는 뒤쪽 굽힘, 돌림과 옆 굽힘을 서로 다르게 조합시켰을 때 나타나는 움직임의 용이성과 움직임의 크기를 기준으로 짝을 이룬(coupled) 움직임과 짝을 이루지 않은(non-coupled) 움직임으로 분류한다. 짝을 이룬 움직임은 실행하기가 가장 용이하다(움직임의 범위가 가장 크고, 움직임 시 저항이 가장 적으며, 끝 느낌이 가장 부드럽다). 짝을 이루지 않은 움직임은 실행하기가 덜 용이하다(움직임의 범위가 더 작고, 움직임 시 저항이 더 크며, 끝 느낌이 더 딱딱하다).

OMT에서는 특정한 움직임을 개선 또는 제한시키기 위하여 다양한 결합 움직임을 적용한다. 예를 들어, 관절과 물렁조직 기법의 실행 시, 짝을 이룬 움직임을 사용하면 가장 큰 움직임의 범위에 도달할 수 있다. 짝을 이루지 않은 움직임은 인접 척추분절의 움직임을 방지하기 위하여 "잠그는 기법" 실행 시 사용한다.

다양한 환자들에게서 짝을 이룬 움직임과 짝을 이루지 않은 움직임의 차이를 감별하는 능력에 따라 경험이 많은 치료사는 초보자와 구별된다. 임상에서 비정상적인 결합 움직임들이 나타났을 경우, 치료사는 자신의 능력과 경험에 바탕을 두고 검진과 치료기법을 잘 조절하여 적용하여야 할 것이다. 또한 손상의 위치를 더 정확히 찾고 더 효과적인 치료를 위하여 결합 움직임 유형을 적용할 수 있다.

환자 개개인에게서 어떤 움직임들이 짝을 이룬 움직임이고 어떤 움직임들이 짝을 이루지 않은 움직임인지 느끼고 감별하는 능력에 따라 경험이 많은 치료사와 초보자를 구별한다.

짝을 이룬 움직임 (Coupled movements)

움직임의 범위가 가장 크고, 움직임 시 저항이 가장 적으며, 끝 느낌이 가장 부드럽게 나타나는 움직임의 조합을 짝을 이룬 움직임이라고 표기한다. 신경생리적인 관점에서 볼 때, 짝을 이룬 움직임은 실행하기가 매우 쉽고 보다 자동적(무의식적)으로 일어나는 움직임이다. 최대의 움직임에 도달하기 위해서는, 척추의 앞쪽 또는 뒤쪽 굽힘 상태에 따라, 옆 굽힘은 특정한 돌림과 조합되어야 한다.

짝을 이룬 움직임의 범위는 그 움직임을 구성하는 모든 움직임 요소들이 동시에 수행되었을 때 가장 크다. 만약 움직임의 한 요소가 다른 움직임 요소보다 먼저 완전히 실행된다면, 다른 움직임 요소의 움직임 수행 범위는 감소하게 된다.

짝을 이루지 않은 움직임 (Noncoupled movements)

돌림과 옆 굽힘의 조합이 짝을 이룬 움직임과는 반대로 되어있고, 짝을 이룬 움직임보다 움직임의 실행이 덜 쉬운(움직임의 범위가 작고, 끝 느낌이 더 딱딱하게 나타나는) 결합 움직임을 짝을 이루지 않은 움직임으로 분류한다. 짝을 이루지 않은 움직임 방향으로 실행하는 척추의 도수치료는 대단히 주의를 요한다.

왜냐하면 관절면의 잠금으로 인해 실행하던 움직임이 갑자기 딱딱한 느낌으로 정지될 수 있으며, 이렇게 정지된 위치를 넘어서 지속되는 모든 움직임의 시도는 환자에게 손상[2]을 줄 수 있기 때문이다.

척추의 결합 움직임 유형 (Combined movement patterns in the spine)

여기에 척추에서 가장 자주 나타나는 결합 움직임 유형을 서술하였다. 꼭 기억하여야 할 것은 척추 상호간의 변형된 기하학적인 관계(예, 공간상의 방향이 변경된 관절면, 척추인대의 단축 또는 독특한 척추굽이)가 비전형적인 결합 움직임을 야기할 수 있다는 것이다. 이런 것 들은 특히 유전적 원인, 병리적 원인 또는 자연발생적 척추옆굽음증(idioathic scoliosis)과 같은 발생적 원인에 의하여 척추구조에 기형이 발생한 환자들에게서 볼 수 있다.

≫ **위쪽 목뼈 (C2 이상):** 짝을 이룬 움직임은 척추뼈가 앞쪽 굽힘이나 뒤쪽 굽힘 어느 상태에 있든지 간에 관계없이 일반적으로 옆 굽힘과 돌림이 반대방향으로 일어난다. 옆 굽힘과 돌림이 같은 방향으로 일어나면 일반적으로 짝을 이루지 않은 움직임이 된다.

≫ **아래쪽 목뼈 (C2 이하):** 짝을 이룬 움직임은 척추뼈가 앞쪽 굽힘이나 뒤쪽 굽힘 어느 상태에 있든지 간에 관계없이 일반적으로 옆 굽힘과 돌림이 같은 방향으로 일어난다. 옆 굽힘과 돌림이 반대방향으로 일어나면 일반적으로 짝을 이루지 않은 움직임이 된다.

등뼈와 허리뼈(약 T4-L5)에서는 척추뼈의 앞쪽 또는 뒤쪽 굽힘에 따라 돌림과 옆 굽힘의 결합 움직임 유형이 변경된다.

≫ **등뼈의 편안위치와 척추뒤굽음(kyphosis)에서:** 짝을 이룬 움직임은 일반적으로 옆 굽힘과 돌림이 같은 방향으로 일어난다. 옆 굽힘과 돌림이 반대방향으로 일어나면 일반적으로 짝을 이루지 않은 움직임이 된다.

≫ **등뼈의 확실한 척추앞굽음(flattened or lordosis)에서:** 짝을 이룬 움직임은 일반적으로 옆 굽힘과 돌림이 반대방향으로 일어난다. 옆 굽힘과 돌림이 같은 방향으로 일어나면 일반적으로 짝을 이루지 않은 움직임이 된다.

2 OMT K-E Concept이 발전함에 따라 전문용어는 변하게 되었다. 1992년 이전에는, 짝을 이룬 움직임(coupled movement)을 "생리적(physiological)" 움직임으로, 짝을 이루지 않은 움직임(noncoupled movement)을 "비생리적(nonphysiological)" 움직임으로 표기하였다. 이런 짝을 이루지 않은 움직임이란 정상적인 결합 움직임에 속하는 움직임으로 짝을 이룬 움직임과는 다른 움직임의 범위와 다른 움직임의 질을 가진 단지 하나의 다른 유형의 움직임에도 불구하고 "비생리적" 움직임이라는 용어를 사용하여 비정상 움직임(abnormal movement)으로 잘못 해석하는 오류를 빈번하게 범하게 됨으로 인해 이 용어를 변경하게 되었다.

≫ **허리뼈의 편안위치와 척주앞굽음(lordosis)에서:** 짝을 이룬 움직임은 일반적으로 옆 굽힘과 돌림이 반대방향으로 일어난다. 옆 굽힘과 돌림이 같은 방향으로 일어나면 일반적으로 짝을 이루지 않은 움직임이 된다.

≫ **허리뼈의 확실한 척주뒤굽음(kyposis)에서:** 짝을 이룬 움직임은 일반적으로 옆 굽힘과 돌림이 같은 방향으로 일어난다. 옆 굽힘과 돌림이 반대방향으로 일어나면 일반적으로 짝을 이루지 않은 움직임이 된다.

■ 뼈의 회선 움직임과 연관된 관절의 구름-미끄러짐
(Joint roll-gliding associated with bone rotations)

관절의 구름 - 미끄러짐(Roll-gliding)

뼈의 회선 움직임 시, 손상을 입지 않은 정상적인 관절 내에서는 구름-미끄러짐이 일어난다. 여기서 구름-미끄러짐이란 두 관절면(척추에서는 하나의 분절 움직임을 이루는 두 개의 인접한 척추뼈) 사이에서 일어나는 구름(rolling)움직임과 미끄러짐(gliding)움직임의 조합이다. 구름과 미끄러짐은 두 관절면의 (평편하거나 만곡의 정도)일치성이 큰 경우에는 미끄러짐이 더 많이 일어나며, 두 관절면의 일치성이 적은 경우에는 구름이 더 많이 일어난다.[3]

구름(Rolling)은 한 관절면의 현재의 접촉점과 일정한 간격을 갖는 새로운 지점이 다른 관절면의 현재의 접촉점과 같은 간격을 갖는 새로운 지점과 접촉될 때 일어나는 움직임을 말한다. 구름은 단지 일치되지 않은 두 개의 관절면 즉, 만곡의 반경이 같지 않은 두 개의 관절면 사이에서 일어날 수 있다. 구름은 *그림 1.5a*에서 볼 수 있듯이 볼록면(convex surface)이 오목면(concave surface) 위에서 일어날 수 있고 또는 그 반대로 나타날 수 있다 (*그림 1.5b*).

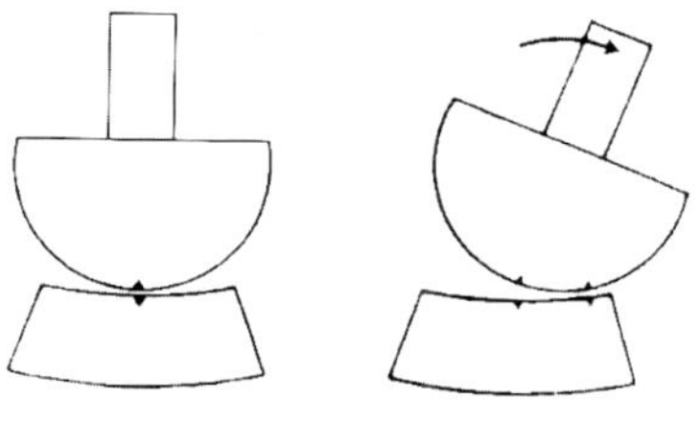

그림 1.5a
볼록 관절면의 구름

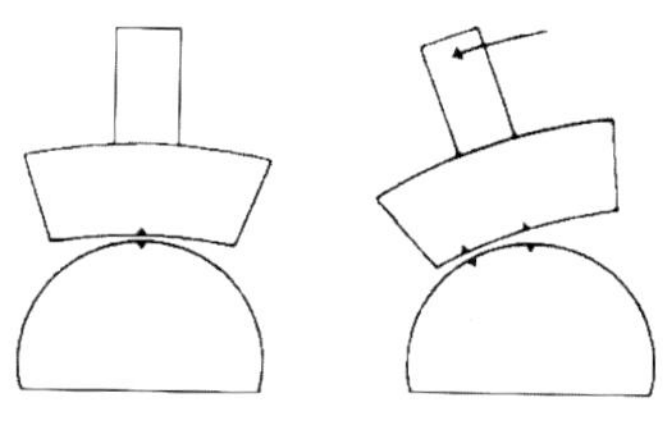

그림 1,5b
오목 관절면의 구름

관절 구름-미끄러짐에서 구름의 **방향은 항상 뼈의 움직임 방향**과 같다.

3 관절 미끄러짐(gliding)을 일부 영어권의 저자들은 "sliding"으로 표현하기도 한다.

미끄러짐(Gliding)은 한 관절면의 동일 지점이 다른 관절면의 새로운 지점과 접촉할 때 일어나는 움직임을 말한다. 순수한 미끄러짐은 편평하거나 정확히 일치하는 면 사이에서만 일어날 수 있는 움직임이다. 인체에는 완전히 일치하는 관절면이 존재하지 않는다. 그러므로 관절에서 순수한 미끄러짐은 볼 수 없으며 단지 구름과 결합된 형태의 미끄러짐이 일어날 뿐이다.

척추의 돌기사이관절에서는 관절면의 일치성이 크고 움직임 범위가 매우 작기 때문에 관절면에서 우선적으로 미끄러짐이 일어남으로 구름 요소(rolling component)는 무시하여도 좋을 만큼 적다. 그러나 관절면을 벗어나 보다 큰 범위로 움직이고자 할 경우에는 돌기사이관절에 구름과 미끄러짐이 모두 일어날 수 있다.

미끄러짐의 방향은 관절의 구름–미끄러짐에서 움직이는 관절면이 오목이냐 볼록이냐에 따라 달라진다.

오목관절면이 움직이게 되면 관절내의 미끄러짐과 뼈의 움직임은 같은 방향으로 일어난다. 움직이는 뼈와 그 뼈의 오목관절면은 움직임의 축을 기준으로 **같은 쪽**에 위치한다.

그림 1.6
오목관절면이 움직일 때는 두 개의 화살표로 표시한 뼈의 움직임과 한 개의 화살표로 표시한 미끄러짐이 같은 방향이다.

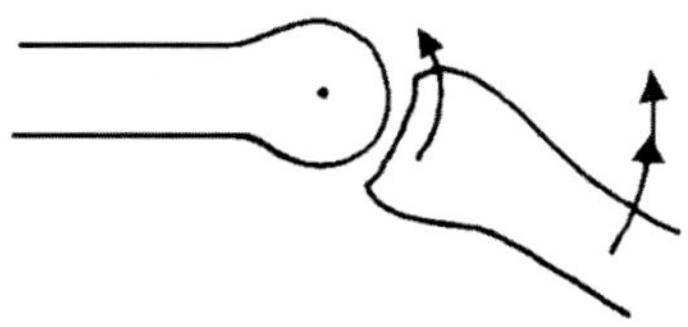

볼록관절면이 움직일 경우, 관절내의 미끄러짐과 뼈의 움직임은 반대방향으로 일어난다. 이런 경우 움직이는 뼈와 그 뼈의 볼록관절면은 움직임의 축을 기준으로 서로 **반대 쪽**에 위치하게 된다.

그림 1.7
볼록면이 움직일 때는 두 개의 화살표로 표시한 뼈의 움직임과 한 개의 화살표로 표시한 미끄러짐이 반대 방향이다.

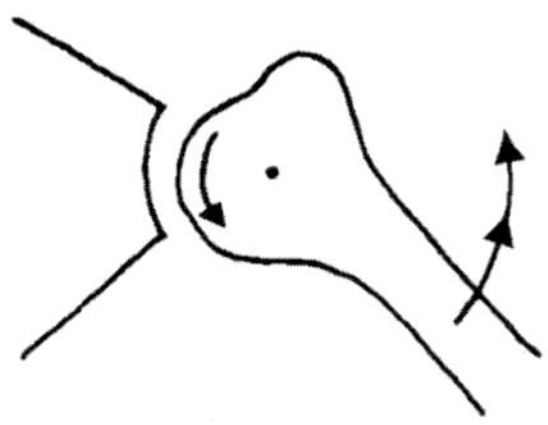

움직임 제한이 동반된 과소움직임은 종종 정상적인 관절 구름–미끄러짐에 제한을 받는다. 일반적으로 움직임의 제한은 관절면의 미끄러짐이 감소되어 나타나는 현상이다. 이런 경우 관절내에서 구름은 미끄러짐이 없는 상태에서 일어난다. 만곡이 있든 편평하든 상관없이 관절면의 일치성이 큰 관절은 미끄러짐의 제한에 심한 영향을 받는다. OMT의 중요한 목적은 관절내의 구름–미끄러짐에서 미끄러짐 요소를 회복시켜서 움직임역학을 정상화시키는 것이다.

비정상적인 구름-미끄러짐 (Roll-gliding)

관절 움직임 시 관절면에서 구름에 동반되어 일어나야 하는 미끄러짐 없이 구름만 일어날 경우, 이는 관절에 손상을 초래할 수 있는 압박을 야기할 수 있다. 뼈가 움직이는 방향과 같은 쪽에서는 관절면이 압박되거나 관절내부 구조(intraarticular structures)가 찝힐 수 있고, 동시에 뼈가 움직임의 반대쪽에 위치한 구조들은 과도하게 신장될 수 있다.

아래의 예에서 과소움직임 관절 치료를 위하여 긴 지렛대를 사용하는 회선 기법(*그림 1.8a*)과 짧은 지렛대를 사용하였으나 볼록관절면과 평행하게 실행하는 움직임(*그림 1.8b*, 원래는 압박을 방지하기 위한 방법으로 생각하였음) 모두 압박을 유발할 수 있는 것을 볼 수 있다.

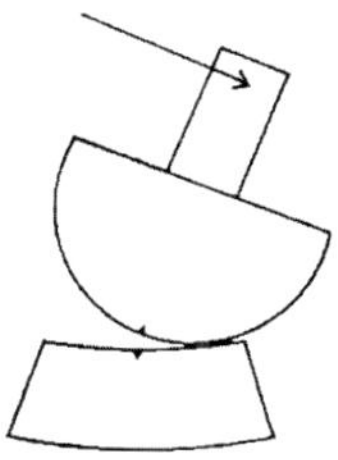

그림 1,8a
신장을 위하여 긴 지렛대를 사용한 과도한 수동-회선-뼈 움직임은 관절압박을 유발할 수 있다.

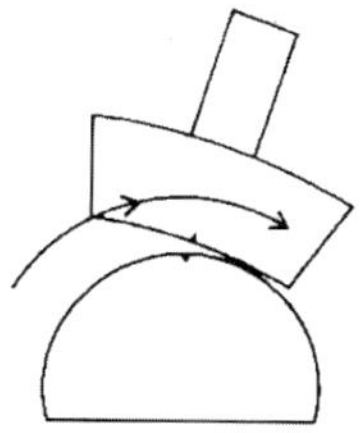

그림 1,8b
짧은 지렛대를 사용한 신장에서 수동-회선-뼈 움직임을 과도하게 적용하거나 압박을 피하기 위해 의도적으로 고안된 기법이라도 정확하지 않게 적용되었을 때에는 관절에 압박을 유발할 수 있다.

움직임이 제한된 관절 치료 시 회선 기법은 항상 피하여야 한다. 만약 다른 목적을 위하여 회선 기법을 사용할 경우 (예를 들어, 진동 또는 근육신장), 관절에 미끄러짐이 적절한 크기와 방향으로 일어나야만 한다. 만약 회선 움직임이 적용되는 동안 관절내의 미끄러짐 요소가 제한되거나 방해된다면, 치료사는 즉시 회선 움직임을 멈추고 미끄러짐 요소의 회복을 위한 적절한 치료를 적용하여야 한다.

■ 척추뼈의 직선 움직임 (Translation of a vertebral bone)

뼈의 직선 움직임은 정해진 축을 따라, 정해진 면 위에서 일어나는 직선 움직임이다. 뼈의 직선 움직임에서는 움직이는 뼈의 모든 부분이 직선으로, 동일한 속도로, 동일한 거리를 동일한 방향으로 움직인다. 직선 움직임은 단지 굉장히 적은 폭으로만 가능하다.

뼈의 직선 움직임은 움직이는 방향에 따라 척추사이원반관절 또는 돌기사이관절의 치료면을 기준으로 정해진 특정한 축과 평형으로 실행되는 움직임으로 서술된다.

장축을 따라 일어나는 뼈의 직선 움직임 (longitudinal axis bone translation)

≫ **분리**(Separation –인접한 두 개의 척추뼈가 서로 분리됨, 치료면으로 부터 멀어짐.

≫ **접근**(Approximation)–인접한 두 개의 척추뼈가 서로 접근됨, 치료면과 가까워짐.

시상축을 따라 일어나는 뼈의 직선 움직임 (sagittal axis bone translation)

≫ **앞쪽–뒤쪽 미끄러짐** (ventral–dorsal gliding): 하나의 척추뼈가 인접 척추뼈를 기준으로 치료면과 평형하게 앞으로 또는 뒤로 움직임.

전두축을 따라 일어나는 뼈의 직선 움직임 (frontal axis bone translation)

≫ **가쪽미끄럼** (lateral gliding): 하나의 척추뼈가 인접 척추뼈를 기준으로 치료면과 평형하게 오른쪽 또는 왼쪽으로 움직임.

회선 움직임과는 달리 직선 움직임은 절대로 수의적인 조절이 불가능하며(척추간의 접근은 예외), 항상 외부에서 가해진 힘(예, 수동움직임)에 의해 일어나는 결과이다.

■ 뼈의 직선 움직임에 의하여 야기되는 관절내 움직임

(Joint play associated with born translation)

뼈의 직선 움직임에 의하여 관절내 움직임(치료면을 기준으로 한 독립적인 견인, 압박 또는 미끄러짐)이 발생된다. 직선적 관절내 움직임(Translatoric joint play)은 마찰도 없고 통증도 없는 능동 움직임 실행을 위한 전제조건이다(참고, *2장: 직선적 관절내 움직임*).

그림 1.9
직선적 관절내 움직임 (Translatoric joint play)

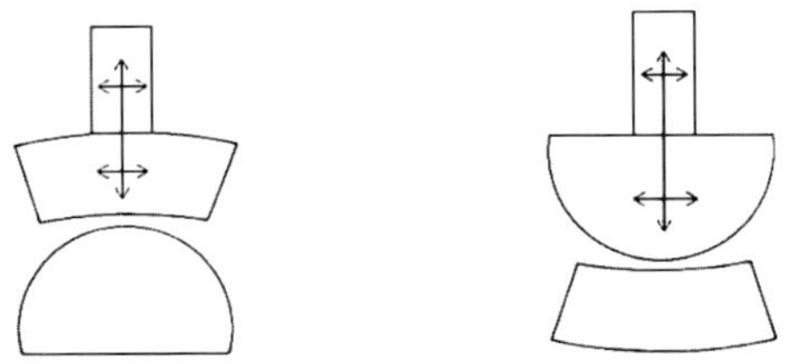

화살표는 수동으로 실행하는 관절내 움직임의 방향을 의미하며 이는 관절의 검진과 치료에 사용한다.

■ 평가와 치료를 위한 관절의 위치
(Joint Positioning for Evaluation and Treatment)

■ 3차원적 관절의 위치 (Three-dimensional Joint Positioning)

척추의 성공적인 검진과 관절 가동술을 위해서는 하나의 움직임을 가능하게 하거나 또는 제한시키기 위하여 분절 움직임의 위치를 한 면, 두 면 또는 세 개의 면상에서 조절할 수 있어야만 한다.

임상적인 목적을 위하여 3차원적 관절위치 조절은 3가지로 분류한다:

1. **정상적인 편안위치** (normal resting position) – 관절 주위의 구조가 가장 이완된 상태로 가장 큰 양의 관절내 움직임이 가능하다.
2. **실제 편안위치** (actual resting positions) – 기능장애가 있는 관절은 이 위치에서 가장 큰 관절내 움직임이 나타난다.
3. **편안위치 외 위치** (nonresting positions) – 감지하기 힘든 관절기능장애도 이 위치에서는 증상이 나타날 수 있으며, 이런 경우 이 위치에서 치료를 하는 것이 가장 좋다; 또한 이 위치에서 물렁조직을 세밀하게 검진하고, 가동하거나 또는 신장시킬 수 있다.

정상적인 편안위치 (Normal Resting Position)

편안위치는 관절주위의 구조가 가장 이완된 상태로 가장 큰 관절내 움직임을 가능하게 하는 위치이다(척추에서는 항상 3차원적).[4] 이런 위치가 많은 관절손상에서 증상 이완자세이다. 정상적인 편안위치는 개개인에 따라 크게 차이가 난다.

정상적인 편안위치는 다음과 같은 경우에 사용한다:

≫ 끝 느낌의 판단을 포함한 모든 방향으로 관절내 움직임 검진 시

≫ 검진에 의한 예상을 확인하려는 시험치료를 위험성이 적은 상태에서 실행할 때

≫ I~II 단계의 견인–관절 가동술을 사용하는 증상치료 시

≫ II 단계의 이완–관절 가동술 또는 III 단계의 신장–관절 가동술을 사용한 과소움직임의 치료 시

≫ 최상의 치료강도를 찾으려고 할 때

4 MacConnail 은 편안위치(resting position)를 열림위치(loose–packed position)로 표현하였다.

1) 관절을 대략 기존의 서술된 편안위치에 놓는다. 예를 들어, 목뼈의 편안위치는 대부분 가볍게 앞굽음(lordosis) 시킨 상태이다. 만약 환자에게서 비 전형적인 편안위치가 보여 진다면(예, 목이 확연히 옆 굽힘 된 상태), 그 위치에서 검진을 시작한다.
2) 이 위치에서 첫 번째 멈춤까지 조심스러운 II 단계의 견인으로 관절내 움직임을 검사한다. 움직임의 용이성과 크기를 판단한다.
3) 관절의 위치를 굽힘 또는 폄 방향으로 약간 변경한다. 이렇게 변경한 관절 위치에서 견인검사를 실행한다. 이와 같이 굽힘 또는 폄 방향으로 조금씩 위치를 변경하고 견인검사를 실행하는 과정을 최대 관절내 움직임과 움직임의 용이성이 가장 큰 위치를 찾을 때까지 반복한다. 이렇게 찾은 위치를 그 다음 단계를 위하여 유지한다.
4) 위에서 찾은 위치를 옆 굽힘 방향으로 약간 변경한다. 이렇게 변경한 관절 위치에서 견인검사를 실행한다. 이와 같이 옆 굽힘 방향으로 조금씩 위치를 변경하고 견인검사를 실행하는 과정을 최대 관절내 움직임과 움직임의 용이성이 가장 큰 위치를 찾을 때까지 반복한다. 이렇게 찾은 굽힘/폄 그리고 옆 굽힘 위치를 유지한다.
5) 돌림 방향을 약간 변경한 위치에서 다시 견인검사를 실행한다. 여기에서도 마찬가지로 같은 과정을 해부학적 3개의 모든 면상에서(3차원적) 최대 관절내 움직임과 움직임의 용이성이 가장 큰 위치를 찾을 때까지 반복한다. 이렇게 하여 찾은 위치가 편안위치이다.

경험이 풍부한 치료사들은 관절을 3차원에 동시에 위치시켜 정상적인 편안위치를 빠르게 탐색하고 확인한다.

실제 편안위치 (Actual Resting Position)

경우에 따라 관절의 질환 또는 증상에 의하여 관절의 움직임이 확연히 제한되며 관절이 편안위치를 취하는 것이 방해받을 수 있다. 이런 경우 정상적인 편안위치를 찾는 방법을 적용하여, 견인검사 시 움직임의 용이성과 움직임의 크기가 가장 크고 최소의 근육반응과 최소의 조직긴장도가 나타나는 실질적인 편안위치를 찾는다(기능장애의 영역 내에서). 실제 편안위치는 실질적으로 환자의 불편함도 최소가 되어야 한다. 실제 편안위치는 움직임의 용이성이나 움직임의 크기가 정상적인 편안위치보다 작을 수 있다는 것에 유의하여야 한다.

환자가 척추에서 나타나는 통증 감소시키기 위하여 취하는 보호 자세를 실제 편안위치와 일치시켜 보지 말아야 한다. 환자는 자신이 취하는 자세가 설사 불편함을 증가시키는 상태가 된다 하더라도 바로 서려고 하는 경향이 있기 때문이다.

편안위치 외 위치 (Nonresting Positions)

많은 관절기능장애는 관절이 편안위치를 벗어난 위치에서 검사한 경우에만 확인이 되거나 오직 그런 위치에서만 치료가 가능하다. 편안위치를 벗어난 위치는 물렁조직의 특정한 부위를 분리시켜 움직이거나 또는 신장시키기 위하여 특수한 자세를 취하여야 할 경우에도 사용한다.

편안위치를 벗어난 위치에서는 작은 관절내 움직임만이 가능하기 때문에, 이런 위치에서도 안전하게 기법을 적용할 수 있기 위해서는 치료사의 고도의 능력이 필요하다. 초보자가 편안위치 외 위치에서 신장-관절 가동술을 사용할 경우에 조직을 과신장 시킬 가능성이 높고, 이로 인한 손상이 발생할 수 있다. 편안위치 외 위치에서의 척추 신장-관절 가동술은 상위단계의 기법으로 이 체계에서는 분류한다. 따라서 편안위치에서 관절 가동술을 수행할 수 있는 능력을 충분히 갖춘 치료사만이 이런 교육을 받을 수 있다.

■ 관절 잠금 (Joint locking)

척추에 적용하는 관절 가동 기법에서 손, 쐐기 또는 벨트로 인접분절을 일정 위치에 안정시켜 관절가동이 시행되는 동안 인접분절에서는 아무런 영향도 받지 않고, 단지 과소움직임 분절만 가동되도록 하는 것이 가장 효과적이고 안전한 방법이다. 이런 안정이나 고정이 충분하지 않으면, 그 분절을 잠금 위치로 조절할 수 있다.[5]

여기에서 문을 잠금장치나 또는 자물쇠로 잠그는 것과 같은 것으로 "잠금"을 생각해서는 안 된다. 단지 특정한 방향으로의 움직임을 억제하는 것이다. 척추에서 잠금 방법은 치료하고자 하는 분절의 머리쪽(cranial)이나 꼬리쪽(caudal)에 위치한 분절 중 하나를 잠금 상태에 놓이게 하는 것이다. 경우에 따라 머리쪽과 꼬리쪽을 동시에 잠금 상태에 놓이게 할 수도 있다. 경우에 따라서는 치료하는 분절이 항상 실제 편안위치로 조절되어야만 한다.

치료사가 환자의 척추관절의 동반움직임이 억제될 수 있도록 한 분절을 일정 위치에 있게 하면 그 관절은 잠기게 된다.[6] 척추에서 가장 효과적인 잠금을 제공하는 형태는 짝을 이루지 않은 움직임 유형이다.

인접분절이 과대움직임이거나 또는 관절 가동술 시 그 분절에서 불편함이 유발된다면 그 분절을 인위적으로 가동시키는 힘의 반대방향으로 안정(고정)시키는 것이 필요할 수 있다.

---

5 MacConnail 은 편안위치(resting position)를 열림위치(loose-packed position)로 표현하였다.

6 척추관절 잠김(spinal joint locking)에 대한 보다 자세한 내용은, Evjenth 와 Hamberg의 공저, Volume Ⅱ, Muscle Stretching in Manual Therapy를 참고하기 바람.

■ Notes

2 직선적인 관절내 움직임 (Translatoric joint play)

모든 관절은 관절주머니과 인대의 느슨함이나 슬랙으로 인해 외부 또는 내부에서 적용되는 힘(예, 수동움직임)에 따라 관절내 움직임이 작고 세밀하게 허용되는 위치가 있기 마련이다. 관절내 움직임은 부수적인 움직임으로 수의적인 조절 하에 있지 않다. 능동 움직임을 통증이 없이 부드럽게 실행하기 위하여 관절내 움직임은 반드시 필요하다.

관절 가동술의 목적은 통증이 없는 정상관절의 기능을 회복시키는 것이다. 움직임에 제한이 있는 경우 모든 능동 움직임에 필수요소인 구름-미끄러짐(roll-gliding)을 정상화시키기 위하여 관절내 움직임을 회복시키는 것이 선행되어야 한다.

OMT Kaltenborn-Evjenth Concept에서는 치료면을 기준으로한 직선적인 움직임을 검진과 치료 시 모두 적용한다. 관절내 움직임(직선적인 견인, 압박 그리고 미끄러뜨림)을 관절기능을 검진하기 위하여 사용하며, 직선적인 미끄러뜨림과 견인-관절 가동술을 정상적인 관절내 움직임의 회복을 위하여 적용한다.

그림 2.1
직선적인 관절내 움직임 방향

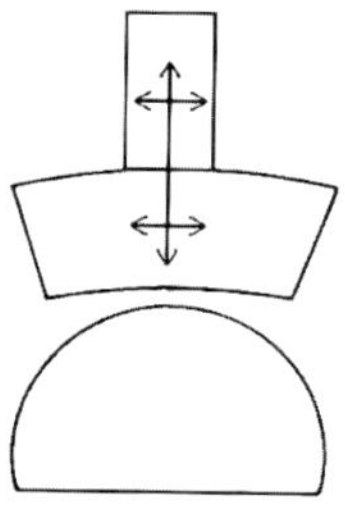

그림 2.1a
고정된 오목관절면 위에서 볼록관절면의 움직임

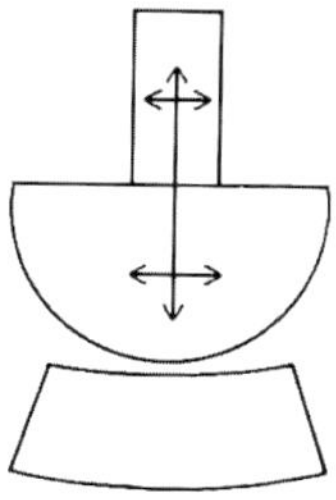

그림 2.1b
고정된 볼록관절면 위에서 오목관절면의 움직임

OMT K-E Concept에서는 관절내 움직임라는 용어의 개념은 단지 직선적인 움직임을 위해서만 사용하며 회선적인 움직임에는 적용하지 않는다.

■ Kaltenborn의 치료면 (treatment plane; TP)

Kaltenborn의 치료면은 관절을 통과하여 지나가며 볼록 관절면에 위치하는 회전축에서부터 오목관절면의 가장 깊은 곳에 이르는 선과 직각으로 놓여진다. 임상에서 실질적인 적용을 위해서는 치료면이 오목관절면 위에 위치하고 있다는 상상으로 빠르게 치료면을 찾을 수 있다.

그림 2.2
Kaltenborn의 치료면은 오목관절면 위에 위치한다.

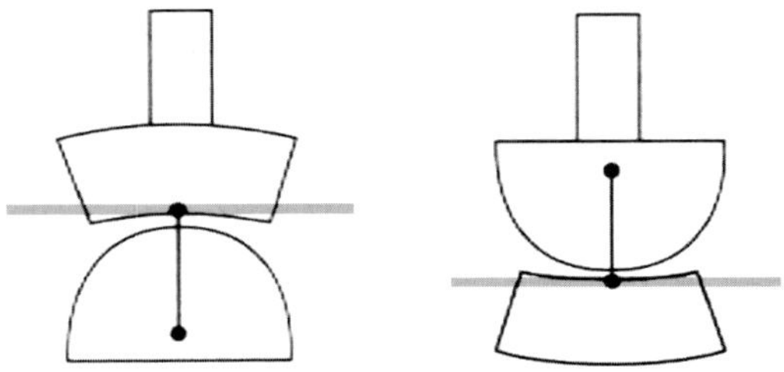

Kaltenborn의 치료면은 움직이는 상대 관절면이 오목 또는 볼록에 관계없이 항상 오목관절면 위에 위치한다.

그림 2.3
치료면(Treatment plane)

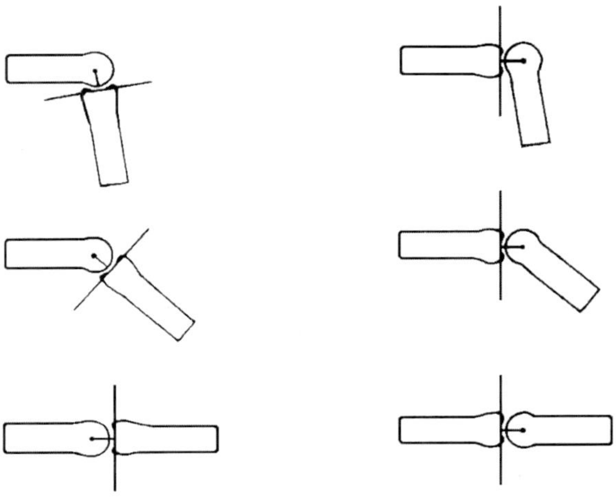

A
치료면은 **오목관절면**과 함께 움직임

B
볼록관절면이 움직이면 치료면은 움직이지 않음

관절의 검진 또는 관절 가동술 시 뼈는 항상 치료면과 직각 또는 평행으로 움직여져야 한다.[1]

1 치료면은 1954년에 Katenborn이 최초로 "관절면(joint plane)"이라 표현하였고 그 후 "접선면(tangentile plane)"으로 변경하였으며 "치료면(treatment plane)"이라는 용어는 1970년대에 Dennis Morgan(DC, PT)이 Kaltenborn과 함께 팔다리책을 개정하면서 사용하였다.

■ 직선적인 관절내 움직임 (Translatoric joint play movement)

OMT K–E Concept에 적용하는 직선적인 관절내 움직임은 견인, 압박 그리고 미끄러뜨림이다. 이 체계는 이런 관절내 움직임을 항상 치료면을 기준으로 정의한다.

견인 (Traction)

견인(분리, Separation)은 치료면으로부터 직각으로 멀어지는 하나의 직선적인 관절내 움직임이다.

그림 2.4
견인(Traction)

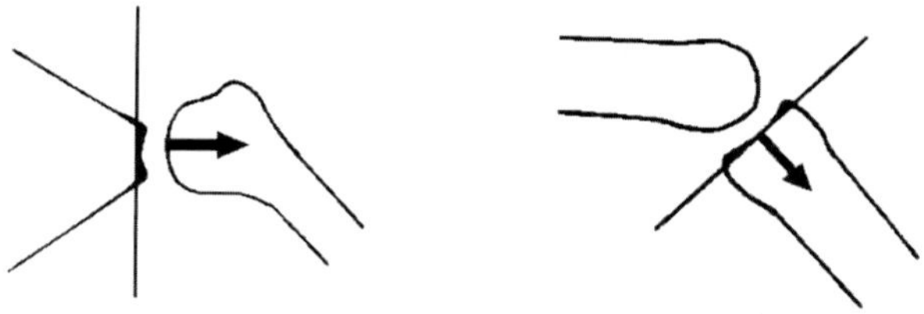

치료면과 직각을 이루며 치료면으로부터 멀어지는 뼈의 움직임에 의하여 관절면의 견인(분리)이 일어난다.

압박 (Compression)

압박(접근)은 치료면과 직각으로 가까워지는 하나의 직선적인 움직임이다. 압박은 관절면을 서로 압박한다. 관절압박은 관절내 또는 관절외 손상을 감별하기 위한 검진기법으로 유용할 수 있다.

그림 2.5
압박(Compression)

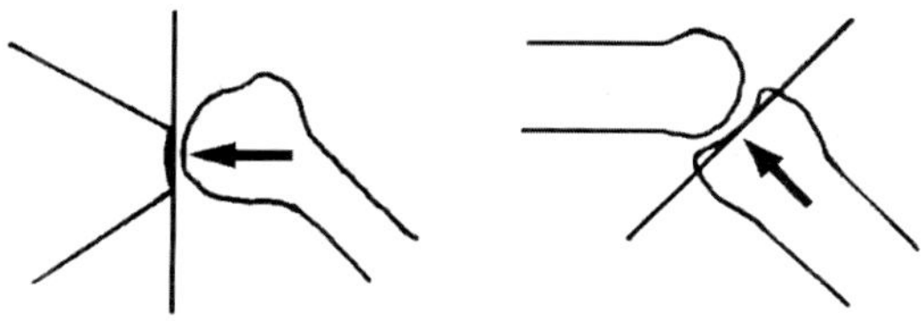

치료면에 직각으로 가까워지는 뼈의 움직임으로 관절면에 압박(접근)을 유발한다.

미끄러짐 (미끄러뜨림, Gliding)

직선적인 미끄러짐은 치료면과 평행으로 일어나는 하나의 관절내 움직임이다. 관절면의 만곡이 완전히 일치되는 경우가 없으므로 직선적인 미끄러짐은 단지 짧은 거리만이 가능하다. 직선적인 미끄러뜨림 움직임은 항상 I 단계의 견인과 동시에 실행한다.

*그림 2.6*의 큰 화살표는 미끄러뜨림 움직임을, 작은 화살표는 I 단계의 견인을 의미한다.

그림 2.6
직선적 미끄러뜨림
(Gliding)

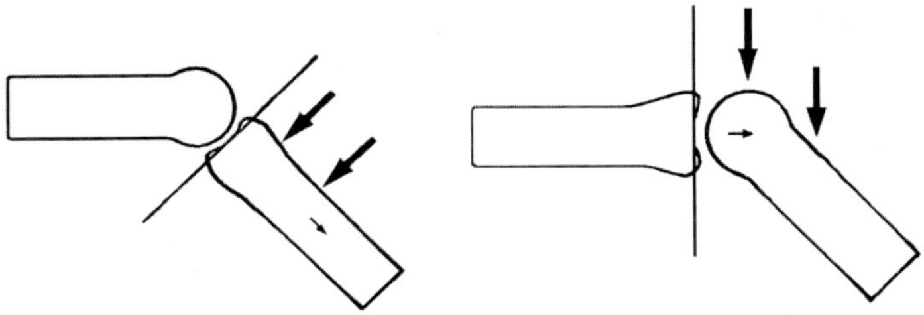

치료면과 평행으로 일어나는 뼈의 직선적인 움직임은 관절내에 직선적인 미끄러짐을 야기한다.

대부분의 경우에서 직선적(translatoric)이란 단어를 생략하고 미끄러뜨림 움직임의 방향 표기로만 대체한다. 예를 들어, 뒤쪽방향으로의 미끄러뜨림(dorsal glide)이라는 단어는 뒤쪽 방향으로의 직선적인 미끄러뜨림(translatoric dorsal gliding)란 용어 대신 사용한 것이다. 이는 수동으로 뼈의 직선적인 움직임을 실행할 때 상대 관절면이 뒤쪽방향으로 직선적으로 미끄러지는 것을 의미한다.

■ 제한된 미끄러짐 방향의 확인 (Determining the direction of restricted gliding)

제한된 미끄러짐 방향을 확인하는 두 가지 방법
1) 미끄러뜨림 검사
2) Kaltenborn의 볼록–오목 규칙 (Convex–Concave Rule)

■ 미끄러뜨림 검사 (직접적인 방법)

미끄러뜨림 검사는 미끄러짐 방향을 결정하기 위한 직접적인 방법이다. 치료사는 모든 방향으로 수동 미끄러짐 움직임을 실행하고 어떤 방향으로 제한이 있는지를 밝혀낸다. 끝 느낌을 포함한 미끄러짐 제한의 정도와 특성 등에 대하여 좀 더 정확한 정보를 얻을 수 있으므로 미끄러뜨림 검사를 선호한다.

■ Kaltenborn의 볼록–오목 규칙 (간접적인 방법)

Kaltenborn의 볼록–오목 규칙은 미끄러짐이 제한된 방향을 결정하기 위한 간접적인 방법이다. 일차적으로 뼈의 어떤 움직임에 제한이 있는지와 움직이는 상대 관절면이 볼록인지 또는 오목인지를 확인한다. 그 다음 볼록–오목 규칙을 사용하여 제한된 미끄러짐 방향을 추정한다. 이 때 관절외부에 존재하는 짧아진 물렁조직에 의하여 회선 움직임이 제한되었다면, 이런 것들이 검진결과에 영향을 미칠 수 있다는 점에 주의하여야 한다.

오목 ➜ 반대 방향 **볼록 ➜ 같은 방향**

Kaltenborn의 볼록-오목 규칙은 뼈의 회선 움직임과 해당하는 관절내의 미끄러짐 요소와의 상관관계에서 기인하였다. 이 규칙은 특히 움직임이 매우 적은 관절(움직임이 거의 없는 반관절과 확연한 과소움직임)에서 유용하다. 또는 심한 통증으로 인하여 움직임이 제한되었을 경우나 직접적인 검사에서 제한된 미끄러짐의 방향을 감지하기가 어려운 경험이 많지 않은 초보자에게도 이 규칙은 도움이 된다.

미끄러뜨림-관절 가동술을 사용한 치료는 가장 제한이 심한 미끄러짐 방향으로 적용하는 것이 가장 효과적이다. 이때에 볼록관절면은 뼈의 제한된 움직임방향과 반대방향으로, 오목관절면은 뼈의 제한된 방향과 같은 방향으로 움직인다.

아래의 그림은 제한된 미끄러짐 방향으로 관절가동을 시키는 두 가지의 예이다. 왼쪽 대응 관절면는 고정(FIX) 되고 오른쪽 대응 관절면은 가동(MOBIL) 된다. III 단계의 미끄러뜨림 관절 가동술의 신장방향은 구름-미끄러짐의 제한된 미끄러짐 요소의 방향과 일치한다.

그림 2.7a

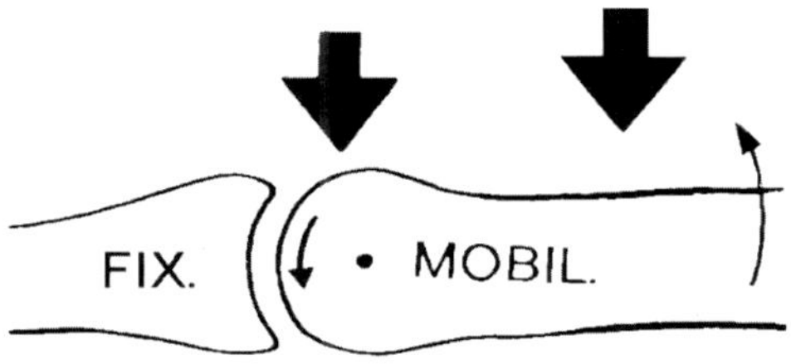

볼록규칙 ➜ 반대 방향

오른쪽(움직이는) 대응 관절면은 볼록임. 뼈의 움직임이 위쪽 방향으로 제한되었다면 (곡선의 가는 화살표), 치료방향은 아래쪽 방향이다(두개의 두꺼운 화살표).

그림 2.7b

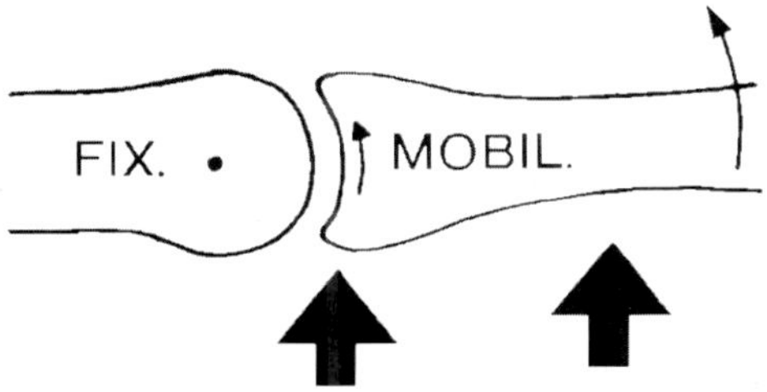

오목규칙 ➜ 같은 방향

오른쪽(움직이는) 대응 관절면은 오목임. 뼈의 움직임이 위쪽 방향으로 제한되었다면 (곡선의 가는 화살표), 치료방향도 위쪽 방향이다(두개의 두꺼운 화살표).

척추에서는 단지 고리뼈(Atlas) 위에서 움직이는 뒤통수뼈(Occiput)와 골반사이의 엉치뼈(Sacrum)만이 볼록 규칙에 따라 움직인다(*그림 2.8a*). 그 외의 나머지 모든 척추뼈는(C2 – L5) 꼬리쪽 척추뼈를 기준으로 머리쪽 척추뼈가 오목 규칙에 따라 움직인다(*그림 2.8b*).

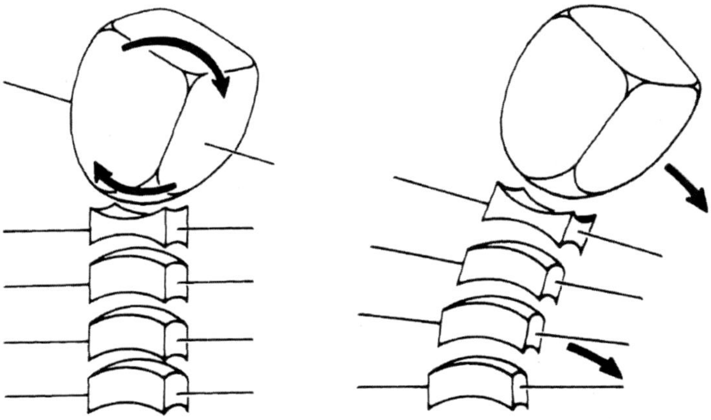

그림 2.8 a
볼록규칙 → 반대 방향
뒤통수뼈는 고리뼈를 기준으로 볼록규칙에 따라 움직인다.

그림 2.8 b
볼록규칙 → 반대 방향
C2 아래쪽의 모든 척추뼈는 오목규칙에 따라 움직인다.

고리뼈(Atlas, C1)는 치아돌기(Dens)와 관계에 의하여 볼록–오목 규칙에 따르지 않고 결합 움직임으로 움직인다. *13장: 위쪽 목뼈편에 고리뼈의 특수한 움직임*에 대하여 상세히 서술하였다.

■ 직선적인 움직임의 단계 (Grades of translatoric movement)

■ 직선적인 움직임의 정상적인 단계들 (I–III 단계)

치료사는 슬랙과 더불어 관절을 지나는 조직들이 팽팽해지기 시작하는 시점을 정확히 느낄 수 있어야만 직선적인 움직임을 정확하게 실행할 수 있다. 관절이 관절주머니와 인대가 가장 느슨한 상태인 편안위치에 있다면, 이 위치에서는 관절내 움직임이 가장 큼으로 이를 실행하고 느끼기가 가장 쉽게 된다.

A. **I 단계의 움직임인 "풀림**(loosening)"은 극히 작은 견인력에 의하여 일어나며 관절이 느낄 수 없을 정도로 분리된다. I 단계의 견인은 관절에 작용하는 생리적인 압력을 제거하고, 미끄러짐 움직임이 일어나는 동안 관절면의 마찰력을 감소시킨다. 움직임의 저항은 거의 느낄 수 없다.

B. **II 단계의 움직임인 "팽팽함**(tightening, Take up the Slack)"은 관절을 둘러싼 물렁조직에 존재하는 슬랙을 없애며 이를 팽팽하게 한다. II 단계는 슬랙영역(Slack Zone, SZ) 내에서 수동 움직임에 대한 매우 적은 저항에서 시작된다. II 단계의 움직임을 지속하면 조직은 점차적으로 팽팽해지며 치료사는 저항이 증가하는 것을 느끼게 된다. 저항이 느껴지지 않으며 갑자기 멈춤게 되지는 않는다; 일종의 교차영역(전환영역,Transition Zone, TZ)이 존재한다. 저항은 천천히 또는 빠르게 증가한다. II 단계의 마지막에 치료사는 뚜렷한 저항을 느끼며 이를 첫 번째 멈춤이라고도 한다.

C. **III 단계의 움직임인 "신장**(stretching)"은 첫 번째 멈춤 후, 전체 슬랙이 없어지고 조직이 팽팽해지면(교차영역을 지난 후) 시작된다. III 단계에서는 저항이 빠르게 증가한다. 충분한 시간동안 III 단계의 신장을 유지하게 되면 관절 주위의 조직이 신장된다. III 단계에서 저항의 정도는 개인과 관절에 따라 다소 차이가 있다(*그림 2.9b와 2.10b의 점선을 참고*).

그림 2.9a
움직임의 정상적인 단계

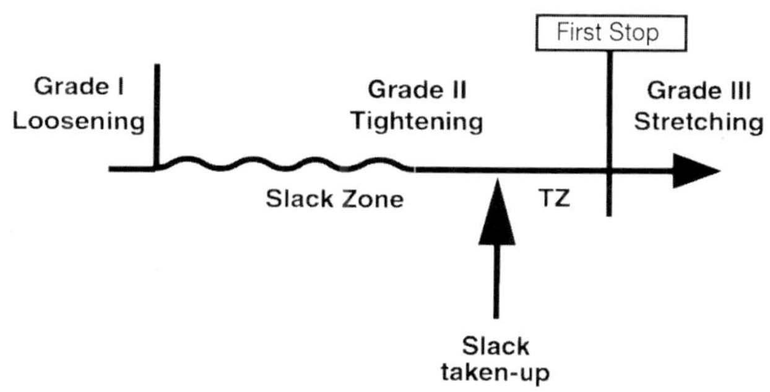

정상적인 움직임의 촉진 (palpating)

I 단계와 슬랙영역(SZ)의 II 단계에서 치료사는 저항을 느끼지 못하거나 또는 작은 저항을 느낄 수 있다. 교차영역(TZ)의 II 단계에서 치료사는 저항이 서서히 증가하는 것을 느낄 수 있다. 첫 번째 멈춤 후, 슬랙이 없어지고 조직이 팽팽하여짐으로 치료사는 저항을 뚜렷하게 느낀다. 신장은 이 위치를 지나야 일어난다. 아래 그림에서 슬랙영역(SZ)이 매우 길게 보여지지만, 실질적으로는 단지 몇 mm에 불과하다.

어떤 임상치료사들은 회선 움직임(예, 팔꿈치 관절 굽힘)을 위하여 유사한 단계의 움직임을 적용한다. 이런 경우 II 단계 움직임 범위는 지나치게 클 수도 있다

그림 2.9b
움직임 단계에 대한 저항 그래프

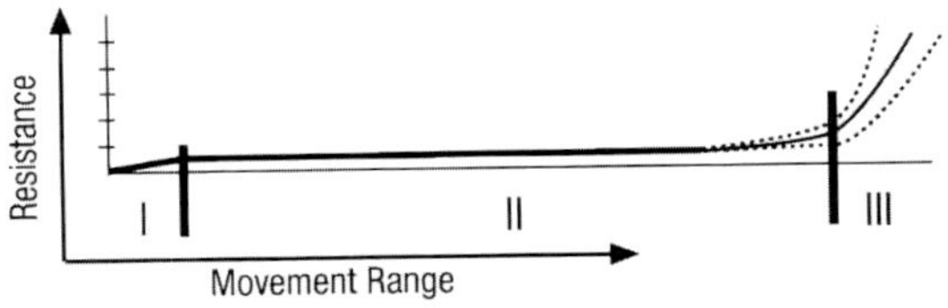

첫 번째 멈춤을 느끼는 것은 어려울 수도 있다. 갑작스런 멈춤에 뒤이어 저항이 돌연 사라지는 것은 아니고, 오히려 교차영역이 존재한다. 이 영역에서 저항의 증가는 빠르게 또는 느리게 나타날 수 있다. 보통 첫 번째 멈춤의 저항이 확연해지기 전에 어느 정도의 저항 증가를 즉각적으로 인식하게 된다.

통증이완을 위한 가동술은 슬랙영역 내에서 이루어지며, 첫 번째 멈춤의 명확한 저항전인 교차영역 시작점에서 멈추어야 한다. 이것은 특히 과대움직임의 경우에서 중요한데, 더 움직임으로 인해, 자세결함(잠김)으로 일시적인 과소움직임을 갖은, 진단되지 않은 과대움직임 관절에 손상을 줄 수 있기 때문이다.

■ 직선적인 움직임의 병리적인 단계들 (Pathologic grades of translatoric movement)

병리적인 관절에서는 움직임과 끝 느낌의 질이 변질되며, 많은 경우에 움직임의 양과 이에 따른 움직임 단계도 변경된다. 예를 들어, 확연한 과소움직임에서는 슬랙이 정상보다 미리 끝나며 관절내의 생리적인 압력을 없애기 위하여 더 큰 힘을 필요로 할 수 있다. 과대움직임에서는 슬랙이 정상보다 나중에 끝나며 일반적으로 I 단계의 견인을 위하여 더 작은 힘을 필요로 한다.

그림 2.10a
병리적인 움직임 단계

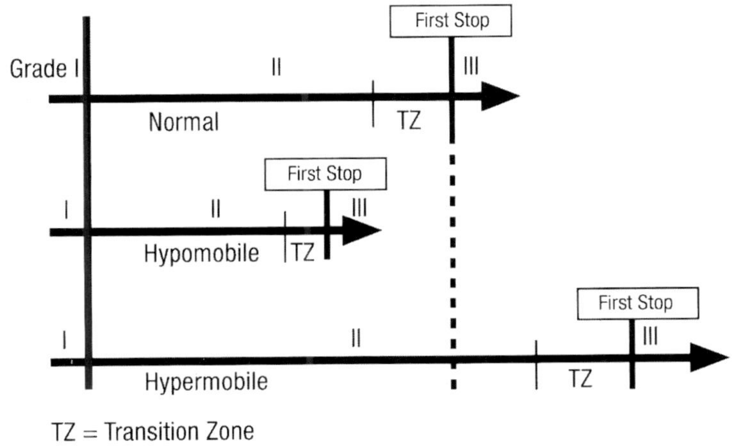

그림 2.10b
병리적인 움직임 단계와 움직임의 저항 그래프

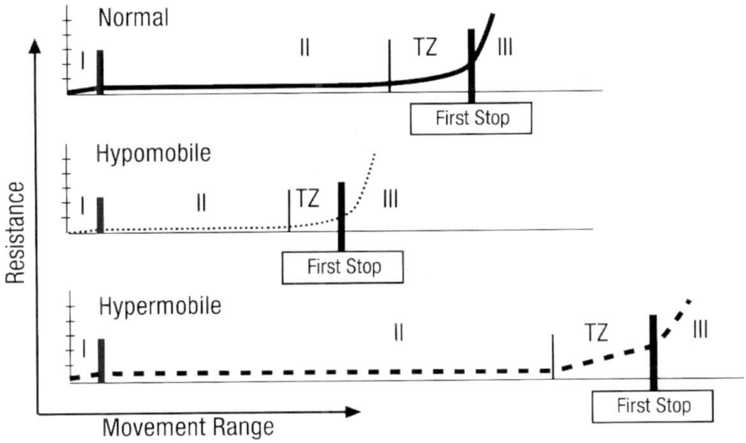

주의 : 통증감소를 위한 관절 가동술을 적용할 경우 첫 번째 멈춤의 뚜렷한 저항이 느껴지기 전인 교차영역이 시작하는 부위를 감지하여 움직임을 멈춰야 한다. 통증 이완을 위한 가동술을 적용할 때, 기억해야 하는 것은 첫 번째 멈춤의 명확한 저항이 확실하게 느껴지기 전에 교차영역의 시작과 끝을 인지해야만 한다는 것이다.

■ 직선적인 움직임 단계의 적용 (Using translatoric grades of movement)

I 단계

≫ 진동(vibradory)과 흔듦(Oscillation)을 사용하는 **통증감소**

≫ **미끄러짐 움직임을 용이하게 하기 위하여,** 압박력과 통증 감소 및 관절면의 마찰력을 감소시키기 위하여 미끄러뜨림 검사와 미끄러뜨림 관절 가동술 시 I 단계의 견인을 동시에 적용한다. 병리적인 관절에 미끄러짐 움직임을 용이하게 실행할 수 있도록 병리적으로 증가된 관절에 압박을 제거하기 위하여 I 단계의 견인에 사용하는 힘을 증가해야 할 필요가 있을 수 있다.

II 단계

≫ **견인과 미끄러뜨림을 사용한 관절내 움직임 검사**

≫ **통증감소.** (단지 슬랙영역 내에서만 실시, 교차영역에서는 실시하지 말 것.)

≫ **움직임의 증가 또는 유지를 위하여,** 예를 들어, 조직의 단축 없이 통증 또는 근육의 과긴장으로 인하여 움직임이 제한되었을 경우 (이완을 위한 관절 가동술은 교차영역을 포함한 II 단계 전체 범위에서 적용할 수 있다.)

III 단계

≫ **끝느낌을 포함한 관절내 움직임 검사**

≫ **단축된 조직의 신장을 통한 움직임**과 관절내 움직임의 증가

주의: III 단계의 관절 가동술은 환자에게 불편함을 느끼게 하는 국소부위에 제한된 신장 느낌을 줄 수 있다. 신장-관절 가동술은 매우 조심스럽게, 환자가 허용하는 범위 내에서 실행하여야 하며 근방호 또는 심한 통증이 나타나지 말아야 하며 또한 직접 신장되는 부위가 아닌 다른 부위에서 증상이 유발되지 말아야 한다.

3 기능검진 (Tests of function)

기능검진을 실행하는 동안, 치료사는 환자가 호소하는 것들을 보고, 듣고 느낄 수 있어야 한다. 기능검진을 통해 드러나는 전반적인 증상과 질환에 따른 특징적인 징후로 기능장애와 관련된 구조들을 감별한다, 예를 들어, 기능 검진을 통해 근육이나 관절 등 관련된 구조에 특수하고 세밀한 치료가 가능하다.

기능검진은 OMT 검진에서 대단히 중요한 요소이다(참고 *4장: OMT 검진*). 기능검진은 치료사를 위한 도구이다. 이를 통해 검진에 의한 예상을 확인하고 치료결과를 예측할 수 있다. 치료사는 치료 도중 기능검진을 통해 환자의 반응을 관찰하고 어떻게 치료를 변경하고 개선할 것인가를 즉각적으로 결정할 수 있다.

기능검진 (Test of function)

A. 능동과 수동적인 (각을 이루는) 회선 움직임들: 부위와 형태(즉, 과소-또는 과대움직임, 기능장애의 정도)의 확인.
- 표준(Standard) 움직임들 (해부학적, 1축)
- 결합(Combined) 움직임들 (기능적, 다축)

B. 직선적인 관절내 움직임: 관절 내와 관절 외의 손상에 대한 감별; 관절 움직임이 제한된 방향 확인.
- 견인
- 압박
- 미끄러뜨림

C. 저항 검사: 신경근의 정상유무와 지배신경과 혈액공급 등을 포함한 관련 관절의 신경근의 상태에 대한 판단.

D. 수동 물렁조직 움직임 검사: 관절과 물렁조직 기능장애의 감별 및 연관된 물렁조직의 유형
- 생리적인 움직임들 (근육의 길이…)
- 부가적인 움직임들 (물렁조직 가동 = muscle play…)

E. 추가적인 검사

■ 기능검진의 원리 (Principles of function testing)

환자에게 증상에 대한 문진 시 치료사는 매우 자세하게 질문하여야 한다. 증상의 특징과 분포도 및 가지고 있던 증상이 어느 하나의 검진과정에서 변하는지, 특히 (환자의 주 증상을 유발시키고 환자가 이 증상에 대한 치료를 목적으로 방문한) 특정 움직임에 대하여 주의를 기울여야 한다.

■ 움직임의 양, 범위 (quantity, range of motion) 검진

척주의 큰 수동 움직임들은 첫 번째의 뚜렷한 멈춤이 나타나는 위치까지 천천히 움직임의 전체 크기에 대하여 검진한다. 척추분절과 같이 움직임의 양이 적은 관절들의 수동 움직임에 대한 움직임의 크기는 우선, 인접관절에 수동적인 안정(stabilization)이 요구되지 않는, 일정한 방향으로 반복하는 진동 움직임을 사용하여 검진한다. 이런 진동 움직임 검사에서 움직임의 제한이나 증상이 나타나면, 인접관절을 고정시킨 상태에서 천천히 분절의 회선 움직임과 직선 움직임을 검진한다.

기구를 사용한 회선 움직임의 측정

능동과 수동적인 관절 움직임의 크기는 기구를 사용하여 측정할 수 있다, 예를 들어, 관절 측각기(Goniometer), 자 또는 그 외의 보조도구 (예, 척추와 엉덩관절의 회선 표준 움직임의 측정 시 손가락 끝과 바닥과의 거리). 뼈의 표준 움직임은 영점위치를 기준으로 하여 측정되고 정해진 축을 중심으로 일어난다. 이 검사의 결과는 정상보다 움직임이 적은 것을 의미하는 과소움직임(Hypomobility) 또는 정상보다 움직임이 큰 것을 의미하는 과대움직임(Hypermobility)으로 나타날 수 있다. 주의하여야 할 점은 한 관절에서 어느 한 방향으로의 움직임은 과대움직임일 수 있고, 다른 방향으로는 과소움직임일 수 있다. 과소움직임은 관절의 기능장애나 근육의 단축이 그 원인이 될 수 있다.

과소움직임 또는 과대움직임은 단지 증상과 연관성이 있을 경우(예, 증상유발 또는 감소 검사에서 양성으로 나타날 때)와 병리적인 끝 느낌을 동반했을 때만 병리적이라고 평가할 수 있다. 정상적인 끝 느낌으로 나타나는 과소움직임과 과대움직임은 일반적으로 선천적으로 구조적인 비정상이거나 정상 해부학의 변형으로 나타날 수 있으며 대부분의 경우 증상이 없다. 이와 같은 경우에는 관절 가동술로 치료효과를 얻는 가능성이 매우 희박하다.

과소움직임과 과대움직임은 단지 증상 및 병리적인 끝 느낌과 연관이 있을 경우에만 병리적으로 평가한다.

회선 움직임의 수동적 등급(0-6)[1]

미미한 크기의 움직임이 일어나는 작은 관절들, 예 척추의 각 분절들이나 손목관절들에서는 움직임의 크기를 관절-측각기로 측정하는 것이 어렵거나 불가능할 수 있다. 이런 경우에는 움직임의 크기를 아래와 같은 등급으로 분류할 수 있다.

과소움직임 (Hypomobility)	0 = 움직임이 없음 (관절 강직 ; ankylosis) 1 = 확연히 감소된 움직임 2 = 약간 감소된 움직임
정상 (Normal)	3 = 정상적인 움직임
과대움직임 (Hypermobility)	4 = 약간 증가된 움직임 5 = 확연히 증가된 움직임 6 = 완전히 불안정한 상태 (Complete instability)

한 관절에서 한 방향으로는 과소움직임이고 다른 방향으로는 과대움직임이 동시에 존재할 수 있다.

■ 움직임의 질 (quality) 검진

움직임의 질을 느끼고 알 수 있는 능력은 매우 중요하다, 왜냐하면 정상에서 경미하게 벗어난 것이 올바른 진단을 위한 유일한 단서일 경우가 종종 있기 때문이다.

이런 이유로 인하여 움직임이 정상에서 벗어나는 작은 변화도 놓치지 않도록 작은 힘을 적용하여 세밀하게 검진되어야만 한다. 제한의 다양한 가능성을 찾기 위하여 모든 수동 움직임은 속도를 변경해 가며 반복 시행할 수 있다. 예를 들어, 빠른 수동 움직임은 생리적이지 않은 근육반응을 유발시킬 수 있는 반면, 느린 수동 움직임으로 관절제한을 발견할 수 있다.

전체 움직임 크기(뚜렷한 첫 번째 멈춤까지)에 대한 검진이 수동 움직임의 질을 평가하는데 가장 좋다. 수동 움직임을 단지 능동 움직임의 마지막 단계에서 수동적으로 더 움직이는 범위만을 검진한다면, 이미 첫 번째 멈춤 전에 평가에 영향을 미치는 중요한 요소들이 나타날 수 있으므로 중요한 상항들을 놓치기 쉽다.

1 회선 움직임의 수동적 평가를 위한 0-6 등급은 Alan Stoddard의 1-4 등급에 기초를 두고 있으며 나중에 Stanley Paris에 의해 수정 확장되었다. 이렇게 확장된 개념은 1977년 Colorado에서 개최된 IFOMT 회의에서 KE Concept의 한 부분으로 처음 소개되었다.

첫 번째 멈춤까지의 움직임 질 (quality)

능동움직임을 관찰하고 같은 움직임을 첫 번째 멈춤까지 수동으로 실행하여 움직임의 질을 판단한다. 이 때 단지 최소의 힘을 사용하며, 움직임을 전체 움직임 범위에서 여러 번 연속적으로 반복하여 천천히 실행한다.

시작에서부터 첫 번째 멈춤까지 실행되는 움직임의 질을 평가한다. 수동움직임은 자연스럽고 일정하며 속도와는 무관하여야 한다. 정상에서 벗어난 것들은 종종 이미 환자를 잡을 때 또는 움직임의 시작단계에서 발견될 수 있다.

끝 느낌: 첫 번째 멈춤 이후에 일어나는 움직임의 질

끝 느낌은 치료사가 움직임 범위의 경계부에서 감지하는 느낌이다. 끝 느낌은 첫 번째 뚜렷한 멈춤 후에 연장되는 수동움직임에 의한 부가적인 신장을 적용하여 검사한다(질의 검사, quality test). 끝 느낌은 수동움직임 검사에 포함되는 검진으로써 단지 능동움직임의 마지막에 추가적인 압박을 주는 것이 아니라는 것에 유의하여야 한다(양의 검사, quantity test).

끝 느낌은 표준 그리고 결합 회선 움직임 시 (추가적인 압박-끝 느낌) 또는 직선적인 관절내 움직임 시 (관절내 움직임 끝 느낌) 모두에서 검진될 수 있다. 정상적인(생리적인) 끝 느낌과 병리적인 끝 느낌을 구별할 수 있는 것은 도수치료사에게 중요하다.

그림 3.1
끝 느낌

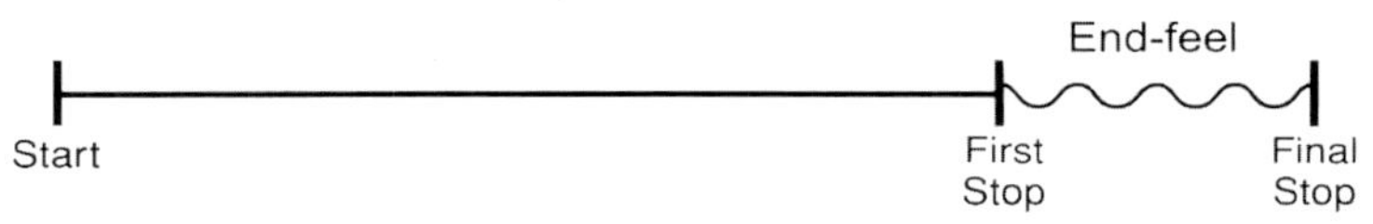

영점위치(또는 실제 편안위치)에서 시작하는 수동움직임의 첫 번째 멈춤 직후 가벼운 부가적인 신장으로 움직임의 마지막 위치에서 느껴지는 끝 느낌은 천천히 그리고 조심스럽게 검진 되어야 한다. 끝 느낌을 너무 빠르게 검사 하거나 또는 불충분한 움직임 범위 내에서 검사할 경우, 끝 느낌의 세밀한 차이를 간과할 수 있다.

정상적인, 생리적인 끝 느낌 (Normal physiological end-feel)

각 관절의 움직임에는 각기 특징적인 끝 느낌이 있으며, 이것은 관절구조의 해부학 및 검진하는 움직임의 방향에 따라 다르다. 끝 느낌은 또한 개인의 연령, 체격과 신체조직의 유형 등에 따라 다르게 나타난다. 첫 번째 뚜렷한 저항의 첫 번째 멈춤 후에 끝 느낌이 부드러운(soft), 뻣뻣한(firm) 또는 딱딱한(hard) 탄력성인지를 판단하기 위하여 조심스럽게 작은 부가적인 신장을 실행한다.

≫ **부드러움(soft) :** 부드러운 끝 느낌은 물렁조직들의 접근에 의하여 나타난다 (예, 무릎관절의 굽힘 시). 척추에서는 정상적으로 부드러운 끝 느낌은 없다.

≫ **뻣뻣함(firm) :** 뻣뻣한 끝 느낌은 관절주머니 또는 인대의 신장에 의하여 나타나며, 예로는 어깨관절에서 위팔(humerus)과 엉덩관절에서 넙다리(femur)의 가쪽돌림과 안쪽돌림, 척추의 일반적인 굽힘과 척추의 짝을 이룬-움직임에서 나타난다. 정상적인 관절주머니에 의한 멈춤은 약한 뻣뻣함(firm "–")이고 정상적인 인대에 의한 멈춤은 강한 뻣뻣함(firm "+")이다.

≫ **딱딱함(hard) :** 딱딱한 끝 느낌은 뼈나 연골이 서로 접근되거나 압박에 의하여 나타나며, 예로는 팔꿈치관절(elbow joint)의 폄과 굽힘 그리고 척추에서 대부분의 짝을 이루지 않은 움직임에서 나타난다.

세 가지 종류의 정상적인 모든 끝 느낌은 탄력성 요소를 가지고 있다, 그러나 이런 탄력성 요소의 양은 차이가 있다. 끝 느낌을 위하여 적용한 힘을 제거 할 경우 관절은 첫 번째 멈춤 위치로, 또는 더 이하의 슬랙영역(II 단계)까지 되돌아간다. 정상적인 끝 느낌은 통증이 없다.

정상적인 끝 느낌에는 통증이 동반되지 않는다는 것을 기억해야 한다.

병리적인 끝 느낌 (Pathological end-feel)

병리적인 끝 느낌은 다른 지점에서 나타나거나 검사하는 관절의 특징적인 끝 느낌이 아닌 다른 성질의 느낌이 나타난다. 예를 들어, 흉터조직(scar tissue)은 뻣뻣함이 증가되고 탄력성이 감소된 끝 느낌을 준다. (관절의 끝 느낌을 위한 부가적인 신장을 제거한 후 바로 첫 번째 멈춤 위치로 되돌아오지 않으면, 이를 탄력성이 감소한 병리적인 끝 느낌으로 표기한다.) 근육의 과긴장은 부드러움이 감소되고 탄력성이 증가한다. 그리고 결합조직(근막, 관절주머니, 인대)의 단축은 더욱 증가된 뻣뻣함과 탄력성이 감소한 끝 느낌으로 나타난다. 관절 내에 부종이 있을 경우에는 정상적인 끝 느낌이 나타나는 위치 또는 그 이전 위치에서 부드러운 저항이 나타난다. 결합조직이 약화된 경우에는 움직임의 멈춤이 너무 늦게 나타나며 정상보다 더 부드러운 끝 느낌이 나타난다.

움직임의 양은 비정상적이나(예, 과소 또는 과대움직임) 끝 느낌이 정상일 경우에 이를 꼭 병리적인 상태로 판단할 수만은 없다, 왜냐하면 병리적이란! 증상에 더하여 부가적으로 끝 느낌이 비정상적으로 나타나야 한다.

환자가 근육을 긴장(방어긴장)하여 검진을 방해하거나 움직임을 중단해 주기를 요청하여 검사자가 끝 느낌을 감지할 수 없게 될 수가 있다. 이런 경우에 **"텅 빈 끝 느낌 (empty end-feel)"**이라고 표현한다. 텅 빈 끝 느낌은 심한 통증에 대한 반응이거나, 예를 들어, 골절이나 급성염증과 같은 손상에 의한 근육긴장(방어긴장)의 결과일 수 있다. 이외에도 심리적인 원인에 의해서도 나타날 수 있다.

한 관절에서 어떤 방향의 움직임에서는 정상적인 끝 느낌이, 다른 한 방향의 움직임에서는 병리적인 끝 느낌이 나타날 수 있다. 따라서 끝 느낌의 검진에 근거한 적응증과 금기증은 단지 검진한 움직임 방향에만 적용되는 것이다. 예를 들어, 딱딱하고 비탄력적인 끝 느낌에 대한 금기는 III 단계 신장-관절 가동술을 단지 움직임이 제한된 방향에만 적용되어야 한다는 것이다.

병리적인 끝 느낌이 매우 명확하지 않아, 경험이 풍부한 치료사만이 이를 감지할 수 있는 경우도 있다. 병리적인 끝 느낌을 경험이 많은 치료사만이 확인할 수 있는 어떤 관절에서 초보자는 움직임의 크기가 정상인 것처럼 느껴질 수도 있다. 일반적으로 병리적인 특성을 감지하기 위하여 초보자는 정상적인 관절 끝 느낌과 세밀한 비교를 바로 해 보는 것이 필요하다. 마찬가지로 경험이 없는 치료사가 잘못 검진하여 움직임이 제한되어 치료가 필요하다고 판단한 관절을 경험이 많은 치료사는 정상적인 끝 느낌을 느끼고, 연관된 근육반응이 나타나지 않는 정상적인 관절로 판단할 수도 있다.

■ 기능검진의 요소 (Elements of function testing)

■ 능동과 수동의 회선 움직임 (Active and passive rotatoric movements)

능동 움직임에는 환자의 협조, 온전한 중추신경계(CNS)와 말초신경계(PNS) 그리고 근육과 관절의 정상적인 기능이 요구된다. 능동 움직임을 통해 기능장애의 부위, 종류 그리고 심각성의 정도를 빠르게 판단할 수 있다. 능동 움직임에는 관절은 물론 물렁조직이 부하를 받으므로 검진 결과는 부가적인 기능검진, 특히 수동 움직임의 결과와 함께 판단되어져야 한다.

수동 움직임을 관찰하고 느끼는 것은 OMT에서 매우 중요하다, 왜냐하면 정상에서 경미하게 벗어난 것들을 진단하기 위한 유일한 단서를 얻는 경우가 종종 있기 때문이다. 수동 움직임에 대한 검진의 또 다른 목적은 움직임의 크기가 과대 또는 과소움직임인지에 대한 판단이다.

능동과 수동 회선관절 움직임은 일반적으로 두 가지의 형태로 분류되며 OMT 검진에서 각각 특정한 목적을 위하여 사용된다.

≫ **표준(해부학적) 움직임들,** 즉, 굽힘, 폄, 옆 굽힘과 돌림이다. 이런 움직임들은 정해진 축들을 중심으로 기본적인 면 위에서 일어나고 관절 측정 및 비대칭과 움직임의 질 손상을 판단하기 위하여 사용된다(예, 통증호; painful arc). 이 움직임들은 표준화되어 있으며 일반적으로 통용되므로, 치료사와 의사간의 의사소통을 가능하게 한다.

≫ **결합(기능적) 움직임들,** 즉, 척추의 짝을 이룬 움직임과 짝을 이루지 않은 움직임들이다. 이는 여러 개의 축을 중심으로 여러 면 위에서 일어난다. 따라서 여러 종류의 구조와 조직에 특정 부하를 부여하는 것을 가능하게 한다. 이런 움직임은 손상역학의 이해와 세밀한 분석이나 환자의 주 증상을 유발시키기 위하여 사용된다. 종종 표준 움직임 검진만으로는 놓치기 쉬운 손상들이 결합 움직임을 통해 발견된다.

회선 움직임의 양과 질의 변화는 관절내 또는 주위 물렁조직의 손상이 그 원인일 수 있으며 통증호(painful arc), 관절주머니 유형(Capsular pattern) 또는 근육단축으로 나타날 수 있다. 그 외에도 특정한 회선 움직임 역시 신경의 긴장과 가동성을 검진하기 위하여 사용된다. (*참고, 제4장: 신경구조의 움직임*).

통증호 (painful arc)

만약 능동움직임 시 움직임 경로의 어느 한 위치에서 통증이 나타나거나 반사적으로 회피 움직임이 나타나고 이 위치로부터 전과 후의 움직임에는 통증이 없을 경우 이런 상태를 Cyriax 는 통증호라고 표기하였다. 통증호의 의미는 통증에 예민한 조직이 자극 받고 있음을 암시한다. 움직임 경로에서 벗어나는 것은 통증을 피하기 위한 환자의 시도이다. 이런 움직임 경로에서 벗어나는 것에 주의하여 통증호를 놓치지 않는 것은 중요하다.

관절주머니 유형 (Capsular pattern)

만약 어떤 관절의 관절주머니 전체가 단축되면, Cyriax가 표현한 관절주머니 유형이 나타난다. 관절주머니 유형은 움직임의 제한과 통증이 움직임의 방향에 따라 특징적인 유형이 나타나는 것이다. 관절주머니 유형은 3~4가지 제한된 움직임의 순위에 대해서 서술하게 되는데, 첫 번째로 서술된 움직임의 방향이 백분율로 볼 때 가장 제한과 통증이 심하고, 두 번째로 서술된 움직임의 방향이 두 번째로 심한 것과 같이 세 번째… 등의 열거 순서에 따라 순차적인 제한과 통증이 있음을 의미하는 것이다.

일반적으로 관절주머니유형은 관절증(arthrosis) 또는 관절염(arthritis)에서처럼 전체적으로 관절주머니가 손상되었을 때 나타난다. 그러나 관절주머니 단축에 의하여 나타나는 움직임 제한이 항상 특징적인 유형으로만 나타나는 것은 아니다. 예를 들어, 관절주머니의 한 부분이 외상, 수술, 비활동 또는 그 외의 국소적인 관절주머니 손상에 의하여 단축이 발생되었다면, 움직임의 제한은 단지 관절주머니의 손상된 부위가 신장되는 방향에서만 나타난다.

회선 움직임의 검사 (Testing rotatoric movement)

환자가 능동움직임을 반복하여 실행하는 동안 치료사는 이런 움직임의 실행을 앞쪽, 뒤쪽 그리고 옆쪽에서 관찰한다. 검진하는 척추부위의 높이는 치료사의 눈높이에 위치하도록 한다.

움직임이 부드럽게 실행되는지, 움직임에 끊어지는 현상이 나타나는지, 비대칭 또는 환자의 증상에 변화가 있는지, 통증호가 나타나는지 등을 관찰한다. 척추 한 부위 움직임의 크기는 분절과 분절 간의 작은 변화에 의하여 일어나야 한다. 인접 분절의 움직임의 크기가 갑자기 커지거나 작아지는 모든 현상들은 기능장애 또는 정상에서 벗어난 것에 대한 암시(신호)일 수 있다.

굽힘과 폄 시 시상면상의 척추의 굽이들은 부드럽게 적절한 크기로 증가하고 감소하여야 한다. 옆 굽힘 시 척주는 부드러운 궁을 형성하여야 한다. 척추의 과대움직임에서는 심한 꺽임 현상을 볼 수 있으며, 과소움직임에서는 직선 또는 평평한 부위를 볼 수 있다(이런 경우 대부분 과대움직임이 머리쪽이나 꼬리쪽에 존재한다).

능동움직임 검진은 정확한 손상부위의 감별을 위하여 좀 더 세밀하게 실행될 수 있다. 전체 목뼈의 능동 굽힘 시 통증이 나타난다면, 예를 들어, 위쪽 목뼈를 핀 상태에서 나머지 목뼈의 굽힘 움직임을 반복한다. 이때에 목뼈의 능동 굽힘 움직임이 통증을 유발시키지 않거나 증가시키지 않는다면 아마도 통증의 원인은 굽힘 움직임에 관여하지 않은 위쪽 목뼈에 있을 것이다.

가능하면, 능동적으로 도달한 움직임에 가벼운 수동 압박(추가적인 압박)을 가해 관절을 마지막 멈춤 위치까지 움직이게 한다, 이때에 환자는 이완된 상태를 유지함(양의 검사). 이 검사는 끝 느낌을 검진하는 것이 아니다, 즉, 움직임의 질을 검사하는 것이 아니라, 움직임 제한이 관절 장애의 원인인지를 확인하는 것이다. 일반적으로 추가적인 수동 압박에 의하여 움직임의 크기는 증가한다. 추가적인 수동 압박 시 움직임의 크기가 단지 약간 또는 전혀 증가하지 않는다면, 움직임은 아마도 관절구조에 의하여 제한될 것일 수 있다.

추가적인 압박을 사용하는 수동 움직임의 크기는 일반적으로 능동움직임 보다 크다.

수동으로 실행하는 척추의 회선 움직임은 일반적인 움직임과 세밀한 움직임으로 나뉜다. 일반적인 수동 움직임을 통해 증상이 유발되는 방향을 판단하고 기능장애가 있는 영역을 척추뼈 3~4개의 범위로 좁힌다. 장애의 부위를 좀 더 세밀하게 감별하기 위해서 관절내 움직임 검사와 유발/감소 검사를 포함하는 분절검진을 먼저 실행한다. 이런 분절검진을 통해 증상을 일으키는 특정한 분절을 찾을 수 있다.

척추의 세밀한 수동 움직임 검사의 신뢰도에 대해서는 아직까지도 논쟁 중이다. 그러나 몇 개의 연구에서 도수 검진을 기초로 경험 많은 치료사들이 수행한 이학적인(생체역학) 진단에서 과소움직임에 대한 결과가 현저한 수준에서 일치하는 것으로 나타났다. (*참고, Appendix: Reliability of segmental mobility testing.*)

국소화 검사 (localization tests)

국소화 검사를 통해 장애의 정확한 위치를 찾을 수 있으며 증상을 일으키는 움직임 방향을 확인할 수 있고 경우에 따라 제한의 정도를 측정할 수도 있다. 국소화 검사는 특히 해당관절이 생리적인 움직임의 크기를 가지고 있음에도 불구하고 증상이 나타날 때에 유용하다.

국소화 검사에서는 환자의 증상을 유발 또는 감소시키기 위하여 일반적인 그리고 세밀한 능동 및 수동 움직임을 사용한다. **유발검사**(provocation tests)에는 관절압박과 증상을 일으키는 방향으로의 움직임이 포함된다. **증상 감소검사**(Symptom alleviation tests)에는 관절견인과 증상이 감소되는 방향으로의 움직임이 포함된다.

수동 검진 움직임을 세밀하게 실행할수록, 더 정확한 손상부위를 찾을 수 있다. 예를 들어, "스프링 검사(springing test; 척추뼈 하나를 앞쪽으로 움직임)"를 통해 움직이는 척추뼈의 위쪽 또는 아래쪽에 위치한 두 개의 분절 중 어느 한 분절에 손상이 있다는 것을 찾을 수 있다. 좀 더 세밀하게 검사하면, 한 척추뼈의 가시돌기를 아래쪽에 인접한 척추뼈를 고정시킨 상태에서, 측면으로 움직임이다. 이 경우에는 추가적인 움직임은 단지 인접한 위쪽 분절에서만 일어난다. 이때 위쪽 분절을 상대적으로 반대방향으로 돌아가게 함으로 이 움직임으로 증상이 유발 또는 감소되는지 간단히 확인할 수 있다.

만약 문제의 관절을 증상이 나타나기 시작하는 위치 또는 증상이 심해지는 위치에 최대한 근접하게 위치하게 한다면 증상을 매우 쉽게 유발 또는 감소시킬 수 있다. 예를 들어, 허리뼈의 폄 시 통증을 호소하는 환자를 엎드린 자세에서 유발검사를 할 경우, 통증이 시작 또는 증가하는 위치까지 환자는 팔로 상체를 밀어 올리거나 또는 치료대 머리쪽 부분의 경사를 증가시킨다. 그 다음 환자의 자세를 통증이 바로 사라지는 또는 감소하는 위치까지 천천히 내린다. 이때의 움직임은 거의 느끼지 못할 정도로 작을 수도 있다. 환자는 통증역치의 바로 전 위치에서 유지되어야 한다. 이런 자세에서 문제 분절에 통증을 유발 또는 증가시키기 위하여 조심스럽게 척추뼈 하나하나의 가시돌기를 앞쪽-머리쪽 방향으로 움직인다. 예를 들어, L3/4 분절에 손상이 있다면, L4 가시돌기의 앞쪽-머리쪽 움직임 시 증상이 유발된다, 왜냐하면 이 움직임은 상대적으로 L3/4 분절의 폄이 되기 때문이다. (이 움직임은 L4/5 분절에는 굽힘 움직임으로 작용한다.) 같은 방법으로 L3 척추뼈를 움직이면, L3/4 분절에서는 굽힘 움직임으로 작용하고 이 분절에 폄 손상이 있다면 통증이 나타나지 않을 것이다.

감소 검사에도 같은 원리가 적용된다. 만약 환자가 통증이 유발되는(통증역치를 바로 넘은) 자세를 취하고 있다면, 통증은 사라지거나 감소될 수 있다. 여기의 예에서 (폄 시 통증), L3을 앞쪽-머리쪽으로 움직이면 L3/4 분절과 아래쪽 분절에 굽힘 움직임으로 작용하며 이는 통증이 유발되는 폄 움직임을 감소시키는 것이 된다.

다른 예로, 환자가 오른쪽 돌림움직임 시 통증을 호소하고 왼쪽 돌림움직임에서는 통증이 없다면, 유발검사를 위하여 환자의 자세를 통증의 역치점 바로 전 위치까지 오른쪽으로 돌린다. 그 다음 치료사가 척추뼈 하나하나를 오른쪽으로 더 돌린다. 치료사가 손상이 있는 분절을 움직인다면 통증이 나타날 것이다. 이 검사를 실행 할 때 가장 좋은 것은 아래쪽(다리쪽)에서 시작하여 한 분절씩 위쪽으로 진행하는 것이다, 왜냐하면 오른쪽 돌림은 상대적으로 인접한 머리쪽 분절에 왼쪽돌림으로 작용하고 단지 꼬리쪽의 이미 검사한 척추뼈만 오른쪽 돌림되기 때문이다.

이런 환자에게 통증 감소검사를 실행하려면, 환자는 통증이 유발되는 오른쪽 돌림 방향으로, 통증역치를 바로 넘은 위치의 자세를 취하여야 한다. 그 다음 치료사가 꼬리쪽 분절에서 시작하여 한 분절씩 위로 척추뼈 하나하나를 왼쪽으로 돌린다. 이 검사에서는 인접한 위쪽분절은 상대적으로 오른쪽으로 돌고, 이는 통증이 유발되는 관절이 검사될 때까지 통증이 나타나는 상태에 머무르게 된다. 치료사가 손상된 분절의 머리쪽 척추뼈를 왼쪽으로 움직이면, 통증이 유발되는 오른쪽 돌림이 감소되며 통증이 사라지거나 감소된다.

관절과 관절 외 (articular and extra-articular) 기능장애의 감별

수축성구조(근육)와 비수축성구조(관절)의 손상에 대한 구별을 위하여 다양한 능동과 수동 움직임 검사의 결과를 비교하는 Cyriax 모델을 기본적인 이론으로 채택한다. Cyriax는 근골격 구조의 검진을 목적으로 수축성 요소와 비수축성 요소를 구분하였다. 수축성 요소로는 힘줄과 부착부를 포함한 근육이 있다. 비수축성 요소는 그 외의 모든 구조, 뼈(bones), 관절주머니(joint capsules), 인대(ligaments), 윤활주머니(bursae), 근막(fasciae), 경막(dura mater)과 신경(nerves) 등이 있다.

비수축성(관절) 기능장애 (Noncontractile Dysfunction)

≫ 능동과 수동 움직임이 같은 방향으로, 같은 위치에서 통증과/또는 제한이 나타난다.

예: 목뼈의 능동과 수동 오른쪽돌림 움직임 시 같은 위치에서 통증과/또는 제한이 나타남.

≫ 수동 관절내 움직임들이 비정상적이며 증상을 유발시키거나 증가시킴.

≫ 저항움직임은 증상이 없음.

수축성(관절 외) 기능장애 (Contractile Dysfunction)

≫ 능동과 수동움직임이 서로 반대 방향에서 통증과/또는 제한이 나타난다.
예: 손상된 근육이 수축하여 목뼈를 능동적으로 오른쪽으로 돌리면 통증과 제한이 나타남; 수동으로 오른쪽 돌림 움직임은 통증이 없고 움직임의 크기도 능동보다 증가함, 수동으로 왼쪽 돌림 움직임은 손상된 근육이 신장되므로 통증이 나타남.

≫ 수동 관절내 움직임들은 정상이고 실행 시 증상이 없음.

≫ 저항움직임에서 통증이 나타나거나 증가됨.

Cyriax의 감별모델은 팔다리의 많은 근육뼈대계통 손상에서 분명하게 구별된다, 그러나 척추 검진의 판별에서는 덜 분명하게 구별된다. 여기에는 몇 가지 이유가 있다: 1) 어떤 감지기능이 떨어지는 수축성조직 손상 시, 척추의 능동 움직임에서는 통증이 나타나지 않는다. 2) 척추에서 저항 검진은 기능장애가 있는 관절에 통증을 유발하는 압박으로 작용할 수 있으므로 신뢰성이 없음. 이런 이유로 인하여 먼저 관절검사를 통해 관절의 기능장애의 유무가 확인되어야 한다. 예를 들어, 견인-감소와 압박-유발 검사; 3) 척추의 능동 움직임들은 하나의 분절 움직임에 정확하게 국한될 수 없다.

관절구조가 관련되었다고 확신하면, 세밀하고 효과적인 치료를 선택할 수 있기 위하여 OMT-검진에서는 기능장애의 위치와 유형을 정확히 찾는 것에 집중해야 한다.

근육의 단축과 과긴장의 감별

(Differentiating muscle shortening from muscle spasm)

경험이 많은 치료사는 일반적으로 끝 느낌을 통해 근 결합조직의 단축과 근육의 과긴장을 구별할 수 있다. 단축된 근육에서는 뻣뻣하고, 탄력성이 적은 끝 느낌으로 나타나고 근육의 과긴장에서는 탄력성의 덜 부드러운 끝 느낌이 나타난다(가끔 증가된 근육반응을 동반함).

이것은 특수한 근육이완기법에 대한 환자의 반응으로도 판단할 수 있다. 예를 들어, 무릎관절을 편 상태에서 다리를 들어 올리는 움직임 ("Straight-leg-raise")이 무릎관절 굽힘근(hamstrings)에 의하여 제한되었을 경우에 치료사는 환자의 다리를 움직임이 가능한 범위까지 들어 올리고 무릎관절 굽힘근을 이완 기법("hold-relax")을 사용하여 이완시킨다. 긴장단계에 이어지는 이완단계에서 근육의 긴장은 움직임 크기의 증가가 가능할 만큼 풀어진다. 반대로 근육의 단축은 미리 긴 시간동안 실행하는 신장 없이는 움직임의 크기가 증가되지 않는다. (이 감별검사를 실행하기 전에 궁둥신경(sciatic nerve)이 관련되어 있지 않다는 것을 반드시 확인하여야 한다.)

■ 직선적 관절내 움직임 검사 (Translatoric joint play tests)

검진을 위한 관절내 움직임에서는 견인, 압박 그리고 한 관절의 모든 직선적인 방향으로의 미끄러뜨림을 검사해야 한다. 이런 검사는 한 분절의 움직임을 유발하는 특정 관절 관절내 움직임에 집중하여 실시하여야 하겠지만, 이 순간 기억해야 하는 것은, 그 움직임이 전체 분절 움직임에 영향을 미친다는 점이다.

관절내 움직임은 편안위치에서 움직임의 크기가 가장 크므로 가장 쉽게 느낄 수 있다. 경험이 많은 치료사는 관절내 움직임을 편안위치에서 벗어난 관절위치에서도 검사한다. (이 위치에서는 관절내 움직임이 작고 느끼기가 어렵다)

관절내 움직임 검사를 실행하는 방법에는 두 가지가 있다:

1) 고정 없이: 진동(vibrations), 흔듦(oscillations) 또는 작은 진폭으로 실행하는 관절내 움직임을 실행하는 동안 두 개의 척추뼈 사이를 촉진한다. 특별한 고정이나 안정을 시키지 않은 상태에서 관절내 움직임을 검진하기 위한 이 방법은 특히 척추관절의 검진 시 유용하며 대부분 고정기법을 적용하기 전 우선적인 검사로 사용된다.

2) 고정한 상태에서: 한쪽 관절면을 고정하고 다른 쪽 상대 관절면의 관절내 움직임을 전체 범위를 통해 움직여 본다. II 단계 전체 범위와 첫 번째 멈춤을 지난 III 단계에서 저항의 변화와 끝 느낌 등을 감지해 본다. 움직임의 질이 정상인지와 과대움직임 또는 과소움직임이 있는지를 판단한다.

견인과 압박검사 (Traction and compression tests)

척추에서 견인과 압박검사는 일반적으로 직선 움직임들로 실행하며, 몇 개의 분절 또는 척추 전체를 검사한다. 한 분절의 견인과 압박검사는 기법적용이 쉽지 않음으로 단지 경험이 많은 도수치료사들만 사용한다.

편안위치에서 **견인검사 실행** 시 환자에게 증상이 나타나면, 3차원적 조절을 통해 실제 편안위치를 찾는 것을 시도한다. 그 다음 다시 견인에 대한 환자의 반응을 검진한다. (*참고 p.90, 견인치료*가 증상을 악화시킨다면, 견인으로 인한 통증 원인에 대한 추가적인 검토가 필요함.) 척추의 견인 시 척주 한-분절의 작은 근육들이 함께 견인되며 이런 근육들이 단축 또는 과긴장되어 있을 경우 견인에 대한 반응이 나타날 수 있다는 것을 염두에 두어야 한다.

만약 척추의 전반적인 **압박검사**에서 환자의 증상이 유발된다면, 척추관절에 압박을 유발하는 그 외의 이어지는 검진(예, 저항검진)의 결과에 대한 신뢰성은 제한적이다.

만약 편안위치에서 압박검사의 결과가 음성(negative)으로 나타나고 그 외의 기능검진 검사에서 환자의 불편함이 유발되거나 심해지지 않는다면, 압박검사를 3차원에서 다양하게 조절한 위치에서 반복하여 실행하여야 한다. 몇몇의 관절기능장애에서는 이것이 환자의 손상위치를 파악하기 위한 유일한 방법일 수 있다.

많은 경우에 관절통증은 견인에 의하여 감소되고 압박에 의하여 유발되므로 관절손상을 확인 또는 배제하기 위하여 관절내 움직임인 견인과 압박을 사용한다. 저항움직임 역시 관절에 압박을 유발한다는 점을 고려하여야 한다.

저항검진 시 관절압박에 의한 통증을 유발할 수 있으므로, 저항검진하기 전에 별도로 관절압박 검진을 하는 것이 중요하다.

미끄러뜨림 (gliding) 검사

미끄러뜨림을 통해 해부학적으로 관절에 속하는 구조들이 우선적으로 검사된다. 미끄러뜨림 움직임을 통해 관절움직임의 제한된 방향도 확인할 수 있다. 경험이 많은 도수치료사는 미끄러짐 움직임을 관절의 편안위치에서 뿐만이 아닌 편안위치를 벗어난 다양한 위치에서 검진한다.

분절의 관절내 움직임에 대한 우선적인 판단은 움직이는 분절의 미끄러짐 움직임을 인접 분절의 미끄러짐 움직임과 비교에 의한다. 움직임은 인접 분절과 확연한 차이가 나지 말아야 한다.

우선 미끄러뜨림을 사용한 분절의 관절내 움직임은 일반적으로 검진하는 분절의 양쪽 척추뼈 가시돌기 사이를 촉진하며 동시에 척추사이원반관절에 위치하는 치료면과 평형으로 이루어지는 흔듦(oscillatory) 움직임을 실행한다. 이런 진동 움직임검사에서 제한 또는 증상이 나타나면, 계속하여 인접 분절을 도수기법으로 안정시킨 상태에서 모든 방향으로, 전체 움직임의 크기에서 끝 느낌을 포함하는 느리고 세밀한 미끄러뜨림 검진을 실행한다.

■ 저항검진 (Resisted movements)

저항검진은 신경근의 통합성, 수축성 구조와 간접적으로는 이들과 관련된 해당관절 및 신경과 혈액순환의 상태를 동시에 검진한다. 척추근육의 상태를 평가하는 것이 유용하기는 하나, 팔다리근육보다 척추근육의 저항검사에 대한 평가가 훨씬 더 어렵다. 그것은 다음과 같은 두 가지 이유 때문이다: 첫째는, 척추의 근육들은 근육 하나하나를 분리하여 근력검사 또는 증상감별검사를 할 수 없다. 둘째, 척추근육의 수축은 관절에 압박을 유발하며 이로 인하여 증상이 나타날 수 있다. 그러므로 우선 관절이 증상의 원인이 아니라는 것을 확인하기 위하여 관절을 먼저 검사하여야 한다.

보편적인 저항검사를 실행에는 3가지 방법이 있다: 도수 근력검진(standard positions and methods); 기구를 이용한 검사(예, Tensiometer와 다양한 등척성 검사장비) 그리고 특수한 기능검진법(예, proprioceptive neuromuscular facilitation-technique).

근육의 기능을 도수 저항을 사용하여 검진할 경우, 치료사가 움직임 자극 즉, 저항을 사용하여 척추부위가 원하는 방향으로 움직이도록 유도한다면 아마도 강한 근수축을 조절하기에 가장 좋은 방법이 될 것이다. 환자는 이런 자극에 대항하여 유지하여야 한다. 치료사가 지시하는 것은: "내가 당신을 움직이지 못하게 하세요!" 이것이 "당기세요!"또는 "미세요!"라는 지시보다는 좋은 방법이다.

Cyriax에 의하면, "저항검진은 관절이 중립에 가장 근접한 위치에 유지된 상태에서 근육은 최대로 수축하도록 하여야 한다."고 하였다. 왜냐하면 검사하는 동안 관절의 움직임이 일어나지 않아서 관절에 통증을 유발시키는 근본적인 원인을 배제할 수 있기 때문이다. 그러나 근육의 수축 시 관절에 발생하는 어느 정도의 관절압박과 관절 미끄러짐은 피할 수 없다. 통증이 관절의 기능장애에 의한 것이 아님을 확실히 하기 위하여 저항검사를 실시하기 전에 먼저 관절의 압박검사를 실행하여야 한다. 만약 이런 압박검사에서 통증이 나타나면 그 후에 실행하는 저항검사의 결과에 대한 신뢰성은 제한적이다. Cyriax는 저항검진에 대한 결과를 아래와 같이 설명하였다:

통증	+	강한 근력	=	근육 또는 힘줄의 약한 손상
통증	+	약한 근력	=	근육 또는 힘줄의 심한 손상
통증 없음	+	약한 근력	=	신경손상, 근육과 힘줄의 단열(Rupture)
통증 없음	+	강한 근력	=	정상, 즉, 소견 없음

■ 수동적인 물렁조직 움직임 (Passive soft tissue movements)

물렁조직도 관절과 비슷하게 검진한다. 물렁조직 움직임의 양과 질 그리고 통증을 검진하기 위하여 수동움직임을 사용한다. 수동 물렁조직 움직임에는 두 가지의 기본적인 형태가 있다: 생리적인 움직임들과 부가적인 움직임들.

생리적인 움직임들 (근육의 길이와 끝 느낌)

물렁조직의 길이와 끝 느낌을 검진하기 위하여 근육 부착부(이는 곳과 닿는 곳)가 최대로 멀어지도록(신장) 척추 또는 팔다리를 움직인다. 이때에 조직의 신장이 최대로 일어나도록 하기 위하여 자주 결합 움직임 적용이 필요하다. 신장 시 물렁조직의 끝 느낌을 검진하는 것은 특히 관절과 물렁조직 기능장애의 구별과 물렁조직 기능장애의 유형을 판단하기 위하여 중요하다. 예를 들어, 근육의 과긴장은 근육단축보다 덜 뻣뻣한 끝 느낌으로 나타난다.

특히 퇴행성 변형을 동반한 만성 관절질환에서는 흔히 근육이 신장되는 위치에 도달하기 전에 이미 관절구조에 의한 제한이 나타난다. 근육의 길이를 검진하기 위하여 치료사는 근육의 기능, 부착부 그리고 이들 근육들이 지나가는 각 관절에 대한 지식을 사전에 갖추고 있어야 한다. (이런 기법들은 Olaf Evjenth 와 Jern Hamberg가 저술한 Muscle Stretching in manual therapy and Auto-stretching에 자세하게 기술되어 있다.)

부가적인 물렁조직 움직임들 (Accessory soft tissue movement)

부가적인 물렁조직 움직임의 검진에서는 물렁조직의 탄력성, 움직임 그리고 특성 등을 평가한다. 부가적인 물렁조직 움직임을 "물렁조직-가동성" 또는 "근육-가동성"이라고 명명하기도 하며, 이는 능동적인 실행이 불가능하며 단지 수동적으로 근섬유에 대하여 가로, 세로 그리고 대각선방향으로 수행되어진다. 기법이 숙련되면 물렁조직 특성의 국소적인 변화(예, 흉터, 부종, 유착 및 근육 과긴장 등)를 감지할 수 있다. 이 때에 관절은 움직이지 않는다.

■ 추가적인 검진 (Additional tests)

경우에 따라 다른 관점에서 추가적인 검진이 필요할 수 있다. 예를 들어, 협응력(coordination), 순발력(speed), 지구력(endurance), 기능적 작업수행능력(functional work capacity) 및 작업장의 인간공학(work site ergonomic) 등이다. 이런 검진들은 특별히 복잡하거나 많은 비용이 소요되는 것이 아니다. 또한 유익하고 중요한 정보를 얻기 위하여 항상 고가의 장비들이 꼭 필요한 것도 아니다.

4 OMT 검진 (OMT evaluation)

OMT 검진은 예를 들어, 허리(back) 또는 엉덩관절의 문제로 보여지는 잠정적인 초기가설(hypothesis)로 시작하는 임상적 고찰(임상적 논증, 추리, 추론, "clinical reasoning")의 한 과정으로 일련의 검사와 다양한 분석으로 이루어지며 이런 것들의 해석을 통해 초기의 가설을 입증 또는 반증한다. 새로운 가설과 그에 따른 검사를 실행하는 과정은 진단상의 결정을 내리기 위한 충분한 정보가 수집될 때까지 계속된다.

이런 임상적 논증을 위한 과정은 치료를 하는 동안에도 재평가의 검증을 통해 계속되며 이는 선택한 치료방법이 적합한지, 문제가 있는지 또는 추가적인 검진이 필요한지 등을 암시한다(예, 지속적인 검사 또는 전문가에게 의뢰).

OMT 검진의 과정은 여러 가지의 요소가 복합되어 영향을 받으며 그러한 요소에는 환자의 욕구와 기대, 중요성과 신념; 직업과 단체의 규범; 보건의료자원과 경제적인 제한; 환자의 의욕; 도수치료사의 임상적인 환경 등이 포함된다.

■ OMT 검진의 목적 (Goals of the OMT evaluation)

OMT 검진에서는 3가지의 목적을 추구한다:

1) **이학적인 진단**
   이학적인 또는 생체역학적 진단의 설정.

2) **적응증과 금기증**
   치료에 대한 적응과 금기의 확인.

3) **측정의 진행**
   결과의 조정과 치료결과의 측정을 위한 기준의 설정.

■ 이학적인 진단 (Physical diagnosis)

이학적인 진단은 근육뼈대계통(symptom)과 질환의 징후(sign) 사이에 매우 밀접한 연관성을 갖는 신체기능장애(somatic dysfunction) 모델을 기반으로 하고 있다.[1] 신체 기능장애가 존재한다면, 적절한 검진에서 근육뼈대계통 질환의 징후와 증상의 변화(유발되거나, 증가 또는 감소)간에 밀접한 상호관계가 나타난다. 경험이 많은 치료사는 병력에 대한 문진이나, 신체 검진에서 환자의 상태를 감지할 수 있다.

일반적으로 도수치료의 적응증이 되는 근육뼈대계통의 질환은 징후와 증상사이에서 명확한 연관성이 나타난다. OMT 검진에서 질환의 징후와 증상사이에 연관성이 없는 것으로 나타나면 대부분 환자의 문제가 근육뼈대계통이 아닌 다른 곳으로부터 기인된 것이며 이런 경우에 도수치료와 같은 역학적인 형태의 치료가 아마도 효과적이지 않을 수 있다.

신체기능장애 (somatic dysfunction) 의 특징

증상, 병력 (symptoms, history)

- 통증, 약함, 뻣뻣함, 감각상실, 두통, 어지러움, 구토 등

징후 (기능검진의 결과)

A. 물렁조직의 변화
- 조직의 긴장도, 탄력성, 형태, 질, 색, 온도 등의 변화

B. 기능적 변화
- 근력, 지구력, 협응력의 감소
- 움직임의 손상
  - 관절 움직임 (예, 과소 또는 과대움직임)
  - 물렁조직 움직임 (예, 구축)
  - 신경과 혈관구조의 움직임: 포획증후군 (entrapment syndromes), 신경성긴장징후 (neural tension signs)

1. 신체기능장애(somatic dysfunction)란 개념은 원래 근육뼈대계통 질환에 대한 설명을 위하여 정골요법사들(osteopaths)이 사용하였던 용어이다.

분절 움직임 검사(segmental mobility testing)를 수행할 수 있는 치료사는 흔히 신체 기능장애를 의학적으로 진단하기 전에 감지할 수 있다. 이런 예에는 일반적으로 비외상성으로 통증이 나타나는 관절증(arthroses) 또는 척추사이원반병증(discopathies)이 있고, 흔히 방사통(radiating pain)을 동반하는 분절통증증후군(segmental pain syndromes)등에서는 움직임 질의 변화를 대부분 촉진을 통해 감지할 수 있다(예, 변형된 끝 느낌). 이런 움직임 질의 변화는 움직임의 크기 제한이 나타나거나 또는 진단영상검사(diagnostic imaging studies)에서 병리적인 변화가 나타나기 훨씬 이전, 병변 초기에 이미 촉진하는 것이 가능하다.

이학적인 진단을 하는데 있어 도수치료사의 역할은 임상실무조건에 따라 다양하다. 대부분의 경우, 관련된 의사들이 근육뼈대계통 장애처럼 보일 수 있는 심각한 병리적인 문제는 제외시키고 근육뼈대계통과 연관된 **의학적진단**을 확인해준다. 이런 경우에 치료사는 일반적으로 OMT-검진에서 계통검사와 가족력 등에 대한 검사를 생략하고 손상된 구조를 찾고(의학적 진단의 정확한 부위의 국소화) 어떠한 손상인지(이학적인 진단)를 확인하기 위하여 필요한 세밀한 생체역학적 및 기능적인 검진에 집중해도 된다.

도수치료사는 위험성이 적은 **시험치료(trial treatment)**를 통해 근육뼈대계통 진단의 확진을 시도하며, 이것은 검진의 부가적인 일련의 과정이다. 예를 들어, 견인은 관절 과소움직임에 대해 가장 흔하게 적용하는 시험치료이다. 시험치료가 증상을 완화시키지 못하거나, 오히려 증상을 더 악화시킬 경우, 계속하여 새로운 검진이 필요하고 새로운 시험치료를 적용하여야 한다.

이학적인 진단은 각각의 치료 시, 지속적으로 실행되는 재평가에 의하여 더욱 세밀하게 구체화된다. 이런 재평가의 결과는 검진과정의 일부분이다.

■ 적응증과 금기증 (Indications and contra-indications)

위험이 완전히 배제되거나 부작용의 가능성이 없는 치료는 없다. 세심한 환자검진과 적절한 치료기법의 선택을 통해 도수치료의 잠재적인 위험을 감소시킬 수 있다.

적응증 (Indications)

도수치료의 **적용 여부**는 의학적 진단(medical diagnosis) 보다는 이학적인 진단에 더 큰 비중을 둔다.

병리적인 끝 느낌을 동반한 제한된 관절내 움직임이 관절가동치료의 적응증 인지를 결정하는 두 가지 중요한 기준이다. 병리적인 끝 느낌과 함께 과소움직임이 나타나며 환자의 증상과 연관되어 있다고 판단될 경우에 III 단계 신장관절 가동술은 적용한다. 정상적인 끝 느낌을 동반한 증상이 없는 과소움직임은 병리적으로 분류될 수 없으며 치료 또한 하지 않는다.

이런 경우에 움직임의 제한은 아마도 선천적인 해부학의 변형이나 또는 증상이 주위의 다른 구조로부터 연관되어 나타난 것으로 볼 수 있다(연관통).

생체역학적인 강한 부하를 적용하는 검진이나 치료를 견딜 수 없는 환자에게는 짧은 기간 동안의 증상감소를 위하여 슬랙영역 내(I단계–II SZ단계)의 관절 가동술과 그에 상응하는 기법을 적용한다. 이렇게 일시적으로 증상을 개선시키는 증상조절 치료는 특히 환자가 계속되는 특수 검진 또는 집중적인 치료(예, III 단계의 관절 가동술)를 견뎌낼 수 있는 상태가 되도록 하기 위하여 적용한다.

조직의 단축 없이 근육 연축(spasm)으로 의한 과소움직임에는 일반적으로 I 단계와 II 단계 이완관절 가동술로 큰 효과를 얻을 수 있다.

과대움직임이 존재하는 경우에는 안정(stabilization)을 위한 기법들이 적용되며 III 단계 신장관절 가동술은 금기증이다.

금기증 (Contraindications)

도수치료에서 어떤 기법에 대한 **금기 여부**는 다양한 요소들에 의하여 좌우된다, 예를 들어, 기법에 적용하는 힘, 의학적 진단, 이학적인 진단, 병변의 진행단계, 관절내 움직임의 크기, 끝 느낌 및 환자의 증상과 같은 특수한 근육뼈대계통 소견들 간의 상관관계 등이다.

몇몇의 경우에는 치료사의 이성적이고 전문적인 판단에 의하여 도수치료 기법의 적용이 제한된다, 예를 들어, 환자가 치료에 대항하거나 또는 협조를 하지 않는 것 등이다.

슬랙영역 내(I단계–II SZ단계)에서 관절 가동술 적용이 금지되는 경우는 거의 없으나, III 단계 신장관절 가동술은 많은 금지사항들이 존재한다. 그리고 실행하는 속도가 매우 빨라서 환자가 치료를 중단시킬 수 없는 도수교정(빠른 속도의 밀기)에는 부가적으로 특별한 금기사항들이 있다. 도수교정을 안전하게 사용할 수 있기 위해서는 치료사의 높은 수준의 교육과 숙련이 요구되며 기본과정을 위한 이 책에는 이런 내용들을 모두 수록하지는 못했다.

III 단계의 신장관절 가동술에 대한 일반적인 금기증

III 단계의 신장관절 가동술에 대한 일반적인 금기증에는 건강악화로 역학적인 힘에 대항하는 신체의 능력(body's tolerance)이 떨어져 신장관절 가동술 적용 시, 손상 위험이 증가하는 환자가 일차적으로 관련되어 있다. 이런 예에는:

≫ 신생물(neoplasm), 염증, 감염[예, 척추염(spondylitis), 척추사이원반염(discitis)] 또는 골감소증(osteopenia)[예, 골다공증(osteoporosis), 골연화증(osteomalacia)]에 의한 척추의 병리적 변화

≫ 활성 교원질 혈관 장애 (active collagen vascular disorders)

≫ 척추의 과도한 퇴행성 변화 (degenerative changes) [예, 척추관절강직증 (spondylosis), 변형성 관절증(osteoarthrosis), 척추구상돌기 관절증(uncovertebral arthrosis)

≫ 골격 또는 인대의 안정성을 상실한 척추 (예, 염증, 감염 또는 외상으로 인한 이차적인 결과)

≫ 척추의 특정한 선천성 기형들 [이상형성증(dysplasia), 무형성증(aplasia), 과형성증(hyperplasia), 이상증식(neoplasia)]

≫ 혈관의 기형 혹은 병리적 변화

≫ 혈액 응고장애 (coagulation problems) [예, 혈우병(hemophilia) 또는 항응고제를 적용하는 치료]

≫ 피부접촉에 의하여 악화되거나 개방 또는 치유 중인 피부손상과 같은 피부과적 문제들(dermatological problems)

III 단계의 신장관절 가동술은 활동성 염증을 동반한 관절에는 금지다. 그러나 류머티스성 질환(예, 강직성 척추염)과 같이 진행된 염증질환은 III 단계의 신장관절 가동술 적용이 절대적인 금기증은 아니다. 질병의 휴지기(quiescent stage)에 관절에 급성 염증이 없을 경우 대부분 III 단계 신장을 위험성 없이 적용할 수 있다.

관절 가동술은 특정한 자율신경계 질환에서는 금기가 될 수 있다. 왜냐하면, 가동술이 자율신경 반응(autonomic responses)에 영향을 미칠 수 있기 때문이다. 당뇨병으로 인해 자율신경 장애(autonomic disturbances)를 지니고 있는 환자에게 등뼈 관절 가동술을 실행할 경우, 때에 따라 과호흡증, 혈당저하 등이 나타나거나 심할 경우 의식을 잃게 될 수 있다.

Ⅲ 단계의 **신장관절 가동술 기법** 적용에 대한 특별한 금기증은 다음과 같다.

≫ 과소움직임 방향으로의 관절내 움직임이 감소되어있으며 끝 느낌이 비탄력적으로 딱딱하게 나타날 때(골질에 의한 멈춤)

≫ 과대움직임 방향으로 관절내 움직임이 증가되어있으며 끝 느낌이 탄력적으로 매우 부드럽게 나타날 때

≫ 관절 가동술을 실행하는 동안 통증과 근방호가 나타날 때

≫ 예비검사에서 양성으로 나타날 때, 예를 들어, 안정성검사(신경, 혈관), 압박검사.

예비검사를 통해 특수한 관절 가동술 기법이 금지가 되는지의 여부를 확인할 수 있다. 예비검사는 치료사가 척추에 사용하는 모든 관절 가동술을 적용하기 전에 실행하여야만 한다. 예를 들어, 척추동맥 예비검사에서 양성으로 나타난 경우 목뼈에서 회선 기법 적용은 금지이다. 이런 회선 기법 적용이 금지되는 것은 허리뼈에서 척추사이원반질환의 특정한 단계에서도 마찬가지이다. 예비검사는 모든 치료에 앞서 반드시 실행하여야 한다, 왜냐하면 경우에 따라 근육뼈대계통의 진단과 병리적인 단계에 변화가 있을 수 있기 때문이다. 이런 검사는 치료의 안전을 보장하기 위하여 필수적이며 이는 또한 현재 증상이 없는 동료들 간에 실습 또는 연습을 할 경우에도 마찬가지이다.

■ 측정 진행 (Measuring progress)

환자상태의 변화를 관리하기 위해 하나 또는 그 이상의 여러 가지 주증상과 그러한 증상의 변화를 기록하여 환자에게 나타나는 근육뼈대계통의 징후들을 조정검진에서 비교해 본다. 척추에서 나타나는 증상들 중 변화가 일어날 수 있는 것들은 통증, 지각변화, 근력 및 움직임의 유연성, 피로감 등에 대한 느낌이다. 척추의 근육뼈대계통 징후로는 관절내 움직임, 관절가동범위, 반사 또는 근 기능 등의 변화가 나타날 수 있다.

환자의 주호소와 연관되어 있으며 재현이 가능한 관련 징후 즉, 이러한 징후는 환자의 증상이 감소하면 개선되고, 환자의 증상이 증가하면 악화된다. 예를 들어, 환자의 발 저림이나 둔감이 증가하면 하지직거상 검사(SLR)는 보다 제한되게 나타난다.

치료를 하는 동안, 환자의 주호소에 대한 주기적인 재평가와 중요한 이학적인 징후는 치료의 진행 여부를 결정하는 중요한 요소가 된다. 재평가에서 증상감소와 아울러 기능이 호전되었다면 치료강도를 이전과 같거나, 좀 더 높게 하여 계속할 수 있다. 하지만 치료기간 동안에 실시하는 재평가에서 기능이 비정상이거나, 증상이 감소되지 않을 경우, 치료사는 보다 정확한 평가를 시행하기 위해 지금까지 사용하지 않은 다른 기술을 적용하여 보거나 치료 자세, 힘의 방향 또는 치료강도 등을 필요에 따라 변경시켜야 할 것이다.

■ OMT 평가 요소 (Elements of the OMT evauation)

OMT 평가

A. **예비검사** (screening test): 상세검사를 하기 위한 방향을 설정하고, 문제가 있는 부위를 확인하기 위한 간단한 검사

B. **상세검사** (detailed examination)

1. *문진:* 가능성 있는 진단명으로의 접근; 추가적인 검사로 검증하고자 하는 초기가설을 설정; OMT 적용으로 치료가 가능한 것인지 그리고 근육뼈대계통 증상인지, 아닌지를 결정.
   - 현재의 문제점
   - 의학적인 과거력
   - 증상과 관련성 있는 개인사
   - 가족력
   - 각 계통들에 대한 점검
2. *시진: 추가적인 초점검사*
   - 자세
   - 형태
   - 피부상태
   - 보조기
   - 일상생활동작
3. *기능검진:* 관절과 관절 외 문제를 감별: 문제를 가지고 있는 구조를 확인 (3장 참고)
4. *촉진*
   - 조직의 특성 고려
   - 구조물들 확인
5. *신경과 혈관 검사*

C. **진단 의학적 연구:** 영상 진단학, 병리학적 검사, 전기진단학 검사, 천자

D. **진단 및 시험치료**

치료사는 이학적인 검사를 통해 환자의 증상이나 징후의 연관성을 확인해 본다. 근육뼈대계통 증상과 징후 사이의 관련성은 도수치료로 좋은 반응을 가져올 수 있는 문제들에 대한 역학적인 원인이 무엇인지를 제시해 줄 수 있다. 이학적인 검사를 하는 동안 나타나는 증상과 징후들은 치료계획의 기본 자료가 되며, 병리적인 단계와 원인을 확인할 수 있게 해 준다. 허리뼈를 굽힐 수 없는 환자를 치료하기 전에 치료사는 우선 통증(예, 허리뼈 신경근증), 과소움직임(예, 물렁조직 구축, 관절내 종창, 척추원반 탈출, 신경근 유착), 근 약증(예, 말초

신경병증, 주요 근육질환) 또는 이런 장애들의 중복으로 인한 제한이 있는지 없는지를 확인하여야만 한다.

OMT 치료사는 척추의 체성기능부전을 평가할 때, 세 개의 주요 감별진단을 결정해야만 한다.

≫ 체성기능부전이 분절(예, 해부학적 관절)에서 기인하는지, 또는 물렁조직과 연관성이 있는지, 신경 구조물을 포함하고 있는지를 결정해야 한다.

≫ 관절의 과대움직임과 과소움직임이 존재하지는 않는지, 병리적인 끝 느낌이 있지는 않는지를 결정해야 한다.

≫ 생체역학적 기능부전이나, 통증조절을 위한 치료방향이 잘 설정되어 있는지를 결정해야 한다.

■ 예비검사 (Screening examination)

예비검사는 의도적으로 문제가 있는 신체부위를 빠르게 확인하기 위한 간단한 검사이다. 이것은 즉각적인 시험치료나 진단명을 이끌어내야 할 경우나 추가적인 검사의 방향을 설정하거나 결정하는데 있어 도움이 된다. 예비검사를 통해 다음 세 가지 요소 중에 하나를 이끌어낼 수 있다.

≫ 처음에 받은 느낌을 기준으로 신체적 징후가 명백하고, 병력과도 밀접한 관계가 있다면 **진단명**을 내릴 수 있다.

≫ 진단명을 내릴 수 없고, 수집된 자료가 불충분하다면, **추가적인 상세검사**를 진행한다.

≫ 추가적인 검사나 치료에 대한 **금기증**이 확인되지 않을 수도 있고, 환자를 적절한 전문가에게 의뢰해야 할 수도 있다.

경험 많은 치료사들에게는 예비검사를 진행하는데 있어 일련의 순서는 없다. 각 문제 주변의 특수 상황들이 진행순서와 정도를 결정하게 한다.

예비검사를 하는 동안 불필요한 통증을 유발시키거나 환자의 증상을 악화시킬 수 있기 때문에 지나친 검사가 이루어지지 않도록 주의해야 하지만 중요한 정보를 모두 수용하기 위해 철두철미하게 확인해야 한다.

환자를 대하는 그 순간 검사에 대한 계획이 세워져야 하며, 검사를 진행하는 동안 들어나는 정보를 바탕으로 하여 상황에 맞게 즉각적으로 검사계획을 수정할 수 있도록 대비하고 있어야 한다.

임상실무에서도 예비검사는 보통 간단하게 이루어지며, 잠정적인 진단명이나, 보다 더 상세한 추가적인 검사 진행을 결정짓게 한다. 예비검사는 문제가 있는 부위와 유형에 대한 좋은 정보를 제공한다. 진단명이 아직 명확하지 않아, 처음에 받은 느낌에 대해 더 확인하여야 한다면 상세검사를 추가적으로 시행한다(이 장 후반부에 설명되어 있음).

능숙하게 예비검사를 시행하기 위해서는 상세검사 수행에 숙달이 되어 있어야 하고 부가적으로 많은 임상적인 경험과 지식이 요구된다.

숙련되지 않은 치료사들이 능숙하게 예비검사를 진행하는 것은 힘든 일이다. 그래서 숙련되지 않은 치료사들이 예비검사 결과에 지나치게 몰두하기에 앞서 상세검사를 능숙하게 수행할 수 있도록 반복적으로 실습해야 한다고 추천하고 싶다.

숙련되지 않은 치료사들은 예비검사 결과에 지나치게 의존하기에 앞서, 우선 상세검사진행에 숙달이 되도록 하여야만 한다.

예비검사의 구성 (Components of the screening examination)

예비검사는 문제에 대한 간단한 **문진**으로부터 시작된다. 치료사는 먼저 신체 어느 부위에서 검사를 시작할지를 결정하고, 가장 효율적인 검사를 진행하기 위해서 충분한 정보를 수용한다. 능숙한 치료사는 환자로부터 즉각적으로 발병상황을 이해하고, 문제점을 빠르게 찾아낸다. 만약 능숙하게 문제를 이해하고 찾아낸다면, 이런 짧은 문진으로 환자의 증상과 기능제한에 대한 적절한 처방을 제공하고, 문제가 있는 해부학적 위치를 결정하고, 어떤 예방책을 제시할 수도 있을 것이다.

시진은 환자를 만나 문진을 시작하는 그 순간부터 시작된다. 정적인 자세, 호흡, 통증방호자세 등에 유의해야 하고, 검사부위는 노출되어 있어야만 치료사가 부종, 변색, 변형 그리고 피부 변화 등을 확인할 수 있다. 기능장애의 심각성이나 유형에 대한 의미 있는 단서를 찾아내기 위해 환자의 움직임을 유심히 관찰해야 한다. 이런 관찰을 통해 보다 구체적인 질문을 이끌어 내거나 추가적인 검사를 시행할 수 있게 된다.

문진으로부터 얻은 정보를 바탕으로 하는 예비검사의 이학적인 검사 구성은 다양하다. **능동적인 움직임**을 이용하고, 필요하다면 기능장애의 역학적인 원인과 해부학적인 위치를 구체화하기 위해 **수동적인 움직임**도 사용한다. 예비검사에서 중요한 것은 능동움직임에 대한 분석에 있다. 즉, 통증이 유발되는 동작을 예측하고자 하는 것이다. 만약 검사를 진행하는 동안 치료사가 빈번히 또는 조기에 통증을 유발시킨다면, 치료사는 예측을 하기 위한 나머지 검사들을 진행하는 것이 불가능하거나 어려워질 수 있다. 따라서 통증이 유발되는 움직임을 먼저 검사하는 것은 현명하지 못한 일이다.

그러나 환자를 잘 통제하여 조심스럽게 적용되는 통증유발 검사는 빠르게 진단명을 붙일 수 있게 할 것이다.

신경이나 수축성 요소의 상태와 근력을 빠르게 검사하기 위해 선별된 저항 움직임이 적용된다. 능동, 수동 그리고 저항 움직임은 증상을 유발시킬 수 있기 때문에 잘못된 구조나 증상의 기원에 대한 단서를 제공할 수 있다. 만약, 보다 명확한 문제유발 기전을 확인하고 싶다면 **증상을 국소화**하기 위한 추가적인 예비검사를 수행해야 한다.

예비검사에서 **얕은 층 촉진**의 목표는 빠르게 관련 관절과 물렁조직의 특성 변화를 명확하게 확인하는 것에 있다. 능동움직임 시행이나 시진을 하면서 관찰한 내용과 문진을 통해 얻은 정보는 촉진을 통해 확인할 수 있다. 부가적인 검사가 요구되는 예측치 못했던 정보 또한 밝혀질 수 있다. 예를 들어, 환자가 치료사가 만지는 것을 느끼지 못하거나 촉진에 과민하다면 신경학적인 기능장애를 의심해 볼 수 있다.

가끔 얕은 층 촉진으로 인해 **물렁조직 움직임** 검사나 **수동관절 움직임** 검사를 이용한 특수검사를 더 시행하게 된다. 부가적인 관절 움직임, 안정성 그리고 통증은 관절내 움직임을 통해 평가되어진다. 수동적인 물렁조직 움직임은 근육, 힘줄, 인대 그리고 기타 물렁조직의 질을 평가하는데 도움이 된다.

추가적인 검사나 치료를 금기시하는 어떤 잠재적인 심각한 문제가 예측된다면, 특별히 예비검사를 하는 동안 언제라고 **신경학적 또는 혈관 검사**를 수행할 수 있다. 예를 들어, 환자가 병리적인 중추신경계 증상이 나타난다든가 하는 이런 경우, 치료사는 다른 어떤 검사를 시행하기에 앞서 신경학적인 검사와 함께 예비검사를 먼저 시행해야 된다.

■ 상세검사 (Detailed examination)

효율적인 환자 문진은 종종 진단명으로의 접근을 가능하게 한다. 그러나 적절한 이학적인 검사는 진단명을 확정짓기 위해 여전히 필요하다.

상세검사의 구성 (Components of the detailed examination)

1. 문진
2. 시진
3. 기능검진 (3장 참고)
4. 촉진
5. 신경학적 그리고 혈관 검사

문진 (History)

문진하는 동안, 치료사는 부가적인 검사로 차후에 제거되거나 확정되어야 하는 초기가설을 설정한다. 이런 문진 방법은 적절한 이학적인 검사를 계획하는 지침이 될 수 있다.

a. 현재의 문제점
b. 의학적인 과거력
c. 증상과 관련성 있는 개인사
d. 가족력
e. 각 계통들에 대한 점검

문진 후에 치료사는 가능성 있는 진단명 목록을 마음속으로 생각해야만 한다. 가끔 문진은 확실한 진단명을 붙일 수 있게 한다. 그래서 이학적인 검사를 간소하게 하고, 치료사의 의구심을 바로 확인하게 한다. 하지만 많은 가능성 있는 진단명들이 검토되어야 하기 때문에 문진은 너무 모호하거나 혼란스러울 수 있다. 이런 경우 보다 더 많은 가능성을 검토하기 위해서 상세검사를 보다 폭넓게 시행하여야 한다.

만약 이학적 검사로 초기의 의심스러운 문제를 확인하지 못했다면, 환자에게 보다 더 상세하고 구체적인 질문이 이루어져야 한다.

현재의 문제점 (Present Episode)

현재의 문제를 유발하게 한 사건이나 환자가 느끼는 모든 불편함에 대한 완벽한 정보를 얻어내야 한다. 환자가 느끼는 불편함을 유발하는 기전의 특성을 파악하고, 증상을 악화시키는 요소와 관련 원인들을 확인하여야만 한다.

불평의 원인이 역학적인 것인지 아닌지를 결정하는 것은 중요하다. 비역학적인 증상 유발은 불길한 진단명을 의심하게 하고, 폭 넓은 검사가 요구되며, 적절한 의료 전문가에게 의뢰를 해야 할 상황이 될 수도 있다.

예를 들어, 저녁시간과 같이 특정시간에만 환자가 증상을 호소한다면 그 증상이 유발되는 기간에 이학적인 검사를 시행하도록 시간을 조절하는 것이 필요하다.

증상(주호소)

≫ 위치: 해부학적 측면 또는 증상 영역
≫ 시간: 24시간 동안 증상 행동
≫ 특징: 증상의 원인이나 질
≫ 영향: 악화나 감소시키는 요소
≫ 연합: 관련성 있는 또는 우연의 일치가 있는 징후와 증상들
≫ 흥분: 얼마나 쉽게 증상이 유발되고, 제거 되는가
≫ 심각성: 손상과 통증의 정도

문진과 주호소(불평)의 진행과정에 대한 연대표: 현재의 문제를 유발시킨 관련성 있는 사건들에 대한 시간흐름에 따른 진행상황.

≫ 발병원인과 날짜
≫ 발병 유형: 갑작스럽게 발생, 사고 또는 점진적으로 발생
≫ 반복되는 양상: 이전의 발병 형태; 관련성 있는 사건, 기간, 빈도 그리고 증상의 원인
≫ 이전의 치료나 그 효과

의학적인 과거력 (Past medical history)

완벽한 의학적인 문진은 환자의 문제점이 역학적인 원인인지 근육뼈대계통의 원인인지를 예측하는데 있어 특히 중요하다. 과거의 주요한 건강상의 문제를 모두 확인해 보고, 환자의 현재 주호소와 관련 가능성을 알아봐야 한다. 사전의 의학적인 검사결과와 치료에 필요한 유용한 정보를 획득하여야 한다. 내장이나 계통학적 질환은 근육뼈대계통 장애처럼 보일 수 있고 그 증상들은 물리치료 중재로 일시적으로 제거될 수 있다는 것도 명심해야 한다.

건강

≫ 일반적인 건상상태
≫ 체중 (최근 체중증가나 감소)
≫ 이전의 이학적인 검사 (날짜와 결과)
≫ 의학적인 검사 (날짜와 결과)
≫ 투약을 포함한 치료 (날짜, 유형 및 효과)
≫ 주요 질병
≫ 입원, 수술, 손상, 사고

생활습관

≫ 잠버릇, 식이요법, 약물(커피, 술, 담배를 포함한), 활동수준

증상과 관련성 있는 개인사 (Related personal history)

환자의 개인적인 배경과 생활환경에 대한 상세한 정보는 불편함을 유발하거나 악화시키는 가능성 있는 요소를 점검하는데 있어 도움이 된다. 환자의 주중이나 주말활동 특히, 직업적인 또는 여가 활동 등에 대해 알아봄으로써 문제의 원인이 되는 확실한 증거를 찾을 수 있다. 사회적, 정신적, 경제적 어려움 역시 성공적인 치료에 큰 영향을 미칠 수 있기 때문에 고려대상이 된다.

≫ 직업 (과거와 현재의 일; 장래에 직업적으로 요구되는 것들)
≫ 여가활동
≫ 경제적인 어려움을 포함하는 정신적인 상황
≫ 가정환경 (결혼생활, 육아…)
≫ 일상적인 활동
≫ 환경적인 요소 (오염된 환경에 노출…)

가족력 (Family history)

환자가족들에게 중복되는 건강상의 어떤 문제유형 또는 가능성 있는 유전적 소양이나 가족력 등이 있는지 점검해 본다. 일부 관절이나 결합조직 장애는 가족력이 있거나 유전적인 원인을 가지고 있다.

≫ 연령과 부모나 조부모의 사망원인
≫ 유전적인 질환이나 만성질환 (부모, 조부모, 형제/자매, 자녀)

각 계통들에 대한 점검 (Review of systems)

각 기관이나 해부학적 영역에 대한 질문의 답으로부터 사전에 확인되지 않았던 증상들을 알아낼 수 있다. 특히, 의학적인 의뢰 없이 치료사를 직접 방문하는 환자들을 평가할 때, 근육뼈대계통 장애와 유사한 증상을 갖는 병리적인 문제를 식별하는데 있어 신체 기관에 대한 완벽한 점검은 매우 중요하다. 내장이나 근육뼈대계통 어디에서 기인하는 증상인지를 감별하는 것은 어려운 일일 수 있다. 예를 들어, 등뼈의 신경근 흥분자극은 가슴조임증의 증상과 유사하기 때문에 진단명을 붙이는데 어려움이 있을 수 있다. 다음 계통들을 반드시 점검해야만 한다.

- ≫ 피부계(피부)
- ≫ 뼈, 관절, 근육
- ≫ 조혈계
- ≫ 면역계
- ≫ 내분비계
- ≫ 심혈관계
- ≫ 호흡기계
- ≫ 위장관계
- ≫ 비뇨생식기계
- ≫ 신경계
- ≫ 림프절
- ≫ 머리
- ≫ 눈
- ≫ 귀
- ≫ 코
- ≫ 뒤통수뼈
- ≫ 입
- ≫ 목
- ≫ 가슴 (유방)

시진 (Inspection)

환자에 대한 초기 관찰은 추가적으로 시행해야 하는 검사의 방향을 잡는데 도움이 되는 정보를 제공할 것이다. 예를 들어, 환자의 앉고 서기, 신발 벗기 등을 지켜봄으로 문제가 있는 신체 부위에 대한 단서를 얻을 수 있다. 차후에 세부적인 검사로 명확하게 밝혀질 것들과 잠재적인 기능장애의 다양한 부위에 대해서도 간과해서는 안 된다.

환자 관절에 대한 시진은 정정자세(정적 시진)나 움직이는 동안(동적 시진) 양쪽 모두에서 이루어져야 한다. 정적 시진은 환자의 선 자세, 앉은 자세 그리고 누운 위치에서 수행된다. 동적 시진에는 선별된 일상생활 동작이 포함되어야 하고, 그 외 기능검진을 수행하는 동안에도 계속되어야 한다.

- ≫ 자세: 습관적인 자세, 통증방호 자세 또는 보상적인 신체 위치
- ≫ 외형: 전반적인 체형, 신체 윤곽의 변화, 변형, 종창, 위축
- ≫ 피부: 피부색 변화, 상처조직, 가골, 영양과 순환상태 변화
- ≫ 일상생활동작: 보행, 옷 입고 벗기, 의자에 앉고 서기
- ≫ 보조기: 지팡이, 목발, 코르셋, 의수족 사용 유무

기능검진 (Tests of function)

(3장 참고: 기능검진)

기능검진 개요 (Overview of function tests)

A. **능동과 수동 회선(각) 움직임:** 기능장애의 심각성과 유형(예, 과대움직임, 과소움직임), 위치 등을 확인한다.
   - 표준(해부학적, 일축성) 움직임
   - 결합(기능적인, 다축성) 움직임

B. **직선적인 관절내 움직임:** 관절과 관절 외 손상에 대한 추가적인 감별; 관절제한의 방향을 확인한다.
   - 견인
   - 압박
   - 미끄러뜨림

C. **저항움직임:** 혈액 공급과 연계 관절의 상태 그리고 신경근의 완전성 등을 검사한다.

D. **수동적인 물렁조직 움직임:** 물렁조직의 손상유형 그리고 관절과 물렁조직의 기능장애를 감별한다.

E. **추가적인 검사들**

촉진 (Palpation)

촉진은 얕은 조직으로부터 깊은 조직으로 그리고 치우침이나 비대칭이 있는 부위에서 진행한다. 체중지지 자세(앉기, 서기)와 비체중지지 자세(눕기)의 촉진 결과를 비교해야 한다. 활동하는 동안에만 나타나는 일부 미묘한 촉진 결과는 있다. 많은 기능검진을 수행하는 동안 이루어지는 촉진 특히 수동적인 움직임 검사에서의 촉진은 OMT 평가의 필수적인 부분이 된다.

조직의 특성 (Tissue characteristics)

≫ 온도	≫ 습도
≫ 맥박	≫ 외형과 윤곽
≫ 두께	≫ 조직의 결
≫ 대칭성	≫ 압통점
≫ 연발음	≫ 가동성과 탄력성

구조 (Structures)

- ≫ 신경
- ≫ 지방
- ≫ 근육
- ≫ 힘줄
- ≫ 인대
- ≫ 관절주머니
- ≫ 피부와 피하조직
- ≫ 힘줄 초와 윤활주머니
- ≫ 근막
- ≫ 혈관
- ≫ 뼈, 관절 공간

일반적으로 뼈나 물렁조직의 형태는 비대칭적이며, 물렁조직의 깊은 층에서 작은 관절들을 검사하여야 하기 때문에 척추, 골반 그리고 갈비뼈에 대한 촉진은 비교적 어렵다. 때론 이런 이유로 인해 위치결함에 대한 촉진결과를 신뢰할 수 없기 때문에 항상 국소검진이나 특수 움직임 검진을 통해 확인해 두어야 한다.

신경주행경로를 따른 특수 신경 촉진은 특히, 가장 일반적으로 신경 찝힘이 일어나는 부위, 예를 들어, 목뼈의 척추사이구멍에서 실시한다.

신경학적 검사와 혈관 검사 (Neurologic and vascular tests)

신경이나 혈관 손상이 의심될 경우에는 검사초기에 양성반응이 야기되는지에 대해 고려해 봐야만 한다.

신경학적 검사 (Neurologic tests)

- ≫ 심부 힘줄반사
- ≫ 특히 주요 근육에 대한 반복적인 저항검사를 포함하는 근력과 근지구력 검사
- ≫ 감각검사 (가벼운 접촉, 핀 자극, 진동 그리고 위치감각)
- ≫ 신경 긴장 징후와 움직임 검사
- ≫ 팔다리 두께 측정
- ≫ 뇌신경 검사
- ≫ 특수 신경학적 검사 (예, 협응력, 균형)
- ≫ 중추신경계 병적반사 (바빈스키 징후, 간대경련, 경직)

신경근 증후근에 대한 확인은 OMT 평가에 있어 가장 중요한 부분 중에 하나이다. 손상된 신경근 조직의 재생은 예후를 판정하기 어렵고 때론 불완전하다. 그래서 검사나 치료가 이루어지는 동안 이런 민감한 조직의 추가적인 손상을 가져올 가능성이 있는 것들은 피하는 것이 좋다. 만약 신경근 증후근이 명백하다면 손상된 신경조직의 치료와 이완이 이루어질 때까지 안전하고 편안한 평가가 어려울 수도 있다. 또한 이후 치료나 평가 적용방법을 모두 바꾸거나 제한적인 기법만을 적용해야 하는 수도 있다. 예를 들어, 척추의 장축을 기준으로 일어나는 회선 움직임들은 손상된 척수 신경근을 악화시킴으로 금기증이 된다.

신경근 병변은 증상과 징후와 함께 손상된 신경근의 뼈분절(sclerotome), 피부분절(dermatone) 그리고 근육분절(myotome)에 존재할 수 있다. 정상범위 내 해부학적 변화와 신경지배의 중첩으로 인해 각 주요 신경조직에 대한 검사가 필요하다. 특히 척추 병변이 의심이 되는 수준을 기준으로 위와 아래 몇 개의 지배 수준까지 주요 근육의 근력과 반사 검사를 시행하여야 한다. *7장 참고: 평가 지침을 제공하기 위한 척추관절강직증후군* 기록지 참고 .

신경근의 병변 유무를 빠르게 확인하기 위해서 신경학적 예비검사(예, 발뒤꿈치 서기, 발끝 서기를 통해 근력을 빠르게 검사)는 언제나 이학적인 검사 아주 초기에 시행하여야만 한다. 연관성이 있는 신경분지에 대해 세밀한 특수 신경학적 검사를 실시하여 예비검사를 추적 조사할 필요도 있다.

한 가지 신경학적 검사로 진단명을 결정하는 것은 충분치 못하다. 신경학적 검사는 다른 기능검사들과 중첩되며, 여러 가지 증상이나 징후 전반을 고려하여 예측이 되어야만 한다. 예를 들어, 근력의 감소는 근육, 관절 및 신경학적 기능부전으로 야기될 수 있다. 게다가, 팔다리 움직임을 포함하는 어떤 신경검사에서 나타난 양성반응 결과는 신경, 관절 및 근육을 포함하는 다양한 조직으로부터 기인될 수 있다. 따라서 각 검사에서 근육과 관절을 구별하여 평가하여야 하고 결론을 내릴 때 이런 사항들을 고려하여야 한다.

신경조직의 가동성 (Mobility of neural tissue)

만약 압박(예, 척추사이원반 병변에 따른 이차적 압박)이나 유착(예, 상처로 인한 이차적 유착)으로 인해 경막, 신경근 및 말초신경의 가동성이 손상되었다면, 팔다리 움직임이나 척추관절의 특정위치로 인해 추가적인 신경 긴장이 유발되어 신경전도 감소, 기능적인 움직임 감소, 통증 증가 그리고 압박증가에 원인이 될 수 있다.

신경의 가동성은 상대적으로 신경을 인접한 구조물 쪽으로 움직이는 특수검사를 통해 시행할 수 있다. 치료사는 우선 신경이 긴장될 수 있는 위치에 있게 하고 긴장된 신경을 머리쪽과 꼬리쪽으로 움직인다. 예를 들어, 궁둥신경은 하지직거상과 함께 목 굽힘이나 발 발등 굽힘을 조합하여 긴장되게 만들 수 있다. 무릎의 굽힘이나 발의 발바닥 굽힘으로 먼쪽 긴장을 감소시키는 동시에 목 굽힘을 증가시켜 몸쪽 긴장을 증가하는 것으로 치료사는 머리쪽 방향으로 신경을 움직인다. 반대로 치료사는 머리쪽에 긴장을 완화하는 것과 먼쪽 끝의 장력을 유지하는 것으로 신경을 꼬리쪽 방향으로 움직일 수 있다. 이런 움직임으로 아무런 증상도 유발되지 않는다면, 신경조직의 압박이나 유착으로 인한 제한은 없는 것이다.

손상된 신경 가동성은 다른 자세나 한 자세에서만 나타날 수 있기 때문에 비체중지지 자세(예, 눕기, 견인/무 부하) 뿐만 아니라 체중지지 자세에서(예, 앉기, 서기)도 신경 가동성 검사를 수행한다.

표준자세에서 실시한 신경 가동성 검사로 결론을 내릴 수 없다면, 환자가 증상을 호소하는 다양한 자세에서 신경가동성 검사를 실시해야 한다.

혈관검사 (Vascular Tests)

≫ 척추동맥 (*목뼈 참고: 그림 12*)

≫ 맥박

≫ 잡음

목뼈를 치료하기 전에 가장 중요한 혈관검사는 척추동맥 검사이다. 검사는 체중지지 자세(예, 앉기)와 비체중지지 자세 모두에서 수행되어야 한다. 증상유발 검사에서 척추동맥에 문제가 있음을 암시했다면, 목뼈나 등뼈의 평가나 치료를 진행하는 동안 회선 움직임(척추의 장축을 기준으로 하는)은 피해야 한다.

■ 진단 의학적 연구 (Medical diagnostic studies)

추가적인 진단 의학적 연구는 도수치료의 금기증과 심각한 병리적 문제를 찾아내고 진단 초기가설을 확정하기 위해서 필요할 수 있다. 이런 진단 방법들은 도수치료 검사 실행 후에 적용되는 것으로 도수치료사 책임 하에 추가적인 검사나 평가를 위해서 적절한 전문가에게 의뢰가 이루어져야 한다. 그리고 어떤 경우에는 즉각적인 교정 수술, 고정, 주사 및 투약과 함께 의학적인 중재가 이루어져야 한다.

진단 의학적인 연구에 포함되는 사항:

≫ 진단 방사선 (예, X-선, CT, MRI)

≫ 병리학적 검사 (예, 체액이나 혈액분석)

≫ 전기 진단학 검사 (예, EMG, EEG)

≫ 내시경, 관절경

≫ 천자 (예, 생검, 흡인생검)

■ 진단과 시험치료 (Diagnosis and trial treatment)

시험치료는 본질적으로 평가에 해당된다. 만약 검진결과 관절이 치료 가능한 상태라면 시험치료를 통해 진단 초기가설을 확정할 수 있다. 항진된 신경학적인 증상이나 조직단축이 진단에 포함되어 있었다면, 초기가설을 확정하기 전에 몇 가지 시험치료를 시행해 봐야 할 수도 있다.

초기 치료 계획 수립 전에 다음 질문에 대한 답변에 확신이 있어야 한다.

≫ 문진과 이학적인 검사 간에 상관성 있는가?

≫ 환자의 진단명이 무엇인가? (예, 증상의 원인, 증상의 기전, 기여하는 요소) 치료의 우선순위는 무엇인가?

≫ 치료에 들어가기 전에 충분한 정보를 수용했는지? 환자를 재검사하지는 않아도 되는지? 추가 검사를 위해 환자를 의뢰하지 않아도 되는지?

≫ 예후는 어떠할지? 환자를 도울 수 있는 것인지? 어떤 치료를 제공해야만 하는지?

≫ 치료의 금기증이나 주의사항은 있는지?

≫ 문제에 대한 이해도나 환자의 경험은 어떠한지? 생활하면서 이 문제의 충격정도는 어느 정도인지? 치료에 대한 기대감은 어느 정도인지?

Notes

5 척추관절 가동술 (Spinal joint mobilization)

다음과 같은 관찰 결과들을 기반으로 가동기법들에 대한 광범위한 내용들이 이 책에 기술되어져 있다.

≫ 능동움직임 제한을 측정, 확인할 수 있고, 관련 관절에서 관절내 움직임 제한을 느낄 수 있게 해준다.

≫ 수동적인 직선 움직임 치료가 적용된 후, 대개는 통증이 감소되고, 수동적인 관절내 움직임이 증가하며, 능동움직임이 향상된다.

관절 가동술은 OMT 치료에서 가장 중요한 요소이며, 관절 가동술의 능숙한 수행능력은 치료효과나 진단 양쪽 모두에 대한 통찰력을 강화시킨다. 가동술이 적용되는 동안 진단 가설과 적용된 움직임이 적절한 것이었는지를 확인하고, 새로운 가설을 설정하고, 환자의 문제가 무엇이었는가를 명확히 하고, 추가적인 검사가 필요하지는 않은가 등을 확인하기 위해 능숙한 치료사들은 지속적으로 환자의 반응을 주시한다. 가설을 검증하기 위해 적용되는 가동기법들은 치료사가 시행하고자 하는 기법들이 적절한 것인지, 아니면 변화가 필요한 것인지를 판단하는데 있어 임상적으로 중요한 지침이 된다.

*6장 참고: 가동술 치료*를 지지하고 찬사를 보내는 정형도수치료 실무영역의 많은 다른 개념적인 요소들에 대한 OMT 치료

■ 관절 가동술 치료의 목적 (Goals of joint mobilization)

척추관절 가동술은 팔다리관절 가동술과는 차이가 있다. 팔다리관절들을 치료할 때, 가동술이 대개 한 관절만을 표적으로 삼는데 반해, 척추를 치료할 때는 가동되는 분절에서 세 관절 움직임이 동반되며, 척추사이원반이나 신경 같은 감각적인 인접 관련 구조물들도 영향을 받게 된다.

가동술 치료는 관절의 과대움직임이나 과소움직임에 대한 생체역학적 특수평가에 기초를 두고 있다.

만약 환자의 증상이 비정상적인 끝 느낌과 연계되어 있는 경미한 또는 현저한 **과소움직임**이라면(등급 1 또는 2), 관절기능 향상을 위해 II 단계 이완–가동술이나 III 단계 신장–가동기법을 적용하여야 한다. 등급 0 강직성 관절에는 가동술을 적용할 수 없다.

환자의 증상이 경미한 또는 현저한 **과대움직임**을 동반하고 있다면, 관절기능을 정상화 하기 위해 안정화(제한화) 치료를 적용한다. 안정성이 완전한 소실(등급 6 탈구 또는 인대손상이 동반된 불안정한 척추)된 경우 대개 의학적인 중재가 필요하다.

만약 다른 증상, 연축, 감각이상, 심한 통증 때문에 관절의 생체역학적 상황을 결정할 수 없거나, 환자가 신장기법 적용을 견디기 힘들어 한다면, 치료는 우선 증상을 조절(예, I~II 단계 이완 가동술 또는 다른 일반 물리치료)하는 방향으로 진행되어야 한다. 환자가 생체역학적 평가나 치료를 참을 수 있게 되었을 때, 치료의 초점을 과대움직임에 대한 안정화 운동이나 과소움직임에 대한 적절한 가동술쪽으로 초점을 맞출 수 있다.

척추관절 가동술의 목적 (Goals of joint mobilization)

1. **통증-이완 가동술** (Pain-relief mobilization)
   움직임을 제한하는 관절액의 점성을 정상화하는 것을 돕고, 감각이상, 연축 그리고 심한통증을 완화하기 위해서 적용
2. **이완 가동술** (Relaxation mobilization)
   동작을 용이하게 하고, 통증을 감소시키고 근육을 이완시키기 위해 적용
3. **신장 가동술과 도수교정 (빠른 가동술)** (Stretch mobilization and manipulation)
   잘못된 위치를 바로잡고, 움직임의 범위를 향상시키고 짧아진 관절 조직을 신장시키기 위해 적용

■ 가동 기법 (Mobilization techniques)

척추관절 가동술 (Spinal joint mobilization)

1. **통증-이완 가동술** (pain-relief mobilization)
   - 실제 편안위치에서 I~II 단계 SZ
2. **이완 가동술** (Relaxation mobilization)
   - 실제 편안위치에서 I~II 단계
3. **신장 가동술** (Stretch mobilization)
   - 실제 편안위치에서 III 단계
   - 제한점에서 III 단계
4. **도수교정 (빠른 가동술)** (Manipulation) (quick mobilization)
   - 실제 편안위치에서 III 단계, 적은 힘의 견인-도수교정, 짧은 진폭, 빠른 속도

■ 통증-이완 가동술 (Pain relief mobilization)

만약 환자가 III 단계의 신장기법을 견디지 못하거나 관절의 생체역학적 상태를 확인할 수 없을 경우(예, 연축, 감각이상) 또는 심한 통증을 가지고 있는 경우라면, 증상 조절로 치료 방향을 잡는다. 증상 조절 치료는 I~II 단계 범위의 슬랙영역 내에서만 적용되어야 한다.[1]

I 단계와 II 단계 슬랙영역 가동술, 특히 간헐적인 견인 움직임은 관절액의 점성을 정상화 하는데 도움이 되기 때문에 관절주변조직 단축에 의한 움직임 제한에서 보다는 오히려 관절액으로 인한 제한이 있을 때 관절움직임을 향상시킨다.

통증-이완 견인 가동술 (I~II 단계 SZ) (Pain-relief traction mobilization)

슬랙영역 내 간헐적인 I 단계이나 II 단계 견인-가동술은 정상 편안위치에서 적용되거나 또는 실제 편안위치(예, 3차원의 입체적인 견인)에서 증상조절을 위해 선별된 초기시험치료로 적용될 수 있다.

교차영역에선 잠시 머무르며, 주로 슬랙영역 내에서 통증이완을 위해 가동술이 적용됨을 명심해야 한다.

환자가 생체역학적 모든 검사나 끝 느낌 평가를 견딜 낼 만큼 증상이 완화되면 바로 치료 방향을 과대움직임에 대한 안정화 운동이나 과소움직임에 대한 적절한 가동술로 바꿀 수 있다.

진동과 흔듦 (I~III 단계) (Vibrations and oscillations)

짧은 진폭의 흔듦 관절 가동술이 견인보다 통증치료에 유용할 수 있다. 이런 움직임은 대개 손에 의해 적용되어지는데, 아주 짧은 진폭과 고빈도 진동 적용이라는 측면에서 진동기(vibrator)와 같은 기계적인 장치 역시 효과적일 수 있다. 이런 움직임은 근 연축과 통증을 감소시킬 수 있음으로 조직의 신장 없이 움직임을 증가시킬 수 있다.

진동과 흔듦은 II 단계 TZ와 III 단계 내에서 적용될 수 있고, 불편함을 최소화하기 위해 신장 가동술 사이에 배치할 수 도 있다.

---

1 일부 국가의 어떤 치료사들은 I 단계와 II단계 슬랙영역 가동술을 통증이완을 위한 "수동적인 움직임"으로 언급하기도 하고, 과소움직임 치료를 위한 "가동술"이란 용어로 바꾸어 사용하기도 한다.

■ 이완 가동술 (Ralaxation mobilization)

이완 가동술은 저항이 증가하는 교차영역과 슬랙영역 모두를 포함하여 I~II 단계 범위의 어느 영역에서나 적용되는 것이 가능한 통증-이완 가동술과는 다르며, 단지 슬랙영역 내에서만 적용되는 보다 부드럽고 온화한 I~II 단계 통증-이완 견인 가동술과도 차이점 있다는 점이 매우 중요하다.

실제 편안자세에서 근육 이완을 위해 간헐적인 I 단계와 II 단계 움직임으로 적용되는 이완 관절 가동술은 통증을 이완시키고, 동작을 용이하게 한다. 조직 단축보다는 근육 연축으로 인해 관절 움직임이 제한된 경우 이 기법이 주로 사용된다. 근육이 완전히 이완되었을 때 보다 효과적인 치료가 가능한 집중 치료(예, III 단계 신장관절 가동술)에서 이완 가동술은 집중치료에 대한 준비로 매우 유용하게 사용된다.

이완 가동술은 통증을 유발하거나 증가시키지 말아야 한다.

다음은 관절 이완 가동기법에 대한 복습이다. 물렁조직 이완 가동기법에 대한 논의는 6장을 참고.

이완-견인 가동술 (I~II 단계) (Relaxation-traction mobilization)

교차영역을 포함하는 I 단계 또는 II 단계 범위 내에서 관절의 실제 편안위치에서 간헐적인 견인 가동술을 적용한다. 천천히 관절 내 공간을 벌리고 나서 관절이 시작위치로 되돌아 갈 때까지 천천히 이완시킨다. 이 과정을 다시 반복하기에 앞서 시작위치에서 몇 초 동안 관절에 휴식을 제공한다. 각 견인 동작 간 관절의 조직 반응이 가능하도록 대상관절이 3차원에서의 입체적인 위치(실제 편안위치)에 배열되게 한다.

증상감소를 위한 견인을 반복하거나, 실제 편안위치를 새로 찾기 위해 관절을 여러 방향으로 재배치하는 과정에서는 견인을 중단해야 할 수도 있다. 정상 편안위치로 관절이 재배치되도록 하게 하는 것은 자연스러운 진행과정이다.

I 단계와 II 단계 범위 내에 잘 유지시켜 조직의 신장은 피해야 한다. 특히 조직 신장이 일어나는 III 단계 범위까지는 적용하지 말아야 한다. 효과적인 치료를 위해 지속적이면서 미묘한 차이가 나는 관절 위치나 가동술에 적용되는 힘의 변화 그리고 견인 과정에서의 진폭과 리듬 등은 지속적으로 환자의 반응에 의존해야만 한다.

이렇게 조심스럽게 단계적으로 적용되는 견인력이 효과적인지가 평가되어야 하며, 치료 목적이 교정이라면, 증상이나 징후의 즉각적인 향상도 주의 깊게 관찰하여야만 한다.

■ 신장 가동술 (Stretching mobilization)

III 단계 신장 가동술은 정상적인 관절내 움직임 회복이라는 측면에서 가장 효과적인 방법 중에 하나이다. 인대, 관절주머니 및 근육의 짧아진 결합조직 신장은 가동성을 유지하거나 증가시킬 수 있고, 만성 근육뼈대계통 장애에서 관절가동 범위 소실과 진행성 뻣뻣함을 지연시킬 수 있다.

딱딱한 끝 느낌과 함께 존재하는 과소움직임에 대해서는 신장을 적용하지 말아야 하며, 이것은 골질 제한의 일반적인 특징이다. 정상 끝 느낌과 함께 존재하는 관절가동범위 제한은 정상적인 해부학적 변화이고, 이것이 드문 증상이기는 하지만 이 또한 일차적인 치료로 신장을 적용하지 말아야 한다. 그러나 정상 관절에서는 과대움직임 주변관절의 스트레스를 감소시키기 위해 신장이 적용될 수 있다.

금기증이 전혀 없고 환자의 증상과 관련되어 비정상적인 끝 느낌과 연계된 과소움직임이 있을 때만 III 단계 신장 가동술이 효과적이며 유일한 적응증이 된다.

환자가 신장을 편안하게 견딜 수 있으면 가능한 한 길게, 최소한 7초에서 1분 또는 그 이상 길게 신장 가동성을 유지한다. 점탄성 구조에서는, 신장을 더 길게 유지하면 할수록 획득된 가동성을 잘 유지할 수 있고, 범위를 보다 확대해 나갈 수도 있다. 좀 더 큰 관절에서는 정형 벨트를 활용하여 최소한 30에서 40초 신장을 적용하는 것을 권고한다. 효과를 극대화하기 위해서는 10~15분 동안 주기적인 방법으로 치료를 지속한다.

효과적인 신장 가동술을 위해서는 반드시 상대되는 한 관절을 고정하는 것이 기본적으로 중요하다.

신장 가동술 적용 간 완전히 관절을 이완하는 것은 피해야 한다. 반복 신장을 적용하기에 앞서 교차영역까지만 신장을 완화하는 것만으로도 충분하다. 즉, II 단계의 끝까지만 되돌아간다.

통상적으로 신장이 유지되는 시간이 적용되는 힘의 양보다 중요하다. 일반적으로 힘이 불충분할 때보다 신장유지 기간이 불충분할 때 획득되는 범위가 오히려 작다. 그러나 짧아진 조직을 신장하기 위해서는 충분한 힘이 적용되어야만 한다. 적용되는 힘의 가장 효과적인 양을 결정하기 위해서는 지나치게 과도하지 않게 환자가 일상생활동작을 수행하는 동안 받게 되는 힘 정도에서부터 접근을 시작한다. 일부 큰 관절의 예를 들어, 허리뼈, 어깨관절, 팔꿈치관절, 엉덩관절 및 무릎관절에서는 신장 견인 가동술의 III 단계 힘이 유효할 수 있다.

III 단계 신장 가동술이 환자의 주 증상을 그대로 유지하거나 악화시키지 말아야 한다. 그러나 국소부위에 형성되는 약간 불편한 신장감은 신장 가동술에 대한 정상 반응이다. 보호성 근 연축, 심한 통증 또는 치료부위 외 다른 부위에서 증상이 발생한다면, III 단계 신장 가동술을 지속해서는 안 된다. 치료에서 이런 식의 반응이 있을 경우 신장 가동술을 정지하거나. 치료 방향이나 강도를 바꾸거나, 관절의 위치를 재배열하는 것이 필요하다(*5장 참고: 견인 치료가 증상을 악화시킬 경우*).

대개 III 단계 신장 가동술은 첫 번째 치료 범위 내에서 즉각적인 향상을 가져온다. 따라서 치료사는 환자의 주증상이나 징후의 변화를 보고, 듣고 느끼게 될 것이다. 이런 효과를 지속하기 위해서는 몇 가지 치료가 더 요구될 수도 있다.

신장 가동술을 위한 준비 (Preparation for stretch mobilization)

물렁조직 기능부전은 관절 신장 가동술의 효과를 떨어뜨리고, 관절의 움직임을 변화시킬 수 있다. 이런 이유에서 종종 치료는 물렁조직의 가동성을 증가시키거나 또는 근 연축이나 통증을 감소시키기 위한 것으로부터 시행된다. 이런 부가적인 치료 시행은 지속 효과를 더 장시간 유지시키고, 관절 가동술을 보다 쉽게 수행할 수 있게 해줄 것이다.

순환을 증가시켜 물렁조직 온도를 증가시키는 치료는 III 단계 신장 가동술을 적용하기 위한 유용한 준비가 된다. III 단계 가동술 적용 전에 관절 주변 조직온도의 상승은 신장을 보다 쉽게 수행할 수 있게 한다. 효과적인 온도상승은 표면열 또는 심부열(예, 초음파, 심부투열)을 적용하는 것으로도 성취될 수 있지만, 조직 온도상승을 위해 가장 효과적인 방법은 운동을 통한 조직온도 상승이다.

물렁조직 온도상승과 순환을 증가시키는 가장 효과적인 방법은 운동이다.

종종 신장치료 후 조직온도를 낮추는 것은 획득된 가동성을 장시간 동안 유지하는데 도움이 된다. 신장기법을 적용하는 동안이나 사전에 냉치료를 적용하는 것은 추천되지 않는다. 조직이 차가워지면 과도한 신장이 일어나 보다 쉽게 조직손상을 유발할 수 있다.

신장 가동술 치료의 진행 (Progression of stretch-mobilization treatments)

답하기 어려운 가장 많은 질문 중에 하나는 "얼마나 치료해야 충분한가?" 이다. 가장 쉬운 답은 "필요한 만큼 하되 가능하면 적게 하라."이다. 명쾌하고 정확한 답으로 학생들을 만족시키기는 힘들기 때문에 보수적이면서도 안전한 다음과 같은 일반적인 지침을 제공한다. 임상적인 의사결정의 모호함은 임상적인 경험을 통해 보다 명백해질 것이고, 이런 어려운 질문에 대한 답도 찾게 될 것이다.

만약 재평가에서 증상이 감소되고, 끝 느낌이 정상화되고 또한 움직임의 범위가 증가하였다면, 이런 경우에는 III 단계 신장-가동술을 지속해도 된다. 1회의 치료로 눈에 띄는 향상이 있었다면, 그 날은 더 이상 부가적인 치료를 지속하지 않는 것이 현명한 일이 될 것이다. 만성이나 심한 과소움직임(등급 1)의 경우에서는 확실한 변화가 일어나기 위해서 몇 차례 치료를 반복해야 할 수도 있다.

만약 재평가에서 가동성 또는 증상에 어떠한 변화도 없다면, 관절의 위치나 힘의 요소(예 시간과 힘) 그리고 치료의 방향을 재평가해야하고, 가동술이 절대 적응증인지, 추가적으로 의학적인 진단명을 평가하기 위해 환자를 의뢰해야하는 것은 아닌지 등을 고려해 봐야 한다.

환자의 증상이나 가동범위가 안정기에 도달하고 환자가 이 범위 내에서 자유롭게 움직일 수 있다면, 신장 가동술을 지속하지 않아도 된다.

관절을 정상적으로 움직일 수 있도록 제한된 모든 방향으로 신장을 적용하는 것이 중요하다. 그러나 일부 신장 가동술이 어떤 움직임의 유형이나 방향에서 보다 안전한 반면 어떤 신장 가동술은 환자 손상이란 큰 위험 부담을 가지고 있어 굉장히 조심스럽고 능숙하게 적용되어야만 한다. 게다가 관절이 한 방향(예, 굽힘)으로는 제한되고 다른 방향(예, 폄)으로는 과대움직임이 동반될 수 있다. 이런 경우 가동술은 제한된 굽힘에 대해서는 적응증이겠지만 과대움직임인 폄에 대해서는 금기증이 된다.

숙련되지 않은 치료사들은 정상 편안자세(또는 실제 편안자세)에서 견인 가동술이 유지되는 상태에서 신장 가동술이 적용될 수 있도록 하여야 하고, 조직이 견딜 수 있고, 허용하는 한 제한이 있는 근접 위치에 관절의 위치를 단계적으로 재배열시켜야 한다. 만약 신장 견인 가동술로 가동성의 안정 상태가 획득된다면, 치료사는 신장-미끄러뜨림 가동술을 수행할 수 있다. 우선 실제 편안위치로 관절을 재배열시키고 제한에 대해서 단계적으로 견인 가동술 치료를 진행한다.

신장 가동술은 근육이 최대한 이완되어 있는 상태에서 관절 신장이 조심스럽게 적용되었을 때 조절하기도 용이하고 더 효과적이다. PNF 수축-이완과 고정-이완 기법 같은 억제 이완 반사 기법들이 매우 효과적일 수 있다.

신장-견인 가동술 (III 단계) (Stretch-traction mobilization)

관절의 편안위치에서 지속적인 III 단계 신장-견인 가동술은 관절의 과소움직임에 대한 초기 치료로 추천된다. 치료면에 대해 직각으로 신장-견인 가동술을 적용해야 한다 (*그림 5.1a*).

한 척추분절에서 치료면의 방향성은 척추사이원반관절에 머리쪽 척추뼈의 꼬리쪽(아래쪽) 면의 방향성에 의해 결정되어진다.

신장 견인 기법에서 꼬리쪽 척추뼈는 고정되어야 하고(*그림 5.1b*), 치료면의 방향성은 매번 머리쪽 척추뼈가 새롭게 3차원에서 입체적인 위치를 취할 때 마다 특정 위치로 변하게 된다. 이것은 주로 목뼈나 등뼈 견인 기법의 경우에 해당된다. 머리쪽 척추가 실제 편안위치 또는 제한점에 위치하든 아니든 간에 치료면의 특정 방향성은 머리쪽 척추의 새로운 위치에 따르게 되고 견인력의 각도 역시 이에 따라 변하게 된다.

만약 한 분절에서 견인력이 꼬리쪽 척추뼈에 적용되었다면, 치료면의 특정 방향성은 변하지 않는다(*그림 5.1c*). 이것은 대개 허리뼈 견인 기법이 이 경우에 해당된다. 이 분절에서 엉치뼈 또는 꼬리쪽 척추를 배치시킬 때, 안정적인 머리쪽 척추가 치료면으로서 고정되어 유지되게 된다. 견인력의 방향은 항상 고정적인 치료면에 직각을 이루어야하고, 상대되는 꼬리쪽 관절면의 위치는 독립적이다(*그림 5.1c*).

그림 5.1
치료면과 직각을 이룬 견인. X가 표시된 척추가 고정된 것이다.

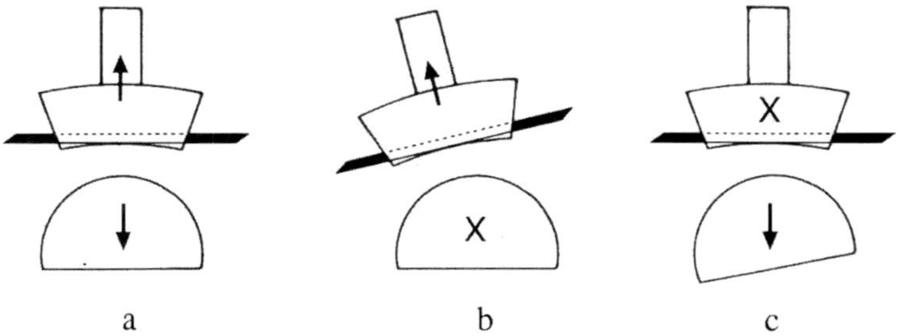

그림 5.1a 에서 주의, 오목한 상대 관절면을 고정하는 것과 볼록한 상대 관절면을 움직이는 것을 바꾸어 수행할 수 있다.

실제 편안위치에서 III 단계 견인 가동술

근육 결합조직을 포함하여, 관절주머니 그리고 인대 등 관절 움직임을 제한하거나 관절을 지나가는 어떤 물렁조직이든 신장을 적용할 수 있다. 시험치료로 신장-견인 가동술을 약 10회 적용해 본다. 만약 재평가에서 이 치료로 인한 향상이나 유지가 나타나거나 정상 편안위치로의 진전이 이루어진다면, 신장-견인 가동술은 향상이 있을 때까지 편안위치에서 벗어난 위치에서 시행된다.

제한점에서 III 단계 견인 가동술

이 기법은 움직임이 제한된 방향의 거의 마지막 범위에 관절을 위치시키고 적용된다. 이런 기법은 이런 위치에서 일차적으로 관절 가동성의 향상을 획득할 수 있다. 예를 들어 굽힘 제한을 향상시키기 위해 굽힘이 제한된 범위에 관절을 위치시키고 그 위치에서 신장-견인 가동술을 적용한다. 예를 들어 굽힘과 벌림(2축 관절)에서 또는 굽힘과 벌림과 가쪽 돌림(3축 관절)에서처럼 일 차원이상의 관절위치에서 숙련된 치료사들은 신장효과를 얻어낼 수 있다. 제한으로부터 향상이 이루어질 때까지 신장-견인 가동술을 추가적으로 시행한다.

치료는 종종 제한점에 대한 효과적인 위치와 신장-견인 가동술 조합만으로도 성공적이다. 그러나 어떤 경우에는 특히 제한의 마지막 각도를 치료하기 위해 신장-미끄러뜨림 가동술 적용해야 할 경우도 있다.

신장-미끄러뜨림 가동술 (III 단계) (Stretch-glide mobilization)

신장-미끄러뜨림 가동술은 제한된 방향과 같은 방향으로 수행된다. 관절움직임을 제한하는 조직을 직접 신장한다. 신장-견인 가동술로 더 이상 적절한 가동성(예, 제한의 마지막 범위)을 획득할 수 없을 때 또는 위치결함을 재배치시키기 위해서 III 단계 신장-미끄러뜨림 가동술을 적용한다.

그림 5.2
치료면에 평행한 미끄러뜨림

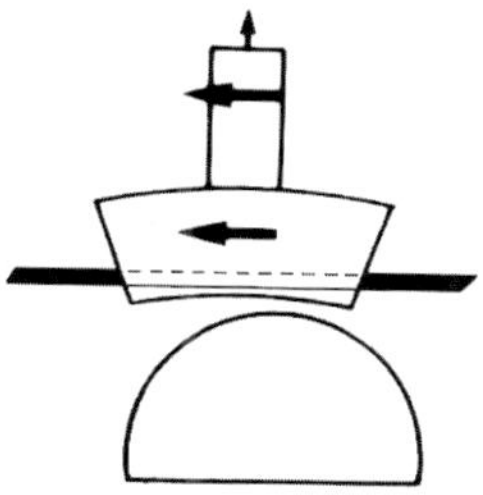

좀 뻣뻣한 관절에서 미끄러뜨림 가동술은 어느 정도 관절내 압박을 유발한다. 미끄러뜨림 가동술의 효과를 향상시키고, 관절에 이런 압박 작용을 줄이기 위해 I 단계 견인 가동술(*그림 5.2*의 작은 화살표 참고)을 미끄러뜨림 가동술과 결합하여 시행한다. 퇴행성 변화가 많이 진전된 관절이나 압박으로 인해 통증이 유발되는 관절에서는 치료가 진행되는 동안 통증을 피하기 위해서 미끄러뜨리는 힘을 좀 줄이거나 견인력을 좀 더 부가하는 것이 필요할 수도 있다. 관절압박검사에서 신경근 증상이 유발되는 경우, 신장-미끄러뜨림 가동술은 금기증이 된다.

신장-견인 가동술에서와 마찬가지로 우선 관절의 위치를 잡는다. 실제 편안위치에서 시작하여 정상 편안위치로 진행한다. 그리고 단계적으로 향상되는 만큼 제한점에 최대한 근접시켜 관절을 재배열시킨다. 움직임이 제한된 위치에 관절이 놓여지고, 신장-미끄러뜨림 가동술을 적용하기에 앞서 최대 효과를 얻기 위해 제한을 약간 완화한다.

척추의 신장-미끄러뜨림 가동술은 치료면에 평행하게 적용되어야 한다. 분절의 머리쪽 척추 모양에 의해 결정되는 치료면의 특정 방향성을 기억하여야 한다. 분절의 머리쪽 척추에 미끄러뜨림 가동술이 적용되었을 때, 치료면과 치료 방향은 머리쪽 척추가 어느 방향으로 위치하느냐에 따라서 변한다. 분절에서 꼬리쪽 척추에 미끄러뜨림 가동술이 적용되었을 때, 치료면은 고정되어 유지되고, 미끄러뜨리는 힘의 방향은 꼬리쪽 척추의 위치에 따라 변하지는 않는다.

가장 효과적인 신장-미끄러뜨림 가동술은 가장 제한이 많이 된 미끄러짐 방향으로 관절을 움직이는 것이다. 그러나 과도한 힘과 함께 수행되는 미숙한 기법은 민감한 관절 구조물들의 손상을 가져올 수 있다. 심각하게 제한된 미끄러짐 방향(등급 1 과소움직임)으로의 신장-미끄러뜨림 가동술은 환자가 견디기 힘든 통증과 관절 압박을 유발할 수 있다. 이런 경우, 증상이 덜 유발되고, 제한이 더 완화된 위치에서 조심스럽게 적용되는 III 단계 신장-견인 가동술로 돌아가야 한다. 반면, 가장 제한이 심한 미끄러짐 방향으로 III 단계 특정한 신장-미끄러뜨림 가동술 적용으로 가벼운 과소움직임(등급 2)의 가동성은 향상될 수 있다.

■ 도수교정 (Manipulatin)

설령 아주 능숙하고 효과적인 손을 가졌다 할지라도, 도수교정은 심각한 손상의 위험요소를 동반할 수 있다. OMT 치료사는 환자의 손상을 막기 위해 도수교정의 금기증과 적응증을 반드시 숙지하고 있어야 한다.

도수교정 기법 (Manipulation technique)

저자들은 수년 동안 회선요소의 밀기 보다는 오히려 전적으로 직선적인 밀기 기법을 수행해 왔다. 효과뿐만 아니라 안전과도 거리가 먼 회선적인 밀기보다 직선적인 밀기는 기술적으로 수행하기가 어렵다. 특히 위쪽 목뼈 영역에서 회선적인 도수교정은 환자의 위험요소를 증가시킨다. 직선적인 밀기 기법은 근본적으로는 견인이고, 일부는 미끄러짐 방향으로 적용된다.

더 이상 회선적인 도수교정 기법을 팔다리관절(1979년 이후)이나 척추관절(1991년 이후)에서 교육하지 않는다.[2]

실제 편안위치에서부터 일직선 움직임을 시작하며, 적은 힘, 짧은 진폭, 빠른 속도의 도수교정으로 실시한다. 직선적 미끄러짐이 회복되고, 효과적으로 관절이 분리되고, 적절한 끝 느낌을 보이는 관절에 대해서 빠른 충격("밀기" 또는 "빠른 가동술")과 함께 도수교정이 적용된다.

MT 치료사들 가운데 가장 일반적인 오해는 도수교정이 신장-가동술의 연장이라고 생각하는 것이다. 먼저 치료사는 간단한 III 단계 신장-가동술 적용을 통해 환자가 적은 힘 도수교정을 견딜 수 있는지를 확인해야 한다는 것이다. 그러나 이 신장-가동술 "예비검사" 이후, 슬랙으로 되돌아가기 전에 신장은 II 단계 범위로 완화된다. 이 시기에 뻣뻣한 조직은 천천히 교차영역을 경유하여 III 단계 범위에 도달하며, 즉각적으로 적은 힘 밀기 충격이 실제 병리적인 멈춤 점까지 적용되게 된다.

만약 부드러운 적은 힘 도수교정이 성공적이지 못했다면, 치료사는 더 큰 힘을 적용하지 말고, 오히려 적은 힘 도수교정을 수용할 만큼 관절의 상태가 호전될 때까지 이완 또는 신장가동술 적용으로 되돌아가야 한다.

도수교정 교육 (Manipulation education)

IFOMT 지침에서는 치료사가 척추 도수교정을 배우기에 앞서 팔다리관절 가동술에 대한 교육을 받고 뒤이어 팔다리관절 도수교정으로 진행이 이루어지는 특정 연계 교육을 받을 것을 추천하고 있다. 그러나 우리는 실제 편안위치에서 부드러운 척추 견인-밀기("빠른 가동술")로 구성된 일부 기본 척추 도수교정은 입문 과정에서도 안전하게 교육될 수 있다고 믿고 있다. 이런 부드러운 척추 밀기는 숙련되지 않은 치료사들이 밀기속도를 향상시키거나 숙달을 위해 안전한 방법이다. 또한 예비검사나 지속적인 과대움직임 관절(*부록 참고: 입문 수준 교육에 대한 주의*)과 일시적으로 "잠긴" 과소움직임 관절을 구분하는 데에도 매우 유용하다.

관절 도수교정 기본 훈련과정, 특히 이 책 시리즈에 있는 관절의 편안위치에서 적용되는 견인 도수교정은 초기 MT 교육에서도 안전하게 실습해 볼 수 있는 기법이다. 그러나 대부분의 척추 도수교정 기법들은 심화과정에서 교육되며, OMT 후 전문가 과정동안 장시간 훈련과 임상 감독과정이 이루어졌을 때에만 사용할 수 있다.

2 정형도수치료국제연맹(IFOMT)의 표준 교육(1992, 1999, 그리고 2000)안에서 특히 위쪽 목뼈 영역에서 회선 도수교정에 대한 고유의 위험요소들을 인식하고, 회선 스트레스가 제거된 미끄러뜨림과 견인 움직임이 강조되는 도수교정 기법을 추천했다.

■ 피해야 할 고위험 도수치료 (Avoiding high-risk manual treatment)

견인이 증상을 악화시키는 경우 (If traction exacebates symptoms)

견인이 환자의 증상을 악화시키는 것은 드문 일이지만, 만약 그렇다면, 치료사는 다음과 같이 하여야 한다.

≫ **적절한 관절위치.** 필요하다면 3차원의 입체적인 관절의 위치와 실제 편안위치의 변화를 지속적으로 관찰하여야 한다.

≫ **견인력 감소.** 치유과정 초기에는 환자가 최저 힘만 견딜 수 있을 수 있다.

≫ **위치결함 교정.** 위치결함은 관절의 과대움직임과 과소움직임 모두에서 일어날 수 있다. 이는 한쪽 상대관절이 비정상적인 위치에 있는 상태로, 대개 관절의 과소움직임이 포함되어 일반적이지 않은 위치에서 관절이 고정되어있다. 약간의 위치결함은 II 단계 견인 가동술로 쉽게 교정되는 반면 강하게 고정된 위치결함은 도수교정 또는 III 단계 신장 미끄러뜨림 가동술에 의한 교정이 먼저 선행되어야 할 수도 있다.

≫ **견인치료의 지속중단.** 일부경우의 예로 명백한 급성 물렁조직 손상(예, 인대 염좌)은 견인치료가 손상 섬유의 신장을 유발함으로 금기증이 될 수 있다. 이런 경우에는 어느 정도 치료가 될 때까지 치료를 연기한다. 치료하는 동안 통증이 유발되는 것을 방지하기 위해 적절한 잠금이 이루어 져야 하는데 만약 그렇지 못해, 인접해 있는 과대움직임 관절에서 증상이 유발되는 경우에도 역시 신장-견인 치료는 금기증이 될 수 있다.

회선 가동술 (Rotation mobilization)

일반적인 회선 관절 가동술은 피해야 한다. 그러나 척추에 대한 일반적인 회선 기법(장축을 중심으로 한 움직임)이 일부의 경우에서는 효과적일 수도 있다. 예를 들어,

허리뼈 돌기사이관절에 관절증이 있는 초기 환자들은 굉장히 위험할 수 있다. 일반적인 회선 가동술은 적용하기가 쉽고, 빠른 결과를 보여주기 때문에 숙련되지 않은 치료사들에 의해 종종 오용될 수 있다.

일반적으로 척추 회선 움직임은 환자에게 가장 위험성 있는 잠재력을 갖고 있는 기법 중 하나이다.

신경구조의 흥분성 증가 또는 척추동맥이나 척추사이원반과 관련된 병력 또는 의심스러운 부분이 있을 경우 회선 기법이 적용돼서는 안 된다. 심지어 아주 작은 척추 회선(예, 근육 신장 기법)이 일어나는 기법이라 할지라도, 손상을 야기하는 압력을 유발할 수 있다.

척추관절 범위를 증가시키는 가장 안전한 방법은 특정한 3차원 위치에 관절을 배열하고 III 단계 신장-견인 가동술을 적용하는 것이다. 제한된 회선운동 범위에서 척추관절(spinal joint)을 특정위치에 배치하게 하고 척추사이원반관절 치료면에 직각으로 III 단계 견인 가동술을 적용한다. 단언하건데, 3차원 신장-견인 가동술을 능숙하게 적용하는 것은 일반적인 회선 가동술을 적용하는 것보다 기술적으로 어렵다. 그러나 능숙할 경우 효과적일 뿐만 아니라 더 안전하다.

만약 3차원 신장-견인 가동술로 회선 움직임이 완전히 회복되지 않는다면, 도수교정 기법에 경험이 많고 노련한 치료사에게 의뢰하는 것을 고려해 보아야 한다.

관절 압박 (Joint compression)

관절 상태를 쉽게 악화시킬 수 있는 관절 압박 기법은 피해야 한다. 특히 압박 검사에서 증상이 유발되는 경우는 간접적이라도 관절에 압박을 유발하는 기법은 역시 조심스럽게 적용되어야만 한다.

반면 일부 치료사들은 수동적인 도수 관절 압박이 연골재생과 영양공급을 촉진할 수 있다고 믿고 있으며, 여기서 교육하지는 않았지만 특히 어떤 팔다리관절에서 이런 목적을 위해 이 기법이 적용되어도 된다고 믿고 있다.

도수관절 압박치료의 생리적인 효과에 대해서는 잘 알려져 있지 않고, 압박 중간 중간 배치된 견인 요소의 본질적인 효과에 의한 결과인지에 대해서도 확신은 없다. 활액의 확산에 의한 영양 공급으로 관절연골은 유지된다. 이런 활액의 영양 전달은 관절의 부하 변화에 의한 큰 압력 변화에 의해 촉진된다. 그래서 관절 가동기법에서 압력은 유용하다는 가설이 성립된다. 저자는 같은 논리와 함께 본인의 거의 60년 임상경험을 바탕으로 우리의 간헐적인 견인 접근법 역시 관절연골의 영향공급을 촉진하는데 필요한 압력변화를 제공할 수 있다고 믿는다.

구름, 미끄러짐 그리고 압박은 정상적인 움직임에 동반되는 관절의 생리적인 스트레스이다. 사실 이런 스트레스는 관절연골을 유지하기 위해 필요하다. 구름, 미끄러짐 그리고 압박의 부조화가 있을 때, 관절은 퇴행성 관절질환(DJD) 발생 신호를 보내거나, 닳거나 단열되는 양상을 나타내기 시작한다. 예를 들어, DJD를 유도할 수 있을 만큼 지나치게 과도한 달리기나 점프 같은 활동은 과도한 압박을 관절에 발생시킬 수 있다. 다른 측면에서 부목이나 침상안정과 같은 장시간 고정으로 인해 관절에 스트레스가 충분하지 않을 경우 역시 퇴행성 관절 질환을 유도할 수 있다.

만약 치료 프로그램을 수행하는 동안 환자 관절에 압박이 발생한다면, 가해지는 부하량을 단계적으로 증가시키고 통증을 피하기 위해 면밀하게 살펴봐야 한다. 치료사는 다리관절에 단계적으로 전체 체중부하가 가해지도록 하기 위해 표준화된 치료계획을 사용하여야만 한다. 대개 두 개의 목발을 사용하는 발가락 접촉 체중부하로부터 시작해서 한 개의 목발, 이후 지팡이, 그리고 마지막으로 전체 체중부하로 진행된다. 또 다른 일반적인 진행은 능동 보조 움직임으로부터 시작해서 이후 능동 움직임 그리고 끝으로 저항 움직임 순으로 이어진다. 이런 진행 방법은 환자가 감당할 수 있는 움직임에 기초를 두고 환자를 관리하는 단계적인 압박 치료의 한 분야이다. 시기가 적절하지 않은 부하적용치료는 환자에게 부가적인 손상이나 관절 팽윤 등을 유도할 수 있다.

가벼워 보이는 많은 일상 생활동작들이 관절 압박을 유발하고 환자의 증상을 악화시킬 수 있다. 예를 들어, 옆으로 누운 자세는 양쪽 팔이음뼈를 통해 목뼈와 등뼈 그리고 엉덩관절 모두에서 현저한 압력을 유도한다. 이런 경우 환자 관리측면에서 옆으로 누워서 자는 동안 어깨관절과 척추의 압박을 감소시키기 위해 목뼈와 등뼈아래 베개를 어떻게 받쳐야 하는지 등에 대한 교육이 포함되어야 할 것 같다. 또한 도수치료를 하는 동안 부가적인 관절 압박을 피하는 것 또한 환자 관리방법이 될 것으로 보인다.

미끄러뜨림 기법 역시 움직임의 마지막 범위에서 압박 효과를 가지고 있음을 인식해야 한다. 만약 미끄러뜨림-가동기법이 통증을 유발하거나, 이로 인해 견인요소를 증가시켜야 한다거나, 견인력이 증가된 미끄러뜨림 가동술 수행으로도 통증이 지속된다면 이 기법을 수행하지 말아야 한다.

관절압박 검사에서 증상이 유발되었다면, 치료로 관절 압박을 사용하는 것은 전혀 말이 되지 않는 일이다. 특히 도수치료 경험이 전혀 없는 치료사들 손에 의해 이루어지는 관절 압박 치료가 환자에게 손상을 일으키는 예들을 저자는 수없이 많이 지켜봐 왔다.

6 OMT 치료 (OMT treatment)

가동술은 광범위한 OMT 실무영역의 한 부분이며, 일반적으로 다른 물리치료들과 병행되었을 때 그 효과가 극대화 된다. 이런 연계성 있는 치료 진행은 가동기법 치료결과에 영향을 줄 수 있다. 예를 들어, 신장 가동술은 냉이나 열을 적용하는 것으로 더 큰 가동성을 획득할 수 있다. 그리고 신장 가동술에 연이은 특별한 가정 운동 프로그램은 획득된 가동성을 잘 유지할 수 있게 해준다.

■ OMT의 구성요소 (Elements of OMT)

OMT 치료

A. 증상 환화
  1. 고정
  2. 온열-수-전기 치료
  3. 통증이완 가동술 (I~II 단계 SZ) *(5장 참고)*
  4. 특별한 과정

B. 가동성 증가
  1. 물렁조직 가동술
     a. 수동 물렁조직 가동술
     b. 능동-촉진 물렁조직 가동술
  2. 관절 가동술 *(5장 참고)*
     a. 이완 가동술 (I~II 단계)
     b. 신장 가동술 (III 단계)
     c. 직선적인 도수교정
  3. 신경조직 가동술
  4. 특별한 운동

C. 움직임 제한
  1. 지지용 보조기
  2. 특별한 운동
  3. 인접관절의 움직임 증가

D. 정보, 교육 그리고 훈련

관련 장애 영역에 대한 검사 (Treating related areas of impairment)

도수치료사들은 일차적으로 손상관절을 치료하는 것은 물론이고 부가적으로 관련 기능장애 영역 역시 치료하고 평가하여야 한다. 예를 들어, C2에 체성 기능장애가 있다면, 목갈비근(사각근; scaleni: C3 신경근의 국소 흥분으로 단축되거나 촉진된 근)을 신장하거나 이완하는 것과 첫 번째 갈비뼈(단축된 목갈비근에 의해 거상된 갈비뼈)을 가동하는 것 그리고 새롭게 획득된 가동성을 안전하고 효과적으로 유지하고 활용하는 방법을 환자에게 교육하는 것 등이 필요하다.

재평가 (Reassessment)

치료사가 진단가설을 검증하고, 치료 양과 연계된 치료를 조절하는 것처럼, OMT 치료에서도 바로 바로 연결하여 시행해야 하는 것들이 있다. OMT 치료사는 치료를 진전시키기 위해 치료와 반응을 면밀하게 관리하고 환자의 사회적, 정신적 및 육체적인 다양한 특성들을 동시에 인식하고 이해할 수 있어야만 한다. 환자들의 통증에 대한 경험이나 기대감은 치료결과에 영향을 줄 수 있기 때문에 환자를 이런 과정에 능동적으로 참여시켜야 한다.

재평가는 치료가 진행되는 중간뿐만 아니라 치료과정 간 시작과 끝에서도 중요하다. 만약 재검사 시 통증이 감소하고 가동 범위가 증가한 것으로 나타나면, 그 땐 치료를 이전과 같은 방법으로 지속할 수 있다. 만약 재검사에서 가동범위 증가가 현저하다면, 그날 치료는 그만 중단하고 그 다음날 치료를 계속할 것을 숙련되지 않은 치료사들에게 추천한다. 이런 충고를 하는 이유는 숙련되지 않은 치료사들은 "많으면 많을수록 좋다"는 잘못된 신념을 갖고 환자를 과잉 치료하는 경우가 종종 있기 때문이다.

어떠한 일이 있어도 치료결과에서 다음날까지 연계되는 통증이나 불편함이 있어서는 안 될 것이다.

그 무엇도 임상적인 경험을 대신할 수는 없다. 많은 OMT 전문가들이 임상에서 마주하게 되는 문제들을 본인의 경험과 비판적인 분석을 통해 해결하고, 이런 임상적인 추리과정에 획득한 경험들은 근거중심의 치료를 하는데 중요한 기준이 된다.

■ 증상감소를 위한 치료 (Treatment to relieve symptoms)

증상조절치료는 신경근 문제가 있거나 과소움직임성, 과대움직임성 관절상태가 적응증일 수 있다. 다음과 같은 경우, 증상조절 기법을 사용한다.

≫ 심한통증 또는 다른 증상(예, 텅빈 끝 느낌)이 관절의 생체역학적 평가를 방해할 때

≫ 움직임 치료의 마지막 범위를 견디지 못하거나 금기증일 때(예, 척추사이원판이 어떤 병리적인 단계에 있음)

≫ 염증 진행, 병리적인 척추사이원판 또는 구조적인 물렁조직 단축(예, 근길이 정상 또는 관절주머니 정상, 심지어는 느슨한 관절주머니 상태에 있음)없이 기능적으로 제한된 움직임 및 미끄러짐 감소 증상을 갖고 있는 관절 주위의 항진된 근육 반응

신경근 자극이 항진된 경우 또는 척추사이원판이 생체역학적 관절상태 평가를 방해하는 상황(예, 연축이나 심한 통증으로 인함) 또는 상황 상의 특성이 신경구조의 압박이나 증상감소를 위한 직접적인 치료, 생체역학적인 기본치료를 허용하지 않을 때

고정 (Immobilization)

어떤 임상적인 상황에서는, 일정 기간의 고정이 필요하고 적절할 수 있다. 어느 시점에서 얼마 동안 고정을 유지해야 하는지 뿐만 아니라 일반적인 고정, 특수한 고정 어느 쪽을 선택할 것인지 등은 성공적인 치료를 위해서 중요한 사한이다. 심한 급성 통증이나 염증 상황, 불안전성 및 수술 직후에는 일정기간 고정으로 좋아질 수 있다. 일반적인 침상안정은 특히 체중지지관절에서 어떤 통증이나 염증상황에 대한 대안이 될 수 있다. 석고고정, 부목, 보조기 그리고 테이핑과 같은 특수 고정 방법들은 환자가 기능적인 활동을 지속하는 동안 관절을 보호해 줄 수 있다.

목뼈 보조기(collar), 허리뼈 코르셋, 허리 벨트 및 테이핑은 손상된 척추 영역(예, 고정된 국소부위)의 움직임을 제한할 수 있으며, 동시에 압박을 제거하여 통증 완화를 제공한다. 목발 역시 압박을 감소시켜 증상을 완화시키고 손상 부위 움직임을 제한할 수 있다. 짧은 기간 침상안정(예, 일반적인 고정)이 적응증이라면 환자가 편안한 위치(실제 편안위치)를 찾도록 지도하고 자동견인 기법을 가르쳐야 한다 (예, 누워서 엉덩뼈능선(장골릉; iliac crest)을 꼬리쪽으로 밀고, 침대의 머리쪽 부분을 팔로 잡고 당긴다. 또는 앉아서 팔걸이를 아래쪽으로 민다).

온열-수-전기 (T-H-E) 치료 (Thermo-Hydro-Electro(T-H-E) therapy)

냉, 열, 물 및 전기 등 다양한 형태의 물리적 인자치료를 적용하는 것은 팽윤을 감소시키고, 이완을 조장하고, 통증을 조절하는데 효과적인 방법일 수 있다. 도수치료와 병행되는 이런 일반적인 물리치료는 치료 후, 치료와 관련되어 발생하는 아픔을 최소화 하거나 방지하기 위해 또는 가동술을 준비하기 위해 사용된다. 이런 모든 치료뿐만 아니라 교정기법의 선택 및 적용기간, 시기 등의 결정은 신중하게 검토되어야 한다.

통증-이완 가동술 (Pain-relief mobilization)

기계적인 진동이나 수동 흔듦 기법과 함께 II 단계 슬랙영역에서 I 단계범위의 간헐적인 도수견인이 동반된 부드럽고 짧은 진폭의 수동 관절 가동술은 통증 치료를 위해 자주 사용된다. 이 기법은 병리적인 관절이 과대움직임이든 과소움직임이든 모두 효과적일 수 있고, 특수 치료를 진행하기 위한 준비로도 효과적일 수 있다.

*5장 관절 가동술*에 있는 "*통증-이완 가동술*" 참고

통증이완을 위한 특별과정 (Special procedures for pain relief)

침, 지압 그리고 다양한 형태의 물렁조직 가동술은 팽윤감소와 근 연축 억제 그리고 통증 변조 반사(reflex pain modification)를 통한 통증 이완을 위해 오랜기간 동안 사용되어져 왔다. 심지어는 심각한 근육뼈대계통 기능장애가 있어도 안전한 치료법이다.

■ 가동성 증가를 위한 치료 (Treatment to increase mobility)

물렁조직 가동술 적용은 제한된 관절 움직임으로 인해 단단해진 물렁조직의 이완으로 III 단계 신장 가동술을 촉진할 수 있다. 임상치료에서는 물렁조직 가동성을 향상시키기 위해 근육 신장이나 기능(펌 핑) 마사지 같은 물렁조직 치료로부터 시작한다. 특히 만성적인 질병이 있는 경우에서는 관절주위 조직이나 근육 양쪽 모두가 거의 같은 수준의 범위에 제한이 발생한다. 이런 경우, 물렁조직 치료를 진행하는 동안 관절을 움직이지 않는 물렁조직 가동술이나 실제 또는 원래 범위를 넘어서서 조심스럽게 적용되는 근육 신장과 III 단계 신장 관절 가동술을 교대로 시행하는 것이 필요하다.

물렁조직 가동술 (Soft tissue mobilization)

어째든 임상치료사들의 견해에 따라 물렁조직 가동술은 특별한 기법으로 인정되고 있다. 물렁조직 치료는 혈관, 신경 그리고 관절을 포함하는 많은 구조에 영향을 줄 수 있다. 다른 형태의 치료와 물렁조직 치료를 구분하는 방법은 임상치료사가 물렁조직의 변화를 주시하기 위한 물렁조직 평가에 따라 결정된다. 평가는 물렁조직을 주시하는 것으로부터 시작되기 때문에 그 목적은 물렁조직 변화에 있다. 임상치료사는 지속적으로 조직반응을 주시하고 이에 따라 즉각적으로 치료에 변화를 주어야 한다.

훌륭한 도수물렁조직기법이라면 끊임없이 변화하는 환자 반응에 민감하게 대처하여야 한다. 임상치료사는 이런 미묘한 변화와 치료에 따른 즉각적이고 지속적인 변화를 늘 인지하고 있어야만 한다.

관절 움직임을 직선(예, 관절내 부속 움직임)과 회선(예, 생리적인 뼈 움직임) 둘로 분류한 것처럼 그렇게 물렁조직 움직임도 분류한다.

물렁조직 부속움직임 또는 "근육 가동술(muscle play)"은 능동적으로 수행할 수 없다. 횡 마사지와 수동적인 근육 움직임은 근육 가동술의 한 예이다.

생리적인 물렁조직 움직임은 능동적으로도 수동적으로도 수행할 수 있다. 전통적인 근 신장이나 근 수축, 이완에 동반되어 근육이 길어지고, 짧아지는 움직임이 생리적인 물렁조직 움직임의 예이다. 일반적으로 생리적인 물렁조직 움직임을 사용하는 치료는 물렁조직 장력을 바꾸는 팔다리움직임(뼈 회선)을 활용한다.

기능적인/펌 핑 마사지와 같은 일부형태의 물렁조직 가동술은 관절움직임이 잘 이루어 질 때 가장 효과적이다. 물렁조직 가동술을 적용하는 동안 짝을 이룬 움직임 유형을 사용하는 것으로 관절움직임을 유도하거나 조장한다.

물렁조직 가동기법은 환자의 참여 정도에 따라 "수동" 또는 "능동–촉진" 둘로 대략적으로 분류할 수 있다. 환자의 참여 유형과 수준이 임상적인 결정을 하는데 있어 중요하다. 환자 참여가 전혀 없는 것에서부터 가동력의 대부분을 환자가 조절하는 것에 이르기까지 굉장히 다양할 수 있다. 환자 참여 정도는 환자의 의지와 움직일 수 있는 능력뿐만 아니라 만성적이고 고통스러운 문제를 포함하여 다양한 요소에 달려있다.

수동 물렁조직 가동술 (Passive soft tissue mobilization)

수동 물렁조직 가동술(soft tissue mobilization; STM)이 적용되는 동안 치료사가 모든 움직임과 힘을 제공하는데 반해 환자는 이완하는 것 외에는 아무것도 하지 않는다. 이 기법은 특히 초기 움직임에서 최소한의 조직 신장과 늘림을 목적으로 하는 급성 물렁조직 손상 치료에 적절하고 물렁조직 단축에도 역시 유용하다. 그러나 이런 접근은 수동적인 움직임이 진행되는 동안 이완을 하기 어려운 환자라면 효과적이지 않을 수 있다. 수동 횡 마사지(Cyriax), 기능 마사지(Evjenth) 그리고 전통적인 마사지를 포함한 많은 STM 유형이 있다.

능동-촉진 물렁조직 가동술 (Active-facilitated soft tissue mobilization)

수축-이완 물렁조직의 생리적인 수동 늘림(근육 신장). 근 수축에 이어 짧은 이완이 있고 이 시기에 근육을 좀 더 쉽게 신장할 수 있다. 이완기간 동안, 치료사는 근육의 부착부를 가능한 최대로 멀어지게 하고 그 상태를 유지하는 것으로 물렁조직을 신장할 수 있다. 이런 종류의 수동신장은 신장조직에서 다소 불편함이나 심지어는 통증까지 유발할 수 있다. 그러나 환자의 증상을 악화시키지는 않을 것이다. 환자는 불편함을 감수하고 이완을 유지하고 있어야만 한다. 이런 근육 신장 기법들은 Evjenth와 Hamberg가 저술한 개념 있는 지침서를 참고하길 바란다.

수축-이완 물렁조직 수동 부속 가동술. 근 수축 후 짧은 기간 근육이 이완되는데 이 시기에 근육은 보다 쉽게 가동되어질 수 있다. 근육이 이완되어 있는 동안 근육이 어떻게 반응하느냐에 따라서 다양한 방법으로 근육을 수동적으로 가동시킬 수 있다. 이완기의 이점을 최대한 활용하기 위해 치료사는 치료하는 물렁조직 가동시기를 잘 조절하여야 한다. 이 기법은 근육이 쉽게 이완되지 않는 경우, 근육을 수동교정 하는데에도 유용하다.

물렁조직 가동술에 동반되는 수축. 치료사는 특정 근육을 능동적으로 늘리기 위해 환자의 움직임을 유도하는 저항을 줄 수 있다. 동시에 치료사는 길항근을 수동적으로 도수치료 한다. 무릎관절 폄(넙다리네갈래근 활성)에 저항을 주는 동시에 뒤넙다리근(hamstring)을 수동으로 도수치료 하는 것이 그 예이다. 이 기법은 "상반억제"라 불리는 신경현상의 이점을 활용하는 것으로 강한 효과를 나타낼 수 있다. 이것은 수동적인 움직임이 수행되는 동안 환자가 이완을 잘하지 못할 때 유용하다. 더 강하고 격렬한 신장에서도 유용하다. 환자가 힘의 대부분을 조절할 수 있기 때문에 이 기법을 잘 견딜 수 있는 것으로 보인다.

능동-촉진 물렁조직 이완에 동반된 수동신장은 언제나 가능하다. 신장 전에 근육의 길이, 끝 느낌을 검사하고 기본적으로 신장이 적용되어도 되는 관절인지 확인한다.

≫ 근육의 첫 번째, 두 번째 기능 모두를 고려해보기위해 근육의 부착부를 서로 최대한 멀리 위치하게 하는 검사와 근 길이 검사를 실시한다.

≫ 단축된 근육이나 움직임이 없는 관절은 없는지, 움직임의 제한은 없는지를 결정하다.

≫ 기본적으로 신장이 적용되는 동안 관절에 부과되는 스트레스를 견딜 수 있는지를 평가한다. 염증성 관절, 안정성이 떨어진 관절 또는 관절 내 움직임이 감소한 관절을 지나는 근육의 신장은 근육 손상을 초래할 수 있다.

≫ 근육신장의 금기증들을 배제하기 위해 혈관이나 신경을 포함한 관련 구조물들을 평가한다. 예를 들어, 목갈비근을 신장하기 전에 척추동맥 개방성을 확인하고, 뒤넙다리근을 신장하기 전에 궁둥신경의 가동성을 확인한다.

근육을 신장할 때, 다음 원리들을 상기한다.

≫ 이완을 촉진하기 위해 온열 적용이나 운동으로 신장 전에 근육에 온도를 높인다.

≫ 최대 이완효과를 얻기 위해 신장할 근육의 등척성 수축을 신장 전에 선행한다.

≫ 근육이 한 관절 이상을 가로지른다면, 가장 큰 관절, 가장 안정적인 관절에 최소한의 통증으로 신장 움직임을 적용한다.

≫ 일반적으로 큰 힘을 짧은 시간 유지하는것 보다 적은 힘을 장시간(60초 또는 그 이상) 유지하는 신장이 환자에게 더 편안하고 효과적이다. 장시간 신장력을 적용하는 것이 물렁조직의 일시적인 탄력성 변화보다 오히려 가소성 변형을 가져오는 것으로 보인다.

가동성 증가를 위한 관절 가동술 (Joint mobilization to increase mobility)

도수교정과 관절 가동술의 목적은 관절내 움직임과 능동적인 움직임 시 발생하는 정상적인 구름-미끄러짐을 회복하는 것이다. III 단계 관절 가동기법은 슬랙을 넘어서 단축된 관절주머니와 관절주위 다른 물렁조직을 신장하는 것으로 관절의 정상적인 미끄러짐을 회복한다.

5장: 척추 관절 가동술 참고

신경조직 가동술 (Neural tissue mobilization)

확실하거나 의심스러운 신경근 문제가 있는 경우 심각한 증상이 동반될 수 있기 때문에, 치료는 이학적인 평가가 다 이루어지기 전에 시작되어야 한다. 신경학적인 평가는 환자의 증상이 유발되는 자세에서 각 검사 방법을 창의적으로 적용하여 수행하게 된다. 예를 들어, 환자가 누워있을 때는 아니고 서있을 때만 증상을 호소한다면, 환자가 서 있을 때 검사를 진행해야 양성반응을 검사할 수 있다. 중요도가 적은 생체역학적 평가와 추가적인 손상의 위험이 있는 이학적인 검사는 환자가 검사를 감당할 수 있을 때까지 연기한다.

간헐적인 신장은 신경근 손상에 대한 가장 효과적이고 안전한 치료이다. **I 단계와 II 단계 견인 가동술**은 염증성 신경 조직에서 생성된 노폐물 배출을 향상시키고 혈관계의 대사량 증가로 신경근 흥분을 감소시킬 수 있다. 우선 심한 증상을 갖은 환자에서 I 단계와 II 단계범위 내에서 시험치료를 적용한다. 그러나 좀 더 주기적으로 신경학적 상태(예, 주요 근육 근력과 반사, 힘줄 징후, 신경 가동성)를 재평가 한다. 환자의 실제 편안위치와 손상된 분절의 3차원에서의 관절 위치 변화를 지속적으로 주시한다. 증상을 조절하기 위한 다른 과정 역시 유용할 수 있다.

분절의 과소움직임과 연계된 신경근 증상이 있는 경우, 관절을 3차원에 입체적으로 배치하고 **신장견인 가동술(III 단계)**을 진행한다. III 단계 신장-견인 가동술은 손상된 구조들간 공간적 관계를 향상시키고, 신경근을 새로 조성된 긴장에 적응하도록 할 수 있다.

신경근 증상이 더 이상 현저하게 나타나지 않는다면, 연계된 과대움직임이나 과소움직임에 대해서 다른 치료를 진행한다. 왜냐하면 (장축을 중심으로 하는) 척추 회선-움직임은 신경근 증상을 악화시킬 수 있기 때문이고, 신경근 손상이 의심되거나 손상 기전을 가진 환자에게서 증상 유발의 가능성을 최소화 하기 위해서이다.

관절이나 물렁조직 가동기법이 증상을 성공적으로 제거하지 못하는 임상적인 상황에서는 신경조직 가동술이 적응증이 될 수 있다. 신경주변조직과 관련되어 증상을 유발하는 신경을 가동시키는 특별한 기법이 있으며, 적절한 시기에 적절한 곳에 적용함으로 효과적일 수 있다. 저자는 이 기법을 신경학적 증상 유발을 동반할 수 있는 숙련되지 않은 치료사들에게는 추천하지 않는다. 그리고 이 책에서는 신경조직 가동기법에 대해서는 언급하지 않겠다.

가동성 향상을 위한 특별한 운동 (Specialized exercise to increase mobility)

운동치료는 물리치료의 꽃이다. 물리치료 환자의 대부분은 치료 프로그램의 일부분으로 운동치료를 받게 된다. 운동은 가능하면 조기에 시작되어야 하고, 환자는 집에서도 운동프로그램을 수행하여야 한다.

가동술과 같이 과소움직임을 갖은 모든 환자에게 천편일률적으로 적용할 수 있는 운동은 없다. 운동프로그램은 검사 진행 결과를 바탕으로 하고 있어야 하고, 개개인에게 적합하여야 한다. 의학적인 진단에만 의존하여 배타적으로 이루어지는 틀에 짜인 것 같은 통상적인 운동지침은 추천되지 않는다.

가동술의 효과를 보완하기 위한 운동은 가동술 치료를 시행하고 있는 동일한 임상치료사에 의해 관리되어야만 한다.

가동성을 증가시키거나 유지하기 위해서 과소움직임을 갖고 있는 모든 환자에게 **자동 가동술(자가-가동술) 운동**은 유용하다. 자동 가동술 운동은 각 개인의 필요에 따라 적용되어야만 한다. 예를 들어, 일부 허리뼈앞굽음이 제한된 환자들은 척추 폄운동이 유익할 수 있는데 반해 장시간 핀 자세로 일함으로 인한 통증, 척추관의 협착(stenosis of the spinal canal), 척추 접촉(kissing spines), 척추전방전위증(spondylolisthesis)을 포함하여 이와 같은 증상을 갖고 있는 많은 환자들이 척추 폄 운동으로 증상이 더 바빠지게 된다.

인접한 분절에 과대움직임과 과소움직임을 모두 갖고 있는 환자의 경우, 과소움직임 영역에 대한 가동성 운동을 하는 동안 환자는 과대움직임 영역의 보호를 위해 안정화 훈련이 필요할 수 있다. (Olaf Evjenth와 Jern Hamberg의 *자가신장*을 참고)

■ 제한 움직임을 위한 치료 (Treatment to limit movement)

간혹 미숙한 치료사에 의한 수동적인 움직임 검사에서 과대움직임 관절이 과소움직임으로 오진되고 그로 인해 잘못 관리되는 경우가 있다. 척추의 과대움직임은 일반적으로 오진이 많다. 특히, 정상 편안위치 이외에서(예, 자세 결함으로) 전혀 움직이지 못하는 현저한 과대움직임(등급 5)이 그렇다. 가끔 능숙하게 견인이나 미끄러짐 검사를 적용했을 때, 관절이 정복되거나 명확하지 않던 과대움직임이 명백해 진다. 다른 경우에는 잠재적인 과대움직임이 명확해지기도 전에 이미 도수교정이나 III 단계 신장-미끄러뜨림 가동술에 의한 위치결함 교정이 필요할 수도 있다. 또한 끝 느낌의 특성으로 (치료하지 않아도 되는) 과대움직임이 정상 해부학적 경계에 있는지, (치료로 효과를 볼 수도 있는) 병리적인 상태인지가 결정될 수 있다.

과대움직임 관리는 과도하게 움직이는 방향으로의 관절움직임을 최소화하거나 제한하는 것이다. 이것은 1) 특별한 운동, 2) 운동학적으로 연계된 움직임을 증가시키는 것 3) 테이핑, 보조기 및 다른 지지나 조절 장치 그리고 4) 신체기전이나 인간공학에 대한 교육 등으로 또는 이 4가지 방법의 동시적용으로 성취될 수 있다. 과대움직임 치료는 장시간 진행되고, 환자와 치료사 모두에게 지속적인 의지가 필요하다.

III 단계 신장 가동술은 과대움직임 관절에 금기증이다.

지지용 보조기 (Supportive devices)

목뼈 보조기(cervical collars)나 허리엉치 벨트(lumboscral belts) 같은 지지용 보조기는 급성기 동안 손상된 관절을 보호하는데 도움을 줄 수 있다. 치료 후에 착용하는 이런 보조기들은 증상이 재현될 때, 환자가 스포츠 활동을 할 때, 장시간 앉기와 같은 활동을 할 때 그리고 일반적이지 않은 자세에서 일을 할 때 굉장히 효과적이다. 대부부의 허리뼈 벨트는 장시간 견고한 고정을 유지하고 동시에 관련 근육의 위축을 최소화하기 위해 탄력적인 물질로 만들어져 있다. 보조기는 필요한 경우에만 적용되어야 하고, 근력증강운동이 항상 병행되어야 한다.

만성적이고 좀 더 심각한 경우, 견고한 보조기가 필요할 수 있다(예, 바디 재킷, 가죽 코르셋). 이런 경우, (대개 등척성) 근력증강프로그램이 견고한 고정으로 야기되는 탈컨디셔닝을(deconditioning) 억제하는데 도움이 된다.

과대움직임에 대한 특별한 운동 (Specialized exercises for hypermobility)

과도한 움직임을 조절하고 제한하기 위해 특별한 근육훈련이 필요하다. 과대움직임 분절을 사용하지 않음으로 인한 위축은 하나 또는 두 관절 척추근육[예, 뭇갈래근(다열근; multifidus), 등돌림근(회선근; rotators)]에선 일반적인 일이다. 이런 근육의 수축 조절은 도수치료사에 의해 우선적으로 촉진되어야 하고 차후에 환자 스스로 자동안정화운동을 지속적으로 수행하는 것이 첫 번째 치료단계에서 중요하다.

과대움직임을 갖은 환자는 과대움직임 방향으로 척추분절이 신장될 수 있는 습관적인 행동을 바꾸어야만 한다. 여기에는 환자가 스스로가 과대움직임 분절 주위 근육활동의 강도, 근육동원, 근육동원의 시간차 등을 잘 조절할 수 있게 될 때까지 다양한 기능적인 자세에서(눕기, 앉기, 서기를 포함) 협응력과 재활훈련이 강조되는 장시간 운동재교육 프로그램이 포함되어 있어야 한다.

종종 증상이 없는 가벼운 과대움직임(등급 4)은 움직임의 마지막 범위에 관절이 위치해 있는 동안 과도한 신장의 위험요소를 가지고 있으며, 증상이 동반되는 과대움직임(등급 5)으로 진행될 수도 있다. 이런 이유에서 특별한 근육 훈련과 인간공학 교육은 과대움직임에 증상이 있고 없고 상관없이 중요하다.

인접관절의 움직임 증가 (Increasing movement in adjacent joints)

인접관절의 움직임 증가는 기능적인 활동 시 과대움직임 관절에 부과되는 움직임의 힘을 감소시키고, 과대움직임 분절에 치유와 안정을 증가시킨다. 예를 들어, 인접한 등뼈, 허리뼈 분절이나 엉덩관절이 주어진 움직임의 전 범위 동작에 기여할 수 있다면, 과대움직임 허리뼈 분절은 일상생활 동작에서 덜 강하고 덜 빈번하게 신장될 것이다. 과대움직임 분절의 몸쪽, 먼쪽 관절의 움직임은 관절과 물렁조직 가동술, 자동 가동술 그리고 특별한 운동으로 향상될 수 있다. 비록 증상이 없다 하더라도 인접 과소움직임 관절을 가능하다면 빨리 가동시켜야 한다.

■ 정보, 교육 그리고 훈련 (To inform, instruct and train)

환자를 교육하는데에는 시간이 많이 걸리겠지만, 치료사와 환자 간 소통을 원활하게 하고 환자의 능동적인 참여를 유도하여 최대한 시간을 절약하여야 한다. 특히 환자의 집이나 직장 모두에서 환자 스스로 관리해야 하는 이동 동작을 방해하는 많은 요소들은 만성적으로 되풀이 되는 조건들이다. 도수치료 체계에서 근육뼈대계통 건강 향상, 재발 방지, 정상 움직임 유지나 회복을 위해 환자 역할의 중요성이 강조된다.

부가적인 가정 운동에서, 환자에게 일상생활동작(ADL), 신체기전 그리고 인간공학을 교육한다. 교육은 가정 운동뿐만 아니라 통증이완 방법, 예를 들어, 견인, 냉, 온열 또는 테이핑에 대해서도 이루어져야 한다.

환자의 움직임으로 신경학적 증상이 악화된다면, 가정에서의 교육프로그램은 특히 중요하다. 환자는 신경학적 징후를 주시하는 방법과 안전한 활동수준을 어떻게 결정하는지 등을 배워야 한다.

환자는 피해야 할 동작과 자세, 새롭게 발전시켜야 할 동작과 자세 그리고 더 건강하게 일하고 움직이는 방법에 대한 교육이 필요하다. 훈련 프로그램에서는 다양한 기능적인 활동을 하는 동안 일관되고 안전한 행동을 수행할 수 있을 때까지 운동학적 재훈련에서 근지구력, 근력, 협응력, 근육활동의 강도와 동원 그리고 동원 시간차 등이 강조되어야 한다.

치료적 훈련은 기본적으로 개별적으로 제공되거나 혹은 단체(예, 백 스쿨)로 제공된다. 훈련이 이상적이기 위해서는 물리치료사가 훈련강사로 있는 공식적인 치료에서부터 퇴원 후 가정 프로그램에 이르기까지 환자의 훈련이 계속되어야 한다.

사회심리적인 요소는 장애와 통증을 가지고 있는 환자의 훈련이나 교육을 방해할 수 있다. 종종 이런 환자들의 사회경제적인, 직업적인 요소, 가족이나 의사의 부주위로 인한 병, 불만, 화, 우울, 도피, 두려움, 탈컨디셔닝 그리고 통증들 간의 복잡한 상호작용을 관리하고 인식할 수 있는 치료사의 능력이 성공적인 치료 결과를 가져올 수 있다.

■ 연구 (Research)

많은 요소들이 도수치료의 유용한 연구 활동을 어렵게 한다. 근육뼈대계통 장애의 원인이나 치료 효과의 결정을 방해하는 많은 변수들과 도수치료 중재에 대한 타당한 평가도구 개발의 난해함으로 인해 임상치료의 타당성을 혼란스럽게 한다. 도수 기법에 대한 측정 간, 측정자간 신뢰도 연구가 지속적으로 이루어지고 있기는 하지만 많은 연구에서 능숙한 치료사들보다는 오히려 도수치료의 초보자들이 도수치료기법을 수행하고 있는 실정이며 당연히 이런 사항들은 연구결과에 영향을 미치게 된다. 환자 반응의 변화를 주시하는 평가 방법과 적절하고 의미 있는 기능적인 진단방법의 발전을 위해 수많은 연구가 수행되고 있다.
이것은 개척정신, 창의력 그리고 투지가 있는 연구자들에게 진정 흥분되는 새로운 연구영역이 될 수도 있다.

7 척추 증후군 (Spinal syndromes)

■ 척추 증후군의 주의 (Notes on spinal syndromes)

목뼈나 허리뼈 증후군에 대한 정보는 폭넓게 알려져 있음으로 여기서는 간단하게 논의하겠다. 그러나 도수치료사들이 일반적으로 접하게 되는 등뼈 증후군에 대해서는 유용한 정보가 많지 않기 때문에 등뼈 증후군에 대해서는 좀 더 상세하게 논의하겠다.

OMT 치료사에게 있어 또 다른 중요한 사항은 척추 기능부전과 관련된 자율신경계 및 내장기관의 변화와 일반적인 물리치료와의 관계에 대한 것 그리고 척추 기능장애에 의해 나타나는 변화와 내장계통의 장애에 의해 나타나는 변화간의 유사성에 대한 것이다. 비록 이런 변화들에 대한 임상적 연구 자료가 많지 않기는 하지만, 일반적으로 이런 증상을 환자들이 호소하고 있기 때문에 평가나 치료를 실시하는 동안 이와 같은 내용을 주지하면서 환자치료에 임하는 것이 중요하다.

■ 목뼈 증후군 (Cervical syndromes)

뒤통수뼈에서 네 번째 목뼈까지 해당되는 위쪽과 중간-목뼈부 질병들은 때로 두통과 편두통, 현기증, 연하곤란, 목구멍에 이물감, 쉰 목소리, 일반적인 흥분, 자율신경 반응, 그리고 청각, 시각, 인지력, 집중력, 기억력 장애와 같은 증상들을 동반한다. 그러나 불행하게도 이런 증상들과 제한된 위쪽 목뼈의 가동성에 대한 연구들이 만족할만하지 못하다. 반면 가동술 치료를 실시한 후에 증상개선이 나타났다는 임상보고는 매우 많다. 여기서 위쪽 목뼈에 대한 가동술 치료 개선효과에 대해서는 척추동맥과 주위 신경들, 숨뇌, 소뇌, 다리뇌, 미주신경과 혀밑신경, 목 부위의 교감신경분절 등이 매우 가깝게 배치된 해부학적 특징 때문이 아닌가 생각되고 있다.

C4 에서 T3 까지 해당되는 아래쪽 목뼈부 장애는 주로 국소 통증과 함께 위쪽 등뼈 영역과 팔이음뼈, 그리고 팔로 방사되는 증상을 동반한다. 임상물리치료사들은 흔히 아래쪽 목뼈부에 대한 가동운동이 위쪽 목뼈에서 기인하는 증상들을 개선하는데 영향을 미쳤다고 보고하고 있다. 이것은 아래쪽 목뼈나 등뼈의 어느 한 부분에서 감소된 가동성이 위쪽 목뼈나 다른 부위의 기능을 방해하거나 증상을 유발시킬 수 있기 때문이다.

따라서 OMT 치료사들은 위쪽 목뼈의 증상을 치료하고자 할 때 필요할 경우, 아래쪽 목뼈와 위쪽 등척추 그리고 허리뼈 부위에 이르기까지 가동운동을 함께 실시함으로써 위쪽 목뼈 증상 개선을 위한 가동운동치료의 효과를 향상시킬 수 있다.

■ 등척추 증후군 (Thoracic syndromes)

등척추의 해부학적 특징은 척추관(spinal canal)과 척추사이구멍(추간공; interverebral foramen)이 다른 척추뼈 부위보다 약간 더 크다는 것이다. 그 외에는 다른 척추부위의 해부학적 구조와 특징적인 차이점이 없다. 아마도 등척추 신경근 과민이 다른 척추뼈 부위에 비해 비교적 드문 이유 중에 하나가 이것 때문일 것으로 생각되고 있다. 하지만 갈비척추관절(늑추관절; costovertebral joint)과 갈비가로돌기관절(늑횡관절; costotransverse joint)부위와 같이 작은 관절들이 많이 위치한 부위에서는 돌기사이관절증후군을 비롯한 통증성 관절 제한이 많이 나타날 수 있는 해부학적 특징을 가지고 있다.

등척추에 대한 가동성 제한 부위를 치료하기에 앞서 치료사는 끝 느낌 등을 이용하여 등척추의 어느 분절에서 과소움직임이 있는지를 찾아내고, 2개의 척추뼈 사이에서 나타나는 가동성 제한의 특징을 밝혀내야 한다. 등척추부위에서 나타나는 국소 증상들은 침범된 척추관절을 중심으로 주변 근육에 통증과 팽팽함을 동반하게 된다. 이와 같은 결과로 연계되어 나타날 수 있는 증상에는 갈비뼈 사이에서 나타나는 통증과 침범된 등척추의 수준과 관련이 있는 피부분절에서 나타나는 지각과민, 가슴우리 앞쪽의 심한 통증 그리고 통증에 대한 통증방어자세 등이 있다.

한편 등척추에 가해진 손상들은 남녀노소를 불문하고 모두에서 통증에 의한 분절 과소움직임을 유발할 수 있다. 특히 뼈연골병증(골연골증; osteochondrosis)이나 척추관절강직증(spondylosis)과 같은 퇴행성 변화를 겪게 되는 50세 이상의 고령 환자들은 등척추 분절의 과소움직임에 보다 예민한 경향이 있다. 고령의 환자가 침상에 오랜 기간 누워있을 경우 이런 등척추 증상으로 인해 환자와 보호자 모두가 놀라게 되는 경우가 종종 발생한다. 왜냐하면 극심한 통증과 호흡곤란으로 인해 심장이나 폐에 질환이 있는 것은 아닌가 하는 의심을 갖게 하기 때문이다. 이런 경우에 정형도수치료에서 실시하는 평가방법으로 제한된 분절로부터 야기되는 통증을 감별 진단하는 것이 가능하기 때문에 결정적인 증거를 찾을 수 있다. 또한 특정 가동운동기법을 이용한 성공적인 시험치료도 치료사의 잠정적 진단을 확인시켜 줄 수 있는 방법이다.

통증성 등척추 관절증후군은 비록 통증이 국소적이라 하더라도 척추와 연관된 부위로 퍼져나갈 수 있기 때문에 잘못 오해하여 갈비사이신경통(intercostal neuralgia)이나 근원성 증후군(myogenic syndromes)으로 잘못 평가할 수 있으므로 치료사는 환자검진에 신중을 기해야 한다. 등척추 분절의 기능장애와 연관되어 특징적인 방사통이 심할 경우, 내장기관 질병에 의한 방사통과 유사하므로 OMT 치료사는 등척추 부위의 장애와 내장기관의 문제를 감별진단 할 수 있어야만 한다.

많은 내장기관들이 등척추 부위와 신경지배를 공유하고 있기 때문에 콩팥돌증(신장결석; nephrolithiasis) 막창자꼬리염(충수염; appendictits) 및 심장, 쓸개주머니 등에서 나타나는 증상들과 등척추의 질병에서 나타나는 증상들이 매우 유사하다. 따라서 가성 가슴조임증(가성협심증; pseudo angina pectoris)이나 가성 운동장애(pseudodyskinesia), 가성 막창자꼬리염(가성충수염; pseudoappendicitis)과 같은 용어들을 실제 질병과 구별하기 위해 사용하고 있다.

1963년에 Bechgaard는 등척추 분절통증증후군이 있는 75명의 환자를 대상으로 병원의 입원진단과 퇴원진단을 비교하는 연구를 실시하였다(표 1). 그 결과 환자의 입원진단에서는 모두가 내장질병과 연관성이 있는 것으로 진단되었으나 이들 사례의 85%에서 등척추 분절통증 증상들이 가동운동 실시와 국소마취주사 혹은 견인검사에 의하여 영구적으로 완화됨으로써, 퇴원 시 진단에서는 분절통증증후군으로 변경되었다고 하였다.

표 1: 등척추 분절통증증후군의 사례에 대한 병원의 입원 시 진단

병원 입원시 진단	사례의 수	치료효과		양성 등척추 X-ray 소견
		마취	가동운동	
가슴조임증 (협심증)	8	2	5	1
관상동맥 혈전증	5	1	3	
심장질환	10	2	4	4
과도호흡	5		5	
공기가슴증 (기흉)	1			
호흡곤란	9	2	7	2
슬개주머니 (담낭)	8	3	4	3
신장질환	1	1		1
가슴통증 (흉통)	28	1	24	5
합계	**75**	**12**	**52**	**16**

특히 등척추에서 나타나는 항진된 분절현상은 내장계 질환과 체성질환의 구별을 더욱 어렵게 만들고, 신경지배와 관련이 있는 구조물 내의 어떤 자극은 그것과 연관된 척추뼈 분절에서 통증역치를 낮추어 통증을 일으킬 수 있다. 예를 들어, 가슴 신경근(thoracis nerve root)의 자극은 가슴조임증에서와 유사한 증상을 나타내게 할 뿐만 아니라 가슴우리, 어깨관절 및 팔에 증상을 동반하는 실제 가슴조임증은 (촉진된 분절로 인해) 등척추를 자극할 수 있고, 문제의 원인이 되거나 증상을 악화시킬 수도 있다. 이런 경우 등척추 가동운동을 실시하면 일시적으로 증상을 감소시킬 수 있다.

등척추와 연결된 관절 특히, 갈비척추관절과 갈비가로돌기관절에서 나타나는 운동제한은 다른 분절증후군과 구별하기가 쉽지 않다. 환자의 증상이 등척추와 연관된 관절로부터 기인된 경우, 갈비뼈에 압박을 가하거나 머리쪽이나 꼬리방향으로 갈비뼈를 움직이면 증상이 증가된다. 오랜 기간 동안 침상에 누워있던 고령의 환자들과 운동선수들은 흔히 이런 갈비뼈증후군을 나타내는 경향이 있다. 통증이 아주 심할 때는 환자를 병원에 입원시켜야 할 경우도 있다.

등척추의 종양은 등척추신경근을 흥분시킬 수 있고 분절기능 부전과 유사한 증상을 진행시킬 수 있다.

■ 허리뼈증후군 (Lumbar syndromes)

원반와 돌기사이관절 모두에 영향을 미치는 허리뼈증후군은 OMT 치료사들이 흔히 임상에서 볼 수 있는 증상들 중의 하나이다. 여기에 더하여 자주 발생하는 원반질환과 윤활막관절질환, 신경근 병변과 같은 질환에 노출되어 있는 허리뼈의 경우, 반월판류(meniscoids)에 의한 돌기사이관절의 잠김(blocking)이나 섬유테의 미세손상에 의한 척추사이원반관절의 자극 등에도 영향을 받기 쉬운 상태에 놓이게 된다. 따라서 운동제한과 이들 질환에 따른 통증성자세(antalgic postures)는 손상된 허리뼈구조물 내에 있는 자유신경종말의 자극과 인접한 손상 조직에서 나타나는 팽윤 및 염증성 삼출물 등에 의해 이차적으로 발생한 압박과 자극 모두에 영향을 받는다.

허리뼈관절에서 흔히 나타나는 급성 허리 통증(low back pain) 즉, 요통은 그 통증양상이 척추주위 근육조직에서 나타나는 것과 같이 국소적이기 때문에 근 염좌나 근 연축으로 오진하기가 쉽다. 하지만 근경축이나 허리 폄근의 긴장 증가는 허리뼈앞굽음을 일으키거나 증가시키는데 반해 원반과 같은 대부분의 급성 허리 통증의 경우에서는 오히려 굽이가 평편하거나 통증성 측방 기울임(antalgic lateral shift)이 동반된 허리뼈뒤굽음 형태를 취하기 때문에 감별진단이 어느 정도 가능하다.

급성 허리 통증의 또 다른 특징은 자주 재발된다는 점과 척추사이원반과 신경근의 퇴행성 변화로 인해 만성적 허리뼈기능장애로 발전될 수 있다는 점이다. 실제로 신경근과 연관된 질환을 가지고 있는 환자들은 다리 통증을 비롯해 이상감각과 같은 여러 형태의 증상을 호소한다. 따라서 OMT 치료사는 정확한 환자검진을 통해 내장기관으로부터 유래하는 가성 방사통과 반드시 구별할 수 있어야 한다. 그러나 치료사가 이를 구별하지 못하여 신경근 질환과 유사하게 다리로 통증을 방사하는 내장통을 단순히 가동운동치료로만 치료할 경우, 좋은 효과를 보지 못하게 된다.

■ 신경근 증후군의 신경학적 평가
(Neurologic evaluation of nerve root sundromes)

신경근 증후군을 평가하기 위해 정형도수치료에서 실시하는 감별진단에서는 피부분절(dermatome)과 근육분절(myotome), 뼈분절(sclerotome)을 포함한 척추 신경근과 말초신경의 신경지배 양상에 대한 해부, 생리학적 지식이 필요하다. 정상적인 경우에도 사람에 따라 신경지배 양상이 약간씩 다르고 특히 피부분절은 신경지배가 중복되는 양상을 가지고 있기 때문에 정확한 검사를 위해서는 의심이 가는 척추부위의 주요 근육들과 피부분절뿐만 아니라 의심이 되는 척추분절의 위와 아래 부위에 있는 피부분절까지 검사하는 것이 필요하다. 따라서 정형도수치료에서는 임상에서 도수치료사가 환자를 진단할 때 신경지배가 상세히 설명되어 있는 피부분절이나 근육분절 차트를 이용할 것과 의심이 되는 신경근 질환을 검진하는데 있어서 필요한 신경학적 평가를 잘 숙지하여 적절히 사용할 것을 추천하고 있다.

■ 피부의 감각신경 지배 (Sensory innervation of the skin)

환자의 감각이상을 검사하고자 할 경우, OMT 치료사는 분절별 피부신경지배와 말초신경지배의 유형을 서로 구별할 수 있어야 한다. *그림 7.1* 과 *그림 7.2* 에서 보인바와 같이 피부신경지배는 여러 신경원들에 의해 중복 지배되고 있기 때문이다. 때에 따라 환자가 불분명한 감각장애를 표현하는 것은 피부분절의 상당부분이 중복 지배되고 있다는데서 기인하는 것이다. 그러므로 환자검진을 실시할 때 치료사는 말초신경지배의 유형을 보다 정확하게 파악하고 있어야 한다.

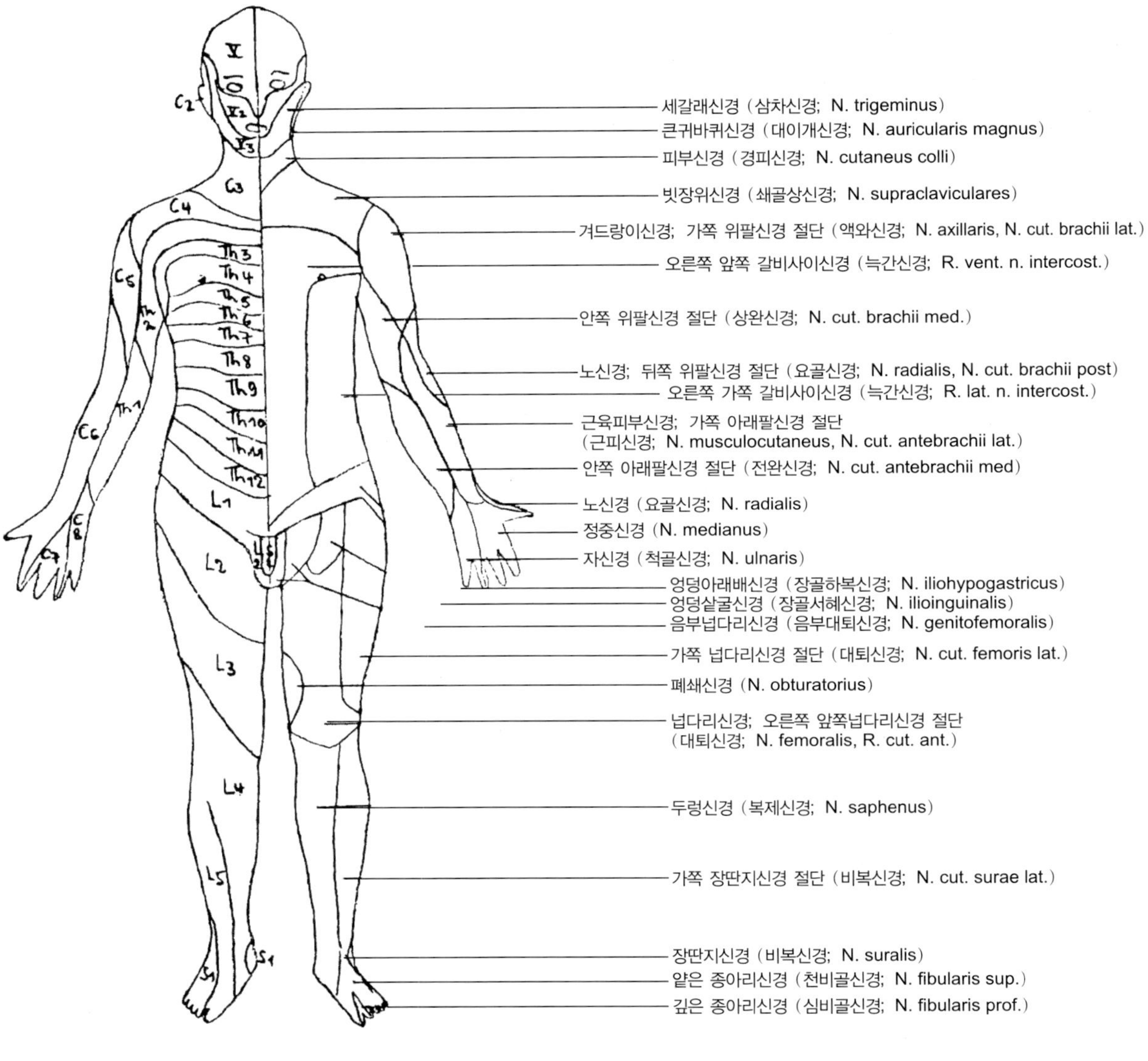

그림 7.1

인체 앞쪽 피부분절(신경근 분지)과 말초신경 지배

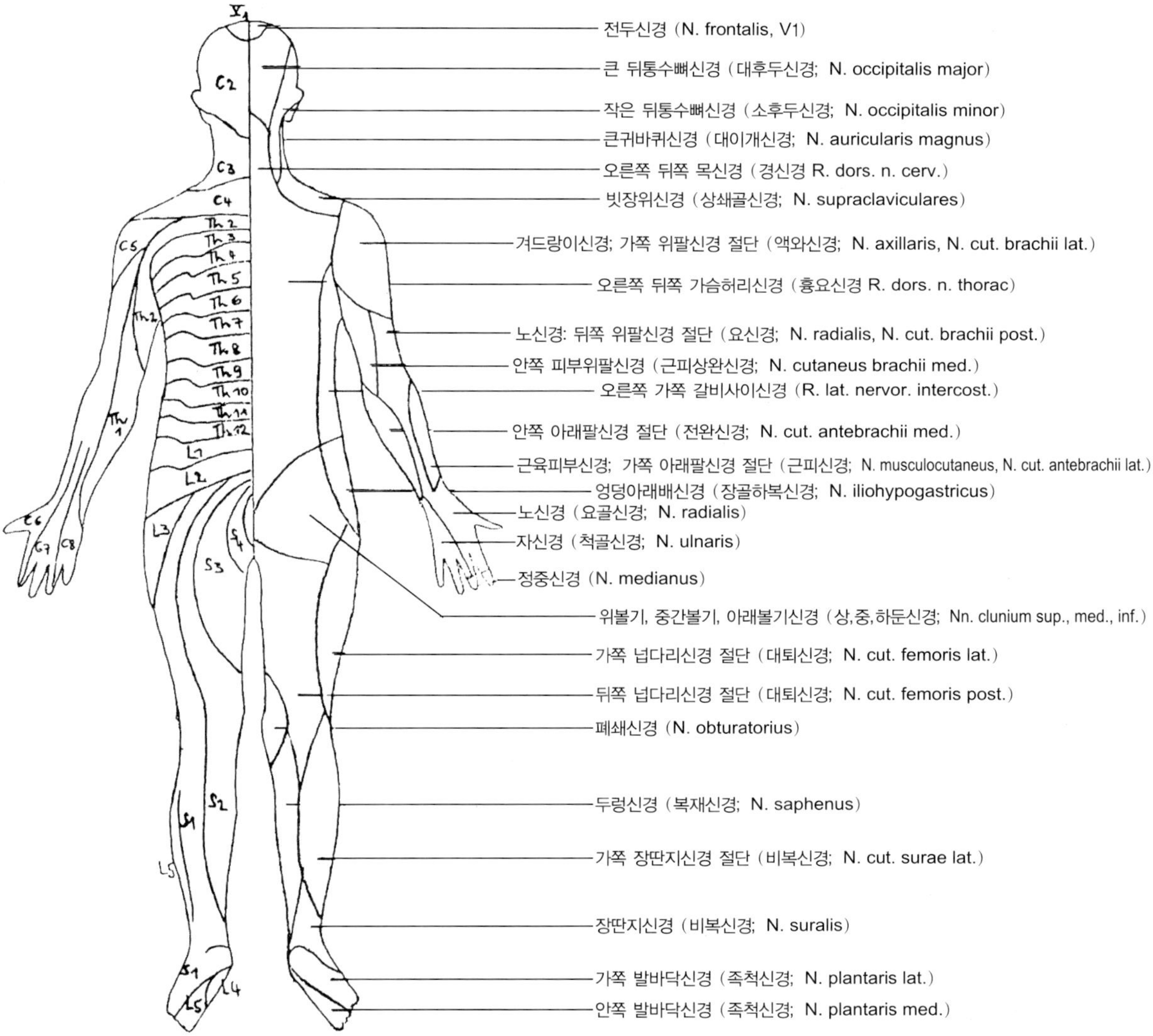

그림 7.2

인체 뒤쪽 피부분절(신경근 분지)과 말초신경 지배

■ 운동 신경지배 (Motor innervation)

검사 시 운동기능 상실이 있을 경우에는 먼저 치료사는 근육의 약화가 말초성으로 기인되는지 아니면 중추성으로 기인되는지를 평가해야 한다. 예를 들어, 단일 신경근 병변은 병변자체가 말초에서 척수 앞뿔까지 침범된 병변이기 때문에, 이런 단일 신경근 병변의 특징은 경련이 나타나지 않으면서 오직 이완성 경향만이 나타난다는 것이다. 이런 형태의 마비는 도수근력검사, 근 위축 평가, 근전도 혹은 시치 등의 검사를 통해 감별하는 것이 가능하다.

인체를 이루고 있는 거의 모든 근육들은 한 신경근에 의해 지배받기 보다는 대부분 하나 이상의 신경근에 의해 지배를 받고 있다. 이런 해부학적 특징을 기반으로 해서 정형도수치료에서는 단일 신경근에 의해 지배받고 있는 근육들을 척수신경근 병변에 대한 평가에 매우 유용하게 활용하고 있다. 즉, 주요 근육의 어떤 기능 상실이나 위축은 그 근육의 지배와 관계있는 특정 척추분절에서의 신경근 병변을 의심할 수 있다.

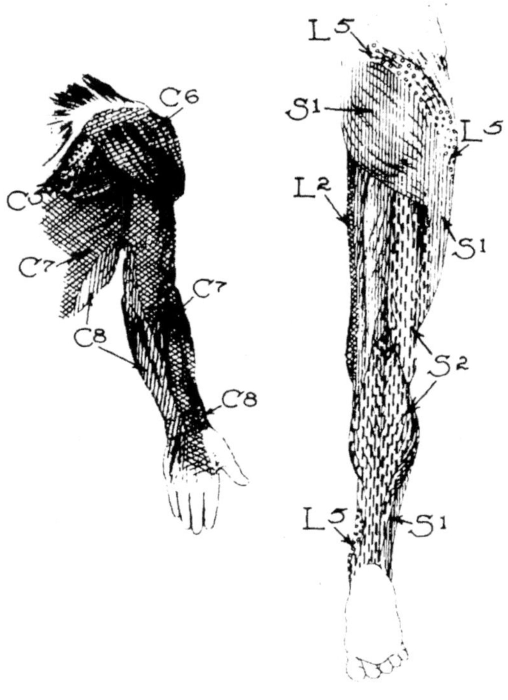

그림 7.3

팔이음뼈와 함께 오른쪽 팔, 그리고 오른쪽 다리에 대한 근육분절, 뒷면
[Inman과 Saunders, 1944]

■ 심부구조의 감각 신경지배 (Sensory innervation of deep structures)

근육(근육분절)과 인대, 뼈막(뼈분절)에 대한 구획별 신경지배는 피부신경의 피부 구획 지배와 차이가 나는 경우가 더러 있는데, 특히 팔다리와 팔이음뼈, 골반에서 보다 두드러지게 나타난다. 예를 들어, 어깨뼈의 아래 각 표면을 덮고 있는 피부는 T6와 T7 신경근(*그림 7.2 참고*)에 지배를 받는데 반해 뼈막과 혈액공급 그리고 근육은 C7 (*그림 7.3 참고*)에 의해 신경지배를 받는 것 등이 이에 해당한다.

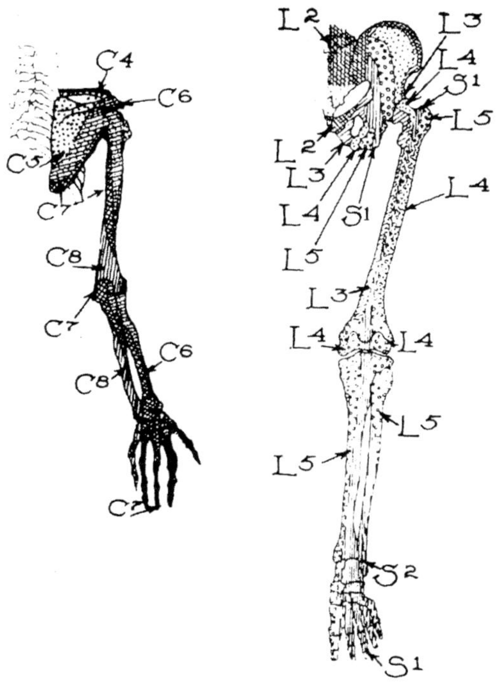

그림 7.4
팔이음뼈와 함께 오른쪽 상지, 그리고 오른쪽 다리에 대한 뼈분절, 후면
[Inman과 Saunders, 1944]

■ 흔한 신경근증후군 (Common nerve root syndrome)

표 2: 목 등척추 신경근증후군 (cervicothoracic nerve root syndromes)

신경근	핵심근육(들)	반사	피부분절
C1	내재성 위쪽 목 굽힘근과 O-C1 사이의 폄근		
C2	C1-C2 사이의 내재성 위쪽 경부 돌림근		뒤통수뼈부
C3	목갈비근 (Scaleni)		"위 어깨부 (Shawl)"
C4	가로막		"어깨부 (Epaulets)"
C5	위팔두갈래근, 가시아래근과 가시위근	위팔두갈래근힘줄반사	어깨관절 (shoulder) 위팔의 가쪽
C6	위팔노근, 손목폄근	위팔노근반사, 노뼈막반사 (radialperiosteal reflex)	아래팔 (노측), 엄지와 두 번째손가락
C7	위팔세갈래근 손목굽힘근 손가락폄근 짧은엄지벌림근 엄지맞섬근	위팔세갈래근힘줄반사	아래팔 (뒤쪽) 세번째 손가락과 두 번째 손가락(2,3)
C8	손가락굽힘근 엄지모음근 새끼벌음근	엄지근반사 (thumb reflex)	아래팔 (자측) 새끼와 다섯번째 손가락 (4,5)
T1	뼈사이근 (interossei)		팔 (안쪽)

표 3: 허리엉치 신경근증후군 (Lumbosacral nerve root syndromes)

신경근	핵심근육(들)	반사	피부분절
L1-2	고환올림근 (cremaster)	고환올림근반사 (cremasteric reflex)	허리"허리띠 (back belt)"
L2-3	엉덩관절 벌림근	모음근반사 (adductor reflex)	앞쪽넙다리 ~ 무릎관절부
L4	앞정강이근 넙다리네갈래근 (안쪽넓은근)	슬개힘줄반사 (patellar tendon reflex)	다리의 안쪽 ~ 발목관절 안쪽복사
L5	긴엄지폄근 긴,짧은손가락폄근 뒤정강이근	뒤정강이근반사 (tibialis posterior reflex)	발등쪽 (dorsal foot) 엄지발가락
S1	종아리근 다리세갈래근 (장딴지근과 장딴지근 안쪽)	아킬레스힘줄반사 (Achilles tendon reflex)	발의 가쪽과 발바닥 새끼발가락

기법 (TECHNIQUES)

■ Notes

8 기법 원리 (Technique principles)

■ 도수기법 학습 (Learning manual techniques)

악기를 마스터 할 때, 이론이나 기본 기법은 빨리 습득할 수 있는 반면, 잘 연주할 수 있게 되기 위해서는 수년이 걸린다. 이와 마찬가지로 정형도수치료를 마스터하기 위한 공부와 실습에도 수년이 필요하다.

종종 도수치료를 처음 접하는 치료사는 무디고 위험스러운 손을 가지고 있다. 치료사가 끝 느낌을 정확하게 느낄 수 있고, 첫 번째 멈춤에 근접함을 확실하게 느낄 수 있기 위해서는 수많은 연습을 해야할 수도 있다. III 단계 신장 가동술을 시도하기 위해서는 원치 않는 압박력이나 과도한 신장으로 환자 또는 실습 대상자를 손상시킬 수 있는 위험요소를 조절할 수 있는 도수치료 기법을 마스터해야 한다.

숙련되지 않은 치료사는 우선 검진 기법, 특히 I 단계와 II 단계 움직임을 마스터해야 한다. III 단계 신장–가동기법을 시도하기에 앞서, 증상이 없는 대상자에게 가동술을 실습할 때 실습자는 관절에 과도한 신장이나 조직 손상을 피하기 위해 (슬랙범위 내에서만) II 단계 가동술 실습할 것을 추천한다.

책이나 학교수업만 가지고 정형도수치료를 배우는 것은 쉽지 않다. 교육생들은 아주 능숙한 임상치료사에 의해 수행되는 복잡하고 효과적인 치료를 관찰하는데 많은 시간을 투자해야 하고, 임상에서 실제 이루어지는 환자 치료 상황들을 점검해 보는 것으로 자신의 손기술이 향상될 수 있도록 노력해야 한다.

척추의 특수 도수 가동성 검사 학습

분절 움직임 검사는 치료에 대한 환자의 반응을 평가하고, 환자의 신체적 상황의 변화를 주시하기 위한 탁월한 방법이다. 물론 이 기법이 이미 기존의 치료사들이 사용하고 있는 것들과 유사하기는 하지만 특정 척추 움직임을 숙련되게 평가하고 느끼기 위해서는 연습을 자주 해야 하고, 재능이 있어야 하고 또 시간을 투자해야만 한다.

물렁조직 치료에 대한 실습, 특히 기능 마사지는 수동적인 움직임을 숙련되게 하는데 도움이 된다. 물렁조직을 치료하고 나서, 물렁조직 아래 존재하는 뼈와 관절들이 어떻게 움직이는지를 느낄 수 있게 될 것이고 그런 후에 움직임의 질이 정상인지 아닌지와 서로 연계되어 있는 구조들이 얼마나 많이 움직이는지 등을 판단하는 능력도 향상될 것이다.

■ 도수기법 적용 (Applying manual techniques)

효과적으로 도수기법을 적용할 수 있도록 설명한 매뉴얼만 가지고 환자를 치료할 경우, 그 미묘하면서도 다양한 수많은 차이들을 적절하게 구분해 낼 수는 없다. 따라서 감독관이 입회하는 임상실습이 대안이 될 수 있다. 반면 일부 원리들은 도수치료를 능숙하게 적용하기 위한 전제조건이 되기도 한다. 이런 원리들은 환자를 효과적으로 치료하고, 치료사 몸을 안전하고 효율적으로 사용할 수 있도록 하기 위해 반드시 적용되어야 한다.

관절 기능 해부학의 다양성

일반적으로 관절내 움직임의 끝 느낌이 정상이라면, 설령 움직임의 방향이나 범위가 기준에서 다소 변위되었거나 비대칭이라 할지라도 관절은 정상이다.

같은 사람이라도 몸의 양쪽이 대칭을 이루지 않을 수 있고, 사람들 간에도 정상 해부학의 구조적 다양성을 고려해야 있다. 숙련된 OMT 치료사는 일차적으로 문서화된 표준 움직임보다는 비정상적인 움직임의 질을 근거로 치료 결정을 내리게 된다.

예를 들어, 봉우리빗장관절(견쇄관절: acromioclavicular joint)의 관절내 움직임 검사를 하는 동안 봉우리(견봉: acromion)의 오목한 관절면이 한쪽은 다른 쪽에 비해 좀 더 가쪽으로로 향하고 반대쪽은 좀 더 안쪽으로 향하고 있는 것을 발견할 수도 있다. 또는 정상범위 내에서 환자가 목뼈 돌림의 전범위 운동을 하는 동안 양쪽 모두 끝 느낌이 정상인데 왼쪽 돌림보다 오른쪽 돌림이 10° 더 되는 경우를 발견할 수도 있다. 이런 결과들은 관절의 병리적인 상태 때문이라기보다는 관절면의 비대칭적인 방향성의 결과인 것으로 보인다. 장시간 비대칭적인 활동에 노출되는 경우, 해부학적 구조에 비대칭적인 적응을 유도할 수도 있다.
예를 들어, 골프, 테니스 및 투창 같은 스포츠에 장시간 참여하는 경우이다.

관절내 움직임과 끝 느낌이 모든 방향에서 정상이라면, 관절 움직임의 방향이나 범위가 기준으로부터 다소 벗어나거나 비대칭이라 할지라도 관절은 정상이다.

■ 목적 (Objective)

관절검사기법과 관절치료기법 간에 차이는 명백하지 않다. 관절내 움직임의 검사기법은 이완이나 통증감소를 위해 편안위치에서 부드러운 I 단계이나 II 단계 견인 가동술로 적용될 수 있다. III 단계 신장–가동기법은 가끔 끝 느낌 검사나 증상 국소화 검사에 활용될 수 있다.

잡기나 고정 및 관절의 위치변화로 많은 관절 가동술이 이완이나 통증감소를 위한 치료나 검사로 또는 신장–가동술로 활용될 수 있다. 게다가 관절 위치의 변화로 검사 또는 치료 효과는 훨씬 더 특별해 질수 있다. 다음 각 장에서, 부위별 각 기법의 최상의 적용방법을 제시할 것이다.

≫ **"검사"** 대개 기법이 검사만을 위해 사용되는 것을 말한다. 회선검사는 곡선 화살표로, 일직선이나 직선적인 검사는 직선 화살표로 표현하였다. 검사의 목적이 "가동성" 인지 "증상검사" 인지 또는 I 단계, II 및 III 단계 움직임을 이용하여 "끝 느낌을 포함하는 분절의 범위 평가인지 움직임의 질 평가" 인지를 표현하였다.

≫ **"검사와 가동술"** 기법은 관절내 움직임 검사(I~II 단계)나 편안위치에서 통증 이완 견인 가동술(I 단계와 II단계 SZ), 이완(I 단계 통과하는 II단계 TZ) 그리고 견인신장 가동술(III단계)을 위해서 사용되어지는 것을 말한다. 보통 치료나 검사 모두 같은 손잡기를 사용하여 수행한다.

≫ **"검사와 신장 가동술"** 이 기법은 도수 고정을 동반한 관절내 움직임 검사(II~III단계)나 신장–가동술(III 단계)로 추천된다. 보통 치료나 검사 모두 같은 손잡기를 사용하여 수행한다.

≫ **"신장 가동술"** 이 기법은 좀 더 효과적인 신장(III 단계)을 위해 다른 손잡기 방법으로 좀 더 강한 고정이나 잠금 기법으로 적용되어지는 것을 말한다. 일반적으로 신장 가동술은 편안위치에서 벗어나 제한된 위치에 관절을 위치시키고 적용된다.

이 책에는 기법 적용의 큰 틀만을 안내하고 있다. 실제로 숙련된 치료사는 환자의 조건과 정해진 치료목적에 따라 기법을 변형하여 적용할 것이다.

■ 시작자세 (Starting position)

환자의 자세 (Patient's Position)

환자를 정확히 평가하고 기본적인 가동운동기법을 효과적으로 적용하기 위해서 환자의 자세를 편안위치나, 실제 편안위치에 위치하도록 한다.

이와 같이 환자를 지정된 위치에 있게 함으로써 관절을 비롯하여, 연관된 근육 및 물렁조직들도 이완된 상태에 있게 할 수 있다.

그러나 환자의 상태에 따라 가장 좋은 시작자세를 찾기 위해 치료사가 반복하여 위치를 바꾸는 경우도 있다. 예를 들어, 통증을 감소시키기 위해 미리 위치를 잡는 실제 편안위치나 3차원의 입체적인 견인위치가 그것이다.

≫ **환자가 서 있는 자세**를 취해야 한다면 치료사는 환자의 안정성을 위해 양발을 약간 평행하게 벌리고 서도록 지시한다.

≫ **환자가 의자에 앉은 자세**를 취해야 한다면 치료사는 평가와 치료를 실시하는 동안 환자의 척추가 적절한 위치에 있도록 하면서 동시에 신체의 안정성을 도모하기 위해 환자의 양발이 바닥에 지지되도록 한다.

≫ **환자가 엎드려 누운 자세**에 있다면 치료사는 환자의 허리뼈를 편안위치에 있게 하기 위해 적절한 크기의 베개로 환자의 위쪽 복부를 받쳐주는 것이 필요하다. 경우에 따라서는 환자가 엎드린 상태에서 편안위치를 계속 유지하도록 하기 위해 가슴우리 밑에 베개를 받쳐 주는 것이 필요할 수도 있다. 또한 어떤 경우에서는 환자의 척추를 편안위치에 있게 하고 충분한 근 이완이 될 수 있게 하기 위해 치료사는 치료대의 머리 쪽을 밑으로 내려주는 것이 필요할 경우도 있다.
치료사가 정형물리치료용 치료대를 선택할 때, 환자의 코와 입을 위해 치료대 머리 부분에 구멍이 만들어져 있는 것을 택함으로써 환자가 숨을 쉬기 위해 목을 좌우로 돌리지 않아도 되도록 해야 한다. 왜냐하면, 환자가 엎드려 누운 상태에서 목뼈 돌림을 시행할 경우, 목 주위의 근육 긴장을 증가시키며 그 결과 척추 움직임에 영향을 미칠 수 있기 때문이다.

≫ **환자가 옆으로 누운 자세**에 있다면 치료사는 환자의 엉덩관절과 무릎관절에 안정성을 제공하기 위해 엉덩관절과 무릎관절을 굽히도록 지시한다. 그러나 환자의 척추굽이는 옆으로 누운 자세에서도 서 있을 때 나타나는 정상적인 척추굽이가 그대로 유지되도록 하여야 한다. 이 후 치료사는 환자의 뒤쪽 즉, 환자의 전두면에서의 척추 위치를 주시하여야 한다. 또한 많은 경우에서, 특히 넓은 골반을 지닌 여성 환자들에게서 척추의 옆 굽힘을 조절하기 위해 환자의 허리 밑에 베개나 수건을 말아 받쳐주는 것이 필요하다.

≫ **환자가 바로 누운 자세**에 있다면 치료사는 환자의 머리를 치료대나 베개로 직접 지지해 주고 환자의 다리가 약간 벌어진 상태에서 환자가 전체적으로 이완할 수 있도록 만들어 준다. 그리고 환자의 양쪽 무릎 밑에 베개를 받쳐주거나 환자가 양쪽 무릎관절을 굽힌 자세를 취할 수 있게 해주면 허리뼈의 편안위치를 확보할 수 있다.

치료사가 환자 치료를 시행할 때 잊지 말아야 할 것은 환자 개개인이 가지고 있는 특성과 유연성을 고려해 그에 맞는 치료 자세를 취하게 해 주어야 한다는 것이다. 예를 들어, 환자에게 "손을 깍지 껴 목 뒤로 가져가는 것"을 치료자세로 요구할 경우, 일반적으로 치료사는 환자로 하여금 가능한 팔꿈치를 높게 들어 목뒤로 가져가게 해서 양 손가락을 서로 깍지 끼도록 해야 한다. 그러나 뻣뻣한 어깨나 팔이 짧은 환자의 경우는 이런 자세를 취할 수 없으므로 치료사는 환자의 손을 목이나 머리 대신 다른 부위로 가져가도록 지시한다. 즉, 환자가 움직일 수 있는 적절한 범위 내에서 자세를 취하도록 한다.

치료사의 자세 (Therapist's position)

치료사는 가능한 한 환자에게 밀착된 적절한 자세에서 인간공학이나 생체역학 측면에서 평가하는 것이 중요하다. 이런 자세는 무릎관절과 엉덩관절을 굽힘과 넓은 기저면을 필요로 한다. 이 때 정상적인 허리뼈굽이가 유지되도록 한다. 효과적인 신체기전을 충분히 확보하기 위해 치료대 높이를 적절하게 조절한다.

■ 손의 위치 (Hand Placement)

가장 기본이 되는 관절평가와 가동운동기법들을 시행할 때 환자를 다루는 치료사 손의 위치는 매우 중요하다. 치료사는 한 손으로 환자의 신체를 움직이고 다른 한 손으로는 촉진과 (인접 관절의 움직임을 최소화하기 위한)안정성 및 (상대 관절의 움직임을 방지하기 위한) 고정을 확보하기 위한 안정을 유지해야만 한다. 이 때 치료사의 양손은 운동의 질과 양을 확인하여야 한다.

치료사가 환자를 치료함에 있어 운동의 질을 보다 정확히 느끼기 위해서는 환자에게 적용하는 접촉력의 크기를 가능하면 적게 하는 것이 치료사의 감각기능을 보다 예민하게 해 운동의 질을 충분히 감지할 수 있게 해준다. 숙련되지 못한 치료사일수록 움직임이 잘 느껴지지 않기 때문에 흔히 움직임을 느끼기 위해 과도한 힘을 주어 접촉하는 경우가 많은데 이런 조치는 운동 시 일어나는 변화를 상위신경원에 전달하는 운동감각 되먹이 기전을 방해해 운동의 질과 운동 자체를 왜곡시킬 수도 있다.

환자 치료 시 도수치료사는 작은 운동범위의 등급만을 척추분절에 적용해야 한다. 지나친 힘을 가할 경우, 목적하고자 하는 부위 외의 척추 운동사슬과 연관된 다른 부분에서도 운동이 유발됨으로써 주위 분절의 안정성을 상실할 수 있기 때문이다.

오랜 기간 숙련과정을 거친 노련한 OMT 치료사는 환자를 치료함에 있어서 안정성과 고정성, 움직임과 가동성의 기능들을 적절하게 조절함으로써 목적하는 치료의 효과를 성공적으로 이끌어 수 있다. 이 책에서 사진으로 제시하고 있는 기술들은 치료 동작을 실시한 마지막 자세를 보여주고 있다. 치료사가 사진에 표현되어 있는 기술을 반대쪽에서 환자에 적용하고자 할 경우에는 치료사의 위치를 반대편으로 옮기고 고정하는 손과 실행하는 손의 위치만 바꾸어 실시하면 된다. 실제로 환자의 상태에 따라 치료사는 왼쪽, 오른쪽 모두에서 치료가 가능해야 하기 때문에 교육생들은 가동운동기술을 양쪽으로 번갈아 가면서 실습해야 한다. 검사방법이나 I 단계와 II 단계 부드러운 가동술에 대한 손잡기와 장시간 동안 신장-가동술에 대한 손잡기 방법은 서로 다르다. 검사나 중간 범위 부드러운 가동술의 손잡기는 좀 더 적은 접촉면을 사용하며, 간혹 손가락만 사용하기도 하다. 좀 더 긴 시간 적용되는 신장-가동술에 대한 손잡기는 보다 강한 고정과 좀 더 효과적인 치료사 신체기전을 이용하기 위해 손의 넓은 접촉면을 사용한다. 상대적으로 큰 관절을 잡기 위해서는 치료사 몸이나 벨트를 이용하여 강화하기도 한다.

도수치료사는 가능하면 적은 접촉압을 사용하여, 좀 더 민감하게 움직임의 질을 확인한다. 과도한 압력은 움직임의 질에 대한 반응을 차단할 뿐만 아니라 움직임을 방해하기도 한다. 어느 척추분절이든 아주 작은 움직임만을 허용하기 때문에 과도한 접촉압은 척추의 운동사슬을 통해 필요 없는 움직임을 유발할 수 있으며 그 결과 이웃하고 있는 분절의 안정성이 상실되게 된다.

실습에서, 관절 하는 두 뼈의 관절 틈 가까이에 잘 배치된 손잡기는 압박을 제거하거나 관절을 중립위치에 있게 하여 충분한 I 단계 견인을 수행할 수 있기 때문에 검사나 가동술 수행을 원활하게 한다.

예를 들어, 신경, 근육 및 힘줄 같은 민감한 물렁조직 구조물들은 옆으로 밀어 놓는 것과 같이 환자가 편안함을 느끼도록 손잡기를 변조하거나 또는 그에 적합한 손잡기가 필요하다. 어떤 경우에는 적절한 손잡기를 위해 뼈의 돌출부로부터 일정거리를 두고 접촉하는 것이 필요할 수도 있다.

치료사의 고정하는 손 (Therapist's stable hand)

많은 가동기법에서, 치료사는 한손을 움직이는 동안 다른 한손은 안정성을 유지하여야 한다. 치료사의 고정하는 손은 안정과 고정을 제공하고 대개는 관절 틈 몸쪽에 위치시킨다.

고정하는 손의 손가락들은 관절 틈 촉진에 이용된다. 치료사가 촉진하는 손을 안정적으로 유지하고 움직이지 않는다면, 좀 더 쉽게 움직임을 촉진할 수 있다.

특수 수동관절기능검사와 가동술을 실시하는 동안, 치료사의 고정하는 손의 손가락으로 촉진을 시도 할 수 있다. 예를 들어, 대상이 되는 척추분절에 필요하다면 나머지 손가락은 이웃 구조물들을 고정시킨다. 많은 치료사들이 (이 책의 그림에서처럼) 촉진하는 손가락으로 두 번째 손가락을 사용하고 있으나 치료사 개인의 취향과 본인이 생각하기에 민감하고 편하다고 생각이 되는 다른 손가락을 촉진에 사용할 수도 있다. (이 책에서 기법을 수행하는 손의 "X" 는 치료사의 고정하는 손을 나타낸 것이다)

일반적으로 촉진하는 손가락은 관절을 이루는 양쪽 뼈를 동시에 접촉하도록 하고 손가락이 관절 틈에 위치하도록 하여야 한다. 아래에 표현되어 있는 내용들은 척추에서 움직임을 촉진하기 위해 정형도수치료에서 사용되고 있는 가장 일반적인 접촉부위를 설명한 내용이다.

뒤통수뼈 (Occiput)	→	꼭지돌기 (mastoid process)
고리뼈 (Atlas)	→	뒤척추고리와 가로돌기 (posterior vertebral arch & transverse process)
목뼈; C2-C7 (Cervical Spine; C2-C7)	→	돌기사이관절과 뒤가시돌기 (facet joints and posterior spinous processes)
등뼈 (Thoracic Spine)	→	뒤가시돌기 (posterior spinous processes)
허리뼈 (Lumbar Spine)	→	뒤가시돌기 (posterior spinous processes)
엉덩엉치관절 (Sacroiliac Joint)	→	엉치뼈고랑 (sacral sulcus)

척추의 굽힘과 폄을 검사할 경우, 도수치료사는 촉진하는 손가락을 환자의 뒤쪽 척추 가시돌기 사이에 놓는다. 여기서 치료사는 촉진하는 손가락으로 구부릴 때에는 분리되는 가시돌기를 촉진하고, 폘 때는 가시돌기가 서로 가까워지는 것을 감지할 수 있어야 한다. 한편 돌림이나 옆 굽힘 요소가 함께 결합된 운동검사를 실시할 경우 치료사는 촉진하는 손가락을 척추 가시돌기의 가쪽에 놓는다. 여기서 치료사가 촉진하는 부위는 특정한 움직임이 일어나는 동안 가시돌기가 움직이는 방향과 관련이 있다. 예를 들어, 설명하면 몸통을 오른쪽으로 돌릴 때 치료사의 촉진하는 손가락을 척추 가시돌기의 왼쪽 면에 놓는 것이 그 예이다.

또한 끝 느낌을 검사 시, 고정해야 할 뼈를 고정시키기 위하여 필요하다면 아래팔을 함께 이용하거나 고정력을 가볍게 증가시켜 준다. 인접한 척추분절을 보다 확실히 고정하면 할수록 얻고자 하는 효과를 높일 수 있다. 이 때 치료사는 끝 범위 검사기법 적용을 위해 적절한 고정과 함께 특정 III 단계 가동술을 사용할 수 있다.

고정은 특정 III 단계 신장가동기법을 실시하는데 매우 중요한 요소이기 때문에 치료사는 충분한 시간을 두고 천천히 실시하면서 고정 상태를 계속 유지할 수 있어야 한다. 또한 치료사에 의해 실시되는 고정은 척추에서 목적하는 분절 외의 다른 부위에서 운동이 일어나지 않도록 하는 (*33 p, 관절 잠금 참고*) 잠금 기법을 이용함으로써 보다 효율적인 고정 효과를 얻을 수 있다. 아울러 고정의 효과증진과 보완을 위해 쐐기나 고정용 벨트 그리고 다른 외부 고정 장치 등을 사용할 수도 있다. 그러나 이런 외부 고정 장치들은 보통 특정운동검사를 실시하는 동안에는 필요하지 않다. 왜냐하면 이런 검사는 매우 짧은 기간과 작은 움직임만을 필요로 하기 때문이다.

치료사의 실행하는 손 (Therapist's moving hand)

상대적으로 작은 관절에서는 가능하다면 한 관절 틈 가까이에서 실행하는 손으로 가동하고자 하는 뼈를 잡는다. 상대적으로 큰 관절에서는 쐐기나 벨트로 고정을 유지하는 동안 움직임을 적용하는 것과 함께 치료사 손과 몸 모두를 같이 움직여야만 하는 경우도 있다.

치료사의 실행하는 손은 검사나 치료를 수행한다. 이 손은 가능한 한 특정 부위에 위치되어야 한다(예, 고리뼈의 고리에 새끼손가락을 놓는다). 그래서 대상이 되는 분절이나 조직에서 가능하다면 특정 움직임만 발생하도록 한다.

■ 절차 (Procedure)

관절의 위치 (Joint positioning)

일축성 관절은 움직임이 일어나는 한 면내에; 이축성 관절은 두 면; 그리고 삼축성 관절은 세 면을 고려하여 배치되어야 한다.

검사나 치료 과정을 진행하기 전에 통증을 피하고 최대효과를 얻기 위해 조심스럽게 척추분절을 위치시킨다. 다음 그림들에서 회선 움직임이 이루어지는 위치는 곡선 화살표로 표시하였다. 반면 가동기법은 아주 짧은 일직선 화살표를 적용하여 표시하였다.

관절의 병리상태, 환자의 증상 그리고 치료효과에 대한 기대를 기반으로 효과적인 척추 분절의 위치를 선정한다.

기법의 의도가 이완과 통증감소라면, 실제 편안위치에서 치료를 시작한다. 가능한 최대로 편안위치에 근접하게 하여 배치시킨다.

기법의 의도가 신장이라면, 척추분절의 움직임이 가능한 범위 내에서 어느 위치에서든 3차원에 입체적으로 배치할 수 있다. 편안위치에서 시작하여, 편안위치 외에 제한이 있는 쪽으로 진행한다. 제한 된 움직임에 보다 근접한 관절 위치는 좀 더 효과적이기는 하지만 위험부담이 있는 기법이다.

환자의 관절 특성이 굉장히 폭넓기 때문에 실제 관절의 위치를 배치하는데 있어 명확한 표준이나 전형적인 움직임 유형에 기준을 두지 않을 수도 있다. 심지어는 환자들 간에도 (최대 움직임을 위한) 짝을 이룬 유형이나 (관절 잠금이나 최소 움직임을 위한) 짝을 이루지 않는 유형이 굉장히 다양할 수 있다. 확실한 것은 짝을 이룬 움직임이나 짝을 이루지 않은 움직임을 평가에 사용할 계획이라면 각 관절마다, 매 환자마다 조심스럽게 평가되어야 한다는 것이다.

가동기법 (Mobilization technique)

환자가 언제라도 치료를 중지할 수 있게 가동기법은 천천히 진행되어야만 한다. 최대 효과를 위해서는 검사 움직임이나 가동술의 속도와 리듬을 다양화하여야 한다.

- **끝 느낌이 포함된 관절내 움직임 검사**(I, II 단계 또는 III 단계)를 위해서 III 단계범위로 천천히 평이하게 움직인다.
- **통증 이완**(I~IISZ 단계)을 위해서 교차영역에서 아주 짧게 머무르며, 느리게 반복되는 간헐적인 견인 움직임 또는 흔듦을 사용한다.
- **이완** (I-~IITZ 단계) 을 위해서 첫 번째 멈춤 영역에서 아주 짧게 머무르며, 천천히 간헐적인 견이 가동술을 적용한다.
- **신장**(III 단계)을 위해서 일직선 견인 또는 미끄러뜨림 움직임을 좀 더 느리게 적용한다. 적어도 30~40초, 이상적으로는 1분이나 그 이상 각각의 신장을 유지한다. 최대한 장시간 효과를 유지하기 위해서는 환자가 견딜 수 있는 데까지 하거나 10~15분 주기로 신장을 반복적으로 적용하는 것이다. 대개 가정에서의 운동은 획득된 가동성을 유지하기 위해 필요하다는 잊지 말아야 한다.

신장-미끄러뜨림 가동술을 적용하는 동안, 관절 압박을 낮추고 미끄러짐을 촉진하기 위해 I 단계 견인을 동시에 적용한다. 심지어는 미끄러뜨림 가동술을 적용하는 동안에도 I 단계 견인력을 동시에 유지하는 것이 매우 어려운 일이기는 하지만 관절에 압박을 줄이기 위해 가능한 길게 적용하는 것이 중요하다.

치료사는 적절한 인간공학 원리를 이용한다. 또한 견고한 지지 기저면을 확보하기 위해 환자 가까이 다리를 벌리고 서서 언제나 체중과 중력을 이용하여 힘을 생산하는 것이 가능하도록 한다.

특정 척추의 도수치료를 수행하기 위해서 치료사는 인접한 구조의 불필요한 움직임을 피하고, 대상 조직과 분절에서 일차적으로 움직임이 수행되도록 노력하여야 한다. 척추 분절 검사는 편안위치나 통증이 없는 상태에서 대상 분절부터 시작한다. 검사 후 대상 분절은 초기 편안위치로 다시 돌아가야 하고, 다음 분절이 그 분절의 편안위치에서 평가가 될 수 있도록 한다.

환자의 움직임은 치료사의 손뿐만 아니라 몸의 움직임을 통해서도 조절되고 수행되어질 수 있다. (이 책에서 기법수행 방법을 그림으로 표현했고, 움직임의 방향은 화살표로 표시했다.) 대상 조직이나 척추분절에서 움직임의 축을 중심으로 치료사 자신의 몸을 움직인다. 특별한 움직임을 적절하게 수행하기 위해서는 치료사의 능력과 더불어 척추 움직임의 축에 대한 이해가 필요하다.

경험이 많지 않은 초보 치료사들이 범하는 공통적인 실수는 뻣뻣하게 선 긴장된 상태에서 환자를 치료한다는 것과 환자를 다루는데 있어서 오로지 손만 사용하려고 하는데 있다. 이런 잘못은 치료하고자 하는 분절이나 조직에서 일어날 수 있는 운동을 감소시키거나 오히려 왜곡시키는 결과를 초래한다는데 문제점이 있다. 한편 OMT 치료사가 운동의 양과 질을 정확하게 촉진하는데 필요한 요건은 치료사의 촉진하는 손이 가지고 있는 민감성뿐만 아니라 일어나는 운동의 특성에 의해서도 좌우되기 때문에 초보수준에 있는 치료사들은 특수한 도수교정기술과 환자평가를 시행하기에 앞서 무엇보다 치료사 자신이 치료동작을 완벽하게 수행할 수 있도록 부단히 노력해야만 한다.

옆으로 누운 자세에서 도수치료기법을 적용하고자 할 경우, 치료사는 치료대와 환자 사이에서 발생하는 마찰을 방지하기 위해 환자 신체의 일부분을 들어서 치료대의 모서리 바깥으로 옮기거나 이동시킴으로써 좀 더 효과적인 치료를 실시할 수 있다.

치료사의 안전과 효과적인 치료를 실시하는데 도움을 줄 수 있는 내용이 아래에 소개되어 있다.

치료사의 안전과 치료효과를 확립하기 위한 방법:

≫ 가혹할 정도로 장시간 유지되어야만 하는 도수치료 실무로부터 치료사 몸을 보호하기 위해서는 신체기전을 적절하게 이용하여야 한다(예, 가해지는 부하를 허리보다는 다리를 통해 흡수하여야 한다).

≫ 높낮이를 조절할 수 있는 정형도수치료 전용 치료대와 같이 정형도수치료에서 흔히 사용되는 보조 장비들에는 고정용 벨트, 모래주머니, 쐐기, 다른 인간공학적 요소, 환자 자세를 보조하는 것 등이 있다.

≫ 치료를 실시할 때 치료사가 실시하는 수동운동에 대해 환자 스스로가 능동적으로 보조해주는 것이 치료에 많은 도움을 줄 수 있다. 이런 내용은 도수치료사가 특정한 움직임을 유발하거나 조절해야 하는 수고를 덜어줄 수 있다. 하지만 주의해야 할 점은 평가나 치료를 실시하고자 하는 분절에서 근 긴장을 유발하지 않으면서 환자 스스로가 보조할 수 있을 경우에만 가능하다.

기호들 (Symbols)

이 책에서 각 기법을 설명하기 위한 사진에 다음과 같은 기호를 사용했다.

X = 고정 이나 안정

→ = 직선 움직임의 방향 (검사와 치료)

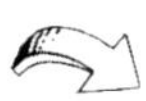 = 회선 움직임의 방향 (검사와 직선적 치료를 위한 사전 자세)

■ 기록 (Recording)

특정 평가 결과, 도수치료기법 그리고 환자의 상태에 대한 변동사항에 대한 문서는 특수한 기호나 속기술 혹은 약어의 사용 없이는 표현하기가 어렵다. 다음 사항들은 시간을 절약하기 위해 정형도수치료 실무에서 특별히 적용되고 있는 문서 작성 방법의 일부 예이다.

■ 척추사이분절의 확인 (Identifying an intervertebral segment)

척추사이분절을 확인하고자 할 경우, 흔히 머리쪽에 위치한 척추뼈만 명명한다. (예, C2는 C2–C3 움직임 분절을 말하는 것이고, C2 움직임은 C2-C3사에 움직임이다). 또한 분절 움직임의 방향을 기술할 경우에도 인접한 꼬리쪽 척추뼈와 연계하여 머리쪽 척추뼈를 기준으로 기술한다. 심지어 머리쪽에 위치한 척추뼈가 고정된 상태에서 꼬리쪽에 위치한 척추뼈를 움직이는 경우라도 운동의 방향을 기술할 때는 꼬리쪽 척추뼈에 대해서 상대적으로 머리쪽 척추뼈의 움직임을 기술한다. 예를 들어, 머리쪽에 위치한 척추뼈(C2)가 고정된 상태에서 꼬리쪽에 위치한 척추뼈(C3)가 오른쪽으로 도는 운동을 표현하고자 할 경우 C2의 왼쪽 돌림이라고 기술하는 것이 그것이다.

■ 별 형태의 도표 (The star Diagram)

별모양 도표는 척추를 대상으로 실시하는 특수 평가소견과 치료방향을 기록할 때 약식 표현으로 유용하다. 별모양 도표의 기록방법은 별모양의 긴 선(star lines)과 별모양 선에 교차하는 짧은 교차선(cross lines), 그리고 화살표의 조합으로 이루어져 있다. 많은 임상치료사들은 환자기록을 보다 편리하게 시행하고, 치료 후 결과를 재기록 할 수 있는 수단으로 별모양 도표가 새겨 있는 고무인을 제작하거나 인쇄하여 사용하고 있다.

그림 8.1
별 형태의 도표

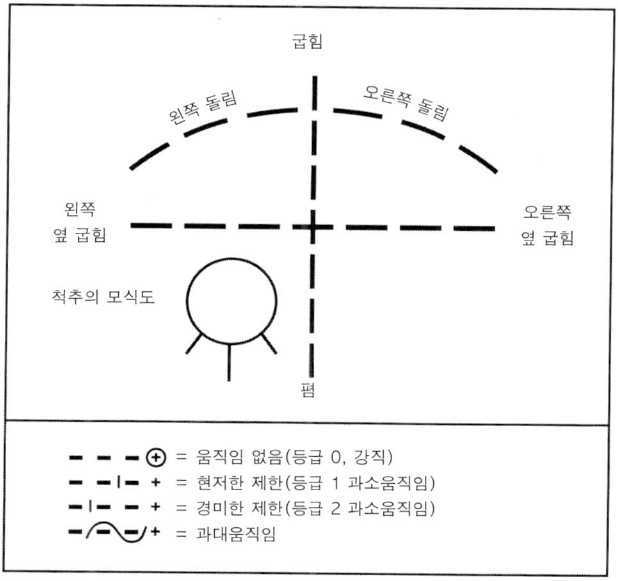

그림 8.2 별 형태의 도표 예

A
C3와 연결된 C2의 왼쪽 돌림이 심하게 제한되어 있다 (등급 1 과소움직임). 직선적인 치료방향은 반대쪽 방향이다.

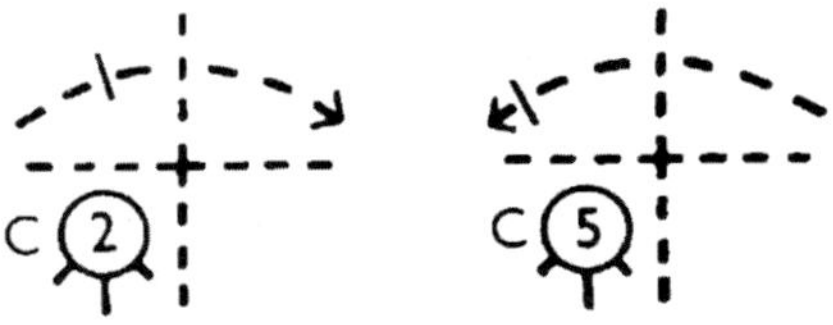

B
C6와 연결된 C5의 왼쪽 돌림이 약간 제한되어 있다 (등급 2 과소움직임). 직선적인 치료방향은 같은쪽 방향이다.

C
C3와 연결된 C2의 왼쪽 옆 굽힘이 심하게 제한되어 있다 (등급 1 과소움직임) .

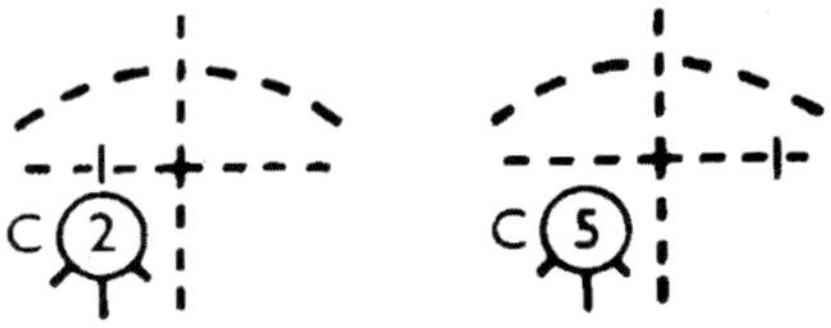

D
C6와 연결된 C5의 오른쪽 옆 굽힘이 약간 제한되어있다 (등급 2 과소움직임).

E
T2와 연결된 T1의 굽힘이 심하게 제한되어 있다 (등급 1 과소움직임). 치료는 견인을 실시한다.

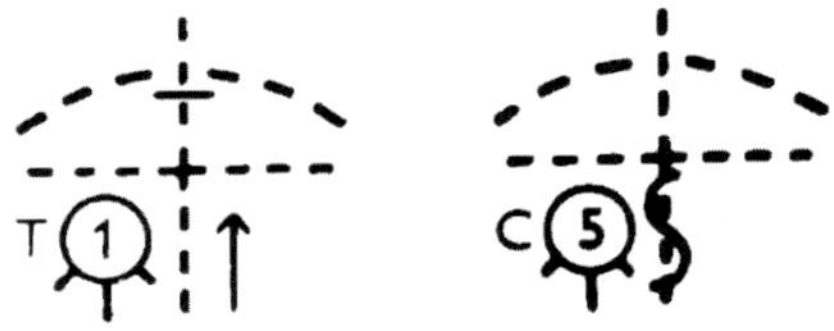

F
C6와 연결된 C5의 폄에 과대움직임을 나타내고 있다 (등급 4 혹은 5 과대움직임).

G
L5와 연결된 L4의 굽힘이 심하게 제한되어(등급 1 과소움직임) 있으며, 왼쪽 옆 굽힘이 약간 제한되어 (등급 2 과소움직임) 있다. 치료는 견인이다.

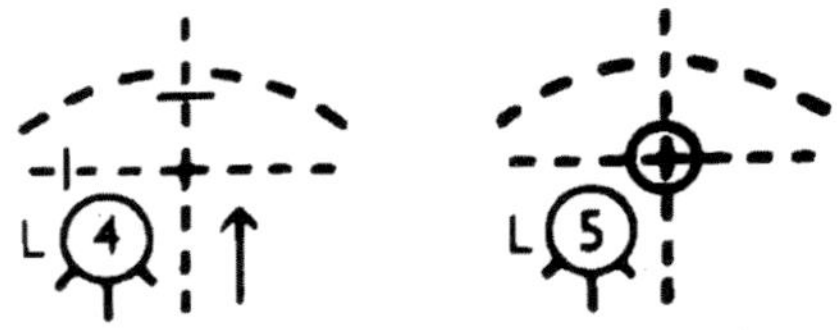

H
엉치뼈(천골; sacrum)과 연결된 L5는 운동성이 없다 (등급 0 강직, 예: 천추화).

- ≫ 척추의 모식도에 목뼈는 C 라고 표시하고 등뼈는 T, 허리뼈는 L로 척추부위를 표기하고 거기에 각 분절의 숫자를 기입하여 나타낸다.
- ≫ **과소움직임** (등급 1 또는 2)은 별모양 선의 중심점에 어느 정도 근접해서 표시하느냐로 제한의 크기를 나타낸다. 즉, 교차선의 위치가 중심점에 가까울수록 제한성이 큰 등급 1에 가까운 과소움직임을 그리고 중심점에서 멀어질수록 제한성이 낮은 등급 2에 해당되는 과소움직임을 나타낸다. 표시는 해당되는 위치에 짧은 교차선으로 한다 (*그림 8.2 A–D, E, G*).
- ≫ **무가동성** (등급 0, 강직)은 별모양 선이 교차하는 교차 중심점을 둘러싸는 동심원으로 나타낸다 (*그림 8.2 H*).
- ≫ **과운동성** (등급 4, 5, 또는 6)은 별모양 선에 무한대 기호로 나타낸다 (*그림 8.2 F*). 또한 여기에 과대움직임의 등급을 기재할 수도 있다.
- ≫ **치료 방향**은 움직임의 방향을 표시하는 별 모양선의 끝에 화살표로 표시할 수 있다 (*그림 8.2 A, B*).
- ≫ **견인가동운동이나 견인요소**는 수직방향으로 표시하는 화살표로 기록한다 (*그림 8.2 E, G*).

9 골반 (Pelvis)

■ 기능 해부학과 움직임 (Functional anatomy and movement)

■ 해부학 (Anatomy)

골반은 **엉치뼈(천골; sacrum)**과 두개의 **무명뼈(관골; innominate bone)**에 의해 만들어진 뼈로, 고리모양(ring formed)의 형태를 취하고 있다(*그림 P-1*). 각각의 무명뼈는 **엉덩뼈(장골; ilium)**, **궁둥뼈(좌골; ischium)** 그리고 **두덩뼈(치골; pubis)**의 3 부분으로 구성되어 있다. 무명뼈는 신체의 앞쪽에서 두덩결합(치골결합: symphysis pubis)의 형태로 관절하고, 신체의 후면에서는 엉치뼈과 함께 반관절(amphiarthroses) 형태로 엉덩엉치관절(천장관절: SI joint)을 이루고 있다.

엉덩뼈, 궁둥뼈, 그리고 두덩뼈의 각 부분들이 볼기뼈절구(관골구; acetabulum)를 형성한다. 볼기뼈절구는 넙다리뼈(대퇴골: femur)와 함께 엉덩관절(고관절: hip joint)을 형성하고 있다. 여기에 엉덩넙다리인대(장골대퇴인대; iliofemoral lig.)와 두덩넙다리인대(치골대퇴인대; pubofemoral lig.), 궁둥넙다리인대(좌골대퇴인대; ischiofemoral lig.)는 엉덩관절의 관절주머니와 넙다리뼈를 각 무명뼈에 연결하여 결합을 강화하고 있다.

그림 P-1
골반: 앞쪽

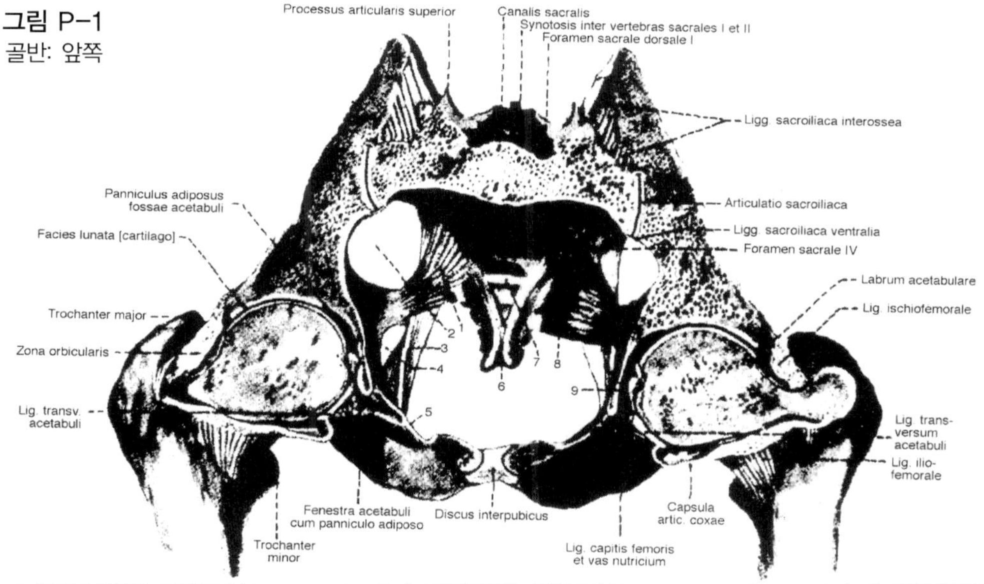

1. 엉치가시인대; 천극인대 (Lig. sacrospinale) 2. 큰궁둥구멍; 대좌골공 (Foramen ischiadicum majus) 3. 엉치결절인대; 천골결절인대 (Lig. sacrotuberale) 4. 작은궁둥구멍; 소좌골공 (Foramen ischiadicum minus) 5. 폐쇄막 (Membrana obturatoria) 6. 앞엉치꼬리인대; 전천미인대 (Lig. sacrococcygeum ventrale) 7. 엉치꼬리접합부; 천미추접합부 (Junctura sacrococcygea) 8. 꼬리근; 미골근 (M. coccygeus) 9. 절구오목내지방; 관골구와지방 (Corpus adiposum fossae acetabuli)

엉치뼈는 허리엉치 접합부(lumbosacral junction)에서 L5와 관절을 이루고 있다. 엉덩허리인대(장요추인대; iliolumbar ligament)는 L5 와/혹은 L4의 가로돌기에서 엉덩뼈능선(장골릉; iliac crrst) 사이를 연결시켜 주는 인대이다. 엉치뼈의 머리쪽(cranial aspect, 허리엉치접합부에 해당)은 바닥부(base)라고 명명하고, 꼬리쪽 (엉치꼬리 접합부; sacrococcygeal junction)은 끝첨(apex)라고 명명하고 있다.

일반적으로 엉덩엉치관절면(천장관절; sacroiliac joint surfaces)은 위쪽단(상극; superior pole)이 앞쪽-뒤쪽 방향으로 향해 있고, 아래쪽단(하극; inferior pole)은 머리쪽-꼬리 방향으로 향한 형태로 전체적으로는 영어 알파벳의 L자 형태를 취하고 있다(*그림 P-2*). 엉덩엉치관절의 구조와 기능은 개인에 따라 현저하게 다른 경우가 많다. 어떤 사람의 경우에는 위쪽단이 아래쪽단보다 더 길거나 혹은 그 반대인 경우도 있다. 또 어떤 사람에 있어서는 엉덩엉치관절의 모양이 거의 C자에 가깝다.

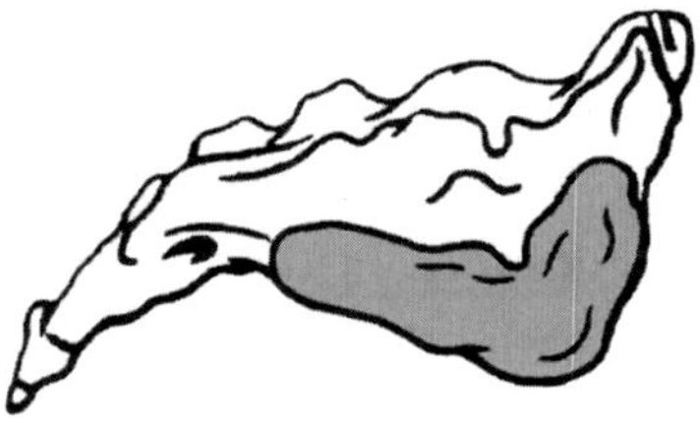

그림 P-2
엉치뼈의 엉덩엉치관절면
(엎드린 자세, Kapandji로부터 적용)

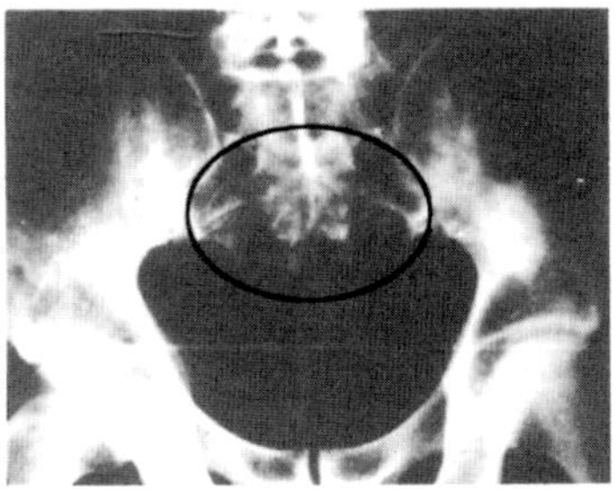

그림 P-3
엉덩엉치관절의 X-선 사진

■ 뼈와 관절 움직임 (Bone and joint movement)

엉덩엉치관절은 아주 작은 움직임을 동반하는 반관절이고(단지 1° 또는 2° 정도), 관절면은 상대 관절면에 대해 오목인지 볼록인지 결정하기 어려워서 올림(elevation)과 내림(depression)에 의해 특징지어진다. 그래서 실습에 활용하기 위해 엉덩엉치관절을 통과하는 원을 개념화한 모형을 사용한다(*그림 P-3*). 아래와 같이 다축을 중심으로 볼록한 관절면인 엉치뼈가 두 개의 오목한 무명뼈 사이에서 움직이는 것으로 보고 있다.

관상축을 중심으로 일어나는 운동은 주로 엉치뼈의 위쪽단(상극)에서 일어난다. 만약 엉치뼈바닥부가 두 엉덩뼈에 대해 앞쪽-꼬리방향으로 움직일 경우, 이것을 **앞끄덕임(nutation)** 이라 부르고, 반대로 엉치뼈바닥부의 운동이 뒤쪽-머리방향으로 일어날 경우, 그 운동을 **뒤끄덕임(counter-nutation)** 이라고 부른다.

시상축을 중심으로 일어나는 운동은 주로 엉치뼈의 아래쪽단에서 일어나며, 이런 운동을 오른쪽 및 왼쪽 **옆 굽힘**이라고 정의하고 있다. 오른쪽으로 옆 굽힘을 실시하는 동안 엉치뼈의 오른쪽 위쪽단 (*그림 P-4*에서 3지점)은 꼬리쪽으로 움직임과 동시에 왼쪽 위쪽단 (*그림 P-4*에서 2지점)은 머리쪽으로 움직인다. 이때 꼬리뼈는 왼쪽으로 움직이게 된다.

수직축(장축)을 중심으로 일어나는 운동은 주로 엉치뼈의 위쪽단에서 일어나며, 이런 운동을 **오른쪽돌림과 왼쪽돌림**으로 기술하고 있다. 오른쪽(*그림 P-4*에서 3지점)이 앞쪽으로 움직일 경우, 왼쪽(*그림 P-4*에서 2지점)은 뒤쪽으로 움직인다.

엉치뼈의 위치결함(예, "엉치뼈 병변; sacrl lesion")은 엉치뼈와 서로 연결되어 있는 무명뼈 자체에서는 움직임이 일어나지 않고 양쪽 엉덩엉치관절에서만 움직임이 일어나는 것을 의미한다. 엉치뼈의 위치결함에는 엉치뼈의 앞쪽화(sacral ventralization)와 엉치뼈의 꼬리쪽화(sacral caudalization)라고 하는 형태가 있다. 엉치뼈의 앞쪽화와 꼬리쪽화는 일반적으로 궁둥뼈결절(좌골결절; ischial tuberosity)이 밑으로 쳐지면서 일어난다. 예를 들어, 오른쪽 궁둥뼈결절로 떨어질 경우 동시에 L5를 통해 전달되어 온 힘이 엉치뼈를 밀어 오른쪽 옆굽힘과 왼쪽회선을 일으키게 된다. 이것은 엉치뼈 관절면에서 일어나는 앞쪽-꼬리방향 운동(*그림 P-4*에서 3지점이 앞쪽-꼬리방향으로 움직인다)의 결과이다. 동시에 엉치뼈의 왼쪽은 볼록규칙에 의해 반대방향으로 운동이 일어난다.

엉덩뼈의 위치결함(예 "엉덩뼈 병변; iliac lesion")은 한쪽 무명뼈가 엉치뼈에 대해 상대적으로 움직여져 발생한다. 일반적으로 엉덩뼈의 위치결함을 두덩결합(치골결합; pubic symphysis)의 기능부전이나 증상을 야기한다.

무명뼈를 뒤쪽돌림(dorsal rotation) 시킬 경우, 위앞엉덩뼈가시(ASIS)는 머리쪽으로 움직이고 위뒤엉덩뼈가시(PSIS)는 꼬리쪽으로 움직인다. 그리고 반대방향으로 일어나는 운동을 앞쪽돌림(ventral rotation) 이라고 부른다.

골반의 앞쪽경사(ant. tilt)**와 뒤쪽경사**(post. tilt)는 골반의 앞쪽돌림과 뒤쪽돌림을 의미한다. 이런 운동은 엉덩관절을 통해 관상축을 중심으로 일어나며, 척추에서 폄과 굽힘을 일으킨다.

■ 평가와 치료에 대한 주의 (Notes on evaluation and treatment)

일반적인 근골격계 평가나 보행평가를 실시하는 동안 허리뼈, 골반 그리고 엉덩관절(간혹 이 신체 부위를 "LPH"라고도 언급한다)은 거의 동시에 운동을 일으키게 된다. 이처럼 관절의 움직임이 서로 연결되어 있기 때문에 이런 관절들 중 어느 한 관절에서 운동기능장애가 발생하면 다른 관절에도 기능장애를 유발시킬 수 있다. 따라서 장애가 어떤 관절에서 발생했는가를 정확히 밝히는 것은 고도로 숙련된 기술을 필요로 한다. 게다가 허리뼈의 병변은 흔히 엉덩엉치관절과 엉덩관절 부위로 통증이 방사되는 특징이 있기 때문에 이학적 검사를 보다 혼란스럽게 만드는 경우가 많다. 따라서 치료사들은 엉덩엉치관절에서 나타나는 병변을 정확히 진단할 수 있도록 엉덩관절과 허리뼈의 연관성을 반드시 숙지하고 있어야 한다.

엉덩엉치관절을 진단하는 특수평가에는 수동국소검사(passive localization tests)와 기능평가(functional evaluation)가 필수적으로 포함된다. 특수기능검사를 시행함에 있어서 중요한 사항은 엉덩엉치관절이 과대움직임인지 혹은 과소움직임인지를 결정하는 것인데, 이 때 체중지지 자세에서 실시하는 검사는 환자평가에 있어서 특히 중요하다. 왜냐하면 경우에 따라서는 엉덩엉치관절의 병변 자체가 체중지지 자세에서만 나타날 수 있기 때문이다.

위치결함이 있는 경우, 촉진에 의한 결과 보다는 가동성 검사에 대한 증상반응으로 가동술 방향을 결정한다. 대개 위치결함을 검사하는 힘을 증가시켜서 증상이 증가하고, 위치결함을 검사하는 힘을 감소시켜 증상이 감소한다면, 대부분의 경우에서, 엉덩엉치관절 위치결함에 대한 가동술 치료는 증상을 감소시키는 방향으로 진행한다.

예를 들어, 엉덩엉치관절 위쪽단 위치결함 검사에서(*그림 P-4*, 오른쪽), 4번에 앞쪽으로 압력을 적용하여 통증이 제거되고, 3번에 같은 압력을 가해 통증이 유발되면, 엉덩뼈의 뒤쪽 위치결함(상대적으로 엉치뼈의 앞쪽 위치결함)이 있음을 추론한다. 이것은 엉덩뼈를 앞쪽으로 가동시켜 교정할 수 있다(*엉덩엉치관절 참고: 엉덩뼈를 앞쪽으로: 그림 13과 14*).

엉덩엉치관절 아래쪽단에 대한 비슷한 검사에서, 머리쪽 압력(*그림 P-6* 에 화살표)이 통증을 제거하고 꼬리쪽 압력(*그림 P-5*에 화살표)이 통증을 유발하면, 엉치뼈 오른쪽에 꼬리쪽 방향으로 위치결함이 있음을 추론한다. 무명뼈에 위치결함으로 인한 두덩결합 증상은 국소 증상유발 검사로 종종 재현된다. 이 증상은 무명뼈의 위치결함을 회복하기 위한 가동술로 감소시킬 수 있다. 이 경우, 결함은 엉치뼈를 머리쪽 방향(*엉덩엉치관절 참고: 엉치뼈를 머리쪽으로: 그림 12*)으로 가동함으로서 교정될 수 있다.

많은 만성적 관절질환들, 예를 들어, 강직성 척추염(ankylosing spondylitis) 등의 휴지기(quiescent stage)에는 관절의 움직임이 있는 모든 방향으로 약간 운동이 제한된 것 외에는 엉덩엉치의 위치결함은 없을 수 있다. 따라서 이런 경우에는 치료사가 모든 제한된 방향으로 엉덩엉치관절 가동운동을 실시하는 것을 원칙으로 한다.

엉덩엉치 기능검사를 위한 개념적 모형과 엉덩엉치 자세결함에 대한 치료

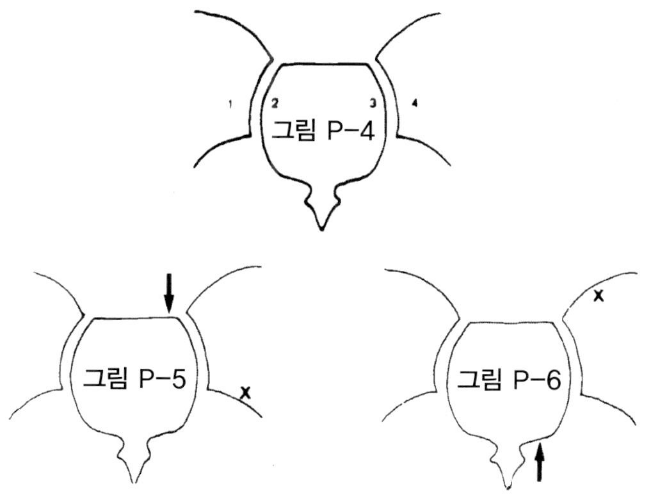

엉덩엉치관절검사를 실시하는 동안 환자의 자세가 적절하지 못한 경우, 아무 이상이 없는 정상엉덩엉치관절에 증상을 유발시키거나 또는 제한을 일으키는 등, 인위적으로 상태악화를 진행시킬 수 있다. 그 이유는 나타나는 증상의 대부분이 허리뼈 혹은 다른 부위와 서로 연결되어 있기 때문이다.

환자가 엎드려 누운 자세에서 엉덩엉치관절을 검사하고자 할 경우, 치료사는 환자의 허리뼈를 편안위치로 유지시키고 허리뼈에서 일어날 수 있는 움직임을 가능한 최소화시키는 것이 매우 중요하다. 왜냐하면 허리뼈의 움직임을 간과할 경우 허리뼈의 제한성 자체가 엉덩엉치관절 부위에 영향을 미칠 수 있으며, 그 결과 검진하고자 하는 엉덩엉치관절 부위의 증상과 소견을 판별하는데 있어서 혼동을 일으킬 수 있기 때문이다. 또한 엎드려 누운 자세에서 환자검진을 실시하는 동안 허리뼈의 편안위치를 지속적으로 유지시키기 위한 방법으로 환자의 배 밑에 베개를 받쳐주고, 검사하고자 하는 쪽 허리뼈를 약간 옆굽힘시켜 줌으로써 엉덩엉치운동을 제한하거나, 허리뼈운동에 영향을 줄 수 있는 엉덩허리인대(iliolumbar ligament)의 긴장을 감소시켜 줄 수 있다.

한편 치료사는 골반 뼈의 돌출부위를 촉진하는 과정에서 뼈막자극으로 통증을 일으킬 수 있다는 것에 유의해야 한다. 또한 치료사는 이런 통증을 관절운동으로부터 유발되는 통증과 혼동하는 실수를 범하지 말아야 한다.

골반 (Pelvis)

■ 골반 검사와 가동술 (Pelvis tests and mobilizations)

■ 약식검사 기법 (Screening techniques)

■ 특수 기법 – 엉덩엉치관절 (Specific techniques-sacroiliac)

■ 특수기법 – 엉치꼬리관절 (Specific techniques – sacrococcygeal)

주의 (Note)

골반 영역에서 어느 가동기법이든 실습하기에 앞서, 교육생들은 엉덩관절이나 허리뼈에서 기인하는 엉덩엉치관절 증상을 배제시켜야 하고, 아래의 평가방법들을 활용하여 상대관절을 검사하야만 한다.

엉덩엉치관절: 무릎관절 굽힘 .... (그림 1) 135
엉덩엉치관절: "들어올리기" .... (그림 5) 137
엉덩엉치관절: 엉치뼈 앞쪽으로 .... (그림 10) 143
엉덩엉치관절: 엉덩뼈 앞쪽으로 .... (그림 13) 145

엉덩엉치관절: 능동적 무릎관절과 엉덩관절 굽힘

검사

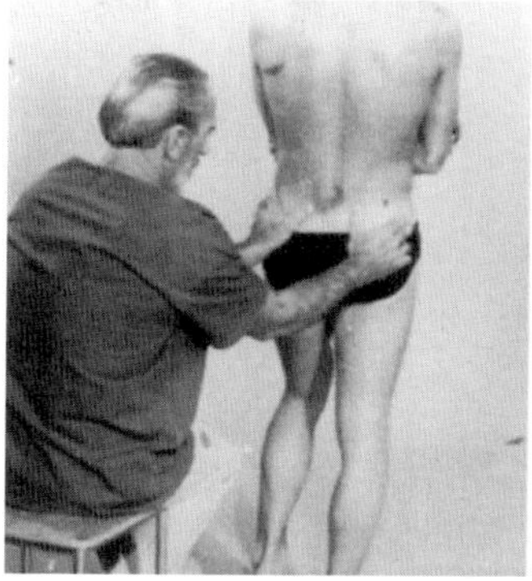

그림 1
능동적 무릎관절 굽힘 이용

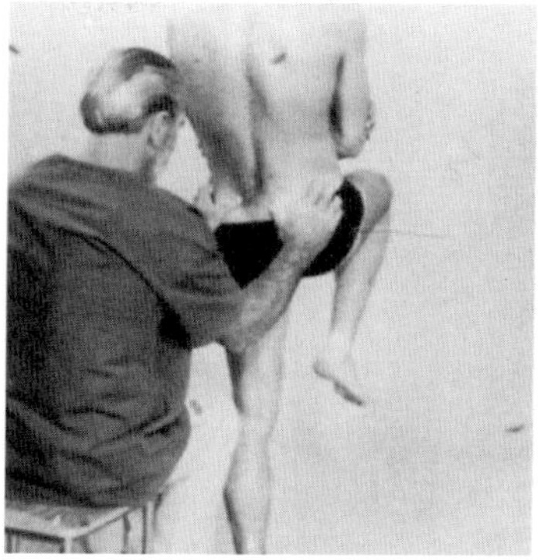

그림 2
능동적 엉덩관절 굽힘 이용

■ 그림 1

목적

- **검사:** 일반적인 가동성과 증상 약식검사

시작 자세

- 환자는 선다.
- 치료사는 환자의 등을 마주보고 앉는다.

실행

- 치료사의 엄지를 환자의 엉덩뼈와 엉치뼈 사이에서 엉치뼈고랑(sacral sulci)에 접촉하고 움직임을 촉진한다.
- 치료사는 양손으로 환자의 골반을 지지하여 환자 균형을 보조한다.
- 환자는 각각 오른쪽 왼쪽 무릎관절을 교대로 가볍게 굽혀, 굽혀진 쪽의 골반이 떨어지게 한다.

주의

- 일반적으로 증상은 대부분 체중을 지지한 쪽에서 나타난다.

■ 그림 2

- 엉덩관절 굽힘 예비검사로, 동작으로 인해 확산되는 엉덩엉치관절 움직임의 순서에 주의해야 한다. 대개 처음에는 체중지지 쪽의 엉치뼈에서 앞쪽-꼬리쪽 운동이 일어나는데 이것은 비체중 지지쪽의 엉치뼈과 엉덩뼈의 뒤쪽 운동에 의해 일어난다. 운동의 말기에는 마지막으로 다시 체중 지지쪽의 엉치뼈에서 뒤쪽 운동이 일어난다.

엉덩엉치관절: 능동적 몸통굽힘과 수동적 골반편위

(Sacroiliac joint: active trunk flexion and passive pelvic shift)

검사

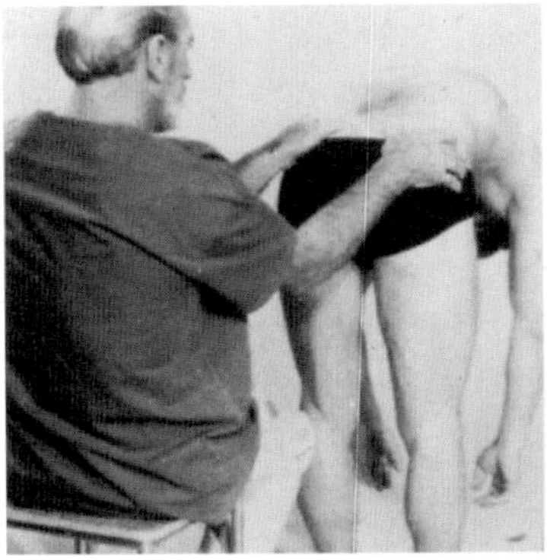

그림 3 – 능동적 몸통굽힘 이용

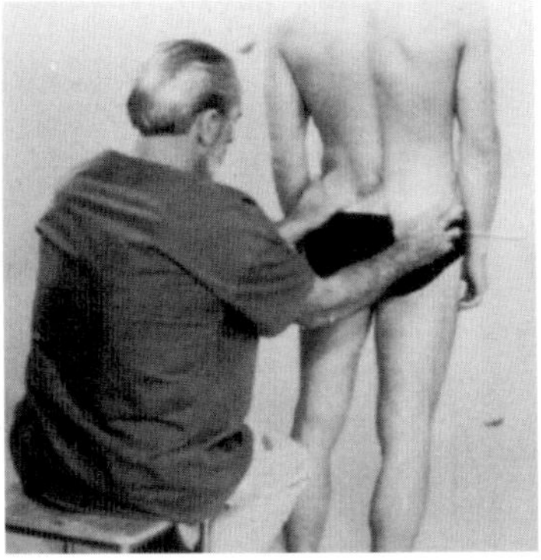

그림 4 – 수동적 골반편위 이용

■ 그림 3

목적

– **검사:** 일반적인 가동성과 증상 약식검사

시작 자세

– 환자는 선다.

– 치료사는 환자의 등을 마주보고 앉는다.

실행

– 치료사의 엄지로 위뒤엉덩뼈가시 또는 아래뒤엉덩뼈가시(PIIS)에 움직임을 촉진한다.

– 치료사의 양손으로 환자의 골반을 지지해 준다.

– 환자는 가능한 범위까지 또는 증상이 유발될 때까지 몸통을 앞쪽으로 굽힌다.

주의

– 만약 척추를 굽히는 동안 한쪽 위뒤엉덩뼈가시가 다른쪽보다 빨리 머리쪽으로 움직인다면, 두 개의 엉덩뼈 사이에서 엉치엉덩인대(천장 인대: sacroiliac lig.)가 팽팽해질 때까지 엉치뼈와 엉치뼈의 바닥부가 앞쪽으로(앞끄덕임)움직여 L5가 앞쪽으로 움직이는지 주의 깊게 살펴봐야 한다. 엉치엉덩인대가 팽팽해지면, 엉덩뼈는 엉치뼈와 함께 앞쪽으로 돌아간다. 만약 한쪽 엉덩엉치관절에만 제한이 있다면, 이 관절의 인대는 다른 엉덩엉치관절의 인대보다 먼저 팽팽해질 것이다. 결과적으로 제한이 있는 쪽의 위뒤엉덩뼈가시가 먼저 움직여지고 제한이 없는 쪽에 비해 상대적으로 머리쪽에 위치하게 된다.

■ 그림 4

– 골반 편위 검사, 치료사는 환자의 골반을 오른쪽에서 왼쪽으로 편위시킨다.

– 이 움직임에 대한 환자의 신체 반응으로 발생되는 저항의 양을 관찰하고 비교하여야 한다.

– 증상은 보통 체중지지 쪽에서 나타난다.

엉덩엉치관절 "들어 올리기 검사" (Sacroiliac joint "lifting test")

검사

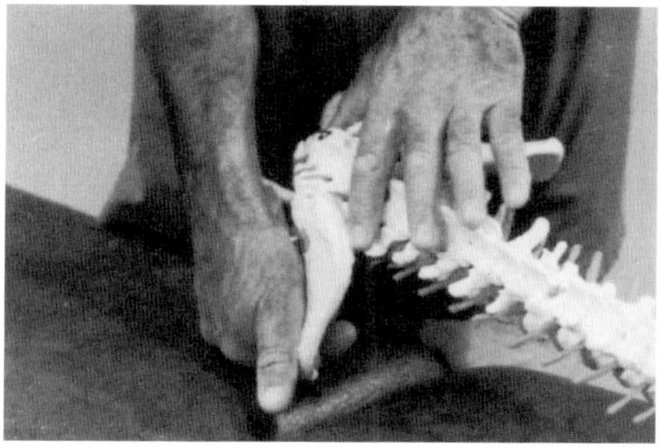

그림 5 – 골격

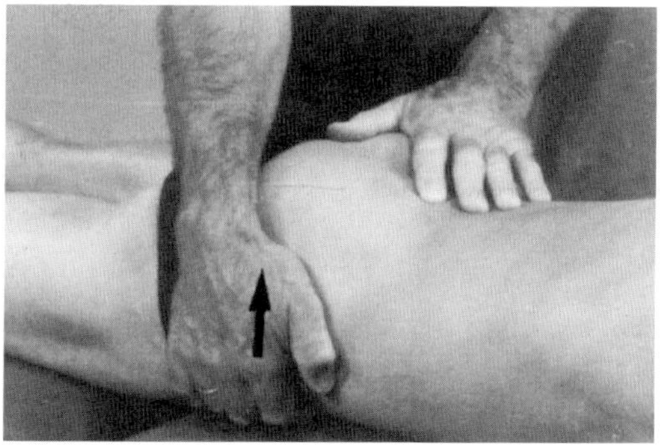

그림 5

골반 (Pelvis)

■ 그림 5

목적

– **검사:** 특정 범위와 끝 느낌을 포함하는 움직임의 질

시작 자세

– 환자는 정상 허리뼈앞굽음이 유지되는 허리뼈의 편안위치를 위해 배아래 쿠션을 데고 엎드려 눕는다.

– 치료사는 환자의 왼쪽을 마주 보고 선다.

실행

– 치료사의 왼손의 두 번째 손가락을 엉덩뼈와 엉치뼈사이 엉치뼈고랑(sacral sulcus)에 접촉하여 움직임을 촉진한다.

– 치료사의 오른손은 환자의 오른쪽 골반을 앞쪽에서 감싸 쥔다.

– 치료사는 오른손으로 환자 엉덩뼈를 들어올린다.

- I 단계 (흔듦) 관절 내 움직임을 적용한다.
- II 단계와 III 단계 움직임은 끝 느낌을 포함한 움직임의 양과 질을 평가하기 위해 적용한다. 이런 경우에는, 치료사의 왼손으로 엉치뼈를 고정하고 오른손으로 엉덩뼈를 뒤쪽과 안쪽으로 들어올린다.

– 양쪽을 비교한다.

주의

– 이 검사는 과대움직임을 재현하는데 효과적이다.

두덩결합 (Symphysis pubis)

검사

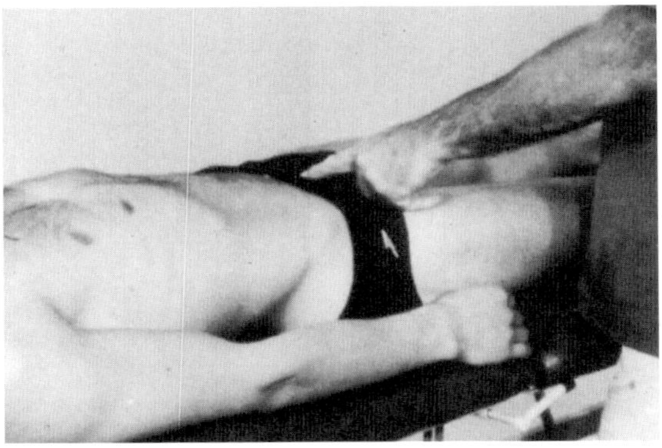

그림 6

■ 그림 6

목적

- **검사:** 특정 범위와 끝 느낌을 포함하는 움직임의 질

시작 자세

- 환자는 바로 누운 자세

실행

- 치료사는 왼손의 두 번째 손가락으로 환자의 두덩결합에 움직임을 촉진한다.
- 치료사는 오른손으로 넙다리 먼쪽에서 환자의 오른쪽 다리를 잡고 치료사의 몸을 다리에 밀착시켜 유지시킨다.
- 치료사는 오른손과 몸을 이용하여 환자의 오른쪽 다리를 다양한 위치에서 머리쪽과 꼬리쪽으로 번갈아 밀고 당긴다. 예를 들어, 좀 더 많은 또는 적은 양의 벌림이나 모음 혹은 안쪽돌림이나 가쪽 돌림을 적용.
  - I 단계 (흔듦) 관절 내 움직임을 적용한다.
  - II 단계와 III 단계 움직임은 끝 느낌을 포함한 움직임의 양과 질을 평가하기 위해 적용한다.

환자는 능동적으로 이 검사 동작을 수행 할 수 있다.

주의

- 두덩결합에서 촉진압으로 인한 통증은 일반적인 것이며 관절 움직임에 의한 통증과는 구별하여야 한다.
- 이 검사에서 비정상적인 움직임이나 국소 증상이 있다며, 엉덩뼈 병변일 수 있다. 과소움직임이라면, 엉덩뼈에 가동술을 적용한다(*그림 13~16*).
- 만약 이 검사로 국소증상이 없다면, "엉치뼈 손상"에 더 가깝다. 과소움직임이라면, 엉치뼈에 가동술을 적용한다(*그림 9~12*).

엉덩엉치관절: 엉덩뼈를 안쪽으로 (Sacroiliac joint: ilium medial)

검사

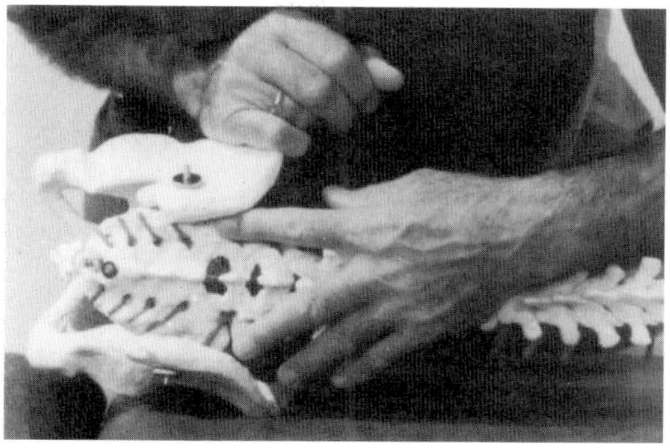

그림 7 - 골격

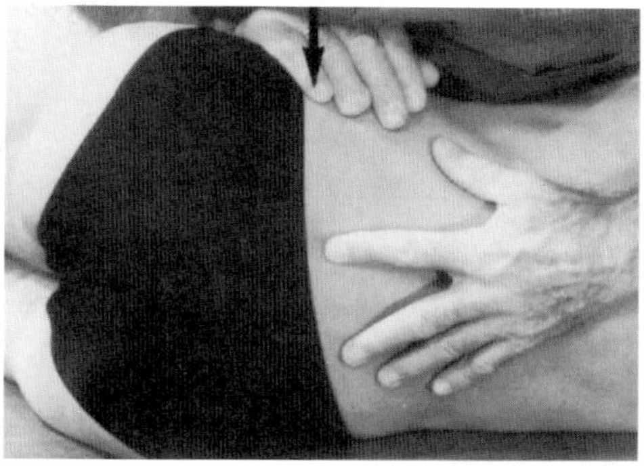

그림 7

■ 그림 7

목적

- **검사:** 특정 범위와 끝 느낌을 포함하는 움직임의 질. 이 검사는 엉덩엉치관절의 뒤쪽 구조를 신장하고, 두덩결합을 압박한다.

시작 자세

- 환자는 베개로 허리를 지지하고 오른쪽 측면으로 눕는다.
- 치료사는 환자를 마주 보고 선다.

실행

- 치료사는 왼손 두 번째 손가락으로 환자 왼쪽 엉덩엉치관절 움직임을 촉진한다.
- 치료사는 오른손 자측을 환자의 왼쪽 엉덩뼈(위앞엉덩뼈가시)에 놓는다.
- 치료사의 오른손과 몸을 이용하여 앞쪽 안쪽으로 II 단계 또는 III 단계 움직임을 적용한다.
- 양쪽을 비교한다.

주의

- 일반적으로 엉덩엉치관절에 과대움직임이 있을 때, 이 검사로 증상이 유발된다.

엉덩엉치관절: 위앞엉덩뼈가시를 안쪽과 가쪽으로

검사

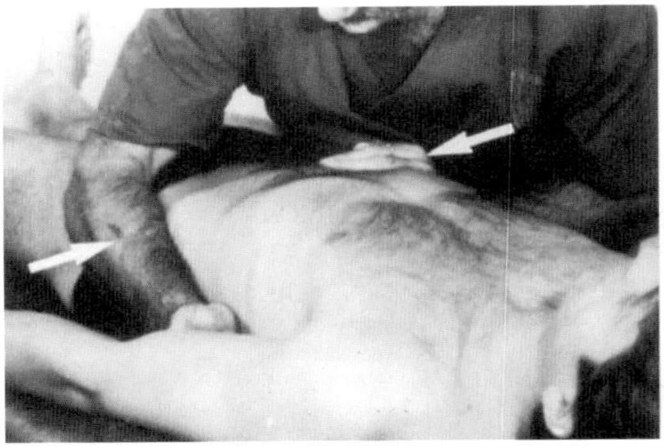

그림 8a
위앞엉덩뼈가시를 안쪽으로

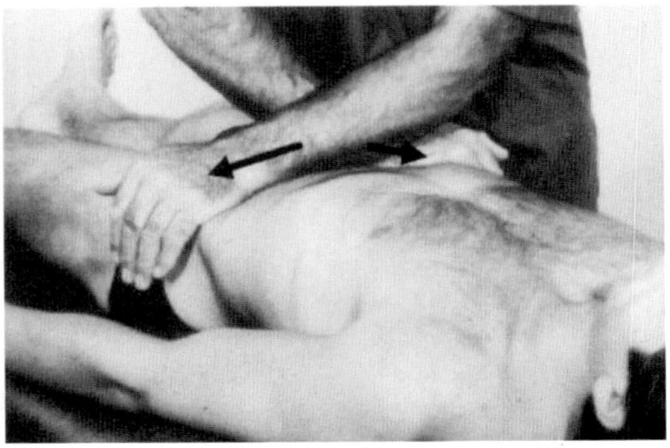

그림 8b
위앞엉덩뼈가시를 가쪽으로

■ 그림 8a

목적

- **검사:** 증상유발 약식검사. 이 검사는 엉덩엉치관절의 뒤쪽을 열리게(틈이 발생하게) 하고, 관절의 뒤쪽 구조물을 신장시키고 두덩결합을 압박한다. 증상반응은 과대움직임과 연계되어 있을 수 있다.

시작 자세

- 환자는 바로 누운 자세.

실행

- 치료사는 양쪽 아래팔(forearms)이나, 또는 양손을 환자의 각 위앞엉덩뼈가시 가쪽에 놓는다.
- 치료사는 아래팔과 손으로 양쪽 위앞엉덩뼈가시를 동시에 안쪽으로 힘을 가하면서 압착(squeezing)하는 것으로 II 단계 또는 III 단계 안쪽 움직임을 적용한다.

■ 그림 8b

- *그림 8b* 는 엉덩엉치관절의 앞쪽을 열리게(틈이 발생하게) 하고 두덩결합을 분리시키는 기법과 비슷하다. 이런 경우 치료사는 양쪽 위앞엉덩뼈가시에 가쪽으로 힘(lateral force)을 동시에 적용하여 한쪽 위앞엉덩뼈가시로부터 다른 한쪽이 멀리 떨어지도록 움직인다.

엉덩엉치관절: 엉치뼈(바닥부)을 뒤쪽으로

검사와 신장 가동술

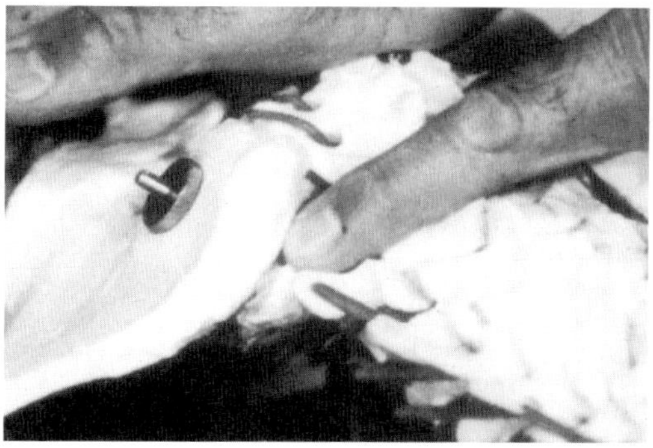

그림 9 - 골격

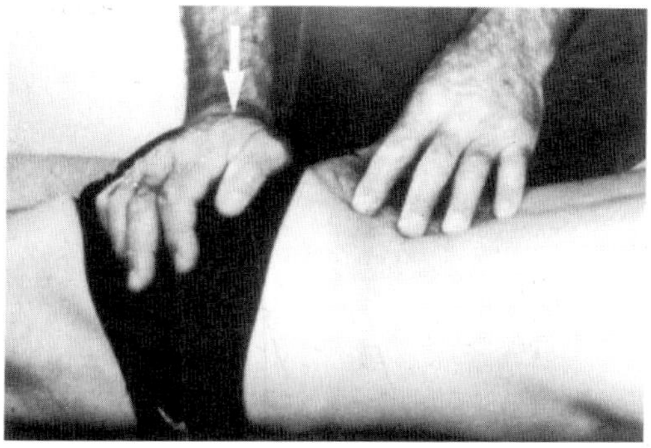

그림 9

■ 그림 9

목적

- **검사:** 엉치뼈의 바닥부 뒤쪽움직임(뒤끄덕임)에 대한 특정 범위와 끝 느낌을 포함하는 움직임의 질
- **엉치뼈 위치결함 검사:** 이 검사가 증상을 완화시켰다면, 앞끄덕임으로 엉치뼈의 위치결함이 존재하는 것으로 추정할 수 있다. 만약 이 검사로 증상이 유발되었다면, 뒤끄덕임으로 엉치뼈의 위치결함이 존재하는 것으로 추정할 수 있다.
- **신장 가동술:** 엉치뼈 바닥부의 제한된 뒤쪽 움직임과 앞끄덕임으로 인한 엉치뼈의 위치결함을 재 위치시키기 위하여 사용

시작 자세

- 환자는 배 아래 쿠션을 데고 엎드려 눕는다.

실행

- 치료사의 왼손 두 번째 손가락을 환자의 엉덩뼈와 엉치뼈 모두에 접촉시키고, 왼쪽이나 오른쪽 엉치뼈고랑(sacral sulcus)에서 움직임을 촉진한다.
- 민감한 꼬리뼈에 압박을 피하기 위해 치료사의 오른손 손목부(heel)를 엉치뼈의 꼬리쪽(끝첨)에 배치한다.
- **검사:** 치료사의 오른 팔을 이용해 앞쪽으로 압박을 가하고, I, II 단계 또는 III 단계 움직임을 적용한다. 움직임의 범위를 평가하고 양쪽을 비교한다.
- **신장 가동술:** 치료사의 오른 손에 체중을 실어 제한이 허용하는 범위 내에서 환자의 엉치뼈를 가능한 최대범위에 위치시키고, 엉치뼈 바닥부(base)의 뒤쪽 움직임을 유발하기 위해 엉치뼈 끝첨(apex)에 III 단계 앞쪽 움직임을 적용한다.

주의

- 이 검사 역시 엉덩엉치관절에 움직임을 유발하기 때문에 허리엉치 접합부로부터 유발되는 증상과 감별해야 한다.

엉덩엉치관절: 엉치뼈를 앞쪽으로 (Sacroiliac joint: sacrum ventral)

검사와 신장 가동술

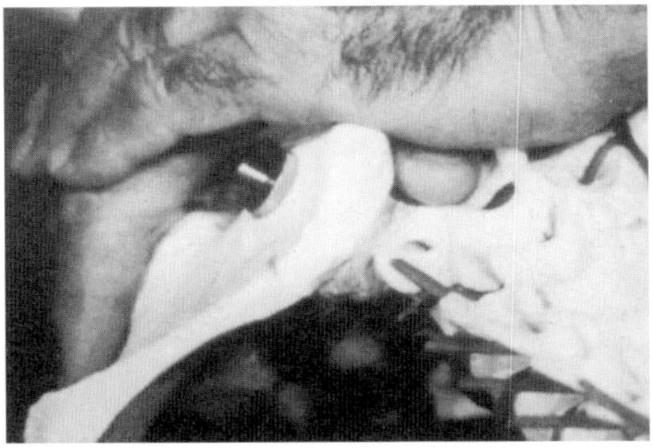

그림 10 - 골격

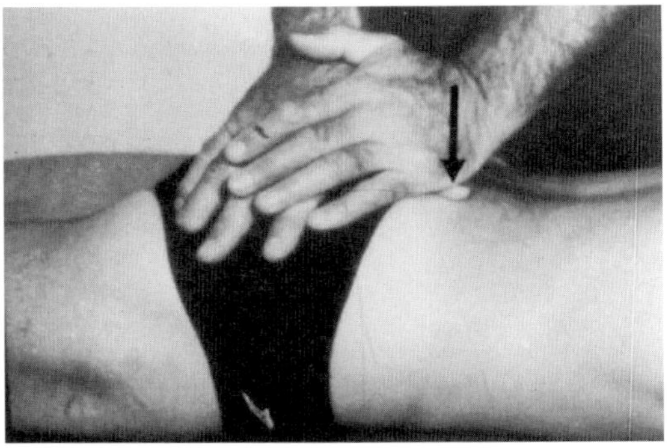

그림 10 - 오른쪽 엉덩엉치관절 검사

■ 그림 10

목적

- **검사:** 우선 엉덩엉치관절의 머리쪽 관절면(장축을 기준으로 한 왼쪽 돌림)을 대상으로 하여, 엉치뼈의 앞쪽움직임에 대한 특정 범위와 끝 느낌을 포함하는 움직임의 질
- **엉치뼈 위치결함 검사:** 이 검사가 증상을 완화시켰다면, 엉치뼈의 오른쪽이 뒤쪽으로 위치결함이 존재하는 것으로 추정할 수 있다. 만약 이 검사로 증상이 유발되었다면, 엉치뼈의 오른쪽이 앞쪽으로(엉덩뼈에 상대적으로) 위치결함이 존재하는 것으로 추정할 수 있다.
- **신장 가동술:** 엉치뼈의 제한된 앞쪽 움직임과 오른쪽으로 돌림된 엉치뼈의 위치결함을 재 위치시키기 위하여 사용

시작 자세

- 허리뼈 폄을 최소화하기 위해 환자의 배 밑에 쿠션을 놓고, 가동술을 위하여 환자는 엎드려 눕는다. 환자의 허리뼈는 검사나 치료가 진행되는 동안 고정이 잘 유지되어야 한다.

실행

- 치료사는 오른손 엄지를 머리쪽으로 향하게 한 상태에서 엉치뼈 바닥 오른쪽에 놓는다. 치료사의 왼손 자측은 오른손 엄지의 최상부에 놓는다.
- **검사:** 양손을 앞쪽으로 압박하여, I, II 단계 또는 III 단계 움직임을 적용한다. 그림 13에 묘사된 검사를 실시하여 얻은 결과와 비교한다.
- **신장 가동술:** 치료사의 팔에 체중을 실어 제한이 허용하는 범위 내에서 환자의 엉치뼈를 가능한 최대범위에 위치시키고, 치료사의 팔에 체중을 실어 환자의 엉치뼈에 III 단계 앞쪽움직임을 적용한다.

엉덩엉치관절: 엉치뼈를 꼬리쪽으로

검사와 신장 가동술

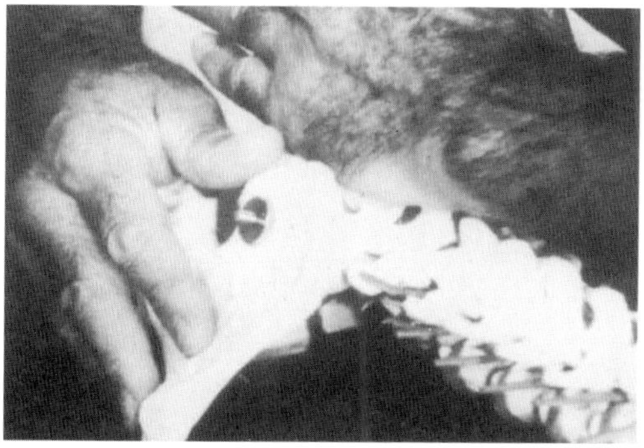

그림 11 – 골격

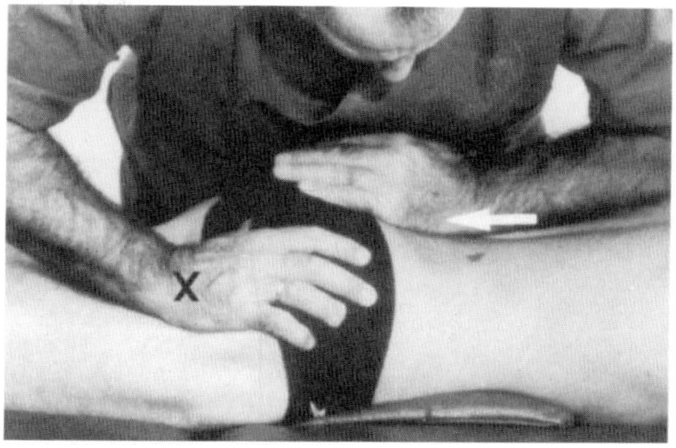

그림 11 – 오른쪽 엉덩엉치관절 검사

■ 그림 11

목적

- **검사:** 일차적으로 엉덩엉치관절의 꼬리쪽 관절면을 대상으로 하여, 엉치뼈의 꼬리쪽 움직임에 대한 특정 범위와 끝 느낌을 포함하는 움직임의 질
- **엉치뼈 위치결함 검사:** 이 검사가 증상을 완화시켰다면, 엉치뼈의 오른쪽이 머리쪽으로 위치결함이 존재하는 것으로 추정할 수 있다. 만약 이 검사로 증상이 유발되었다면, 엉치뼈의 오른쪽이 꼬리쪽으로 위치결함이 존재하는 것으로 추정할 수 있다.
- **신장 가동술:** 제한된 꼬리쪽 움직임과 오른쪽 머리쪽 엉치뼈의 위치결함을 재 위치 시키기 위하여 사용

시작 자세

- 환자는 배 밑에 쿠션을 데고 엎드려 누운 자세.
- 치료사는 환자의 왼쪽을 마주 보고 선다.

고정

- 치료사의 오른손을 환자의 오른쪽 궁둥뼈결절에 놓고 환자의 엉덩뼈를 머리방향으로 고정한다.

실행

- 치료사는 왼손 자측을 엉치뼈바닥부의 오른쪽에 놓는다.
- **검사:** 치료사는 왼팔을 꼬리쪽으로 압박하여, I, II 단계 또는 III 단계 움직임을 적용한다. *그림 12*에 묘사된 검사를 실시하여 얻은 결과와 비교한다.
- **신장 가동술:** 제한이 허용하는 범위 내에서 환자의 엉치뼈를 가능한 최대범위에 위치시키고, 치료사의 왼손을 이용하여 환자의 엉치뼈에 III 단계 꼬리쪽 움직임을 적용한다.

엉덩엉치관절: 엉치뼈를 머리쪽으로

검사와 신장 가동술

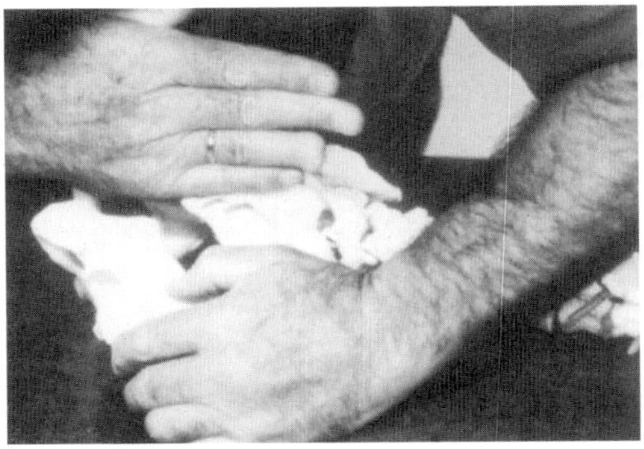

그림 12 - 골격

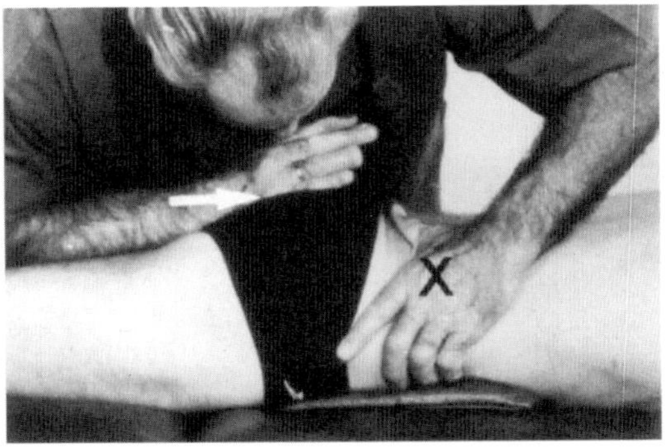

그림 12 - 오른쪽 엉덩엉치관절 검사

■ 그림 12

목적

- **검사:** 우선 엉덩엉치관절의 꼬리쪽 관절면을 대상으로 하여, 엉치뼈의 머리쪽 움직임에 대한 특정 범위와 끝 느낌을 포함하는 움직임의 질
- **엉치뼈 위치결함 검사:** 이 검사가 증상을 완화시켰다면, 엉치뼈의 오른쪽이 꼬리쪽으로 위치결함이 존재하는 것으로 추정할 수 있다. 만약 이 검사로 증상이 유발되었다면, 엉치뼈의 오른쪽이 머리쪽으로 위치결함이 존재하는 것으로 추정할 수 있다.
- **신장 가동술:** 엉치뼈의 제한된 머리쪽 움직임과 엉치뼈 오른쪽의 꼬리쪽으로의 위치결함을 재 위치시키기 위하여 사용

시작자세

- 환자는 배 밑에 쿠션을 데고 엎드려 누운 자세
- 치료사는 환자의 왼쪽을 마주 보고 선다.

고정

- 치료사는 왼손의 엄지와 두 번째 손가락 사이의 공간(web space)을 환자의 오른쪽 엉덩뼈능선(장골릉; iliac crest)에 놓고 엉덩뼈를 꼬리방향으로 고정시킨다.

실행

- 치료사는 민감한 꼬리뼈에 압박을 피하기 위해 오른손의 자측을 환자의 엉치뼈 끝첨 오른쪽에 놓는다.
- **검사:** 치료사의 오른팔을 이용하여 머리쪽으로 압박을 가해, I, II 단계 또는 III 단계 움직임을 적용한다. *그림 11*에 묘사된 검사를 실시하여 얻은 결과와 비교한다.
- **신장 가동술:** 제한이 허용하는 범위 내에서 환자의 엉치뼈를 가능한 최대범위에 위치시키고, 치료사의 오른손을 이용하여 환자의 엉치뼈에 III 단계 머리쪽 움직임을 적용한다.

주의

- 이 검사 역시 엉덩엉치관절에 움직임을 유발하기 때문에 허리엉치 접합부로부터 유발되는 증상과 감별해야 한다.

엉덩엉치관절: 엉덩뼈를 앞쪽으로

검사와 신장 가동술

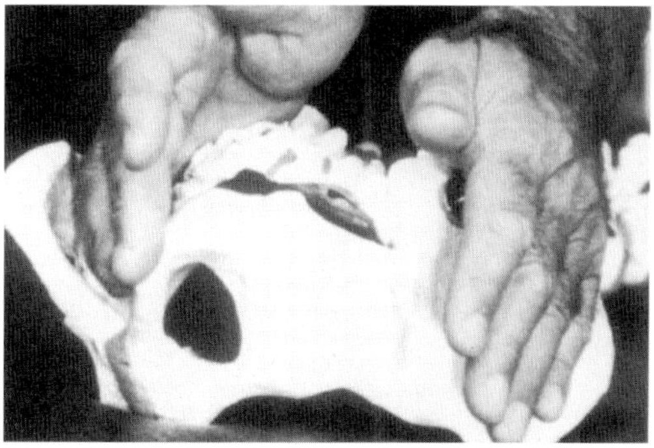

그림 13 - 골격

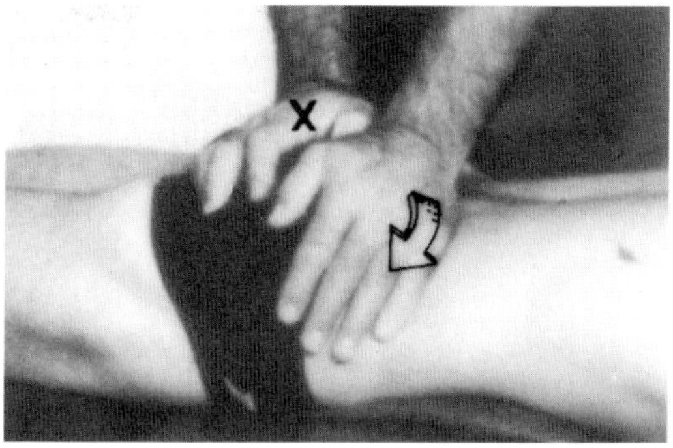

그림 13 - 오른쪽 엉덩엉치관절 검사

■ 그림 13

목적

- **검사:** 우선 엉덩엉치관절의 머리쪽 관절면을 대상으로 하여, 엉치뼈의 앞쪽 움직임에 대한 특정 범위와 끝 느낌을 포함하는 움직임의 질
- **엉치뼈 위치결함 검사:** 흔히 오른쪽 엉덩뼈가 앞쪽 돌림으로 고정되었을 때 증상이 유발된다. 종종 오른쪽 엉덩뼈가 뒤쪽 돌림으로 고정되었을 때 증상이 제거된다.
- **신장 가동술:** 엉덩뼈의 제한된 앞쪽 움직임과 오른쪽 엉덩뼈의 뒤쪽으로의 위치결함을 재 위치시키기 위하여 사용

시작 자세

- 환자는 엎드려 누운 자세를 취한다. 치료사는 환자의 위앞엉덩뼈가시가 치료대 바닥에 닿지 않도록 하기 위해 베개를 환자의 배 밑에 받쳐준다.
- 치료사는 환자의 왼쪽을 마주 보고 선다.

고정

- 치료사의 오른손 자측으로 환자의 엉치뼈 왼쪽 꼬리쪽면을 앞쪽으로 압력을 가해 고정한다.

실행

- 치료사는 왼손의 자측을 환자의 오른쪽 엉덩뼈능선에 놓는다.
- **검사:** 치료사의 왼손으로 앞쪽-꼬리쪽-가쪽 방향(ventral-caudal-lateral direction)으로 압력을 가해 I, II 단계 또는 III 단계 움직임을 적용한다. *그림 10*에 묘사된 검사를 실시하여 얻은 결과와 비교한다.
- **신장 가동술:** 치료사의 왼손에 체중을 실어 제한이 허용하는 범위 내에서 환자의 엉덩뼈를 가능한 최대범위에 위치시키고, III 단계 직선적인 움직임을 앞쪽으로 적용한다. 치료사의 고정하는 손위에 체중을 실어 고정을 견고히 하고, 환자의 골반이 치료하는 동안 왼쪽으로 돌아가는 것을 방지한다.

엉덩엉치관절: 엉덩뼈를 앞쪽으로 (Sacroiliac joint: ilium ventral)

신장 가동술 (엎드려 누운 자세)

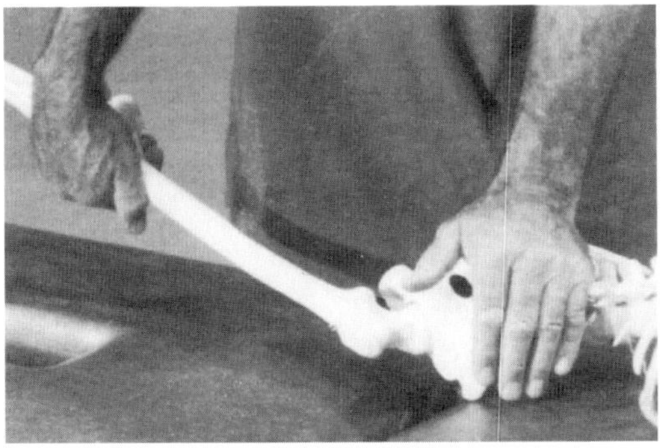

그림 14 - 골격

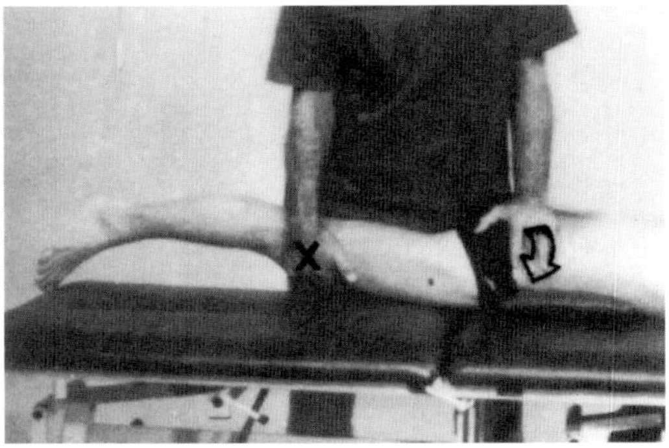

그림 14 - 오른쪽 엉덩엉치관절의 가동운동

■ 그림 14

목적

- **신장 가동술:** 엉덩뼈의 제한된 앞쪽 움직임

시작 자세

- 환자는 엎드려 누운 자세. 기법이 진행되는 동안 허리뼈앞굽음을 피하기 위해 왼쪽 다리를 치료대 가장자리 밖으로 내려 발을 바닥에 데고 환자 왼쪽 엉덩관절이 최대로 굽혀지도록 한다.
- 치료사는 환자의 왼쪽을 마주 보고 서고, 환자의 왼쪽 발을 고정하기 위해 환자의 왼쪽 발에 대항하여 치료사 왼발을 배치시킨다.

고정

- 치료사의 오른손으로 환자의 오른쪽 넙다리 먼쪽을 들어 올려 환자의 오른쪽 엉덩관절을 편 상태로 고정한다. 만약, 가능하다면, 이위치를 지지하기 위해 치료대의 각도를 조절한다. 환자의 허리뼈는 약간의 허리뼈압굽이나 편안위치에 유지되어야 한다.

실행

- 치료사의 왼손 자측을 환자의 오른쪽 엉덩뼈능선에 놓는다.
- 환자의 오른쪽 다리를 들어 올리고 치료사의 왼손에 체중을 실어 제한이 허용하는 범위 내에서 환자의 엉덩뼈를 가능한 최대범위에 위치시킨다.
- 치료사의 왼손과 몸을 한 단위로 사용하여 앞쪽으로 직선적인 III 단계 가동술을 적용한다.

주의

- 환자가 엎드려 누운 자세를 견딜 수 있어야만 이 자세에서의, "엉덩뼈를 앞쪽으로" 움직이는 가동술을 선택할 수 있다.

엉덩엉치관절: 엉덩뼈의 앞쪽돌림

신장 가동술 (옆으로 누운 자세)

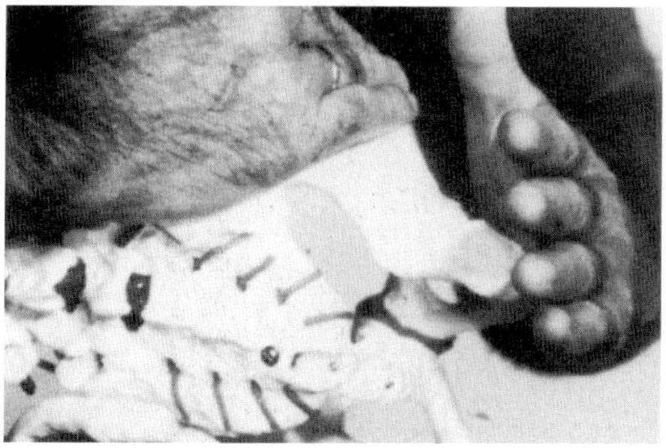

그림 15 – 골격

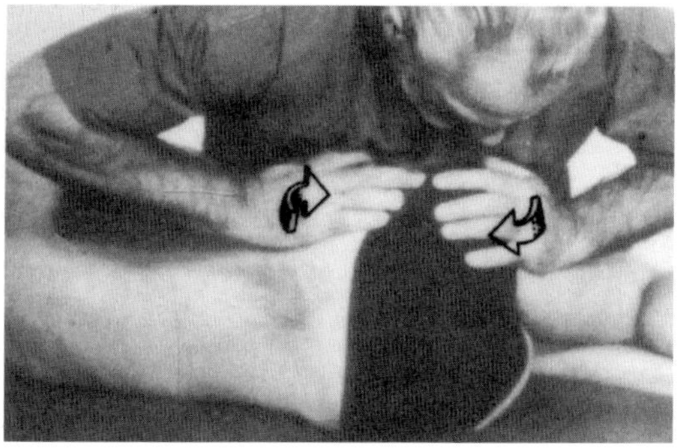

그림 15 – 오른쪽 엉덩엉치관절의 가동운동

■ 그림 15

목적

– **신장 가동술:** 엉덩뼈의 제한된 앞쪽돌림

시작 자세

– 환자는 베개로 허리를 지지하고 왼쪽 측면으로 눕는다. 왼쪽 엉덩뼈의 뒤쪽 돌림을 유발하여, 엉덩뼈를 직접적으로 고정하며, 오른쪽 엉덩뼈의 앞쪽 돌림으로 인한 왼쪽 엉덩뼈 움직임을 방지하기 위하여 왼쪽 엉덩관절을 최대로 굽힌다. 오른쪽 엉덩관절은 약간 굽힌다.

실행

– 치료사의 오른손을 환자의 오른쪽 엉덩뼈능선에 놓는다. 치료사의 왼손 손바닥 둔부(heel)를 환자의 오른쪽 궁둥뼈결절에 놓는다.

– 치료사는 양 손을 이용하여 제한이 허용하는 범위 내에서 환자의 엉덩뼈를 가능한 최대범위에 위치시킨다.

– 치료사는 오른 팔만 사용하여 환자의 엉덩뼈에 III 단계 직선적인 움직임을 앞쪽으로 적용한다.

주의

– 환자가 엎드려 누운 자세를 견딜 수 없다면, 이 자세에서의 "엉덩뼈를 앞쪽으로" 움직이는 가동술을 선택한다.

엉덩엉치관절: 엉덩뼈의 뒤쪽돌림

신장 가동술

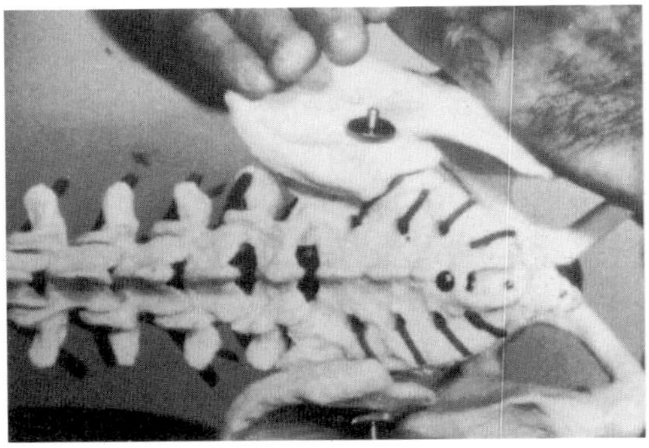

그림 16 - 골격

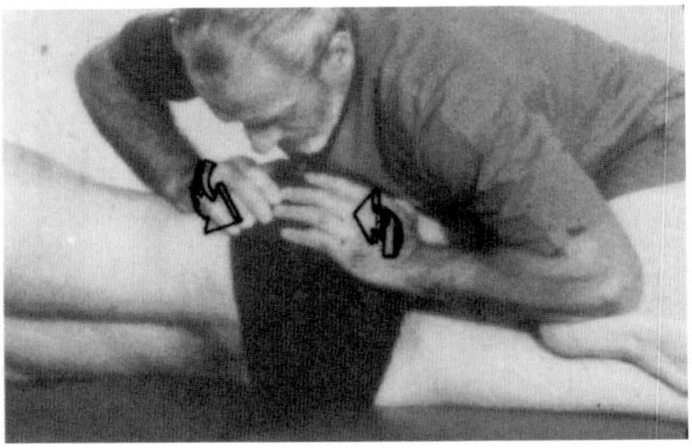

그림 16 - 오른쪽 엉덩엉치관절의 가동운동

■ 그림 16

목적

- **신장 가동술:** 엉덩뼈의 제한된 뒤쪽돌림

시작 자세

- 환자는 왼쪽으로 옆으로 누운자세, 왼쪽 엉덩뼈의 앞쪽 돌림을 유발하여, 엉치뼈를 직접적으로 고정하며, 오른쪽 엉덩뼈의 뒤쪽 돌림에 인한 왼쪽 엉덩뼈를 움직임을 방지하기 위하여 왼쪽 엉덩관절을 편다. 오른쪽 엉덩관절과 무릎관절은 굽힌다.

실행

- 치료사의 오른손 자측을 환자의 오른쪽 엉덩뼈능선에 놓는다. 치료사의 왼손 손바닥 둔부(heel)를 환자의 오른쪽 궁둥뼈결절에 놓는다.
- 치료사는 양 손을 이용하여 제한이 허용하는 범위 내에서 환자의 엉덩뼈를 최대범위에 위치시킨다.
- 치료사는 오른 팔만 사용하여 환자의 엉덩뼈에 III 단계 직선적인 움직임을 뒤쪽으로 적용한다.

엉치꼬리관절 (Sacrococcygeal joint)

검사와 가동술

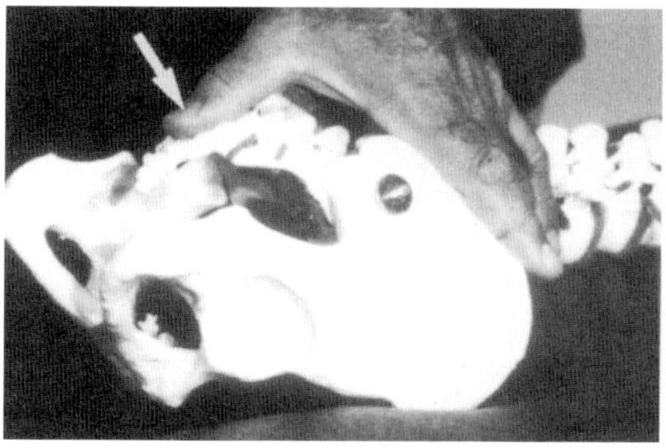

그림 17a – 꼬리뼈를 앞쪽으로

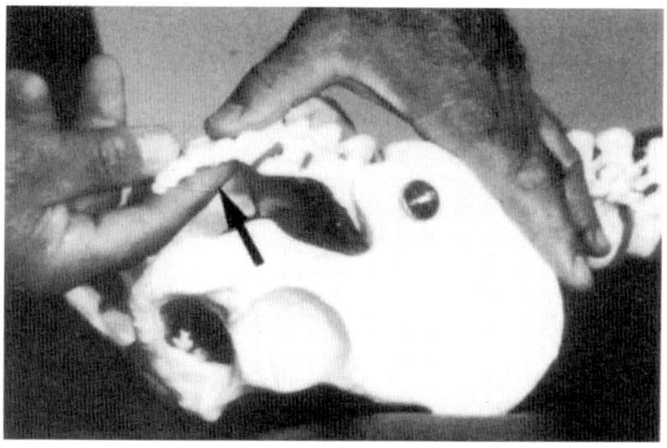

그림 17b – 꼬리뼈를 뒤쪽으로

■ 그림 17a

목적

- **검사:** 꼬리뼈의 앞쪽 움직임에 대한 특정 움직임 검사
- **꼬리뼈 위치결함 검사:** 위치 결함을 촉진한다.
- **가동술:** 꼬리뼈의 제한된 앞쪽 움직임과 꼬리뼈의 뒤쪽으로의 위치결함을 재 위치시키기 위하여 사용

시작 자세

- 환자는 엎드려 누운 자세. 다리를 치료대 밖으로 내려 발을 바닥에 접촉하고, 엉덩관절을 굽히는 자세를 취할 수도 있다.

실행

- 치료사의 왼손 엄지를 환자 꼬리뼈에 놓는다. 왼손을 보조하기 위해 오른손의 엄지는 왼손의 엄지 최상부에 올려놓는다.
- 양손의 엄지를 사용하여 환자의 꼬리뼈를 앞쪽으로 움직인다. 꼬리뼈의 움직임 범위를 평가한다.

■ 그림 17b

- 꼬리뼈를 뒤쪽으로 움직이기 위해 유사한 기법을 사용한다.
  검사: 치료사는 (살균된 장갑을 착용하고) 오른손의 두 번째 손가락을 환자의 직장을 통해 꼬리뼈의 앞쪽에 위치시킨다. 치료사의 왼손 엄지는 환자 꼬리뼈의 뒤쪽에 놓고 그리고 뒤쪽으로 움직인다. 왼쪽 엄지로는 엉치뼈에 대한 꼬리뼈의 가동성을 촉진한다.
  가동성: 꼬리뼈의 제한된 뒤쪽 움직임과 꼬리뼈의 앞쪽으로의 위치결함을 재 위치 시키기 위하여 사용
- 견인 치료를 적용하기 위해 같은 손잡기를 사용하고, 가쪽 위치결함의 치료 또는 가쪽 가동술 초기 적용에 유리하다.

■ Notes

10 허리뼈 (Lumbar Spine)

■ 기능 해부학과 움직임 (Functional anatomy and movement)

■ 해부학 (Anatomy)

허리뼈와 허리엉치 부위에 있는 돌기사이관절(facet joints)의 방향성은 사람마다 다양하다. 또한 같은 사람에서라도 분절 간이나 관절면 간에 방향성이 다양할 수 있다. 대부분의 사람에서 L1과 L5 사이에 있는 허리뼈 관절면(lumbar facet surfaces)의 방향성은 거의 시상면에 가깝다. 일반적으로 허리엉치 접합부(lumbosacral junction)에 돌기사이관절의 방향은 관상면에 가까운 모양을 하고 있다. 돌기사이관절은 크고 거의 평편하다.

그림 L-1
위에서 본 세 번째 허리뼈

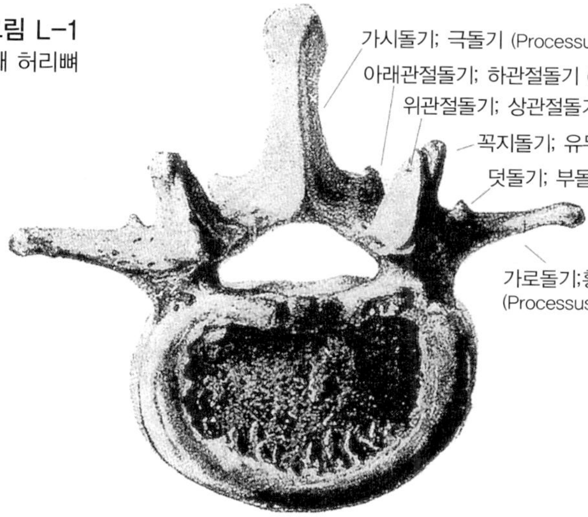

■ 뼈와 관절움직임 (Bone and joint movement)

대개 허리뼈의 정상 편안위치는 허리뼈앞굽음 상태이다. 허리뼈앞굽음 각은 활동을 수행하는 동안 증가하거나 감소하기도 하며, 일부 젊은이나 유연성 뛰어난 사람에서는 오히려 반대로 뒤굽음을 취할 수도 있다. 적절한 허리뼈굽이에 대한 평가는 해부학적 다양성으로 인해 시진에 영향을 미칠 수 있음으로 어려울 수 있다. 예를 들어, 전형적인 정상 허리뼈앞굽음을 가진 사람이지만 간혹 아주 긴 허리뼈의 가시돌기로 인해 편평한 허리(flat-back) 자세를 갖은 사람으로 잘못 평가될 수 있다.

시상면에서 굽힘과 폄과 함께 일어나는 허리 척추의 대부분의 움직임은 오목규칙을 따른다: 척추사이분절기능에서 머리쪽 척추뼈의 아래쪽 면(아래관절돌기)은 오목한 형태로 굽히는 동안은 앞쪽으로 그리고 펴는 동안은 뒤쪽으로 머리쪽 척추뼈가 움직이도록 한다.

허리뼈 (Lumbar)

짝을 이룬 움직임 (Couple movement) – 순수한 허리뼈 돌림과 옆 굽힘 운동 즉, 표준 해부학적 운동(standard anatomical movement)이라고도 표현되는 이런 운동들은 돌기사이관절의 방향성과 관절주머니의 긴장으로 인해 움직임이 제한되기 때문에 사실상 단독적으로는 거의 일어나지 않는다. 따라서 허리뼈 돌림과 옆 굽힘의 범위는 이 두 가지 운동이 함께 짝을 이루어 동시에 일어나는 움직임 즉, 짝을 이룬 움직임으로 일어날 경우에 운동범위가 증가된다. 허리뼈가 편안위치(대개 약간의 허리뼈앞굽음 자세)나 몸통이 펴진 위치에 있을 때, 짝을 이룬 움직임은 돌림과 옆 굽힘이 서로 반대 방향으로 일어나 짝을 이루게 된다.
예를 들어, 허리뼈 폄과 동시에 허리뼈의 왼쪽돌림과 오른쪽 옆 굽힘이 하나의 짝을 이루는 것이(*허리뼈: 그림 7*). 눈에 띄게 허리뼈가 굽혀 졌을 때, 짝을 이룬 움직임은 돌림과 옆 굽힘이 서로 같은 방향으로 일어나 짝을 이루게 된다(*허리뼈: 그림 5*).

짝을 이루지 않는 움직임 (noncoupled movement pattern) – 짝을 이루지 않은 움직임은 짝을 이룬 움직임에 비해 움직임의 범위가 작고 더 딱딱한 끝 느낌을 지니고 있다. 예를 들어, 허리뼈가 굽혀져 있을 경우에는 돌림운동과 반대되는 방향으로 실시하는 옆 굽힘이 짝을 이루지 않은 움직임이 되다(*평가: 그림 6*). 반면에 허리뼈가 편안위치 즉, 허리뼈앞굽음 자세나 몸통이 펴진 상태에 있을 경우에는 돌림운동과 같은 쪽으로 실시하는 옆 굽힘이 짝을 이루지 않은 움직임이 된다(*허리뼈: 그림 8*). 짝을 이루지 않은 움직임은"잠금" 기법에 사용된다.

■ 평가와 치료에 대한 주의 (Notes on evaluation and treatment)

■ 능동움직임의 평가 (Evaluation of active movement)

치료사가 환자의 능동적 허리뼈운동(active lumbar movement)을 관찰할 때 등뼈운동에 의해 허리뼈부위가 당겨질(distraction) 경우 정확한 평가에 혼동을 불러일으킬 수 있다.
따라서 이것을 방지하기 위해 치료사는 환자에게 접을 수 있는 셔츠를 입게 하여 등 부위는 가려지고 허리만 보이도록 하게 함으로써 능동적인 허리뼈운동에만 집중할 수 있다.

■ 결합 움직임 양상 (Combined movement patterns)

환자 평가와 관절가동운동, 물렁조직가동운동 적용이나 실습 그리고 허리뼈의 움직임을 특별히 제한시키거나 유발시키고자할 때, 결합운동 유형을 기술적으로 잘 활용하는 것이 매우 중요하다. 따라서 환자의 자세(예, 서기, 눕기)나 어떤 기능적 활동을 시행하는 동안에 나타날 수 있는 결합운동의 유형을 분석하거나 이런 운동유형을 치료 목적으로 사용한다거나 하기 위해서는 치료사 자신의 숙련도와 노련미가 잘 뒷받침되어 있어야 한다. 그러므로 입문단계에 있는 치료사는 결합운동 유형을 환자의 자세와 움직임에 능숙하게 적용할 수 있도록 규칙적으로 반복해서 결합운동평가(**허리뼈:** *그림 1~8*)를 실습하도록 해야 한다.

치료사에게 도움을 주는 유용한 훈련방법은 다음과 같은 허리뼈의 결합운동에 익숙해지도록 하는 것이다.

치료사는 먼저 엎드려 누운 상태에 있는 실습 대상자의 왼쪽에 선다. 그리고 오른손을 실습 대상자의 오른쪽 위앞엉덩뼈가시에 놓고 동시에 왼손으로 가슴(thorax) 아래 부위를 고정시켜 준 다음 치료사는 골반을 오른쪽으로 돌리기 위해 오른손으로 실습 대상자의 골반 오른쪽을 들어올린다. 이런 동작은 결과적으로 실습 대상자의 등뼈를 침대에 고정시킴과 동시에 허리뼈에서 상대적인 왼쪽돌림을 일으키게 된다. 다음으로 왼쪽 허리뼈 돌림과 짝을 이루는 옆 굽힘의 방향을 결정하기 위해 도수치료사는 실습 대상자의 허리뼈에서 왼쪽이나 오른쪽 옆 굽힘이 일어나도록 먼저 양쪽 다리를 왼쪽이나 오른쪽 어느 한 방향으로 놓는다. 각각의 옆 굽힘 상태에서 치료사는 왼쪽 허리뼈 돌림이 더 딱딱한 끝 느낌(짝을 이루지 않은)과 함께 감소하는지 또는 더 부드러운 끝 느낌(짝을 이룬)과 함께 증가하는지를 평가하기 위해 대상자의 오른쪽 골반을 들어올린다. 대상자가 허리뼈 폄 상태(복부에 베개를 받치지 않고 엎드려 누운 자세)에서 가장 큰 돌림범위와 가장 부드러운 끝 느낌(짝을 이룬 움직임)은 허리뼈가 오른쪽 옆 굽힘 상태에 있도록 양 다리를 오른쪽에 위치시킬 경우에 일어난다. 반면 허리뼈에서 왼쪽 옆 굽힘이 일어나도록 양쪽 다리를 왼쪽으로 위치시킬 경우, 치료사는 보다 작은 왼쪽 허리뼈 돌림운동 범위와 보다 딱딱한 끝 느낌(짝을 이루지 않은 움직임)을 느낄 수 있다. 치료사는 허리뼈 굽힘에서 결합운동을 평가하기 위해 다음과 같은 과정을 진행한다. 먼저 대상자의 복부에 베개를 받친다. 허리뼈 왼쪽 돌림의 가장 큰 범위와 가장 부드러운 끝 느낌은 대상자의 양쪽 다리를 왼쪽에 위치시켜 왼쪽 옆 굽힘이 일어나도록 했을 때 나타난다. 그 이유는 허리뼈 굽힘에서 돌림과 옆 굽힘이 같은 쪽으로 짝을 이루기 때문이다.

■ 신경근 흥분 (Nerve root irritation)

환자를 검사할 때 환자의 상태가 허리뼈 신경근과 연관성이 있을 경우, 몇 가지 이학적 검사는 급성 신경근 흥분이 가라앉거나 환자의 상태가 개선될 때까지 연기하는 것이 필요할 수 있다. 왜냐하면 이런 경우 잘못된 방향으로 환자를 위치시키는 것만으로도 급성 신경근 질환을 한층 더 악화시킬 수 있기 때문이다. 이런 환자의 경우 이미 앞에서 설명한 3차원적 견인과 같은 시험치료를 즉시 실시할 것을 권장하고 있다. 실제로 이런 방법은 많은 신경근 질환에 대해 효과적인 치료가 될 수 있으면서 심지어는 이학적 검사가 완전히 종결되기 전일지라도 안전하게 적용될 수 있다.

허리뼈 검사와 가동술 (Lumbar tests and mobilizations)

약식검사 (Screening techniques)

신경 가동성 검사 (Nerve mobility tests)

국소화 기법 (Localization techniques)

■ 견인기법 (Traction techniques)

■ 굽힘요소를 동반한 기법 (Techniques with a flexion component)

■ 폄요소를 동반한 기법 (Techniques with an extension component)

■ 물렁조직 가동술과 관절 가동술이 조합된 기법

주의 (Note)

어느 허리뼈 가동술이든 실행하기에 앞서, 교육생은 아래의 평가방법들을 이용하여 상대관절을 검사해야만 한다.

허리뼈 분절: 머리쪽 척추뼈를 앞쪽으로......................(그림 14a) 174

허리뼈 "되튐검사"..(그림 15) 176

허리뼈 분절: 직선적인 관절내 움직임.........................(그림 17) 178

다리에 증상이 있을 때, 교육생들은 아래와 같은 추가적인 진행을 통해 상대관절을 검사해야만 한다.

허리뼈, 엉덩엉치관절, 근육 및 신경 감별진단 ....(그림 13) 172

궁둥신경..(그림 11) 164

넙다리신경...(그림 12) 168

허리뼈 (Lumbar)

능동 허리뼈 굽힘과 폄 (Active lumbar flexion and extension) *검사*

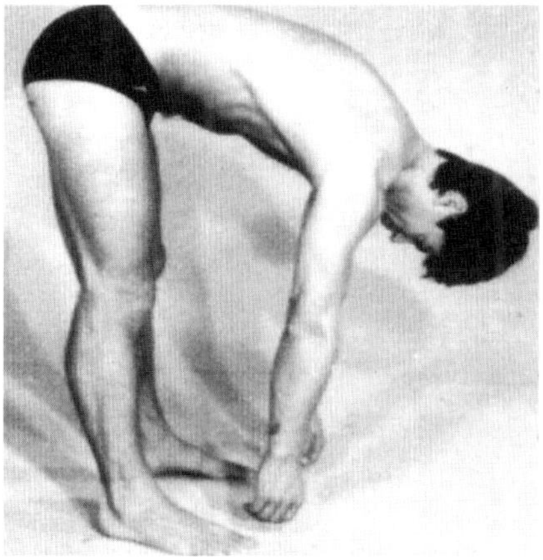

그림 1 – 굽힘

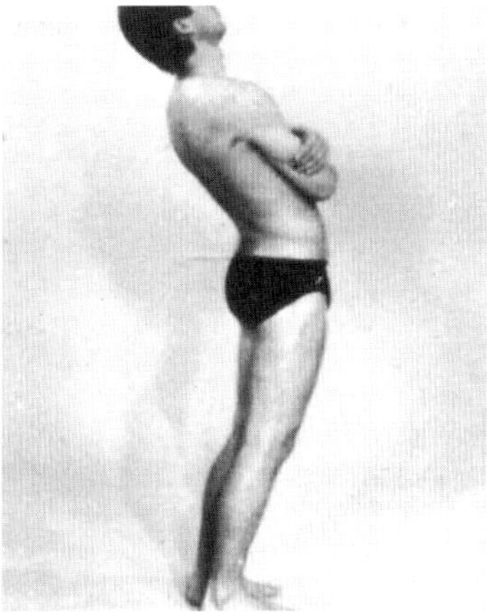

그림 2 – 폄

■ 그림 1

목적

– **검사:** 일반적인 가동성과 증상에 대한 약식검사

시작 자세

– 환자는 발을 약간 벌리고 선다.

실행

– 환자는 몸통을 앞으로 구부려 허리뼈를 굽힌다.
– 환자가 수행한 능동 움직임의 마지막 범위에서, 치료사는 추가적인 수동움직임 범위를 평가하기 위해 추가압력(overpressure)을 가한다.
– 허리뼈 굽힘의 범위와 움직임을 수행하는 방법을 관찰한다. 움직임에 따른 증상의 행태를 주시한다.

■ 그림 2

– 능동 허리뼈 폄을 평가하기 위해 유사한 방법을 활용한다.

능동 허리뼈 옆 굽힘 (Active lumbar sidebending)

검사

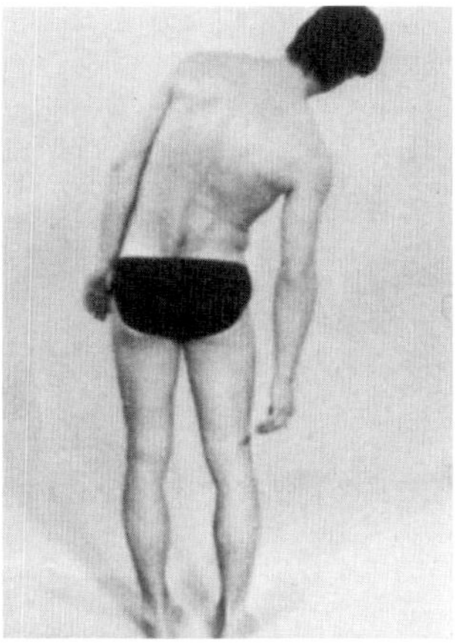

그림 3 – 오른쪽 옆 굽힘의 실시

■ 그림 3

목적

– **검사:** 일반적인 가동성과 증상에 대한 약식검사

시작 자세

– 환자는 발을 약간 벌리고 선다.

실행

– 환자는 오른쪽 옆 굽힘을 실시한다.
– 환자가 수행한 능동 움직임의 마지막 범위에서, 치료사는 추가적인 수동움직임 범위가 있는지를 평가하기 위해 추가압력을 적용한다. 환자의 오른쪽 아래팔의 먼쪽을 잡고 천천히 바닥쪽으로 당기는 것으로 수동적인 추가 압력을 가한다.
– 허리뼈 옆 굽힘의 범위와 움직임을 수행하는 방법을 관찰한다. 움직임에 따른 증상의 행태를 주시한다. 양쪽을 서로 비교한다.

능동 허리뼈돌림 (Active lumbar rotation)

검사

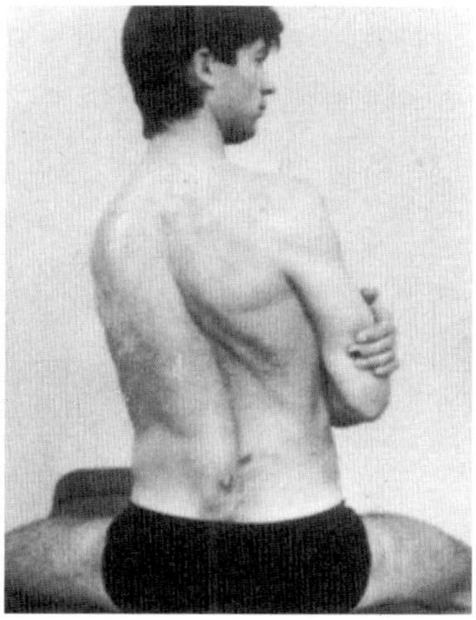

그림 4 - 오른쪽 돌림

■ 그림 4

목적

- **검사:** 일반적인 가동성과 증상에 대한 약식검사

시작 자세

- 환자는 치료대 위에 앉는다. 골반을 고정시키기 위해 치료대 양쪽 가장자리 밖으로 다리는 내리거나, 넙다리 상부에 벨트를 감아 골반을 안정시킨다.

실행

- 환자는 수직축을 중심으로 몸통을 오른쪽으로 돌린다.
- 환자가 수행한 능동 움직임의 마지막 범위에서, 치료사는 추가적인 수동움직임 범위가 있는지를 평가하기 위해 추가압력을 가한다.
- 허리뼈 돌림의 범위와 움직임을 수행하는 방법을 관찰한다. 움직임에 따른 증상의 행태를 주시한다. 양쪽을 서로 비교한다.

주의

- 이 검사에 이어 다시 영점자세(zero position)에서 부터 끝 느낌의 특성을 포함하는 전체 운동범위에 대한 수동움직임의 질을 평가한다.
- 아래와 같은 방법으로 짝을 이룬 능동 움직임을 평가한다.
  - 서로 같은 방향의 옆 굽힘과 돌림을 동반한 굽힘.
  - 서로 반대 방향으로 옆 굽힘과 돌림을 동반한 폄.
- 같은 방법을 활용하여 짝을 이루지 않은 능동 움직임도 평가한다.

능동 허리뼈 굽힘에 결합된 옆 굽힘과 돌림

(Active lumbar flexion with combined sidebending and rotation)

검사

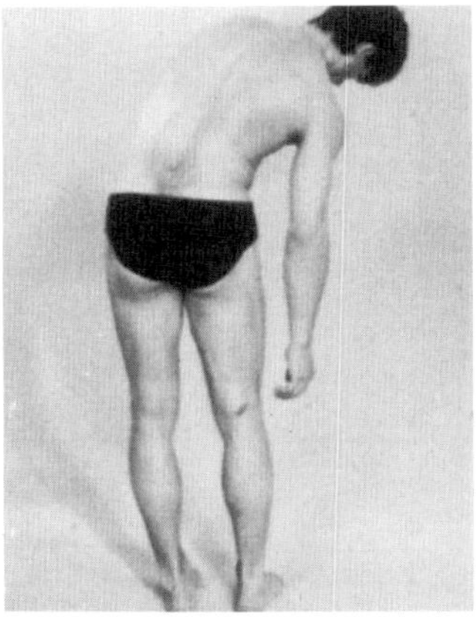

그림 5
짝을 이룬 오른쪽 옆 굽힘과
오른쪽 돌림

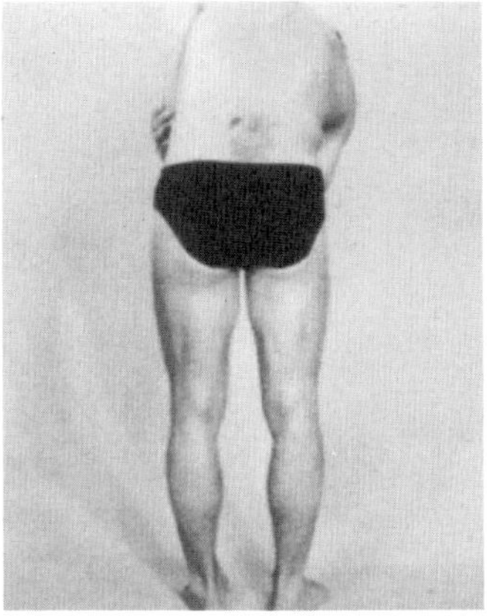

그림 6
짝을 이루지 않은
오른쪽 옆 굽힘과 왼쪽 돌림

■ 그림 5

목적

- **검사:** 일반적인 가동성과 증상에 대한 약식검사

시작 자세

- 환자는 발을 약간 벌리고 선다.

실행

- 환자는 몸통을 앞으로 구부려 약간의 허리뼈 굽힘과 동시에 짝을 이룬 오른쪽 옆 굽힘과 돌림을 실시한다.
- 환자가 수행한 능동 움직임의 마지막 범위에서, 치료사는 추가적인 수동움직임 범위가 있는지를 평가하기 위해 추가압력을 가한다.
- 허리뼈 굽힘에 결합된 옆 굽힘과 돌림의 범위와 움직임을 수행하는 방법을 관찰한다. 움직임에 따른 증상의 행태를 주시한다. 양쪽을 서로 비교한다.

■ 그림 6

- 같은 방법을 활용하여 능동 굽힘에 동반된 오른쪽 옆 굽힘과 왼쪽 돌림의 짝을 이루지 않은 움직임을 평가한다.

능동 허리뼈 폄에 결합된 옆 굽힘과 돌림

(Active lumbar extension with combined sidebending and rotation)

검사

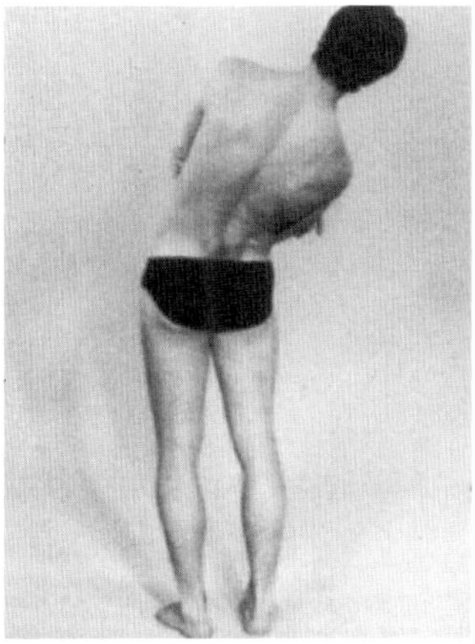

그림 7
짝을 이룬 오른쪽 옆 굽힘과
오른쪽 돌림

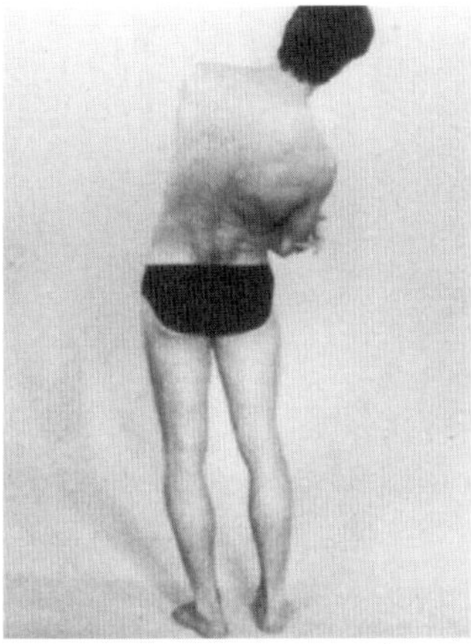

그림 8
짝을 이루지 않은
오른쪽 옆 굽힘과 왼쪽 돌림

■ 그림 7

목적

- **검사:** 일반적인 가동성과 증상에 대한 약식검사

시작 자세

- 환자는 발을 약간 벌리고 선다.

실행

- 환자는 몸통을 뒤로 제쳐 약간의 허리뼈 폄과 동시에 짝을 이룬 오른쪽 옆 굽힘과 왼쪽 돌림을 실시한다.
- 환자가 수행한 능동 움직임의 마지막 범위에서, 치료사는 추가적인 수동움직임 범위가 있는지를 평가하기 위해 추가압력을 가한다.
- 허리뼈 폄에 결합된 옆 굽힘과 돌림의 범위와 움직임을 수행하는 방법을 관찰한다. 움직임에 따른 증상의 행태를 주시한다. 양쪽을 서로 비교한다.

■ 그림 8

- 같은 방법을 활용하여 능동 폄에 동반된 오른쪽 옆 굽힘과 돌림의 짝을 이루지 않은 움직임을 평가한다.

허리뼈 견인 (Lumbar traction)

검사

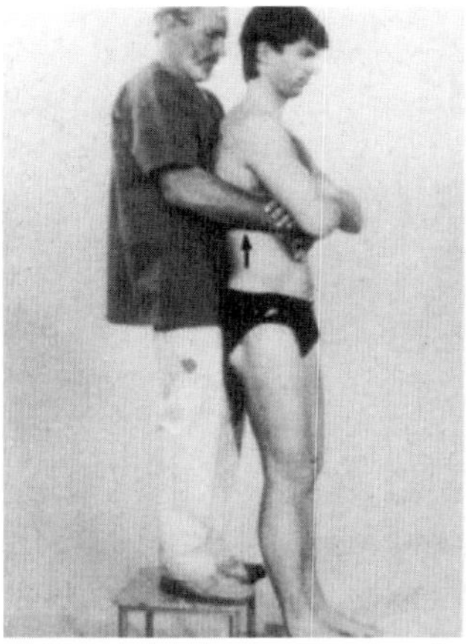

그림 9a – 정상 편안위치

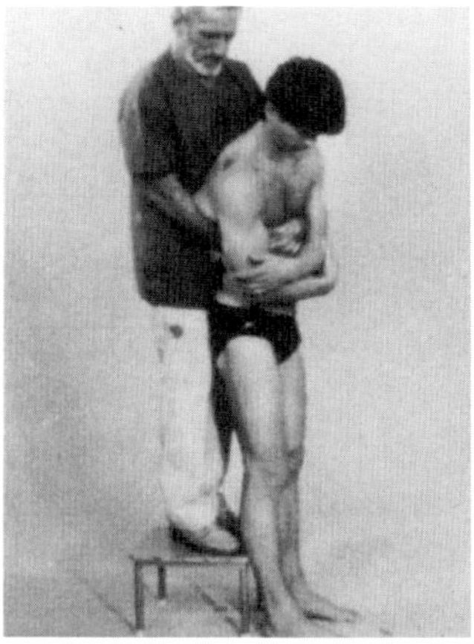

그림 9b – 실제 편안위치

■ 그림 9a

목적

- **검사:** 증상 유발 또는 제거 약식검사.
- **가동술:** 제한된 움직임과 증상 완화.
- **도수교정:** *견인-도수교정: 3권 참고.*

시작 자세

- 환자는 발을 약간 벌리고 서고 허리뼈는 편안위치에 있게 한다.
- 치료사는 환자의 뒤에 선다. 환자의 팔 높이나 그 이상의 높이에 치료사 팔이 위치하도록 하기 위해서 치료사가 발판 위에 서는 것이 필요할 수도 있다.

실행

- 치료사의 팔로 환자의 가슴우리(rib cage) 바로 아래를 감싸 쥔다.
- I, II 단계 또는 III 단계 견인력을 적용하기 위해 치료사는 가볍게 뒤쪽으로 몸을 기울인다.

주의

- **자가 가동술:** 환자는 바닥에 발을 데고 머리 위에 봉을 잡고, 허리뼈 견인을 위해 몸을 이완하고 무릎관절을 가볍게 살짝 구부린다.

■ 그림 9b

- 실제 편안위치에서 허리뼈를 견인하기 위해 동일한 방법을 사용한다. 실제 편안위치를 결정하기 위해 굽힘, 옆 굽힘 그리고 돌림(예, 위에 그림처럼 굽힘, 오른쪽으로 옆 굽힘과 돌림)을 다양하게 조합하여 적용해 보며 허리뼈 견인의 증상반응(symptomatic response)에 주시한다.

허리뼈압박 (Lumbar compression)

검사

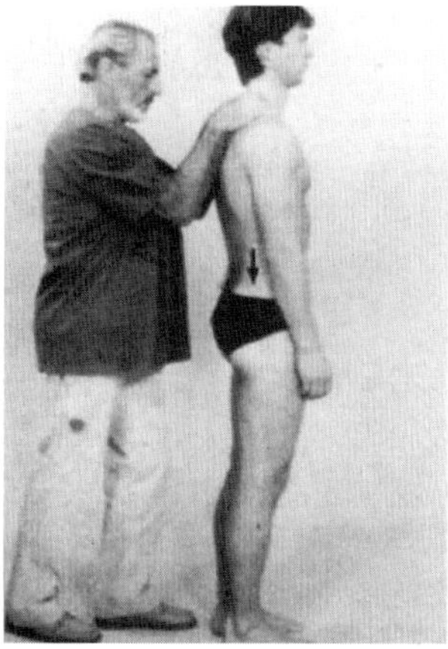

그림 10

■ 그림 10

목적

- **검사:** 증상유발 약식검사

시작 자세

- 환자는 발을 약간 벌리고 선다.

실행

- 치료사의 양손을 환자 양쪽 어깨 최상부에 놓는다. 경우에 따라서는 환자의 가슴우리 아래 부분을 감싸 잡는다.
- 환자의 양쪽 어깨를 꼬리방향(caudal direction)으로 누른다.

주의

- 3차원의 다양한 시작자세에서 허리뼈 압박에 대한 증상반응을 검사한다.

궁둥신경 (Sciatic nerve)

검사 (선 자세와 앉은 자세)

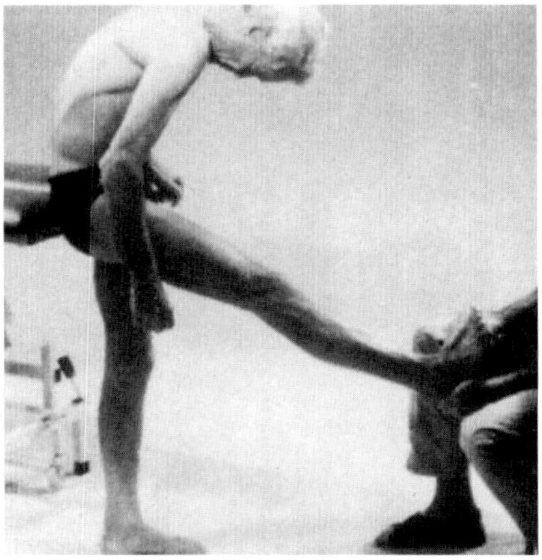

그림 11a – 선 자세

■ 그림 11a

목적

- **검사:** 증상의 국소화. 궁둥신경의 움직임이 주변 조직과 연관되어 제한되는지 여부를 결정한다.
- 약식검사로 선 자세를 이용한다. 또는 앉거나 누웠을 때보다 선 자세에서 더 심한 증상을 호소할 때 적용한다.

시작 자세

- 환자는 선다.

실행

- 척수와 연계된 신경근을 갖는 (정강신경과 종아리신경을 포함하는) 궁둥신경은 척추를 굽히고, 발목관절을 발등쪽으로 굽히고, 무릎관절을 펴고 그리고 엉덩관절을 굽히는 것으로 최대한 늘릴 수 있다.
- 움직임의 멈춤이나 증상이 유발될 때까지 (수동 다리 직거상으로) 환자의 다리 들어 올림을 평가한다. 만약 움직임이 넙다리 뒤쪽 근육구조물 단축이나/또는 증상으로 제한된다면 그리고 저항성 수축(등척성 수축 후–이완 기법)으로 움직임 범위가 증가한다면, 근육구조물에 대한 적절한 신장 또는 이완 기법을 적용한다.
- 저항성 수축으로 증상이 제거되지 않거나, 엉덩관절 굽힘 범위가 증가하지 않는다면, 궁둥신경 흥분을 의심해 볼 수 있다. 이런 결과를 확인하기 위해, 엉덩관절 굽힘을 감소시켜 증상이 없는 위치에 있게 하고, 이 위치에서 환자의 발목관절을 발등쪽으로 굽히거나/ 또는 목을 굽힌다. 이로 인해 같은 증상이 재현되거나 심해진다면, 궁둥신경과 관련이 있는 것으로 본다.

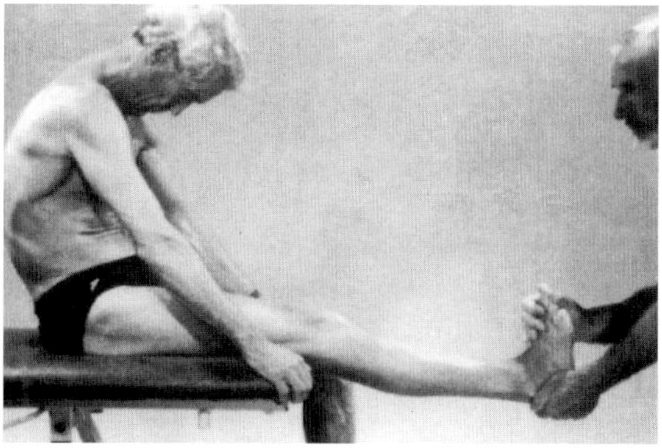

그림 11b – 앉은 자세에서

주의

- 신경의 긴장 증상 유발이나 신경 가동성 검사를 하기 전에, 검사하는 동한 움직여지는 모든 관절에 대한 증상과 가동성 평가가 먼저 이루어져야만 한다. 관절 검사 시, 근육이나 신경이 신장되는 위치에 놓이게 되어 검사결과에 영향을 줄 수 있으므로 되도록이면 피한다.
- 신경 흥분이 존재한다면, 신경에 가한 국소 압력에 대한 환자의 반응은 더 민감해질 것이다. 다음 위치 즉, 궁둥구멍(ischial foramen), 다리오금(popliteal fossa) 및 종아리뼈 머리(head of the fibula)의 뒤쪽에서 궁둥신경을 촉진한다. "활시위 검사(Bowstring Test)"를 적용한다.

■ 그림 11b

- 환자가 서거나 눕는 것 보다 앉은 자세에서 증상이 더 심해진다고 할 경우, 궁둥신경 검사를 위해 앉은 자세를 이용한다.
- 만약 증상이 장시간 앉아 있은 후에만 유발된다면, 환자는 검사하기 전에 일정기간 동안 앉아 있어야만 한다.

궁둥신경 (Sciatic nerve)

검사 (바로 누운 자세와 옆으로 누운 자세에서)

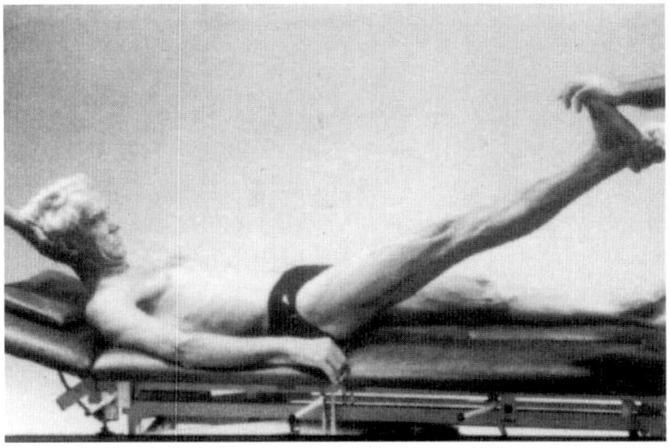

그림 11c – 바로 누운 자세에서

■ 그림 11c

목적

- **검사:** 증상의 국소화. 궁둥신경의 움직임이 주변 조직과 연관되어 제한되는지 여부를 결정한다.
- 체중이 지지되지 않는 궁둥신경 검사는 체중이 지지되는 검사보다 결과 도출이 어려울 수 있다(예, 서기나 앉기).

시작 자세

- 환자는 편안 자세로 바로 눕는다.
- 치료사는 환자를 마주보고 치료대 아래쪽에 선다.

실행

- 척수와 연계된 신경근을 갖는 (정강신경과 종아리신경을 포함하는)궁둥신경은 목뼈를 굽히고, 발목관절을 발등쪽으로 굽히고, 무릎관절을 펴고 그리고 엉덩관절을 굽히는 것으로 최대한 늘릴 수 있다.
- 움직임의 멈춤이나 증상이 유발될 때까지 (수동 하지직거상으로) 환자의 다리 들어 올림을 평가한다. 이 검사에 대한 움직임의 평균 범위는 약 70°~75° 이다. 움직임이 넙다리 뒤쪽 근육구조물 단축이나/또는 증상으로 제한된다면 그리고 저항성 수축(등척성 수축 후–이완 기법)으로 움직임 범위가 증가한다면, 근육구조물에 대한 적절한 신장 또는 이완 기법을 적용한다.
- 저항성 수축으로 증상이 제거되지 않거나 엉덩관절 굽힘 범위가 증가하지 않는다면, 궁둥신경 흥분을 의심해 볼 수 있다. 이런 결과를 확인하기 위해, 엉덩관절 굽힘을 감소시켜 증상이 없는 위치에 있게 하고, 이 위치에서 환자의 발목관절을 더 발등쪽으로 굽히거나/ 또는 목을 굽힌다. 만약 이로 인해 같은 증상이 재현되거나 심해진다면, 궁둥신경

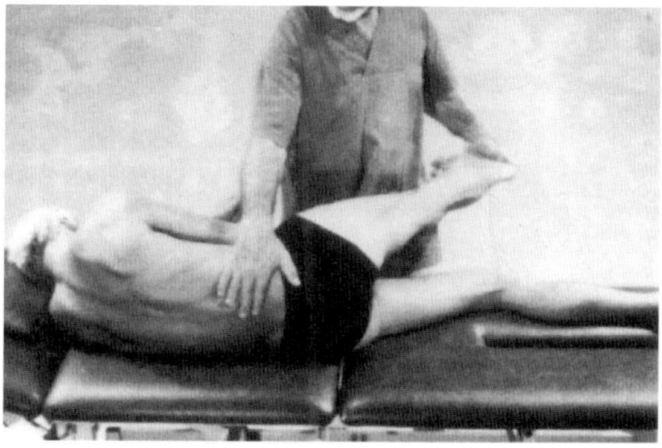

그림 11d – 옆으로 누운 자세에서

과 관련이 있는 것으로 본다. 치료사는 환자의 목뼈 굽힘 자세 유지를 위해 보조자가 필요하다고 느낄 수도 있다.

주의

- 신경 긴장 증상 유발이나 신경 가동성 검사를 하기 전에, 검사하는 동한 움직여지는 모든 관절에 대한 증상과 가동성 평가가 먼저 이루어져야만 한다. 관절 검사 시, 근육이나 신경이 신장되는 위치에 놓이게 되면 검사결과를 혼란스럽게 할 수 있음으로 되도록이면 피한다.
- 신경 흥분이 존재한다면, 신경에 가한 국소 압력에 대한 환자의 반응은 더 민감해질 것이다. 다음 위치 즉, 궁둥구멍(ischial foramen), 다리오금(popliteal fossa) 및 종아리뼈 머리(head of the fibula)의 뒤쪽에서 궁둥신경을 촉진한다. "활시위 검사"를 적용한다.

■ 그림 11d

- 또한 이 검사는 환자가 옆으로 누운 상태에서도 실시할 수 있다. 이와 같이 옆으로 누운자세에서는 보조자 없이 치료사 단독으로 검사를 실시하는 것이 보다 쉬워진다.
- 만약 검사를 실시하는 동안 나타나는 허리뼈 굽힘으로 국소증상이 유발될 경우, 치료사는 환자의 허리뼈 굽힘을 완화시킴과 동시에 증상이 사라질 때까지 다리의 굽힘 각도를 감소시키는 방향으로 조치를 취한다. 또한 치료사는 검사를 실시하는 동안 자신의 오른손으로 환자의 허리뼈를 안정시켜 준다.

넙다리신경 (Femoral nerve)

검사 (선 자세)

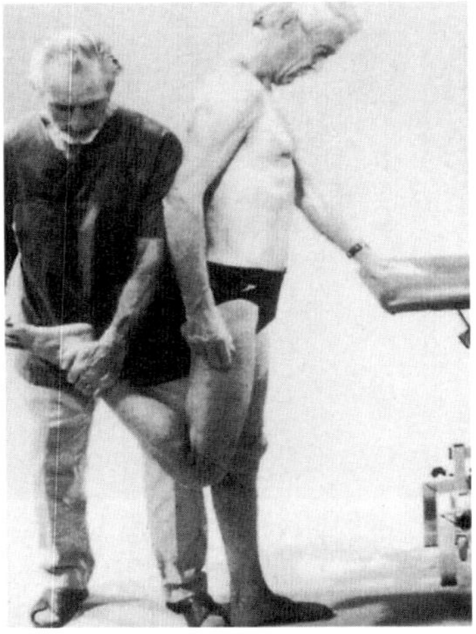

그림 12a

■ 그림 12a

목적

- **검사:** 증상의 국소화. 넙다리신경의 움직임이 주변 조직과 연관되어 제한되는지 여부를 결정한다.
- 엎드려 눕거나 옆으로 누웠을 때 보다 선 자세에서 더 심한 증상을 호소할 때 이 자세에서 검사한다.

시작 자세

- 환자는 왼손으로 치료대를 지지하고 왼쪽 다리로 선다.

실행

- 척수와 연계된 신경근을 갖는 (두렁신경; saphenous nerve을 포함하는) 넙다리신경은 목뼈를 굽히고, 발목관절을 발바닥쪽으로 굽히고, 무릎관절을 굽히고 엉덩관절을 펴는 것으로 최대한 늘릴 수 있다.
- 움직임의 멈춤이나 증상이 유발될 때까지, 치료사는 엉덩관절이 펴져 있는 동안 환자의 오른쪽 무릎관절을 굽힌다. 만약 움직임이 넙다리네갈래근 단축이나/또는 증상으로 제한된다면 그리고 저항성 수축(등척성 수축 후–이완 기법)으로 움직임 범위가 증가한다면, 근육구조물에 대한 적절한 신장 또는 이완 기법을 적용한다.
- 저항성 수축으로 증상이 제거되지 않거나 무릎관절 굽힘 범위가 증가하지 않는다면, 넙다리신경 흥분을 의심해 볼 수 있다. 이런 결과를 확인하기 위해, 엉덩관절 폄을 감소시켜 증상이 없는 위치에 있게 하고, 이 위치에서 가능하다면 발의 벌림과 엎침을 추가하여 환자의 발목관절을 더 발바닥쪽으로 굽히거나/ 또는 목을 굽힌다. 이로 인해 같은 증상이 재현되거나 심해진다면, 넙다리 신경근과 관련이 있는 것으로 본다.

주의

- 신경의 긴장 증상 유발이나 신경 가동성 검사를 하기 전에, 검사하는 동안 움직여지는 모든 관절에 대한 증상과 가동성 평가가 먼저 개별적으로 이루어져야만 한다. 관절 검사 시, 근육이나 신경이 신장되는 위치에 놓이게 되면 검사결과를 혼란스럽게 할 수 있으므로 되도록이면 피한다.
- 신경 흥분이 존재한다면, 신경에 가한 국소 압력에 대한 환자의 반응은 더 민감해질 것이다. 샅고랑인대(서혜인대; inguinal ligament) 밑에 있는 넙다리 삼각(femoral triangle) 부위에서 넙다리신경을 촉진한다.

넙다리신경 (Femoral nerve)

검사 (엎드려 누운 자세와 옆으로 누운 자세)

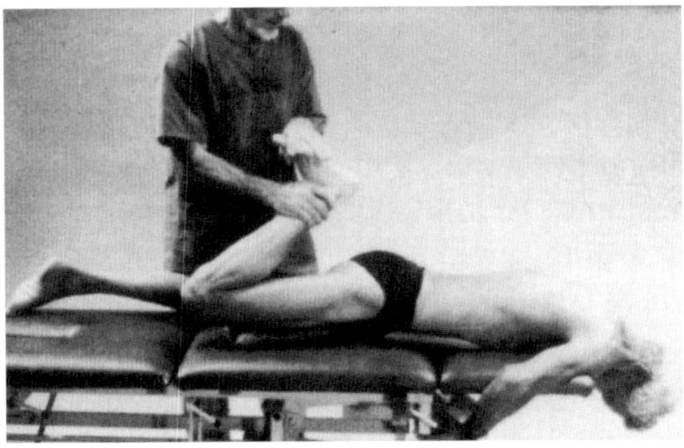

그림 12b – 엎드려 누운 자세에서

■ 그림 12b

목적

- **검사:** 증상의 국소화. 넙다리신경의 움직임이 주변 조직과 연관되어 제한되는지 여부를 결정한다.

시작 자세

- 환자는 엎드려 눕는다. 환자 머리와 목뼈는 치료대의 가장자리 밖에서 구부러지게 한다.

실행

- 척수와 연계된 신경근을 갖는 넙다리신경은 목뼈를 굽히고, 발목관절을 발바닥쪽으로 굽히고, 무릎관절을 굽히고 그리고 엉덩관절을 펴는 것으로 최대한 늘릴 수 있다.
- 움직임의 멈춤이나 증상이 유발될 때까지, 치료사는 환자의 오른쪽 무릎관절을 굽힌다. 만약 움직임이 넙다리네갈래근 단축이나/또는 증상으로 제한된다면 그리고 저항성 수축(등척성 수축 후-이완 기법)으로 움직임 범위가 증가한다면, 근육구조물에 대한 적절한 신장 또는 이완 기법을 적용한다.
- 저항성 수축으로 증상이 제거되지 않거나 무릎관절 굽힘 범위가 증가하지 않는다면, 넙다리신경 흥분을 의심해 볼 수 있다. 이런 결과를 확인하기 위해, 무릎관절 굽힘을 감소시켜 증상이 없는 위치에 있게 하고, 이 위치에서 환자의 발목관절을 더 발바닥쪽으로 굽히거나, 목을 굽힌다. 이로 인해 같은 증상이 재현되거나 심해진다면, 넙다리 신경근과 관련이 있는 것으로 본다.

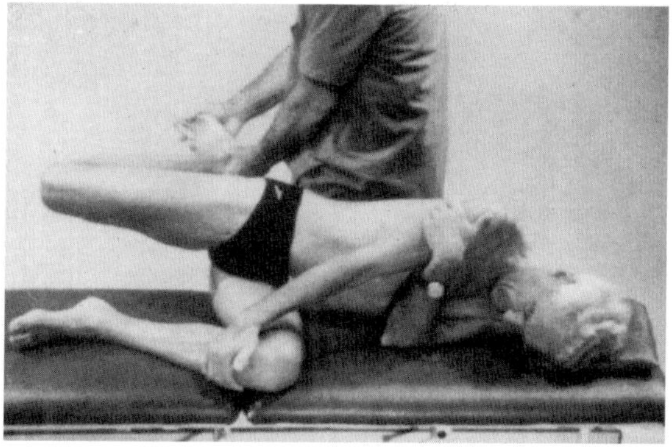

그림 12c – 옆으로 누운 자세

주의

- 신경 긴장 증상이나 신경 가동성 검사를 하기 전에, 검사하는 동한 움직여지는 모든 관절에 대한 증상과 가동성 평가가 먼저 개별적으로 이루어져야만 한다. 관절 검사 시, 근육이나 신경이 신장된 위치에 놓이게 되면 검사결과를 혼란스럽게 할 가능성이 있음으로 되도록이면 피한다.
- 신경 흥분이 존재한다면, 신경에 가한 국소 압력에 대한 환자의 반응은 더 민감해질 것이다. 샅고랑인대(inguinal ligament) 밑에 있는 넙다리 삼각(femoral triangle) 부위에서 넙다리신경을 촉진한다.

■ 그림 12c

- 또한 이 검사는 옆으로 누운 자세에서도 실시할 수 있다. 옆으로 누운 상태에서는 환자의 척추를 더욱 굽힐 수 있다. 보여지는 것처럼 왼쪽(아래 쪽) 다리는 환자의 보조로 (허리뼈에 증상이 없는)최대 굽힘과 고정이 가능하다.

허리뼈, 엉덩엉치관절, 근육 및 신경 감별

검사

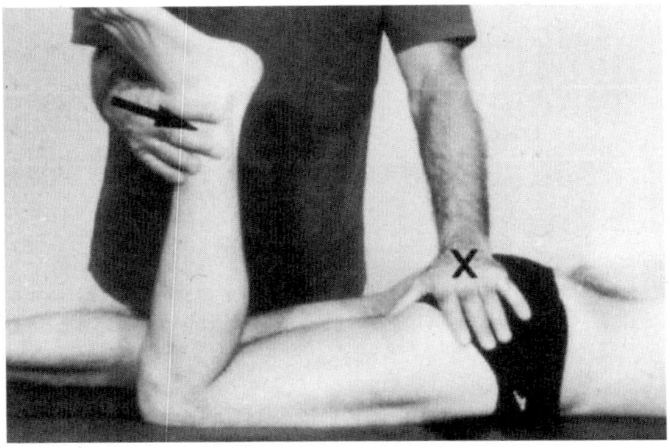

그림 13 – 감별검사

■ 그림 13

목적

– **검사:** 증상의 국소화. 환자가 넙다리 앞쪽에 증상을 호소하거나 (엎드려 누운 자세에서) 엉덩관절 폄 상태에서 무릎관절 굽힘에는 제한이 있기는 하지만, (옆으로 누운 자세에서 검사 시) 엉덩관절 굽힘 상태에서 무릎관절 굽힘은 전 범위에 거쳐 수행할 수 있을 때, 다음 4개의 감별진단을 이용한다.

네 가지 모든 검사에 대한 시작자세

– 환자는 엎드려 눕는다.

고정과 실행

검사 A: 넙다리곧은근(**대퇴직근**; rectus femoris)의 단축이나 연축(spasm)에 대한 검사

– 치료사의 왼손으로 환자의 엉덩뼈를 고정시킨다.

– 치료사의 오른손으로 동작의 멈춤이나 증상이 유발 될 때 까지 환자의 오른쪽 무릎관절을 수동적으로 굽힌다. 환자의 넙다리곧은근이 단축되었거나 연축: 1)이 있을 경우 이 움직임으로 넙다리 앞쪽: 2)에만 증상이 나타난다. 연축으로 움직임이 제한되었다면, 제한된 범위에서 저항성 넙다리네갈래근 수축 (등척성 수축 후 이완 기법)이 움직임의 범위; 3)를 증가시킬 것이다. 넙다리곧은근이 단축되었다면 신장으로 범위가 증가 될 것이다.

검사 B: **넙다리신경** 흥분에 대한 검사(*그림 12 a, b 와 c 참고*)

– 치료사의 왼손으로 환자의 엉덩뼈를 고정한다.

– 치료사의 오른손으로 환자의 오른쪽 무릎관절을 수동적으로 굽힌다. 넙다리신경과 관련지어; 1) 넙다리 앞쪽에 증상이 유발되며 다리 (lower leg)에서도 증상유발이 가능하다. 제한된 운동범위에서 저항성 넙다리네갈래근 수축이 운동범위를 증가시키지 못할 것이고 신장이 증상을 악화시킬 것이다.

검사 C: 엉덩엉치관절 관련성에 대한 검사

- 치료사의 왼손으로 환자의 엉치뼈를 고정시킨다.
- 치료사의 오른손으로 환자의 오른쪽 무릎관절을 수동적으로 굽힌다. 만약 환자가 엉덩엉치관절 영역에서 어떠한 증상도 호소하지 않는다면, 엉덩엉치관절과는 관련성이 없는 것으로 보인다.

검사 D: 허리뼈 관련성에 대한 검사

- 치료사의 왼손으로 환자의 아래쪽 등뼈를 고정시킨다.
- 치료사의 오른손으로 환자의 오른쪽 무릎관절을 수동적으로 굽힌다. 이것은 허리뼈앞굽음을 증가시킬 수 있다. 만약 허리뼈와 관련성이 있다면, 환자는 증상을 호소할 수도 있다.

주의

- 이 기법들은 허리엉치 부위에서 관절, 근육 그리고 신경의 관련성을 감별하는데 도움이 될 수 있는 유용한 정보를 제공하는데 기여한다. 그러나 감별진단의 확증을 위해 부가적인 평가가 필요하다.

허리뼈 분절: 머리쪽 척추뼈를 앞쪽으로

검사

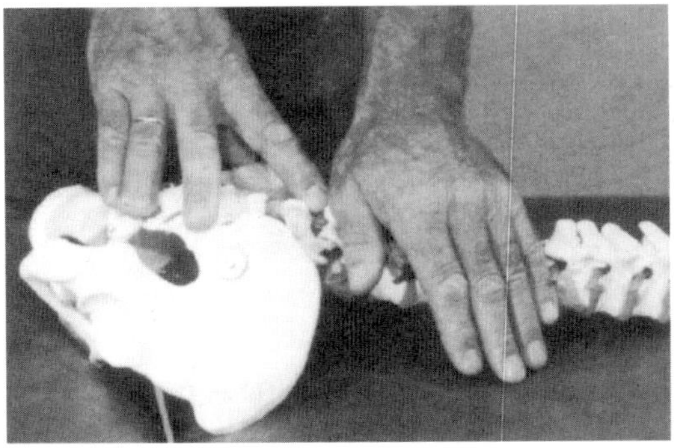

그림 14a - 골격

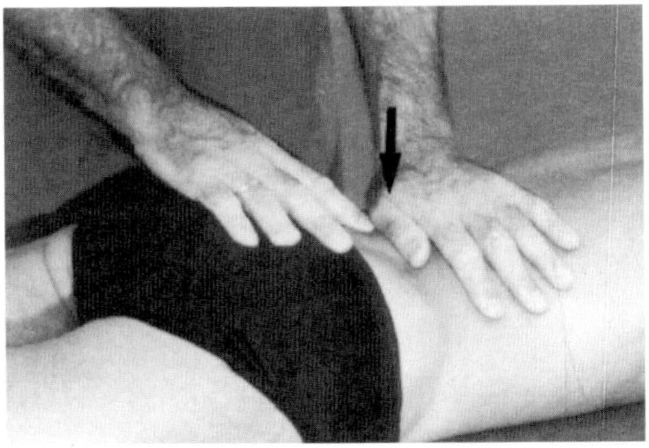

그림 14a

■ 그림 14a

목적

- **검사:** 끝 느낌을 포함한 분절 움직임의 범위와 질

시작 자세

- 환자는 정상허리뼈앞굽이를 유지하기 위해 배 아래 쿠션을 데고 엎드려 누운 자세. 과도한 허리뼈앞굽이는 피한다.

실행

- 치료사는 촉진할 오른손 손가락을 검사하고자 하는 분절의 두 가시돌기 사이 뒤쪽에 놓는다.
- 치료사의 왼손 엄지두덩(thenar eminence)을 머리쪽에 위치한 척추뼈의 가시돌기에 놓는다. 대체 방법으로는 쐐기의 돌출부를 꼬리쪽으로 향하게 하여 머리쪽 척추뼈의 가로돌기에 배치한다.
- 치료사의 왼팔과 엄지두덩으로, I, II 단계 또는 III 단계 앞쪽 움직임을 머리쪽 척추뼈에 제공한다.

주의

- 다음 페이지 *그림 14b*에 교차 검사방법이 표현되어 있다.

허리뼈 분절: 꼬리쪽 척추뼈를 앞쪽으로

검사

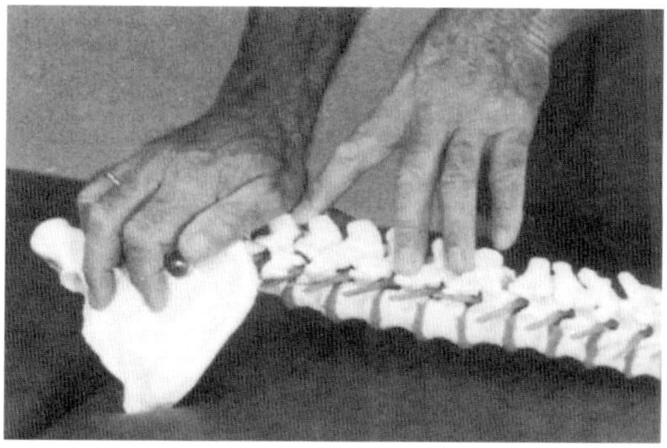

그림 14b – 골격

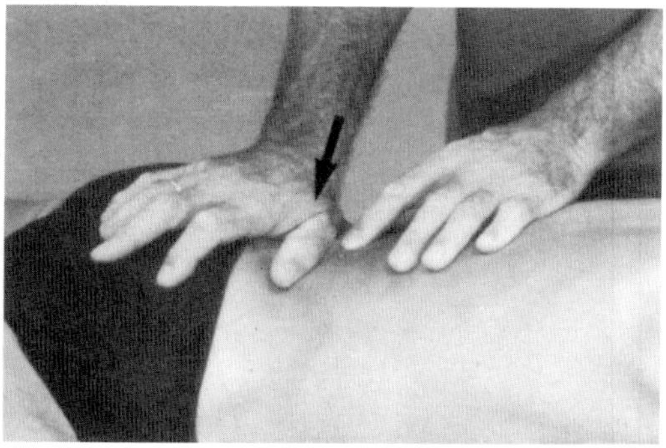

그림 14b

■ 그림 14b

목적

– **검사:** 끝 느낌을 포함한 분절 움직임의 범위와 질

시작 자세

– 환자는 정상허리뼈굽이를 유지하기 위해 배 아래 쿠션을 데고 엎드려 누운 자세. 과도한 허리뼈 앞굽이는 피한다.

실행

– 치료사는 촉진할 왼손 손가락을 검사하고자 하는 분절의 두 가시돌기 사이 뒤쪽에 놓는다.

– 치료사의 오른손 엄지두덩을 꼬리쪽에 위치한 척추뼈의 가시돌기에 놓는다. 대체방법으로는 쐐기의 돌출부를 머리쪽으로 향하게 하여 꼬리쪽 척추뼈의 가로돌기에 배치한다.

– 치료사의 오른팔과 엄지두덩으로, I, II 단계 또는 III 단계 앞쪽 움직임을 꼬리쪽 척추뼈에 제공한다.

주의

– *그림 14a*는 교차 검사법을 설명하고 있다.

허리뼈 "되튐(springing)"

검사

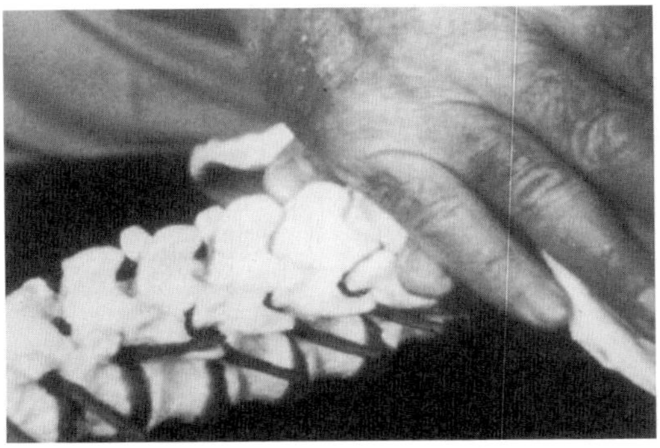

그림 15 - 골격

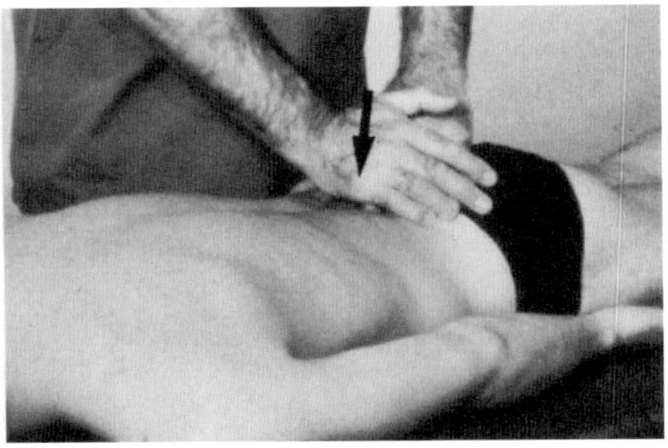

그림 15

■ 그림 15

목적

- **검사:** 끝 느낌을 포함한 분절 움직임의 범위와 질. 허리뼈 "스프링 검사"는 두 척추분절 내로 손상을 국소화할 수 있다. 꼬리쪽 척추뼈는 머리쪽 척추뼈에 대해 상대적으로 앞쪽으로 움직인다. L5에 대해 상대적으로 엉치뼈의 움직임이 동반된 경우에도 역시 이와 같다.

시작 자세

- 환자는 정상허리뼈굽이를 유지하기 위해 배아래 쿠션을 데고 엎드려 누운 자세. 과도한 허리뼈앞굽이는 피한다.

실행

- 치료사는 왼손의 두 번째 손가락과 세 번째 손가락(또는 가동용 쐐기의 돌출부)을 머리방향으로 향하게 하여 검사하고자 하는 분절의 꼬리쪽 척추뼈의 가로돌기에 놓는다.
- 치료사는 자신의 오른손 자측을 왼손의 두 번째 손가락과 세 번째 손가락 면쪽 끝에 놓는다.
- 쐐기를 이용할 경우, 치료사의 왼손으로 쐐기를 잡고, 특정 두 가시돌기 사이를 평가하기 위해 쐐기의 두 돌출부 사이에서 홈에 오른손 두 번째 손가락을 넣어 촉진한다.
- 치료사의 팔에 체중을 실어 I, II 단계 또는 III 단계 앞쪽 움직임을 환자 척추뼈에 제공한다.
- 머리쪽 척추뼈의 아래 관절면으로부터 꼬리쪽 척추뼈의 위 관절면을 분리시키기 위해 꼬리쪽으로부터 검사를 시작한다. 다음 머리쪽 분절 검사를 진행할 경우, 이전에 검사한 (지금 꼬리쪽의) 관절은 압박되고 머리쪽 관절은 분리된다.

주의

- 검사결과가 양성인 경우, *그림 16*으로 진행한다. 허리뼈 분절: 특정분절에 손상을 분리해내기 위한 돌림.

허리뼈 분절: 돌림 (Lumbar segment: rotation)

검사 (가시돌기에 가쪽 압력)

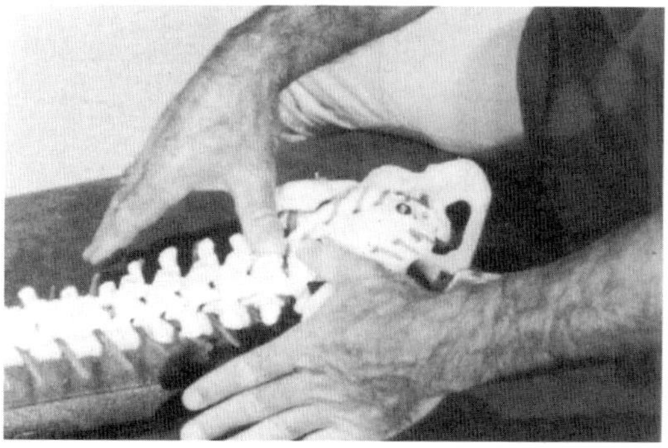

그림 16 - 골격

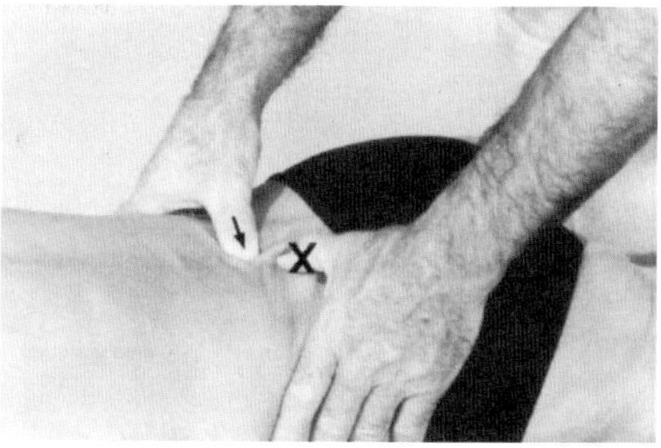

그림 16

■ 그림 16

목적

- **검사:** 끝 느낌을 포함한 분절 움직임의 범위와 질. 이 검사는 특정 한 분절에 대한 검사이다. 허리뼈 관절면의 방향성 때문에 순수한 돌림은 제한된다. 이 검사는 손상된 돌림 방향과 증상을 국소화하기 위해 일차적으로 사용된다.

시작 자세

- 환자는 정상허리뼈굽이를 유지하기 위해 배 아래 쿠션을 데고 엎드려 누운 자세. 과도한 허리뼈앞굽이는 피한다.

고정

- 치료사의 왼손 엄지로, 검사하고자 하는 분절의 꼬리쪽 척추뼈의 가시돌기 가쪽(여기에서는 왼쪽)을 고정한다.

실행

- 치료사는 오른손의 엄지를 검사하고자 하는 분절의 머리쪽 척추뼈의 가시돌기 가쪽(여기에서는 오른쪽)에 놓는다.
- I, II 단계 또는 III 단계 오른쪽 돌림을 머리쪽 척추뼈에 제공하기 위해, 치료사의 오른손 엄지로 머리쪽 가시돌기를 왼쪽으로 움직인다.
- I, II 단계 또는 III 단계 왼쪽 돌림 검사를 머리쪽 척추뼈에 제공하기 위해, 치료사의 오른손 엄지로 꼬리쪽 가시돌기를 오른쪽으로 고정하고 왼손 엄지로 머리쪽 가시돌기를 오른쪽으로 움직인다. 앞쪽 압박은 삼가한다.

주의

- 관절 통증과 뼈막 통증을 구별하기 위해, 검사 전에 각각의 가시돌기를 촉진한다. 촉진에 통증이 있다면, 관련된 가로돌기에 앞쪽 압박을 가해 검사를 수행할 수 있다. (*그림 10 참고: 등뼈 분절: 돌림.*)

허리뼈 분절: 직선적인 관절내 움직임

검사

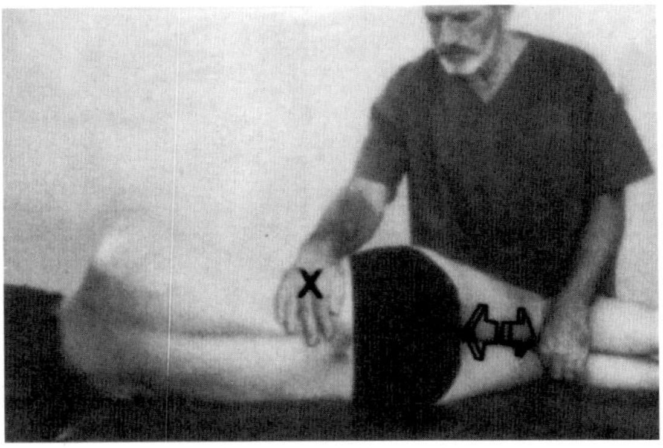

그림 17

■ 그림 17

목적

- **검사:** 끝 느낌을 포함한 분절 움직임의 범위와 질, 척추 원반관절의 치료면에 평행하게 환자 척추뼈의 관절내 움직임(일직선 움직임)을 평가한다.

시작 자세

- 환자는 왼쪽 측면으로 눕는다. 허리뼈의 옆 굽힘을 방지하기 위해 베개를 환자의 허리 밑에 받쳐준다. 환자의 양쪽 엉덩관절과 무릎관절은 구부러지게 한다. 엉덩관절 굽힘의 각도는 검사하는 척추뼈 분절의 실제 편안위치에 따라 굉장히 다양할 수 있다. 치료사는 환자를 마주 보고 선다.

안정

- 치료사의 오른쪽 촉진하는 손가락은 검사하고자 하는 분절의 두 가시돌기 사이 뒤쪽에 놓는다. 오른손의 나머지 부분은 머리쪽 분절에 안정성(stabilization cranial)을 제공하기 위해 사용한다.

실행

- 환자의 양쪽 무릎관절을 치료사의 몸에 접촉시키고, 치료사의 왼손으로, 환자의 양쪽 다리 뒤쪽을 감싸 쥔다.
- 치료사의 왼팔과 몸통으로, 환자의 넙다리의 종축을 따라 앞뒤방향으로 밀고 당기는 운동을 번갈아 실시한다.
  - 관절내 움직임 평가를 위한 I 단계 작은 흔듦(oscillatory) 움직임.
  - 끝 느낌을 포함한 움직임의 질과 양을 평가하기 위한 II 단계 또는 III 단계 움직임.
- 오른쪽과 왼쪽 옆으로 누운 양쪽자세에서 모두 평가한다.

주의

- 많은 경우, 60° 이상의 과도한 엉덩관절 굽힘은 허리뼈 굽힘을 유발한다. 그러므로 움직임의 진행이나 환자의 위치선정에서 허리뼈의 편안위치에 대해 주의를 기울이는 것은 매우 중요하다.

허리뼈의 견인 (Lumbar traction)

검사와 가동술

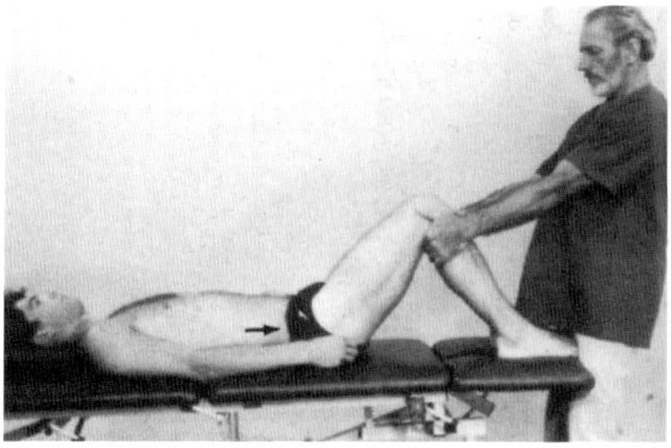

그림 18a

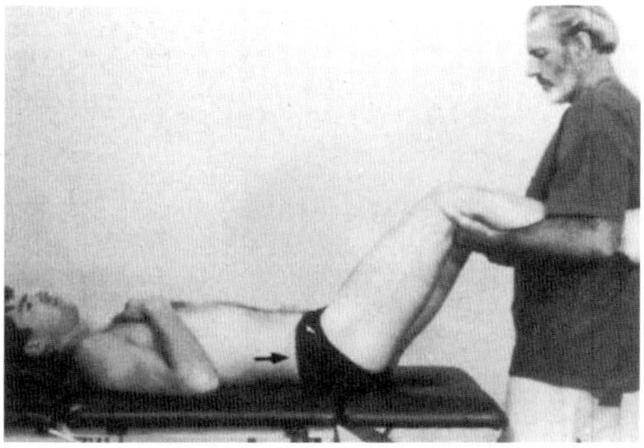

그림 18b

■ 그림 18a

목적

- **검사:** 증상 유발 또는 감소에 대한 약식검사
- **가동술:** 제한된 움직임 또는 증상 완화를 위해 적용
- **도수교정:** *3권 참고: 견인-도수교정*

시작 자세

- 환자는 자신의 발가락을 치료사 몸에 데고, 엉덩관절과 무릎관절을 굽혀 바로 눕는다. 이 검사를 위해선 허리뼈가 실제 편안위치에 있어야만 한다. 신장 가동술(III 단계)을 위해선 환자의 위쪽 몸통을 가슴우리 바로 아래에서 벨트를 사용하여 치료대에 고정해야 할 수도 있다.
- 치료사는 치료대 끝에 환자의 발을 고정하고 다리를 앞뒤로 교차하여 선다.

실행

- 치료사는 양 손으로 환자의 다리 몸쪽 주변을 잡는다.
- I, II 단계 또는 III 단계 견인 가동술을 적용하기 위하여, 치료사는 몸을 뒤로 기대는 것으로 환자의 다리를 치료사 쪽으로 잡아당긴다.

■ 그림 18b – 대체 방법

- 환자 다리를 치료사의 몸과 위팔 사이에 끼워 지지한다. (환자의 엉덩관절과 무릎관절 각도를 다양하게 조절하여) 허리뼈 굽힘 또는 폄 그리고 돌림과 옆 굽힘으로 환자를 3차원에 위치시킨 실제 편안위치에서 견인을 적용.

허리뼈 견인 (Lumbar traction)

신장 가동술 (벨트와 도구)

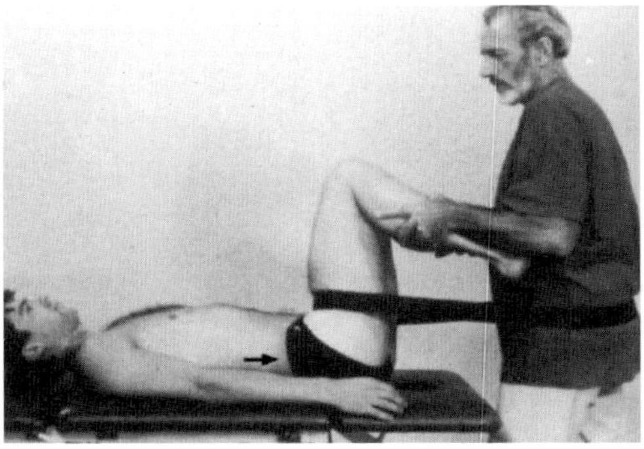

그림 19a – 벨트

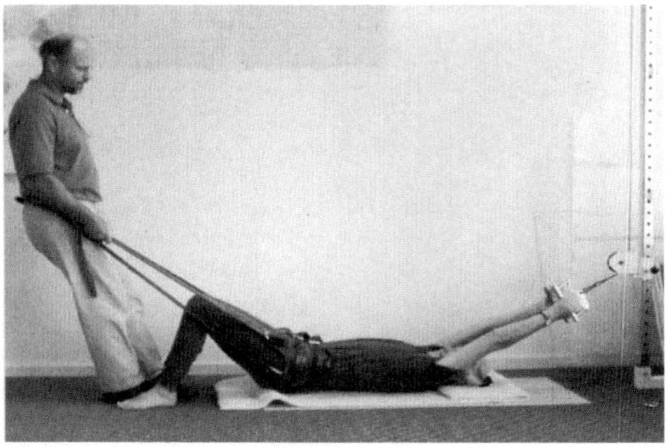

그림 19b – 멀리건 견인 도구

■ 그림 19a

목적

- **가동술:** 제한된 움직임 또는 증상감소를 위하여, 장시간 동안 견인을 적용할 때, 견인벨트를 사용한다.
- **도수교정:** *3권 참고: 견인–도수교정*

시작 자세

- 환자 바로 눕는다. 엉덩관절과 무릎관절을 굽힌다. 환자의 위쪽 몸통을 벨트로 치료대에 고정할 수도 있다.
- 치료사는 환자의 다리 사이에서 다리를 앞뒤로 교차하여 선다.

실행

- 치료사의 몸에 환자의 다리를 고정하기 위해 양팔을 사용한다. 환자의 넙다리 몸쪽과 치료사의 골반 주위로 견인 벨트를 감는다.
- 제한이 허용하는 최대범위에 대상 허리뼈 분절을 위치시킨다.
  - 굽힘과 폄을 위해서, 환자의 엉덩관절과 무릎관절 각도를 조절한다.
  - 옆 굽힘을 위해서, 환자의 다리와 골반을 왼쪽 또는 오른쪽으로 위치시킨다.
  - 돌림을 위해서, 골반의 한쪽 아래 쐐기를 놓는다.
- 치료사 뒤쪽에 있는 다리로 체중을 옮겨, 뒤쪽으로 기대는 것으로 III 단계 견인을 적용한다.

주의

- 움직임을 더 효과적으로 조절하고, 환자 몸통을 치료대에 안정시키기 위하여, 환자의 가슴우리 바로 아래에 벨트를 적용한다.

■ 그림 19b

- 환자의 위치를 훨씬 더 효율적으로 조절하고, 더 강한 견인력을 적용하는 것이 필요할 때 견인 가동술 도구를 사용한다. 환자가 능동적으로 자신의 팔로 잡고 당기는 것으로도 효과를 확대시킬 수 있다.

허리뼈 분절 L1에서 L4: 견인

검사와 가동술

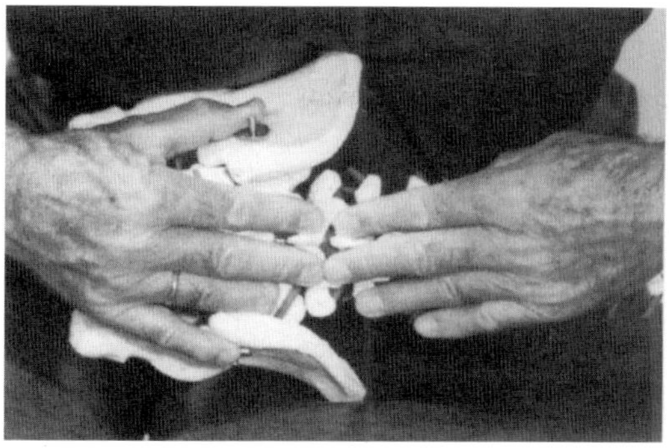

그림 20 - 골격

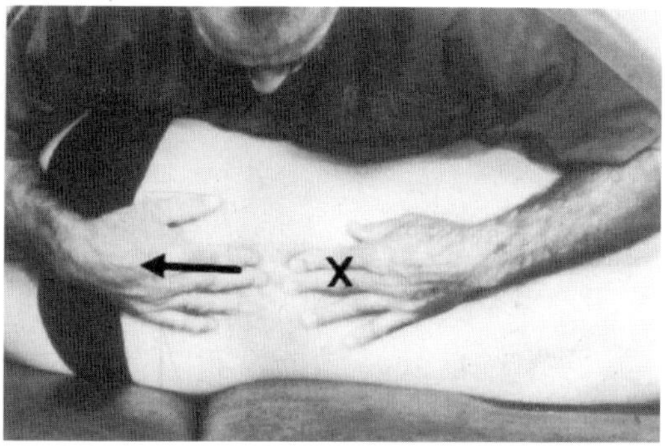

그림 20 - L3~L4

■ 그림 20

목적

- **검사:** 끝 느낌을 포함하는 분절 움직임의 범위와 질.
- **가동술:** 증상을 감소시키고 범위를 증가시키기 위한 특정 가동술. 이 기법은 허리뼈 분절에 효과적이다. L5~S1 분절 견인 치료를 위해서, 그림 21 참고.
- **도수교정:** *3권 참고: 견인-도수교정*

시작 자세

- 환자는 엉덩관절을 60° 에서 90° 사이로 굽히고 오른쪽 측면으로 눕는다. 허리뼈분절의 치료를 위해서 실제 편안위치에 놓이게 한다.

고정

- 치료사는 왼쪽 아래팔과 손을 환자의 척추에 위치시키고 동시에 왼손의 두 번째 손가락과 세 번째 손가락으로 치료하고자 하는 분절의 머리쪽 척추뼈를 고정한다(여기에서는 L3).

실행

- 치료사의 오른쪽 팔과 손을 환자의 엉치뼈에 위치시킨다. 오른손의 두 번째 손가락과 세 번째 손가락으로 치료하고자 하는 분절의 꼬리쪽 척추뼈에 위치시킨다(여기에서는 L4). 치료사의 몸통 오른쪽을 환자의 넙다리와 골반 앞부분에 접촉하고, 움직이는 손과 몸통 사이에 분절을 안정시킨다.
- 치료사의 팔과 몸통을 한 단위로 함께 꼬리 방향으로 움직여 I, II 단계 또는 III 단계 견인을 대상 분절에 적용한다. 환자의 허리뼈의 위치는 움직여지는 동안 변하지 말아야 한다.
- 치료사의 고정하는 왼팔은 치료 내내 안정이 유지되어야 함을 잊어서는 안 된다.

주의

- 대상 분절의 머리쪽 척추뼈를 고정하기 위한 대체방법으로 가동용 쐐기를 사용한다.

허리뼈 분절 L5–S1: 견인 (Lumbar segment L5–S1: traction)

신장 가동술

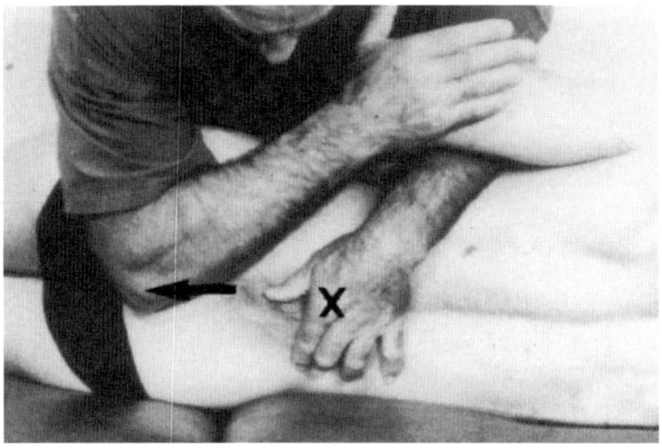

그림 21 – L5~S1

■ 그림 21

목적

- **신장가동술:** 특정 가동술, 거의 대부분 L5~S1분절에 적용된다.
- **도수교정:** *3권 참고: 견인–도수교정*

시작 자세

- 환자는 오른쪽으로 눕는다. L5~S1 분절을 편안위치에 놓이게 하기 위해 엉덩관절을 약 60°로 굽힌다.

고정

- 치료사의 왼손은 환자의 척추에 위치시키고 치료사의 엄지 또는 두 번째 손가락과 세 번째 손가락은 L5 가시돌기의 고정을 위해 사용된다.

실행

- 치료사는 자신의 오른쪽 아래팔과 팔꿈치관절 안쪽을 환자의 엉치뼈에 위치시킨다. 치료사의 몸통 오른쪽을 환자의 넙다리와 골반 앞부분에 접촉하고, 움직이는 손과 몸통 사이에 분절을 안정시킨다.
- 제한이 허용하는 한 최대범위에 L5~S1 분절을 위치시키고, 기법을 적용하는 내내 이 위치가 유지되도록 하기 위해 치료사는 몸통과 오른팔을 사용한다.
- 치료사 오른팔과 몸통을 한 단위로 꼬리 방향으로 함께 움직이는 것으로 III 단계 견인을 적용한다.

주의

- L5 허리뼈를 고정하기 위한 대체방법으로 가동용 쐐기를 사용한다.
- 이 기법은 L5–S1 견인에 대한 금기증이 없다면, L4 견인을 위해 사용될 수 있다. 이 경우 L4는 고정되며 견인력은 L4–L5와 L5–S1 분절 모두에서 동시에 적용되어 진행된다.

허리뼈 분절: 굽힘 (Lumbar segment: flexion)

검사 (앉은 자세)

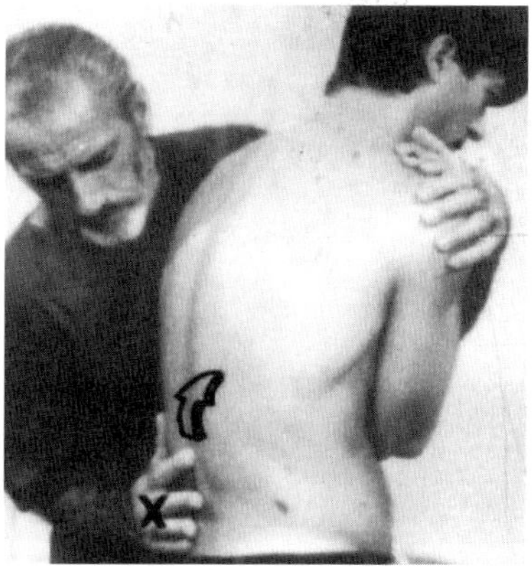

그림 22

■ 그림 22

목적

- **검사:** 끝 느낌을 포함하는 분절 움직임의 범위와 질

시작 자세

- 환자는 치료대에 앉는다. 환자의 양팔을 가슴앞에서 교차시켜 손을 목 뒤 또는 반대쪽 어깨로 가져가게 한다.

안정

- 치료사의 오른손 손가락으로 검사하고자 하는 분절의 두 가시돌기 사이 뒤쪽을 촉진한다. 치료사의 손의 나머지 부분은 분절에 꼬리쪽 몸통을 안정시키기 위해 사용한다.

실행

- 치료사의 왼쪽 팔을 환자의 교차된 양팔 위에 놓고 동시에 왼손으로 환자의 오른쪽 어깨를 감싸 쥔다.
- 검사하고자 하는 허리뼈 분절에 움직임이 발생할 때까지, 치료사의 왼손으로, 환자의 몸통을 앞으로 구부리도록 유도한다.
- 과도한 등뼈 움직임을 피하고, 허리뼈 분절에 특정 움직임을 유발하기 위해 움직임을 조절한다.
- 일부 환자는 치료사의 안내로 이 특정 움직임을 능동적으로 보조할 수 있다.
- II 또는 III 단계 굽힘 가동술을 적용한다.

허리뼈 분절: 짝을 이룬 옆 굽힘과 돌림이 동반된 굽힘

검사와 신장 가동술

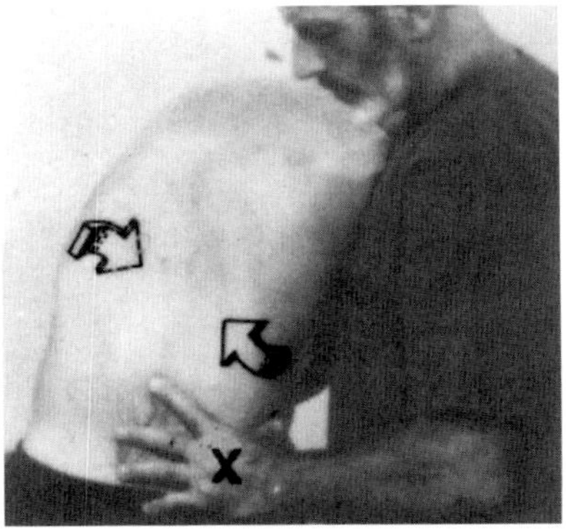

그림 23 – 오른쪽 옆 굽힘과 오른쪽 돌림이 함께 짝을 이룬 굽힘

■ 그림 23

목적

- **검사:** 끝 느낌을 포함하는 분절 움직임의 범위와 질
- **신장가동술:** 허리뼈 분절에서 제한된 돌림, 옆 굽힘 또는 굽힘을 위해서 적용.

시작 자세

- 환자는 치료대에 앉는다. 환자의 양팔을 가슴앞에서 교차시켜 양손을 반대쪽 양어깨에 놓도록 한다.
- 치료사는 환자의 오른쪽을 마주 보고 선다.

안정

- 치료사는 촉진할 왼손 손가락을 검사하고자 하는 분절의 두 가시돌기 사이의 (왼쪽) 가쪽에 놓는다. 치료사 손의 나머지 부분은 분절에 꼬리쪽을 안정시키기 위해 사용한다.

실행

- 치료사는 자신의 오른쪽 팔을 환자의 교차된 양팔 위에 놓고 동시에 오른손으로 환자의 왼쪽 어깨를 감싸 쥔다.
- **검사:** 검사하고자 하는 허리뼈 분절에 움직임이 발생할 때까지, 치료사 몸과 오른팔로, 환자의 몸통을 앞으로 구부리도록 유도하여, 짝을 이룬 오른쪽 돌림과 오른쪽 옆 굽힘이 동반된 굽힘이 일어나도록 한다. II 또는 III 단계 움직임을 적용한다.
- **신장 가동술:** 제한이 허용하는 한 최대범위로 대상 허리뼈 분절을 위치시킨다. 치료사 오른팔로 III 단계 일직선 움직임을 앞쪽으로 적용한다.

주의

- 보다 나은 고정을 위해서, 치료대나 치료 의자에 벨트로 환자의 넙다리를 안정시킨다.

허리뼈 분절: 굽힘 (Lumbar segment: flexion)

검사 (옆으로 누운 자세)

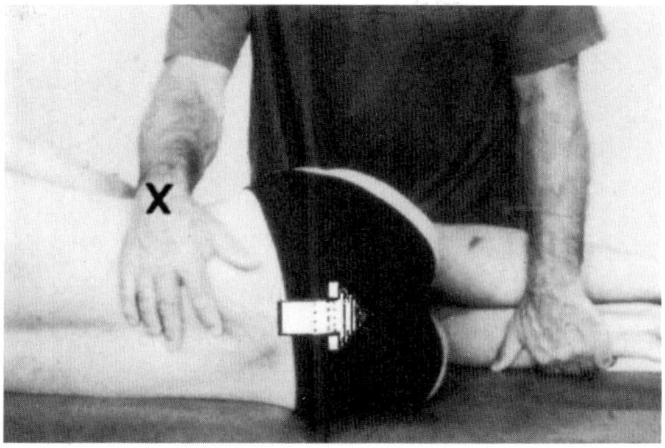

그림 24a

■ 그림 24a

목적

- **검사:** 끝 느낌을 포함하는 분절 움직임의 범위와 질

시작 자세

- 환자는 엉덩관절과 무릎관절을 굽힌 상태에서 왼쪽으로 눕는다. 환자의 무릎관절은 치료대의 가장자리 밖에 위치시킨다. 허리뼈의 옆 굽힘을 피하기 위해 환자 허리아래 베개를 받쳐준다.

안정

- 치료사는 촉진할 오른손 손가락을 검사하고자 하는 분절의 두 가시돌기 사이 뒤쪽에 놓는다. 동시에 오른손의 나머지 부분은 분절에 머리쪽을 안정시키기 위해 사용한다.

실행

- 치료사는 왼손으로, 환자의 다리와 무릎관절의 뒤쪽을 감싸 쥔다. 그리고 환자의 무릎관절을 치료사의 몸에 접촉시킨다.
- 치료사는 검사하고자 하는 분절에서 움직임이 발생할 때까지 자신의 왼팔과 몸통을 이용하여 환자의 무릎관절을 머리방향으로 움직인다.
- I, II 단계 또는 III 단계 굽힘 움직임을 적용한다.

허리뼈 분절: 굽힘 (Lumbar segment: flexion)

신장 가동술

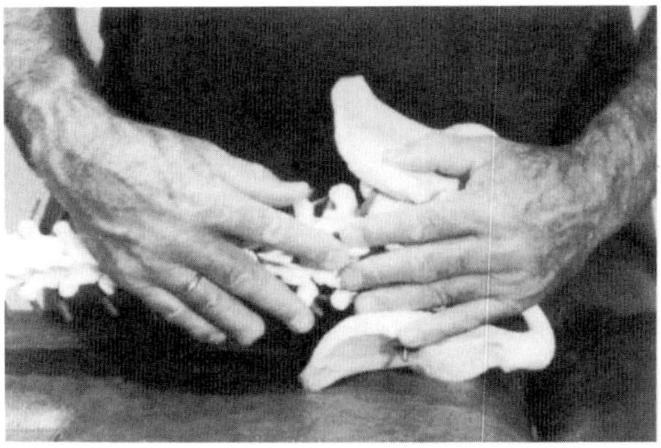

그림 24b - 골격

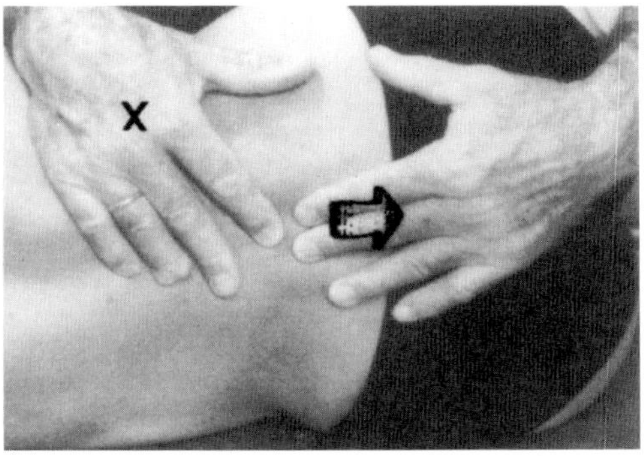

그림 24b

허리뼈 (Lumbar)

■ 그림 24b

목적

- **신장 가동술:** 허리뼈 분절의 제한된 굽힘을 위해서 적용

시작 자세

- 환자는 허리에 베개를 지지한 채 왼쪽 측면으로 눕는다. 환자 엉덩관절과 무릎관절은 굽힌다.

고정

- 치료사의 오른손은 환자의 허리뼈 오른쪽 뒤쪽에 놓는다. 대상이 되는 분절의 머리쪽 척추뼈의 가로돌기나 가시돌기를 고정하기 위해 치료사는 손가락을 사용한다(여기에서는 L4).
- 대체 고정 방법으로는 가동용 쐐기를 이용하여 대상이 되는 분절의 머리쪽 척추뼈의 가로돌기 위를 누른다.

실행

- 치료사의 왼손을 엉치뼈에 놓는다. 대상이 되는 분절의 꼬리쪽 척추뼈의 가로돌기나 가시돌기에 치료사의 손가락을 놓는다(여기에서는 L5). 치료사의 몸통을 환자의 양쪽 무릎관절에 접촉하고 움직이는 손과 함께 분절을 안정시킨다.
- 제한이 허용하는 한 최대로 구부린 위치에 대상 허리뼈가 놓이게 하고, 움직임을 유도하기 위해 치료사는 몸통과 왼손을 함께 사용한다.
- III 단계 일직선 가동술을 머리쪽-앞쪽으로 적용한다.

허리뼈 분절: 굽힌 상태에서 돌림

검사 (머리쪽에서 시작)

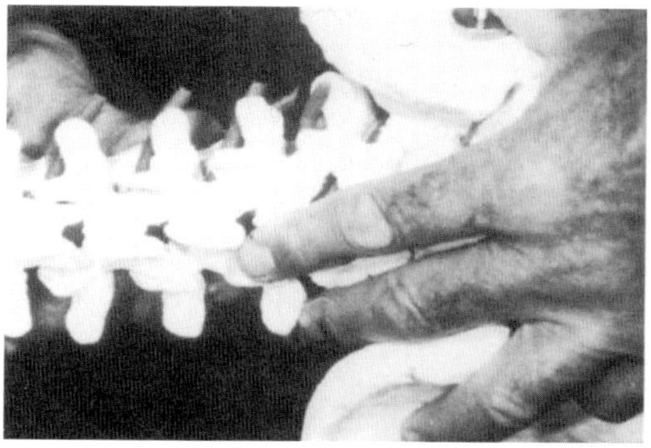

그림 25a – 골격

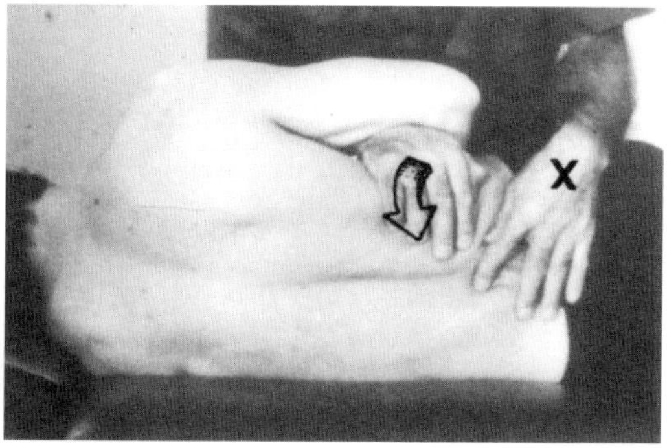

그림 25a – 오른쪽으로

■ 그림 25a

목적

– **검사:** 끝 느낌을 포함하는 분절 움직임의 범위와 질

시작 자세

– 환자는 엉덩관절과 무릎관절을 굽힌 상태로 왼쪽 측면으로 눕는다. 허리뼈는 굽힌다. 굽힘에 동반된 짝을 이룬 움직임인 오른쪽 최대 돌림과 오른쪽 옆 굽힘을 유지하기 위해서 환자 허리아래 베개를 넣지 않는다.

안정

– 치료사는 촉진할 왼손의 손가락을 대상이 되는 분절의 두 가시돌기 사이의 (왼쪽) 가쪽에 놓는다. 왼손의 나머지 부분은 환자의 골반 뒤쪽에서 꼬리쪽 분절의 안정성을 위해 사용한다. 부가적인 안정을 위해 꼬리쪽 분절의 환자의 몸통에 치료사의 몸통을 밀착시킨다.

실행

– 환자의 가슴우리 아래 앞쪽과 오른쪽 측면에 치료사 오른쪽 아래팔을 놓는다. 치료사의 손가락을 검사하고자 하는 분절의 머리쪽 척추뼈의 가시돌기 가쪽(여기서는 오른쪽)에 놓는다.

– 치료사의 오른팔로, 검사하고자 하는 분절에 움직임이 발생할 때까지 환자의 아래 등뼈와 위 허리뼈를 오른쪽으로 돌린다.

– 검사하고자 하는 머리쪽 분절의 가시돌기는 꼬리쪽 가시돌기보다 왼쪽으로 더 많이 움직여야만 한다.

– I, II 단계 또는 III 단계 돌림 움직임을 적용한다.

허리뼈 분절: 굽힌 상태에서 돌림

신장가동술 (머리쪽에서 시작)

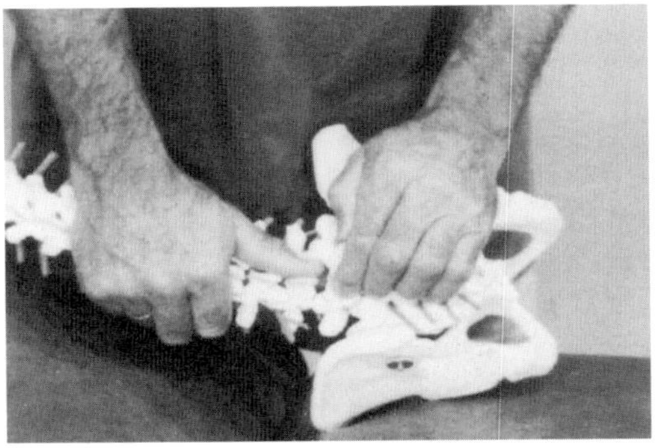

그림 25b – 골격

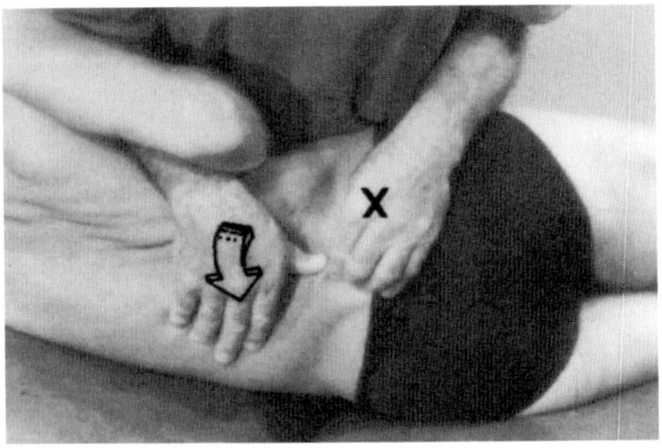

그림 25b – 오른쪽으로

허리뼈 (Lumbar)

■ 그림 25b

목적

– **신장가동술:** 허리뼈 분절에 제한된 돌림과 굽힘을 위해 적용

시작 자세

– 환자 양쪽 엉덩관절과 무릎관절을 굽힌 상태로 왼쪽 측면으로 눕는다. 허리뼈는 굽힌다. 베개 또는 치료대를 적절하게 조절하여 환자 몸통의 오른쪽 옆 굽힘이 일어나도록 한다. 이것은 굽힘에 동반된 오른쪽 돌림과 오른쪽 옆 굽힘의 짝을 이룬 움직임을 촉진하게 된다.

고정

– 치료사의 왼손은 환자 골반의 오른쪽 뒤에 놓는다. 손가락들로 대상이 되는 분절의 꼬리쪽 가시돌기 왼쪽을 고정한다. 치료사의 몸통 왼쪽을 환자의 몸통 아래쪽과 골반 앞쪽에 밀착시켜 왼손의 고정을 더욱 견고하게 한다.

실행

– 치료사의 오른쪽 아래팔을 환자 오른쪽 가슴우리 아래 앞쪽–가쪽에 놓는다. 치료사의 엄지 또는 중지와 집게 손가락을 대상이 되는 분절의 머리쪽 척추뼈 가시돌기의 오른쪽에 놓는다.

– 대상이 되는 허리 요추 분절이 가능한 최대한 제한 위치에 놓이게 한다. 치료사의 오른팔로 환자의 아래 등뼈와 위 허리뼈를 오른쪽으로 돌린다.

– III 단계 직선 가동술을 가쪽 방향으로 적용한다.

허리뼈 분절의: 굽힌 상태에서 돌림

검사 (머리쪽에서 시작)

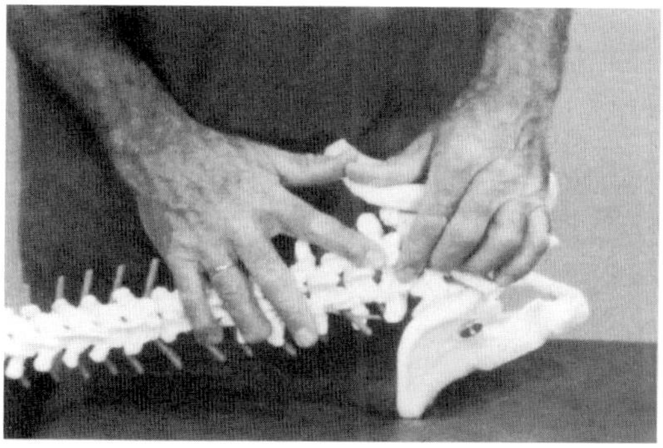

그림 26a – 골격

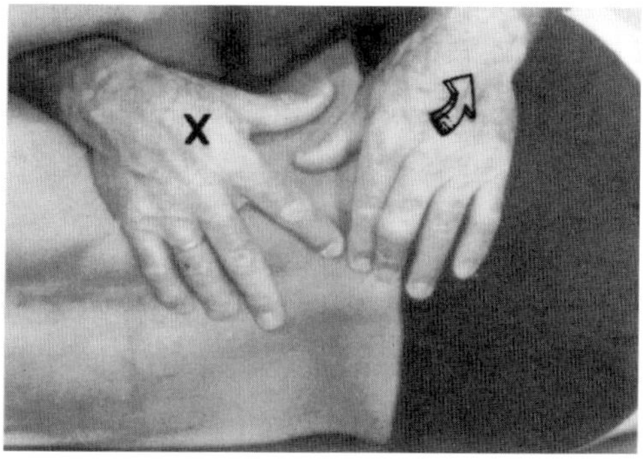

그림 26a – 상대적인 오른쪽으로 돌림

허리뼈 (Lumbar)

■ 그림 26a

목적

– **검사:** 끝 느낌을 포함하는 분절 움직임의 범위와 질

시작 자세

– 환자는 왼쪽으로 눕는다. 왼쪽(바닥쪽) 다리는 편다; 오른쪽 다리는 굽혀 왼쪽다리 위에 위치시킨다. 허리뼈는 굽힌 상태에 있도록 한다. 환자의 허리 아래 베개를 놓지 않는다. 움직임은 굽힘에 오른쪽 최대돌림과 오른쪽 옆 굽힘이 동반되어 짝을 이루어야만 한다.

안정

– 치료사는 촉진하는 오른손 손가락은 검사하고자 하는 분절의 두 가시돌기 사이 가쪽(오른쪽)에 위치시킨다. 오른손 나머지 부분으로 머리쪽 분절의 안정성을 제공하고, 추가적인 안정을 제공하기 위해 치료사의 몸통을 사용한다.

실행

– 치료사의 왼쪽 두 번째 손가락과 세 번째 손가락을 꼬리쪽 척추뼈의 가시돌기 가쪽(여기서는 왼쪽)에 놓는다.
– 왼손의 나머지 부분은 검사하고자 하는 분절이 상대적으로 오른쪽으로 돌아가도록 환자의 골반을 왼쪽으로 돌린다. 검사하고자 하는 분절의 꼬리쪽 척추뼈의 가시돌기가 머리쪽 가시돌기보다 더 오른쪽으로(치료대로부터 최대범위) 움직여야만 한다.
– I, II 단계 또는 III 단계 돌림 움직임을 적용한다.

허리뼈 분절: 굽힌 상태에서 돌림

신장 가동술 (꼬리쪽에서 시작)

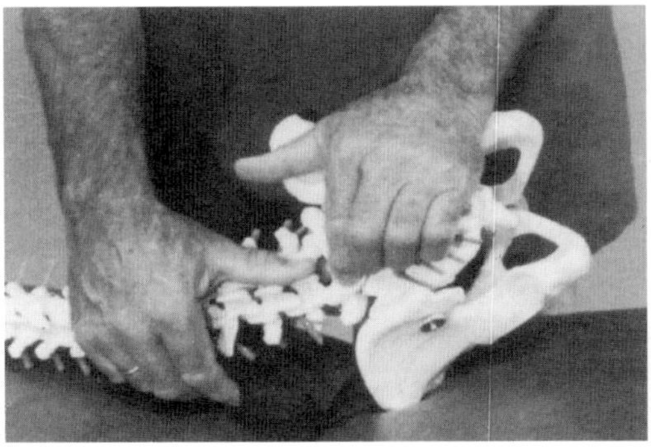

그림 26b – 골격

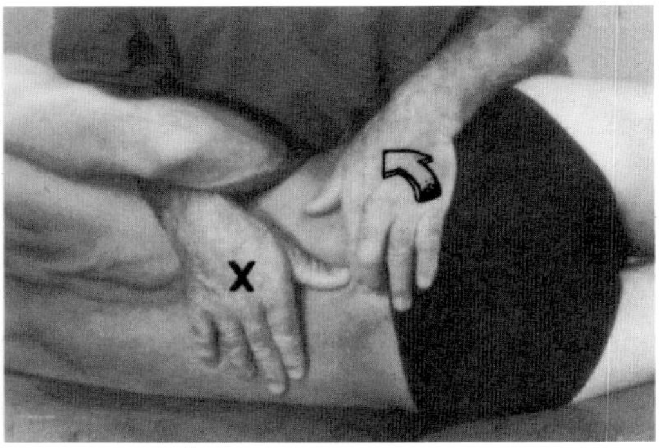

그림 26b – 상대적인 오른쪽 돌림

■ 그림 26b

목적

- **신장 가동술:** 허리뼈 분절에 제한된 돌림과 굽힘을 위해 적용

시작 자세

- 환자는 왼쪽으로 눕는다. 골반의 돌림을 촉진하기 위해 왼쪽(바닥쪽) 다리는 편다; 허리뼈는 굽힌 상태에 있어야 한다. 오른쪽 다리는 굽혀 왼쪽 다리 위에 위치시킨다. 오른쪽 옆 굽힘을 유도하기 위해 베개를 사용하거나 또는 치료대를 움직여 환자의 골반이 올라가게 한다. 짝을 이룬 움직임으로 인해 굽힘에 오른쪽 옆 굽힘이 결합되어졌을 때, 허리뼈 오른쪽 돌림이 확대된다.

고정

- 치료사의 오른쪽 아래팔은 환자의 오른쪽 가슴우리 아래 가쪽 앞쪽에 위치시킨다. 대상 분절의 머리쪽 척추뼈의 가시돌기 가쪽(여기서는 오른쪽)을 고정하기 위해 치료사의 엄지 또는 세 번째 손가락과 두 번째 손가락을 사용한다. 치료사의 몸통 오른쪽을 환자의 몸통 위쪽 앞쪽에 접촉하여 고정하는 손을 보강해 준다.

실행

- 치료사의 왼손은 환자의 골반 뒤쪽에 위치시킨다. 치료사의 손가락은 대상이 되는 분절의 꼬리쪽 척추뼈의 가시돌기 가쪽(여기서는 왼쪽)에 놓는다.
- 제한이 허용하는 한 최대범위로 대상이 되는 허리뼈 분절을 위치시키고 약간 머리쪽 왼쪽방향으로 환자의 골반을 돌리기 위해 치료사 왼팔을 사용한다(오른쪽 옆 굽힘을 확장).
- III 단계 일직선 가동술을 앞쪽으로 적용한다.

허리뼈 분절: 폄 (Lumbar segment: extension)

검사 (앉은 자세)

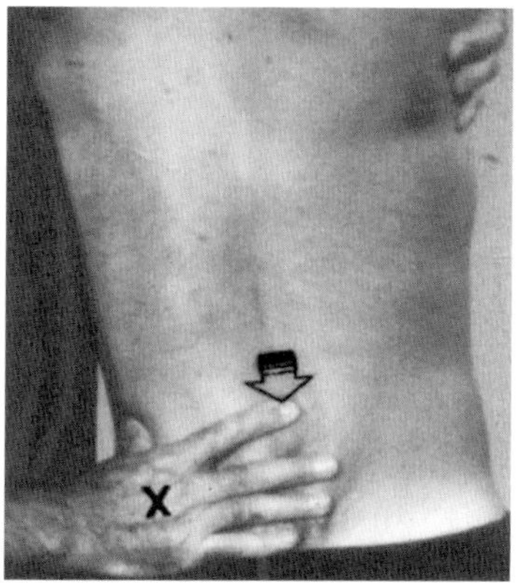

그림 27

■ 그림 27

목적

- **검사:** 끝 느낌을 포함하는 분절 움직임의 범위와 질

시작 자세

- 환자는 치료대에 앉는다. 환자의 양팔을 가슴앞에서 교차시켜 손을 목 뒤 또는 반대쪽 어깨로 가져가게 한다.

안정

- 치료사의 오른손 손가락으로 검사하고자 하는 분절의 두 가시돌기 사이 뒤쪽을 촉진한다. 치료사의 손의 나머지 부분은 꼬리쪽 분절을 안정시키기 위해 사용한다.

실행

- 치료사의 왼쪽 팔을 환자의 교차된 양팔 위에 놓고 동시에 왼손으로 환자의 오른쪽 어깨를 감싸 쥔다.
- 검사하고자 하는 허리뼈 분절에 움직임이 발생할 때까지, 치료사의 왼손으로, 환자의 몸통을 뒤로 저치도록 유도한다.
- I, II 단계 또는 III 단계 폄 가동술을 적용한다.
- 과도한 등뼈 움직임을 피하고, 허리뼈 분절에 특정 움직임을 유발하기 위해 움직임을 조절한다.
- 일부 환자는 치료사의 안내로 이 특정움직임을 능동적으로 보조할 수 있다.

허리뼈 분절: 짝을 이룬 옆 굽힘과 돌림이 동반된 폄

검사와 신장 가동술

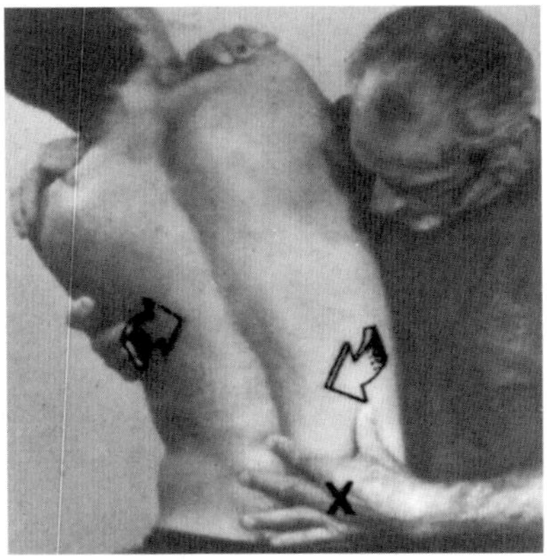

그림 28 – 오른쪽 옆 굽힘과
오른쪽 돌림이 함께 짝을 이룬 폄

■ 그림 28

목적

- **검사:** 끝 느낌을 포함하는 분절 범위와 움직임의 질
- **신장 가동술:** 허리뼈 분절에서 제한된 돌림, 옆 굽힘 또는 폄을 위해서 적용.

시작 자세

- 환자는 치료대에 앉는다. 환자의 양팔을 가슴앞에서 교차시켜 양손을 반대쪽 양어깨 또는 목뒤에 놓도록 한다.
- 치료사는 환자의 오른쪽을 마주 보고 선다.

안정

- 치료사는 촉진할 왼손 손가락을 검사하고자 하는 분절의 두 가시돌기 사이의 (왼쪽)가쪽에 놓는다. 치료사의 왼손의 나머지 부분은 꼬리쪽 분절에 안정을 위해 사용한다.

실행

- 치료사의 오른쪽 팔을 환자의 가슴과 팔 아래를 감싸 환자의 왼쪽을 잡는다.
- **검사:** 검사하고자 하는 허리뼈 분절에 움직임이 발생할 때까지, 치료사의 몸과 오른팔로, 환자의 몸통을 뒤로 저쳐 오른쪽 돌림과 왼쪽 옆 굽힘이 동반된 짝을 이룬 폄이 일어나도록 유도한다. II 단계 또는 III 단계 움직임을 적용한다. 양쪽을 비교한다.
- **신장 가동술:** 제한이 허용하는 한 최대범위로 대상 허리뼈 분절을 위치시킨다. 치료사 몸으로 III 단계 일직선 움직임을 뒤쪽으로 적용한다.

주의

- 보다 나은 고정을 위해서, 치료대나 치료 의자에 환자 넙다리를 벨트로 안정시킨다.

허리뼈 분절: 폄 (Lumbar segment: extension)

검사 (옆으로 누운 자세)

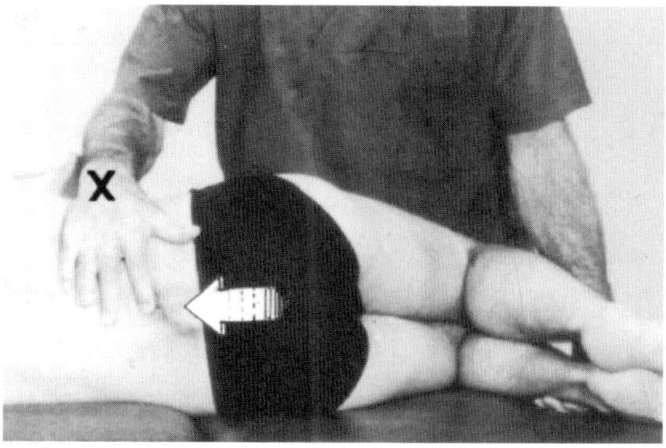

그림 29a – 옆으로 누운 자세에서

■ 그림 29a

목적

– **검사:** 끝 느낌을 포함하는 분절 움직임의 범위와 질

시작 자세

– 환자 허리아래를 베개로 지지하고 엉덩관절과 무릎관절을 굽힌 상태에서 왼쪽으로 눕는다. 환자의 위쪽 몸통은 치료대 중간에 위치하게 한다. 환자 아래쪽 몸통은 치료대 가장자리에 위치하게 하고, 환자의 무릎관절은 치료대의 가장자리 밖에 위치하도록 하도록 하여야 한다.

안정

– 치료사가 촉진할 오른손의 손가락을 검사하고자 하는 분절의 두 가시돌기 사이 뒤쪽에 놓는다. 동시에 오른손의 나머지 부분은 머리쪽 분절에 안정을 위해 사용한다.

실행

– 치료사의 왼손으로, 환자의 다리 먼쪽의 앞쪽을 감싸 쥔다. 환자의 무릎관절을 치료사의 몸통에 접촉하여 움직이는 손과 함께 환자를 안정시킨다.

– 치료사의 왼팔과 몸통으로 환자의 다리와 골반을 뒤쪽으로 움직여 검사하고자 하는 분절에 폄을 유발한다. 허리뼈 움직임을 수행하는 동안 엉덩관절과 무릎관절의 각도를 일정하게 유지한다.

– I, II 단계 또는 III 단계 폄 움직임을 적용한다.

허리뼈 분절: 폄 (Lumbar segment: extension)

신장 가동술

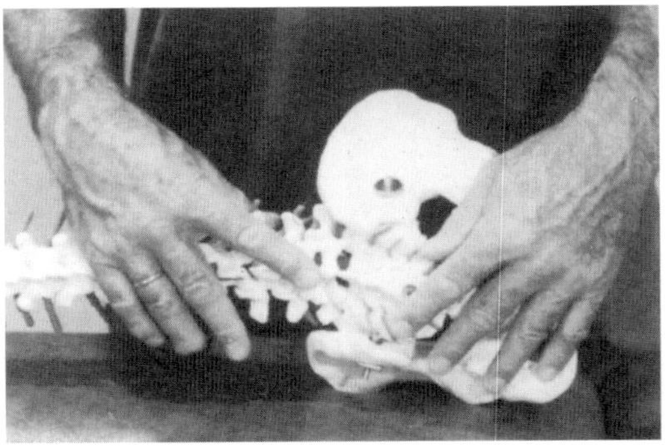

그림 29b – 골격

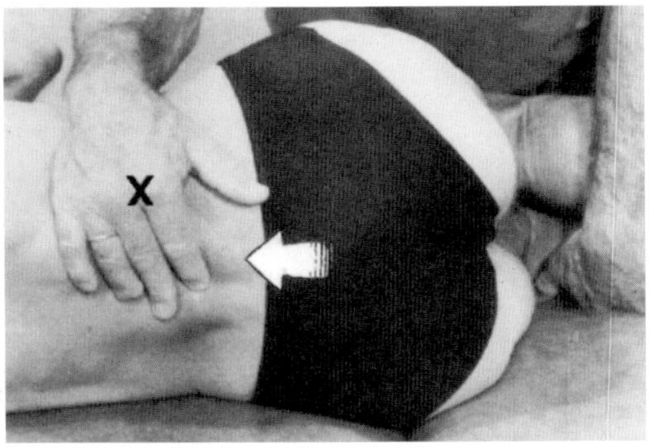

그림 29b – L5~S1

■ 그림 29b

목적

– **신장 가동술:** 허리뼈 분절의 제한된 폄을 위해서 적용

시작 자세

– 환자는 편안 자세를 유지하기 위해 허리에 베개를 지지한 채 왼쪽으로 눕는다. 환자 엉덩관절과 무릎관절은 굽힌다.

고정

– 치료사의 오른손 두 번째 손가락을 신장하고자 하는 분절의 두 가시돌기 사이에 놓는다. 치료사는 두 번째 손가락으로 대상이 되는 분절(여기서는 L5)의 머리쪽 척추뼈의 가시돌기 뒤쪽을 고정한다. 오른손의 나머지 부분은 머리쪽 분절에 안정을 위해 사용한다.

실행

– 치료사의 왼손으로, 환자 다리나 무릎관절의 뒤쪽을 감싸 쥔다. 치료사의 몸통을 환자의 양쪽 무릎관절에 접촉하여 움직이는 손을 보조한다.

– 환자의 다리와 골반을 뒤쪽으로 움직이는 것으로 제한이 허용하는 한 최대 폄 위치에 대상 허리뼈가 위치하게 한다. 허리뼈 움직임이 진행되는 동안 무릎관절과 엉덩관절의 각도를 일정하게 유지한다.

– III 단계 일직선 가동술을 뒤쪽으로 적용한다.

허리뼈 분절: 편 상태에서 돌림

검사 (머리쪽에서 시작)

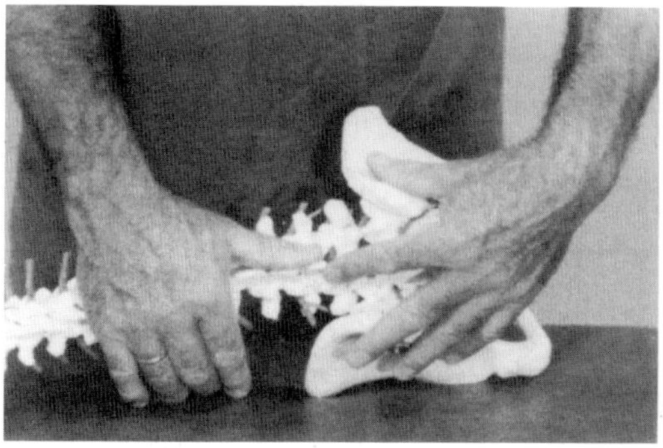

그림 30a - 골격

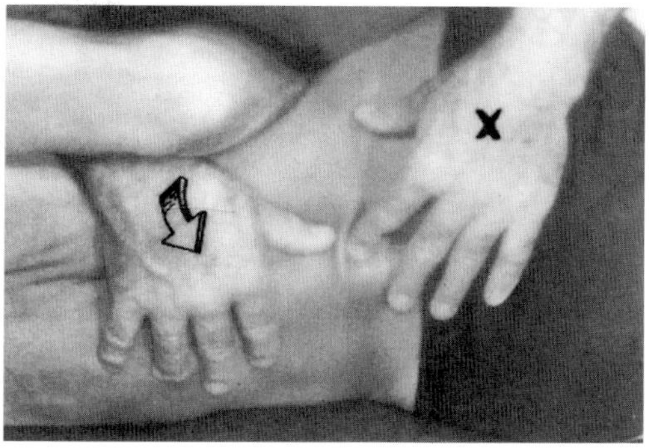

그림 30a - 오른쪽으로

■ 그림 30a

목적

- **검사:** 끝 느낌을 포함하는 분절 움직임의 범위와 질

시작 자세

- 환자는 엉덩관절과 무릎관절을 굽힌 상태로 왼쪽으로 눕는다. 허리뼈는 핀다.
  왼쪽 옆 굽힘을 지지하기 위해 환자의 허리 아래 베개를 넣는다. 폄에 왼쪽 옆 굽힘이 결합되었을 경우, 오른쪽 돌림이 촉진된다.

안정

- 치료사는 촉진할 왼손의 손가락을 검사하고자 하는 분절의 두 가시돌기 사이의 (왼쪽) 가쪽에 놓는다. 왼손의 나머지 부분은 환자의 골반 뒤쪽에서 꼬리쪽 분절의 안정성을 위해 사용한다. 부가적인 안정을 위해 환자 골반 앞쪽에 치료사의 몸통을 밀착시킨다.

실행

- 환자의 가슴우리 아래 앞쪽과 가쪽에 치료사 오른쪽 아래팔을 놓는다. 치료사의 엄지 또는 두 번째 손가락을 검사하고자 하는 분절의 머리쪽 척추뼈의 가시돌기 가쪽 (여기서는 오른쪽) 에 놓는다.
- 치료사의 오른팔로, 검사하고자 하는 분절에 움직임이 발생할 때까지 환자의 아래 등뼈와 위 허리뼈를 오른쪽으로 돌린다.
  검사하고자 하는 머리쪽 분절의 가시돌기는 꼬리쪽 가시돌기보다 왼쪽(치료대를 향해) 으로 더 많이 움직여야만 한다.
- I, II 단계 또는 III 단계 돌림 움직임을 적용한다.

허리뼈 분절: 편 상태에서 돌림

신장 가동술 (머리쪽에서 시작)

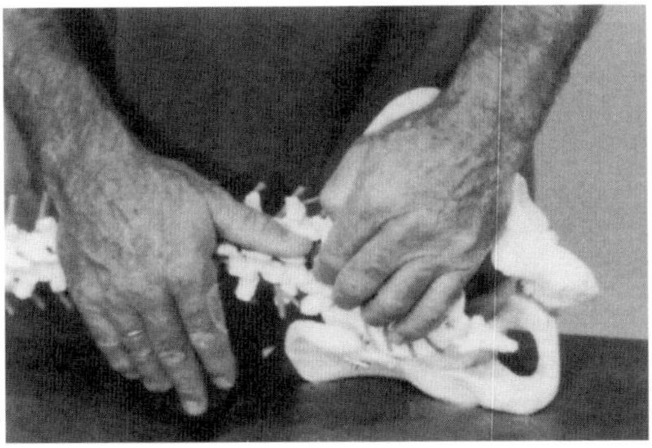

그림 30b – 골격

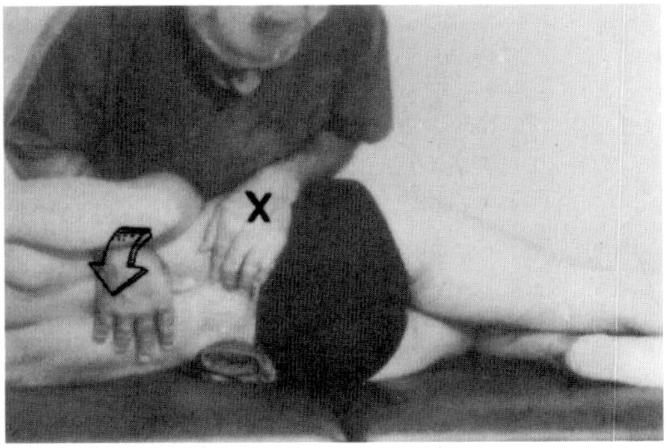

그림 30b – 오른쪽으로

■ 그림 30b

목적

– **신장 가동술:** 허리뼈 분절에 제한된 돌림과 폄을 위해 적용

시작 자세

– 환자는 왼쪽으로 눕는다. 허리뼈는 편 상태에 있어야 한다. 골반의 고정을 돕기 위해 왼쪽(바닥쪽) 다리는 굽힌다. 오른쪽(위쪽) 다리는 허리뼈의 왼쪽 옆 굽힘을 조장하기 위해 오른쪽 골반을 꼬리쪽으로 당겨서 폄 상태. 왼쪽 옆 굽힘 역시 환자의 허리아래 베개를 넣어 더 조장할 수 있다. 폄에 왼쪽 옆 굽힘이 결합되었을 때 짝을 이룬 움직임으로 인해 허리뼈 오른쪽 돌림은 조장된다.

고정

– 치료사의 왼손은 환자의 오른쪽 골반 뒤쪽에 위치시킨다. 치료사의 손가락으로 대상 분절의 꼬리쪽 척추뼈의 가시돌기 가쪽(여기서는 왼쪽)을 고정한다. 치료사의 몸통 왼쪽을 환자의 골반과 몸통 앞쪽에 접촉하여 고정하는 손을 보강해 준다.

실행

– 환자의 가슴우리 아래 오른쪽 가쪽/앞쪽에 치료사 오른쪽 아래팔을 위치시킨다. 치료사의 엄지 또는 세 번째 손가락과 두 번째 손가락은 대상이 되는 분절의 머리쪽 척추뼈의 가시돌기 가쪽(여기서는 오른쪽)에 놓는다.

– 제한이 허용하는 한 최대범위로 대상이 되는 분절을 위치시키고, 환자의 아래 등뼈와 위 허리뼈를 오른쪽으로 돌리기 위해 치료사는 오른쪽 팔을 사용한다.

– III 단계 일직선 가동술을 가쪽으로 적용한다.

허리뼈 분절의: 편 상태에서 돌림

검사 (꼬리쪽에서 시작)

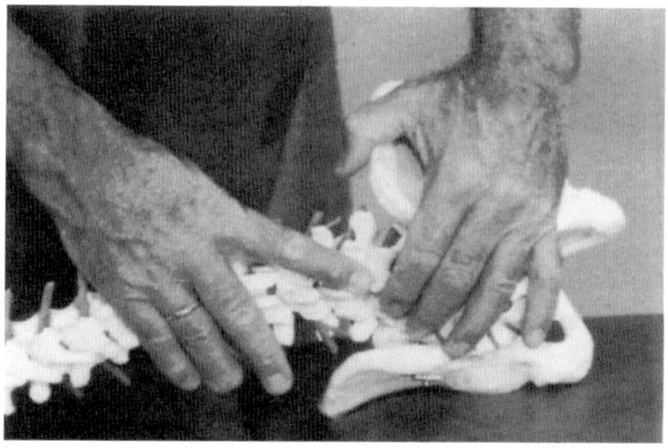

그림 31a – 골격

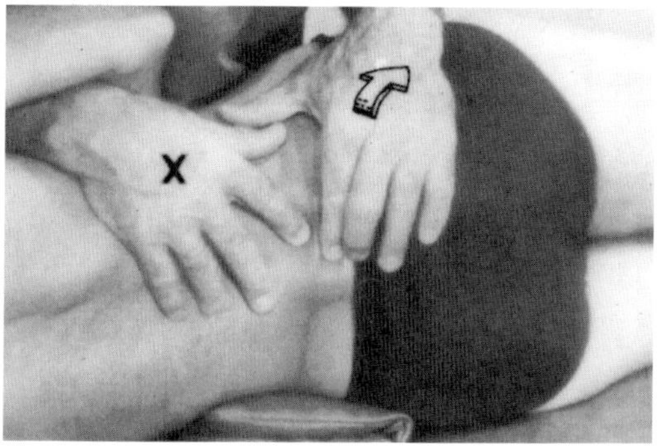

그림 31a – 오른쪽으로

■ 그림 31a

목적

– **검사:** 끝 느낌을 포함하는 분절 움직임의 범위와 질

시작 자세

– 환자는 왼쪽으로 눕는다. 골반의 돌림을 조장하기 위해 왼쪽(바닥쪽) 다리는 편다; 오른쪽 다리는 굽혀 왼쪽다리 위에 위치시킨다. 허리뼈는 편 상태에 있도록 한다. 왼쪽 옆 굽힘을 조장하기 위해 환자 허리 아래 쿠션을 놓는다. 폄에 동반된 오른쪽 돌림은 왼쪽 옆 굽힘이 결합되었을 때 촉진된다.

안정

– 치료사는 촉진할 오른손 손가락은 검사하고자 하는 분절의 두 가시돌기 사이 가쪽(오른쪽)에 위치시킨다. 오른손 나머지 부분으로 머리쪽 분절을 안정시킨다. 추가적인 안정을 제공하기 위해 치료사의 몸통을 환자 몸통의 머리쪽 분절에 접촉한다.

실행

– 치료사의 왼쪽 두 번째 손가락과 세 번째 손가락을 꼬리쪽 척추뼈의 가시돌기 가쪽(여기서는 왼쪽)에 놓는다. 왼손의 나머지 부분과 아래팔은 환자 골반 뒤쪽에 놓는다.

– 치료사의 왼손으로 검사하고자 하는 분절에 움직임이 발생할 때까지 환자의 골반을 왼쪽으로 돌린다. 이것은 상대적으로 대상 분절의 오른쪽 돌림을 유발한다. 분절 꼬리쪽 척추뼈의 가시돌기는 머리쪽 가시돌기보다 더 오른쪽(치료대로부터 먼쪽)으로 움직여야만 한다.

– I, II 단계 또는 III 단계 돌림 움직임을 적용한다.

허리뼈 분절: 편 상태에서 돌림

신장 가동술 (꼬리쪽에 시작)

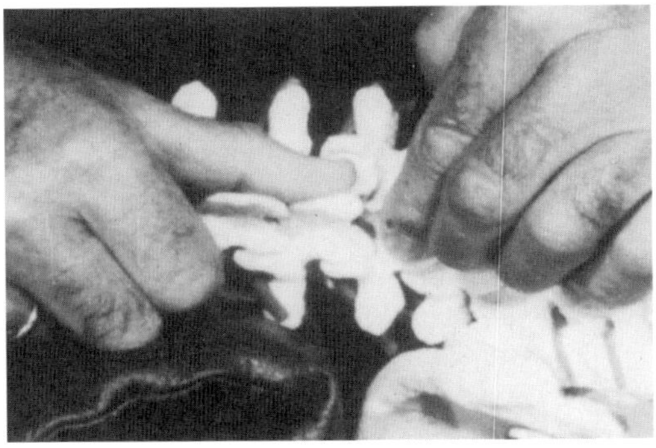

그림 31a – 골격

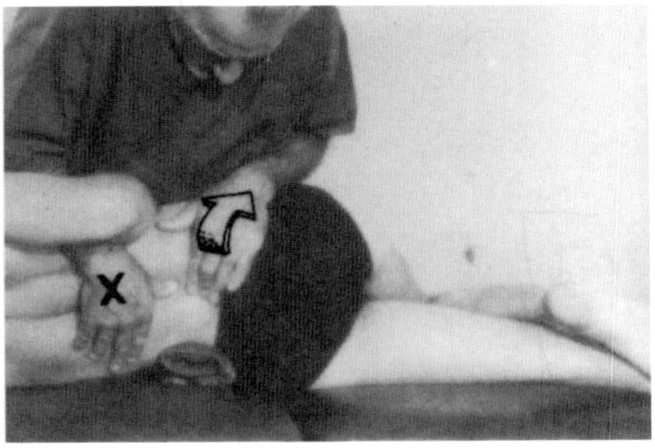

그림 31b – 상대적인 오른쪽 돌림

■ 그림 31b

목적

– **신장 가동술:** 허리뼈 분절에 제한된 돌림과 폄을 위해 적용

시작 자세

– 환자는 왼쪽으로 눕는다. 왼쪽(바닥쪽) 다리는 펴고 골반의 왼쪽 돌림(상대적으로 허리뼈의 오른쪽 돌림)을 촉진하기 위해 오른쪽 다리는 굽혀 왼쪽 다리 위에 위치시킨다. 허리뼈는 편 상태에 있어야 한다. 왼쪽 옆 굽힘을 촉진하기 위해 환자의 허리 아래 베개를 넣는다. 폄에 동반된 허리뼈 오른쪽 돌림은 왼쪽 옆 굽힘이 결합되었을 때 조장된다.

고정

– 환자의 오른쪽 가슴우리 바로 아래 가쪽–앞쪽에 치료사의 왼쪽 아래팔을 위치시킨다. 치료사 엄지 또는 세 번째 손가락과 두 번째 손가락으로, 대상 분절의 머리쪽 척추뼈의 가시돌기 가쪽(여기서는 오른쪽)을 고정한다. 치료사의 몸통 오른쪽을 환자의 위쪽 몸통 앞에 접촉하여 고정하는 손을 보강해 준다.

실행

– 치료사의 왼손을 환자의 오른쪽 골반 뒤쪽에 위치시킨다. 치료사의 손가락을 대상이 되는 분절의 꼬리쪽 척추뼈의 가시돌기 가쪽(여기서는 왼쪽)에 놓는다.
– 대상이 되는 허리뼈 분절을 제한이 허용하는 최대로 (상대적으로) 오른쪽으로 위치시키기 위해 치료사는 왼팔을 사용하여 환자의 골반을 왼쪽으로 돌린다.
– III 단계 일직선 가동술을 앞쪽으로 적용한다.

허리뼈 물렁조직과 관절: 머리쪽과 가쪽

가동술 (엎드려 누운 자세)

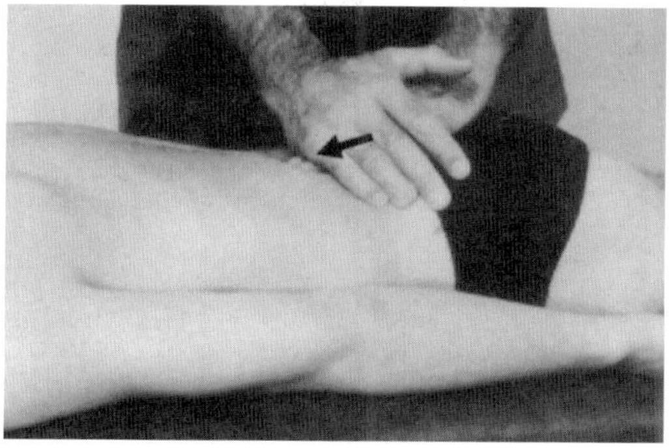

그림 32a - 머리쪽

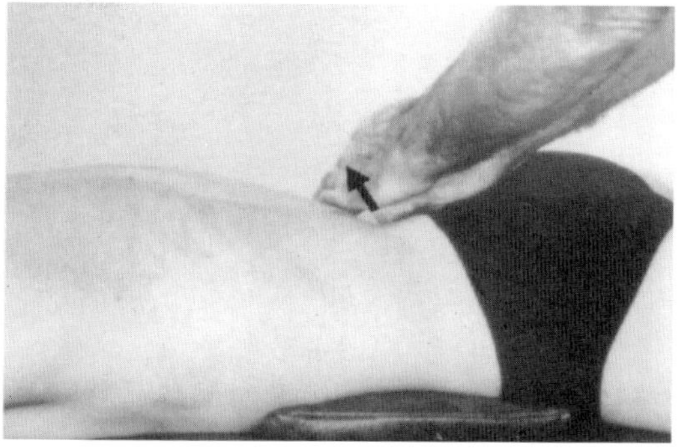

그림 32b - 가쪽

■ 그림 32a

목적

- **가동술:** 허리뼈에서 제한이 있는 물렁조직과 관절의 가동성을 위해 적용

시작 자세

- 환자는 쿠션으로 복부를 지지하고 엎드려 누운 자세

실행

- 치료사는 왼손의 두 번째 손가락과 세 번째 손가락을 머리쪽으로 향하게 하여 환자의 한쪽 척추옆근(부척추근; paraspinal muscles)에 대해서 평편하게 놓는다. 치료사의 오른손 자측을 왼손 손가락 끝 최상부에 올려놓는다.
- 환자의 피부가 허용하는 한계까지 머리쪽으로 치료사의 손을 움직이는 것과 동시에 근육에 압박을 아래쪽으로 가한다. 피부에서 손이 떨어지지 않도록 하면서 압박과 이완을 율동적으로 반복 적용한다.

주의

- 허리뼈의 양쪽에 이 기법을 적용한다.

■ 그림 32b

- 허리뼈의 척추옆근에 가쪽 가동술을 적용하기 위해 유사한 방법을 활용한다. 치료사의 오른손 엄지손가락을 (머리쪽으로 향하게 하여) 환자의 한쪽(여기서는 오른쪽) 척추옆근 부위에 평행하게 놓는다. 치료사의 왼손 손바닥 둔부를 오른손 엄지손가락 끝에 올려놓는다. 가쪽(척추로부터 멀어지게)으로 압력을 가한다. 피부의 신장이나 자극을 피하기 위해 각각의 물렁조직 움직임을 실시하기에 앞서 피부를 안쪽(척추를 향해)으로 끌어당긴다.
- 가시돌기의 가쪽을 따라 머리쪽 방향으로 이동하면서 가동술을 적용하기 위해 같은 손잡기 방법을 사용한다.

허리뼈 물렁조직과 관절: 가쪽으로

가동술 (옆으로 누운 자세)

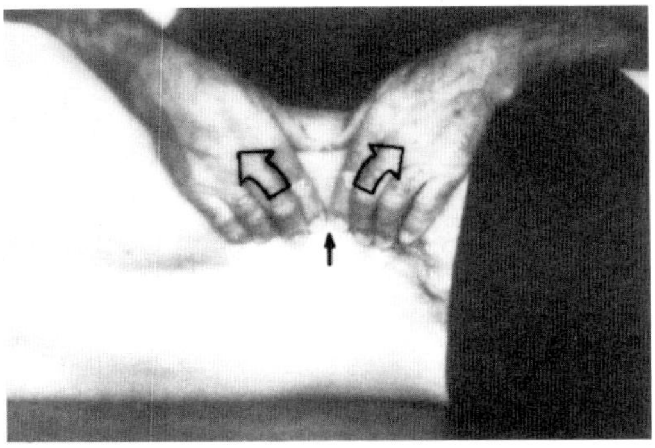

그림 32c

■ 그림 32c

목적

– **가동술:** 허리뼈부위에 제한이 있는 물렁조직과 관절의 가동성을 위해 적용

시작 자세

– 환자는 왼쪽으로 눕는다.

실행

– 치료사의 손가락으로, 환자의 오른쪽 척추옆근의 안쪽을 감싸 쥔다. 치료사는 한쪽 아래팔을 환자의 가슴우리에 위치시키고 다른쪽 아래팔은 엉덩뼈능선에 위치시킨다.

– 치료사의 손가락으로, 환자의 척추옆근을 가쪽으로 당긴다. 동시에 양쪽 아래팔을 사용하여 환자의 허리뼈에서 반대쪽으로 수동적인 옆 굽힘이 일어나도록 한다. 추가적인 옆 굽힘을 위해 환자의 골반과 등뼈가 분리되도록 치료사는 아래팔을 이용한다. 각각의 움직임 뒤에는 척추가 시작자세로 되돌아 갈 수 있도록 허용하고 압박과 이완을 율동적으로 반복 적용한다.

주의

– 이 기법의 옆 굽힘 요소 역시 적은 양의 허리뼈 돌림을 일으키게 된다. 이런 돌림 움직임은 짝을 이룬 움직임과 연합되었을 때 확대된다. 옆으로 누운 자세에서 환자의 허리뼈는 굽힘 또는 편 상태로 위치시킬 수 있다. 굽힘에서 왼쪽 옆 굽힘 역시 짝을 이룬 움직임으로 허리뼈를 왼쪽으로 돌릴 것이다; 반면 폄에 연계된 돌림은 오른쪽으로 발생할 것이다.

허리뼈 물렁조직과 관절: 안쪽으로

가동술

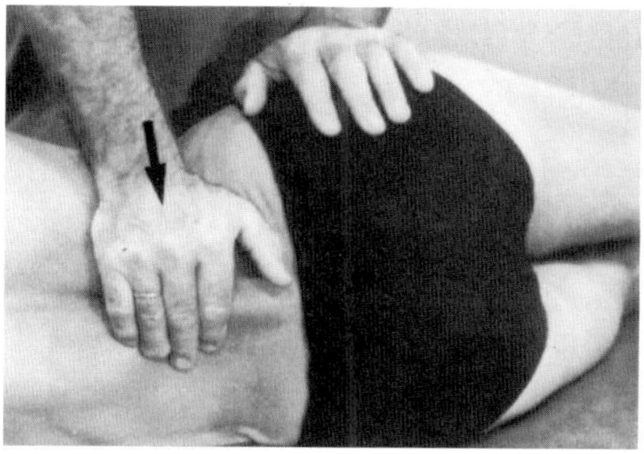

그림 32d

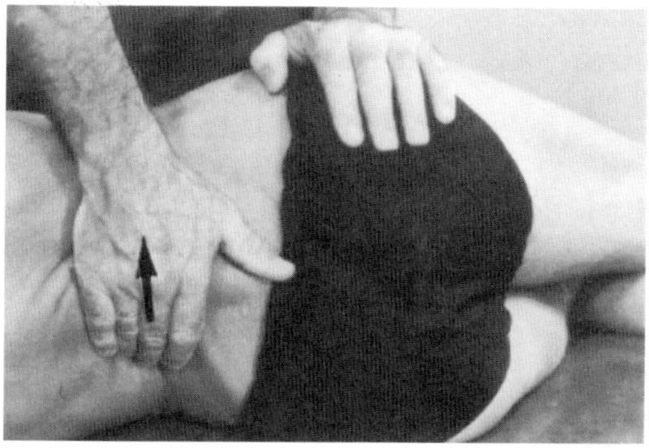

그림 32e - 대체 방법

■ 그림 32d

목적

- **가동술:** 허리뼈부위에 제한이 있는 물렁조직과 관절의 가동성을 위해 적용

시작 자세

- 환자는 왼쪽으로 눕는다.

실행

- 치료사는 오른손 손목부를 환자의 오른쪽에 허리네모근(요방형근; quadratus lumborum)과 오른쪽 척추옆근에 위치시킨다. 치료사는 왼손을 환자의 골반 오른쪽에 놓는다.
- 수동적으로 허리뼈를 오른쪽으로 옆 굽힘시키기 위해 치료사의 왼손으로 환자의 엉덩관절을 머리쪽으로 밀어 올리는 동시에 오른손으로 환자의 척추옆근을 안쪽으로 민다. 각각의 움직임 뒤에는 척추가 시작자세로 되돌아 갈 수 있도록 허용하고 압박과 이완을 율동적으로 반복 적용한다.

■ 그림 32e

- 이 기법은 환자의 자세 변화 없이 반대쪽 척추주변 물렁조직을 가동시키기 위해 쉽게 변형시킨 것이다. 치료사의 오른쪽 손가락으로 환자의 왼쪽 허리네모근과 왼쪽 척추옆근을 감싸 쥔다. 수동적으로 허리뼈를 왼쪽으로 옆 굽힘 시키기 위해 치료사의 왼손으로 환자의 엉덩관절을 꼬리쪽으로 밀어냄과 동시에 치료사의 오른손으로, 척추옆근을 안쪽으로 당긴다.

주의

- 이런 기법들은 짝을 이룬 척추 움직임과 함께 결합될 수 있다.

■ Notes

11 등뼈와 갈비뼈 (Thoracic spine and ribs)

■ 기능 해부학과 움직임 (Functional anatomy and movement)

■ 해부학 (Anatomy)

등뼈 돌기사이관절(facet joint)의 방향성은 각 등뼈에 따라 다양하다. 또한 같은 등뼈라 할지라도 면에 따라 그리고 분절에 따라 다양할 수 있다. 대부분의 사람에서, 등뼈 돌기사이관절이 수평면에 대해 약 60° 각을 이루고 있으며(*그림 T-1*), 뒤쪽/꼬리쪽에서 앞쪽/머리쪽으로 향하는 방향성을 갖는다. 위 관절면(superior facets)의 형태는 뒤쪽을 향하면서 동시에 약간 머리쪽과 가쪽을 향하고 있다. 반면에 아래 관절면(inferior facets)의 형태는 앞쪽을 향함과 동시에 약간 꼬리쪽과 안쪽을 향하고 있다. 돌기사이관절은 둥글면서 거의 평편하다.

그림 T-1
위와 옆에서 본
제 6번 등뼈

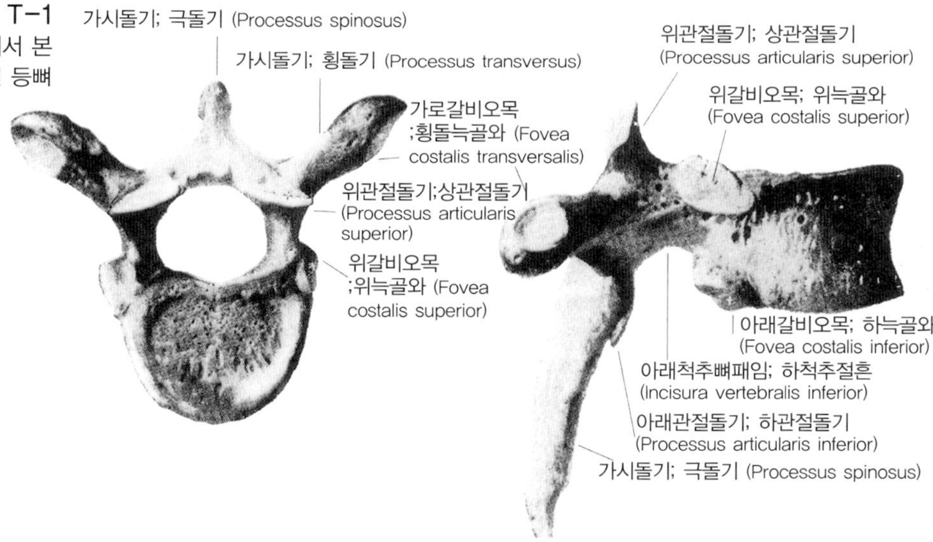

12쌍의 갈비뼈는 등뼈와 관절을 이루며 이 부위에 안정성에 기여하고 있다. 뒤쪽에서는 갈비뼈가 갈비척추관절(늑골척추관절; costovertebral joints)을 통해 등뼈체와 관절을 이루고 있으며, 갈비가로돌기관절(늑골횡돌기관절; costotransverse joints)을 통해 척추뼈의 가로돌기와 관절을 이루고 있다. 앞쪽에서는 우선 10개의 갈비뼈가 복장뼈(흉골; sternum)와 연결되어 있다. 위쪽 갈비뼈들는 등뼈 가로돌기의 약간 밑에 위치해 있으면서 관상축(frontal axis)을 중심으로 앞쪽-뒤쪽으로 움직여 가슴우리의 앞-뒤 차원(anterior-posterior dimension)을 확장시키거나 감소시킨다. 아래쪽 갈비뼈들은 등뼈 가로돌기의 바로 앞에 위치해 있으면서 가슴우리를 가쪽과 약간 앞쪽으로 팽창시킨다. 시상축(sagittal axis)을 중심으로 가쪽-안쪽으로 움직인다.

■ 뼈와 관절 움직임 (Bone and joint movement)

정상적인 등뼈의 편안위치에서는 척추뒤굽음(kyphosis)이 있다. 굽히는 동안 뒤굽음은 증가하게 된다(*등뼈:그림 1*). 펴는 동안 뒤굽음은 감소하며 심지어는 척추앞굽음(lordosis)으로 바뀔 수도 있다(*등뼈:그림 2*). 이 모든 움직임은 오목규칙(concave rule)을 따른다.

결합 움직임 양상 (Combined movement patterns)

등뼈의 제한된 움직임이나 환자의 특별한 관리를 위해 설계된 운동치료, 물렁조직 가동술, 관절 가동술 그리고 평가 절차상에서 결합 움직임 유형의 능숙한 활용은 기본적으로 중요하다.

짝을 이룬 움직임 – 등뼈의 돌림과 옆 굽힘이 짝을 이룬 움직임으로 동시에 수행되어 졌을 때, 움직임이 증가될 수 있다. 등뼈의 편한 위치나 굽힘에서 돌림과 옆 굽힘은 대개 같은 방향으로 짝을 이룬다. 예를 들어, 오른쪽 돌림은 오른쪽 옆 굽힘과 짝을 이룬다(*등뼈: 그림 5*). 몸통의 오른쪽 돌림이 오른쪽 옆 굽힘과 짝을 이루는 경우가 그것이다(*등뼈평가: 그림 3*). 현저한 허리뼈 폄이나 척추앞굽음 상태에서 정상적으로 짝을 이루는 움직임은 돌림과 옆 굽힘이 반대편으로 움직이는 것이다. 예를 들어, 왼쪽 돌림에 오른쪽 옆 굽힘이 짝을 이룬다(*등뼈: 그림 5*).

짝을 이루지 않는 움직임 – 짝을 이루지 않은 움직임 양상은 짝을 이룬 움직임과 비교했을 때 더 적은 움직임 범위와 더 딱딱한 끝 느낌을 갖는다. 짝을 이루지 않은 등뼈 움직임은 편안위치나 굽힘(*등뼈: 그림 4*)에서 돌림과 옆 굽힘이 서로 반대 방향이고, 현저한 폄(*등뼈:그림 6*)에서는 돌림과 옆 굽힘이 같은 방향이다. 등뼈의 짝을 이루지 않은 움직임은 "잠금"기법에 활용된다.

■ 평가와 치료에 유의사항 (Notes on evaluation and treatment)

갈비뼈는 모든 등뼈 움직임을 제한하며 특히 폄을 제한한다. 따라서 등뼈를 평가하거나 치료할 때 특히 만성적인 질환이 있을 경우, 갈비뼈에 대해 주의를 기울여야만 한다. 치료를 실시하는 동안 등뼈 가동성을 극대화하기 위해 가슴우리는 최대로 이완되어야 한다.
따라서 환자의 날숨 시에 가동술을 적용한다.

위쪽 갈비뼈가 등뼈의 가로돌기 밑에서 관절하기 때문에 일반적으로 이 수준에서의 손상은 인대 염좌와 관련성이 크다. 아래쪽 갈비뼈는 가로돌기의 위쪽과 관절 한다. 따라서 이런 관절들은 관절의 변화가 더 잘 일어날 수 있다.

증상과 관계있는 갈비뼈 움직임 제한에 대한 평가가 명확하지 않음으로 인해, 등뼈 가동술을 성공적으로 실시했음에도 불구하고 기대했던 효과가 나타나지 않을 수 있다. 예를 들어, 갈비뼈가 위치결함(positional fault)으로 인해 잠겨있을 수 있다. 간혹 천식환자들은 머리쪽에 위치한 갈비뼈에 위치결함을 가지고 있는 경우가 있으며, 강직성척추염 환자들은 꼬리쪽에 위치한 갈비뼈에 위치결함을 가지고 있는 경우가 있다.

갈비뼈 위치에 대한 촉진 결과를 분석하는 것이 매우 복잡하기 때문에, 추가적인 움직임 검사 없이 진단명을 붙이는 것은 어렵다. 실무에서, 사람들 간에 존재하는 특이한 해부학적 다양성 때문에 갈비뼈 간 거리가 정상보다 감소했는지를 평가하는 것은 어렵다. 심지어
갈비뼈 간 거리가 정상보다 증가했는지를 평가하는 것은 더 어렵다.

고정된 갈비뼈가 존재하는지 여부를 확인하기 위해 날숨(호기; expiration)과 들숨(흡기; inspiration)을 이용하는 간접적인 검사가 필요할 수도 있다. 예를 들어, 치료사가 네 번째와 다섯 번째 갈비뼈사이에 감소된 공간을 인지하여, 다섯 번째 갈비뼈가 머리쪽으로 고정된 것으로 예측 되었다면, 치료사는 (네 번째 갈비뼈가 꼬리쪽으로 고정되었다는 가능성을 배제하고) 환자의 들숨 동안, 네 번째 갈비뼈가 다섯 번째 갈비뼈에 연계되어 머리쪽으로 움직이는지 여부나 (다섯 번째 갈비뼈의 머리쪽 고정 가능성을 배제하고) 날숨 동안, 다섯 번째 갈비뼈가 네 번째 갈비뼈에 연계되어 꼬리쪽으로 움직이는지 여부를 촉진해 볼 수 있다.

하나 이상의 갈비뼈의 위치결함이 머리쪽 또는 꼬리쪽에 존재한다면, 갈비뼈의 집단 변병 가능성도 의심할 수 있다. 이런 경우 호흡을 결합한 부가적인 검사가 추천된다. 예를 들어,
들숨 시 통증은 갈비뼈의 꼬리쪽 고정을 의미하고, 날숨 시 통증은 갈비뼈의 머리쪽 고정을
의미한다.

만약 촉진에서 두 갈비뼈 사이가 접근된 것으로 나타났다면, 꼬리쪽 갈비뼈의 고정과 함께 위쪽의 갈비뼈를 머리쪽으로 움직이는 것을 추천하다. 이것은 머리쪽 갈비뼈가 꼬리쪽으로 고정되었을 때나 꼬리쪽 갈비뼈가 머리쪽으로 고정되었을 때 모두 효과적이다. 팔을 수동적으로 움직이는 것에 추가적으로 환자가 호흡을 통해 치료에 참여하도록 요청할 수 있다. 즉, 꼬리쪽으로 고정된 갈비뼈를 치료할 때는 들숨을, 머리쪽으로 고정된 갈비뼈의 치료에서는 날숨을 통해 치료에 참여한다.

갈비뼈 가동술은 일반적으로 갈비가로돌기관절의 견인으로부터 시작하고(*등뼈:그림 26과 27*) 연이어 다른 갈비뼈에 연계되어 있는 갈비뼈에 대해 가동술을 적용한다(*등뼈:그림 28과 30*).

등뼈와 갈비뼈 (Thoracic & Ribs)

■ 등뼈 검사와 가동술 (Thoracic tests and mobilizations)

등뼈 (Thoracic spine)

■ 약식검사 기법 (Screening techniques)

■ 국소화 기법 (Localization techniques)

■ 견인 기법 (Trtaction techniques)

■ 굽힘 요소가 있는 기법 (Techniques with a flexion component)

■ 폄 요소가 있는 기법 (Techniques with an extension component)

■ 물렁조직과 관절 가동술이 결합된 기법

갈비뼈 (Rib)

주의 (Note)

교육생들은 어떤 등뼈 가동기법이든 실습하기 전에 자신의 파트너를 아래 평가 절차에 따라 검사해야만 한다.

능동적 등뼈 굽힘과 폄 (Active thoracic flexion and extension)

검사

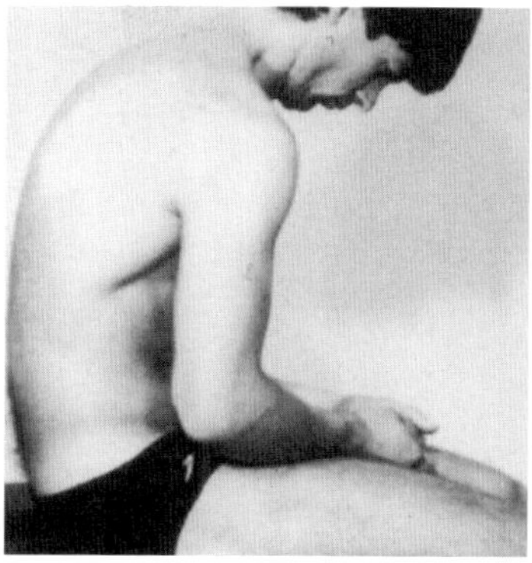

그림 1 – 굽힘

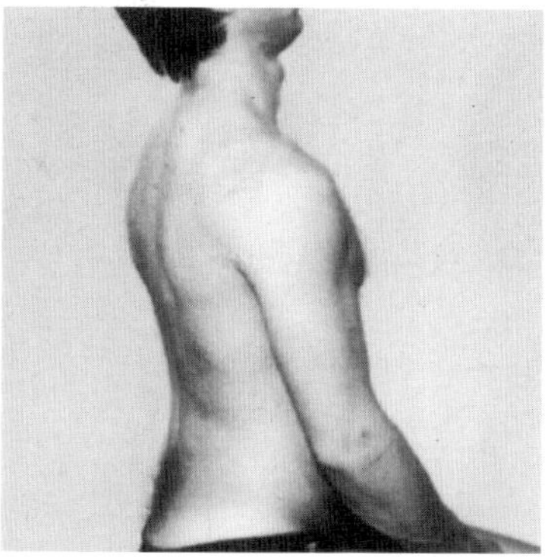

그림 2 – 폄

■ 그림 1

목적

– **검사:** 일반적인 과증상에 대한 약식검사. 가동성

시작 자세

– 환자는 치료대에 앉는다.

실행

– 환자는 몸통을 앞으로 구부려 등뼈를 굽힌다.
– 환자가 수행한 능동 움직임의 마지막 범위에서, 치료사는 추가적인 수동움직임 범위를 평가하기 위해 추가압력을 가한다.
– 등뼈 굽힘의 범위와 움직임을 수행하는 방법을 관찰한다. 움직임에 따른 증상의 행태를 주시한다.

주의

– 이 검사에 이어 다시 영점자세(zero position)에서부터 끝 느낌의 특성을 포함하는 전체 운동범위에 대한 수동움직임의 질을 평가한다.

■ 그림 2

– 능동적 등뼈 폄을 평가하기 위해 유사한 방법을 활용한다.

능동적 등뼈 굽힘에 동반된 짝을 이룬 옆 굽힘과 돌림

(Active thoracic flexion with combined sidebending and rotation)

검사

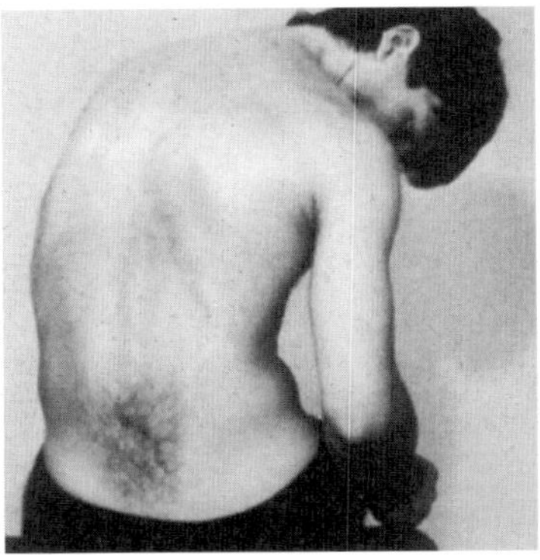

그림 3 – 짝을 이룬
오른쪽 옆 굽힘과 오른쪽 돌림

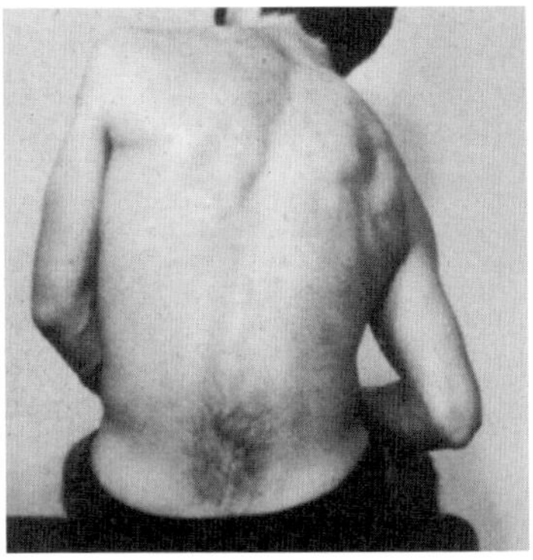

그림 4 – 짝을 이루지 않은
오른쪽 옆 굽힘과 왼쪽 돌림

■ 그림 3

목적

– **검사:** 일반적인 가동성과 증상에 대한 약식검사.

시작 자세

– 환자는 치료대에 앉는다.

실행

– 환자는 몸통을 앞으로 구부려 굽힘을 시행하면서, 동시에 짝을 이룬 오른쪽 옆 굽힘과 오른쪽 돌림을 실시한다.
– 환자가 수행한 능동 움직임의 마지막 범위에서, 치료사는 추가적인 수동움직임 범위를 평가하기 위해 추가압력을 가한다.
– 같은 쪽으로 옆 굽힘과 돌림이 동반되어 짝을 이룬 등뼈 굽힘 움직임의 범위와 움직임을 수행하는 방법을 관찰한다. 움직임에 따른 증상의 행태를 주시한다.

주의

– 이 검사에 이어 다시 영점자세(zero position)에서부터 끝 느낌의 특성을 포함하는 전체 운동범위에 대한 수동움직임의 질을 평가한다.

■ 그림 4

– 서로 반대 쪽으로 옆 굽힘과 돌림이 동반되어 짝을 이루지 않은 등뼈 굽힘의 수동과 능동 움직임을 평가하기 위해서 유사한 방법을 활용한다(예, 왼쪽으로 돌리고 오른쪽으로 옆 굽힘).

능동적 등뼈 폄에 동반된 짝을 이룬 옆 굽힘과 돌림

(Active thoracic extension with combined sidebending and rotation)

검사

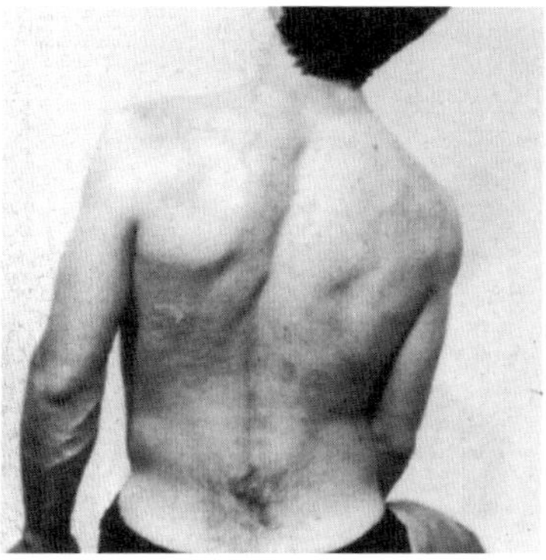

그림 5 – 짝을 이룬
오른쪽 옆 굽힘과 왼쪽돌림

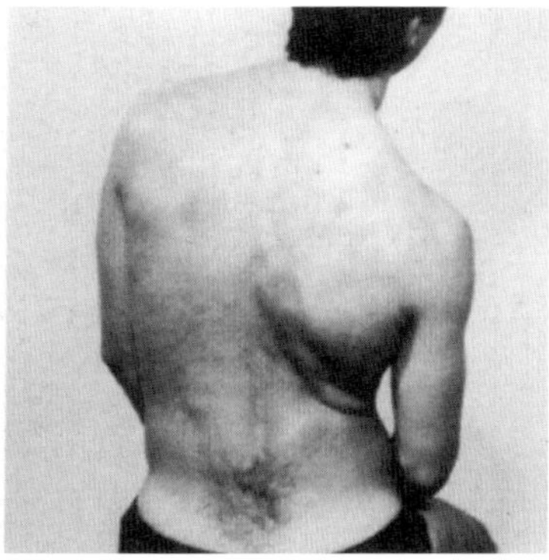

그림 6 – 짝을 이루지 않은
오른쪽 옆 굽힘과 오른쪽돌림

■ 그림 5

목적

– **검사:** 일반적인 가동성과 증상에 대한 약식검사.

시작 자세

– 환자는 치료대에 앉는다.

실행

– 환자는 몸통을 뒤로 저쳐 폄을 시행하면서, 동시에 짝을 이룬 오른쪽 옆 굽힘과 왼쪽 돌림을 실시한다.
– 환자가 수행한 능동 움직임의 마지막 범위에서, 치료사는 추가적인 수동움직임 범위를 평가하기 위해 추가압력을 가한다.
– 서로 반대 방향으로 옆 굽힘과 돌림이 동반되어 짝을 이룬 등뼈 폄 움직임의 범위와 움직임을 수행하는 방법을 관찰한다. 움직임에 따른 증상의 행태를 주시한다.

주의

– 이 검사에 이어 다시 영점자세(zero position)에서 부터 끝 느낌의 특성을 포함하는 전체 운동범위에 대한 수동움직임의 질을 평가한다.

■ 그림 6

– 같은 방향으로 옆 굽힘과 돌림이 동반되어 짝을 이루지 않은 등뼈 폄의 수동과 능동 움직임을 평가하기 위해서 유사한 방법을 활용한다(예, 오른쪽으로 돌림하고 옆 굽힘).

등뼈견인 검사 (Thoracic traction)

검사와 가동술 (앉은 자세)

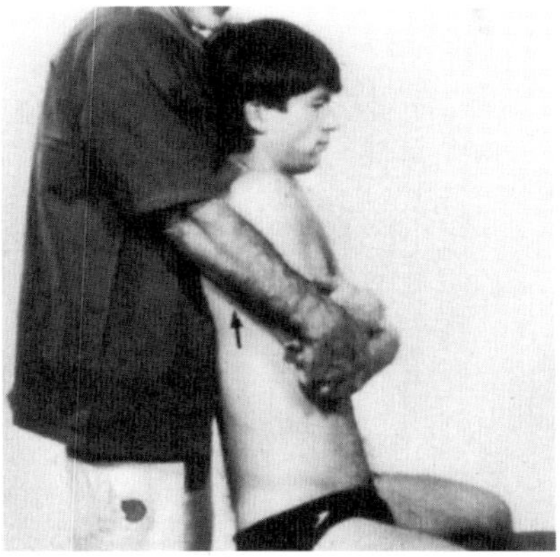

그림 7a – 정상 편안위치

■ 그림 7a

목적

- **검사:** 증상 제거 또는 유발에 대한 약식검사
- **가동술:** 제한된 움직임과 증상 완화를 위해 적용

시작 자세

- 환자는 양팔을 가슴앞에서 교차시켜 놓고 치료대에 앉는다.

실행

- 치료사는 양팔을 사용하여 환자의 양쪽 팔꿈치관절을 잡는다.
- **검사와 가동술 :** 치료사는 일차적으로 등뼈에 I, II 단계 또는 III 단계 견인력을 제공하기 위해 몸통을 약간 뒤로 기울인다.
- **특수 가동술 :** 대상이 되는 등뼈 분절의 머리쪽 또는 꼬리쪽 척추뼈를 고정하기 위해 쐐기를 사용한다. 치료사의 가슴과 환자 몸통 사이에 쐐기가 놓이게 한다.

꼬리쪽으로 고정하기 위하여, 쐐기를 꼬리쪽 방향으로 향하게 하고, 쐐기의 돌출부가 대상 분절의 꼬리쪽 척추뼈의 가로돌기에 위치하게 한다. 치료사 팔로 견인 움직임을 적용하는 동안 치료사의 몸통은 안정적으로 유지되어야 한다.

머리쪽으로 고정하기 위하여(일반적인 기법), 쐐기의 돌출부가 대상 분절의 머리쪽 척추뼈의 가로돌기에 위치하게 하여 쐐기를 머리쪽 방향으로 향하게 한다. 꼬리쪽 척추뼈에 대한 고정은 없다. 환자를 머리쪽으로 들어올리기 위해 이미 구부러져 있던 치료사 무릎관절을 서서히 똑바로 편다. 쐐기 아래 부위에서는 치료사와 환자 사이에 접촉이 없어야 한다. II 단계 또는 III 견인 움직임을 적용한다.

- **신장 가동술:** 환자 넙다리를 치료대나 치료 의자에 벨트로 고정하여 안정시킨다. III 단계 견인 움직임을 적용한다.

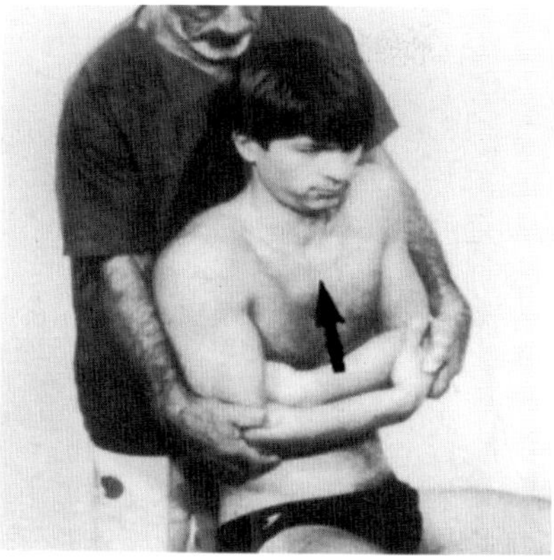

그림 7b – 실제 편안위치

■ 그림 7b

- **검사:** 실제 편안위치를 결정하기 위하여, 굽힘, 옆 굽힘 그리고 돌림을 다양하게 조합한 상태로 적용한 등뼈 견인에 대한 증상반응을 주시한다(예, 위 그림에서는 굽힘에 오른쪽으로 옆 굽힘과 돌림)
- **통증–이완 가동술:** 실제 편안위치에서 II 단계 SZ 견인 움직임을 적용한다.
- **이완 가동술:** 실제 편안위치에서 (교차영역 안으로의 움직임을 포함한) II 단계 견인 움직임을 적용한다.
- **신장 가동술:** 제한이 허용하는 한 최대범위에 환자의 등뼈를 위치하게 한다. 환자의 넙다리를 치료대/치료 의자에 벨트로 고정하여 안정시킨다. III 단계 견인 움직임을 적용한다.
- **가동술:** *3권 참고: 견인–도수교정*

등뼈압박 (Thoracic compression)

검사

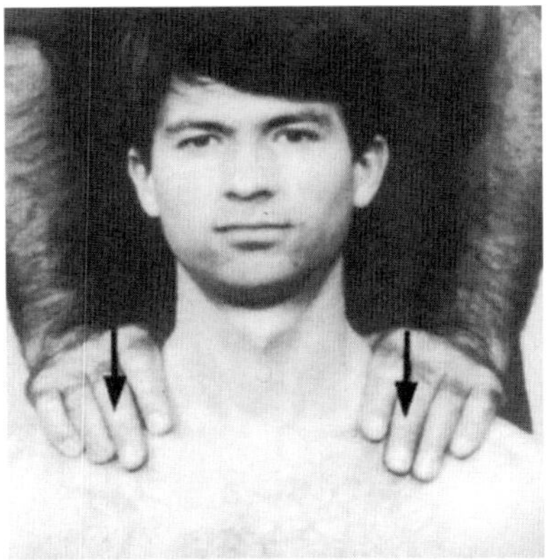

그림 8

■ 그림 8

목적

– **검사:** 증상유발 약식검사

시작 자세

– 환자는 치료대에 앉는다.

실행

– 치료사는 양손을 환자의 양쪽 어깨 최상부에 놓는다.
– 환자의 어깨를 아래쪽으로 압박한다. 검사하는 동안 척추굽이의 변화가 없어야 한다. 예를 들어, 허리뼈앞굽음 또는 등뼈뒤굽음의 증가가 없어야만 한다. 검사하는 동안 환자의 척추굽이를 유지하기 위하여 치료사의 몸통으로 환자 몸통을 안정시킨다.

주의

– 등뼈 압박에 대한 증상반응이 다양한 3차원 시작자세에서 검사되어져야 한다.
– 대체 손잡기 방법: 치료사의 한손을 환자 가슴앞쪽에 놓고, 다른 손은 환자의 위쪽 등뼈 뒤쪽에 놓는다.

등뼈 "되튐검사" (Thoracic "springing")

검사

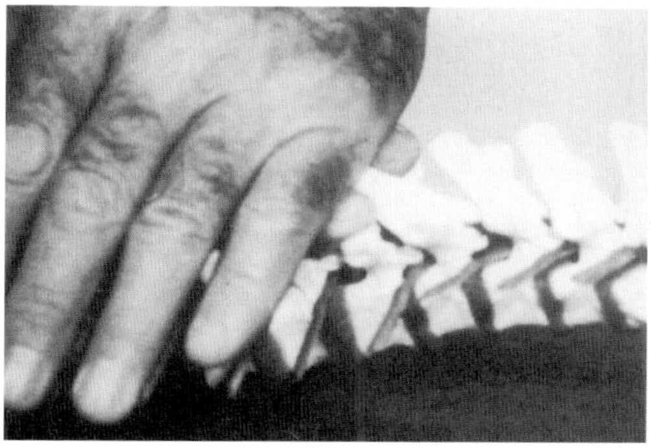

그림 9 – 골격

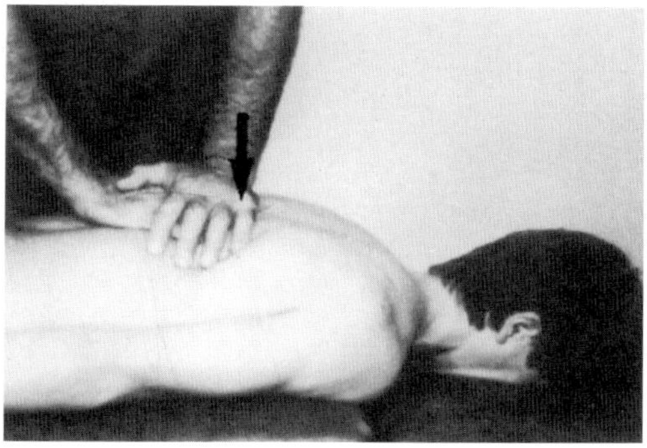

그림 9

■ 그림 9

목적

– **검사:** 분절 움직임의 범위와 끝 느낌을 포함한 질, 등뼈 "스프링 검사"는 손상을 두 척추분절 내로 국소화할 수 있다. 꼬리쪽 척추뼈는 머리쪽 척추뼈에 비해 상대적으로 앞쪽으로 움직인다.

시작 자세

– 환자는 정상 뒤굽음을 유지하기 위해 가슴 아래 쿠션을 놓고 엎드려 누운 자세를 취한다.

실행

– 치료사의 오른손의 두 번째 손가락과 세 번째 손가락을 머리쪽으로 향하게 하여 검사하고자 하는 꼬리쪽 분절 척추뼈의 가로돌기에 놓는다. 치료사의 왼손 자측을 오른손 두 번째 손가락과 세 번째 손가락의 먼쪽 끝 위에 놓는다.
– 치료사의 몸을 기울여 팔에 체중을 신는다. 대상이 되는 관절의 치료면에 직각으로 각각의 검사 움직임을 적용한다. 아래쪽 등뼈에 대해서는 앞쪽–머리쪽 방향으로: 위쪽 등뼈에 대해서는 앞쪽–꼬리쪽 방향으로 적용.
– 머리쪽 척추뼈의 아래 관절면으로부터 꼬리쪽 척추뼈의 위 관절면을 분리하기 위하여 꼬리쪽에서 검사를 시작한다.
– I, II 단계 또는 III 단계 앞쪽 움직임을 척추뼈에 적용한다.

주의

– 양성반응이면, 특정 분절에 손상을 분리하기 위하여 *그림 10: 등뼈 분절, 돌림*으로 진행한다.
– 가동용 쐐기의 다양한 적용이 가능하다: 쐐기를 꼬리쪽 방향으로 향하게 하여 쐐기의 돌출부를 꼬리쪽 척추뼈의 가로돌기에 놓는다; 치료사의 오른 손으로 쐐기를 잡는다. 가시돌기를 평가하기 위해 치료사의 왼손 두 번째 손가락으로 쐐기의 돌출부 사이의 홈을 촉진한다.

등뼈와 갈비뼈 (Thoracic & Ribs)

등뼈 분절: 돌림 (Thoracic segment: rotation)

검사 (가시돌기에 가쪽 압력)

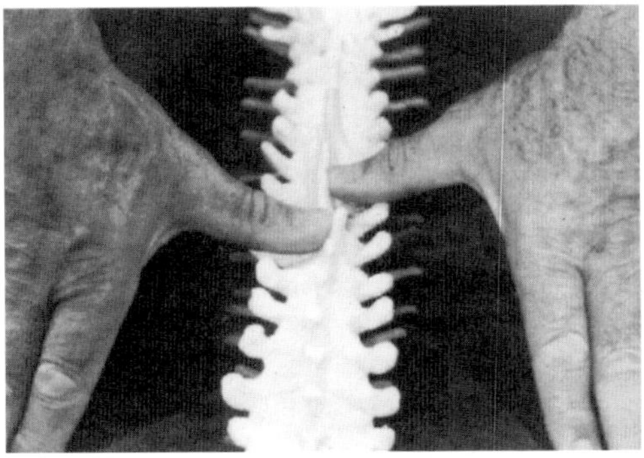

그림 10 – 골격

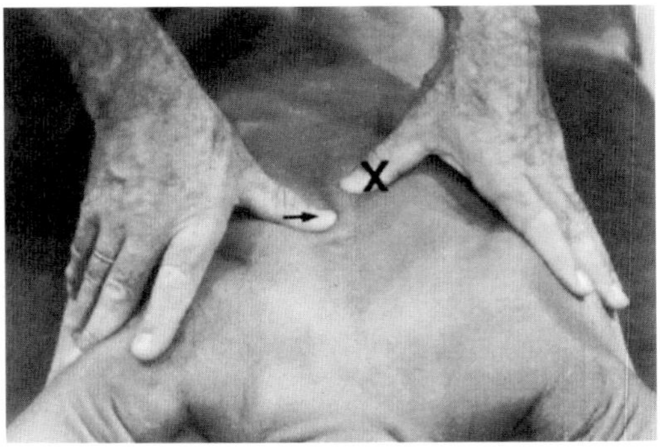

그림 10

■ 그림 10

목적

- **검사:** 분절 움직임의 범위와 끝 느낌을 포함한 질, 한쪽 방향으로의 돌림으로 증상 관절의 기능부전을 한 분절로 국소화 한다.

시작 자세

- 환자는 정상 뒤굽음을 유지하기 위해 가슴 아래 쿠션을 놓고 엎드려 누운 자세를 취한다.

고정

- 치료사의 왼손 엄지로 검사하고자 하는 분절의 꼬리쪽 척추뼈의 가시돌기 가쪽(여기서는 왼쪽)을 고정한다.

실행

- 치료사의 오른손 엄지를 검사하고자 하는 분절의 머리쪽에 위치한 척추뼈의 가시돌기 가쪽(여기서는 오른쪽)에 놓는다.
- I, II 단계 또는 III 단계 오른쪽 돌림을 머리쪽 척추뼈에 적용하기 위해, 치료사의 오른손 엄지로 머리쪽 가시돌기를 왼쪽으로 움직인다.
- I, II 단계 또는 III 단계 왼쪽 돌림을 머리쪽 척추뼈에 적용하기 위해, 치료사의 오른손 엄지로 꼬리쪽 가시돌기를 오른쪽에서 고정하고, 왼손 엄지로 머리쪽 가시돌기를 오른쪽으로 움직인다.
- 앞쪽 압박은 삼가한다.

주의

- 관절통과 뼈막통(periosteal pain)을 구별하기 위해 검사 전에 각 척추뼈의 가시돌기를 촉진한다. 촉진에 통증이 있을 경우, 연계된 가로돌기에 앞쪽 압력을 적용하여 검사를 수행한다.

등뼈 분절: 직선적인 관절내 움직임

검사

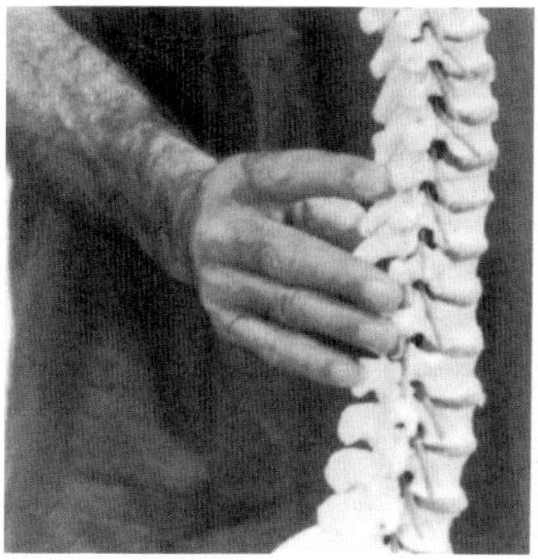

그림 11a – 골격

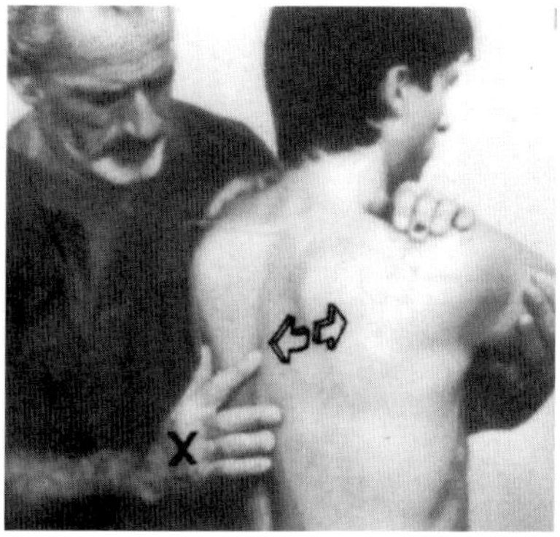

그림 11a – 앉은 자세

■ 그림 11a

목적

– **검사:** 분절 움직임의 범위와 끝 느낌을 포함한 질, 척추 원반관절의 치료면에 평행하게 환자 척추의 관절내 움직임(일직선 움직임)을 평가한다.

시작 자세

– 환자는 치료대에 앉고, 양팔을 가슴앞에서 교차시켜 양손이 반대쪽 어깨에 가도록 한다.

안정

– 치료사는 촉진할 오른손 손가락을 검사하고자 하는 분절의 두 가시돌기 사이 뒤쪽에 놓는다. 꼬리쪽 분절에 안정성을 제공하기 위해 치료사의 오른손 나머지 부분을 사용한다.

실행

– 치료사의 왼팔로 환자의 교차된 양팔 주위를 감싸고, 환자의 양팔이 가슴에서 약간 떨어지도록 들어올린다.

– 아래 움직임을 수행하기 위해, 치료사의 몸통과 왼팔을 이용하여 환자 팔을 앞뒤 길이방향으로 밀고 당기기를 반복한다.

- 관절내 움직임을 평가하기 위해 I 단계 작은 흔듦 움직임 적용.
- 끝 느낌을 포함한 움직임의 질과 양을 평가하기 위한 II 단계와 III 단계 움직임 적용.

주의

– 견인 관절내 움직임을 적용하기 위해서 손 배치에 익숙해져야 한다.

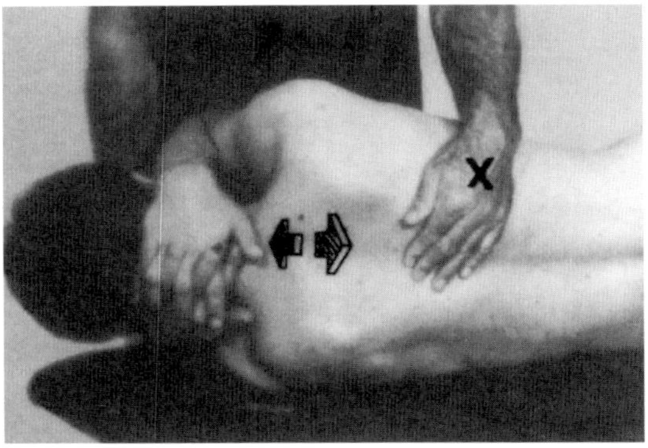

그림 11b – 옆으로 누운 자세

■ 그림 11b

- 체중지지 없이 관절내 움직임을 평가하기 위해 같은 검사를 옆으로 누운 자세에서 시행한다. 검사는 오른쪽과 왼쪽 옆으로 누운 자세 모두에서 실시한다.
- 환자가 목 뒤에서 손을 잡을 수 없다면, 팔을 가슴앞에서 교차하여 손이 반대쪽 어깨에 가게한 후 팔짱을 끼게 한다. 이 경우 치료사의 오른손으로 환자의 왼쪽 어깨를 감싸 쥐고, 치료사 팔로 환자 목과 머리를 지지한다.
- I, II 단계 또는 III 단계 움직임을 적용한다.

주의

- 견인 관절내 움직임을 적용하기 위해서 손의 배치에 익숙해져야 한다.

등뼈 견인 (Thoracic traction)

가동술 (바로 누운 자세에서)

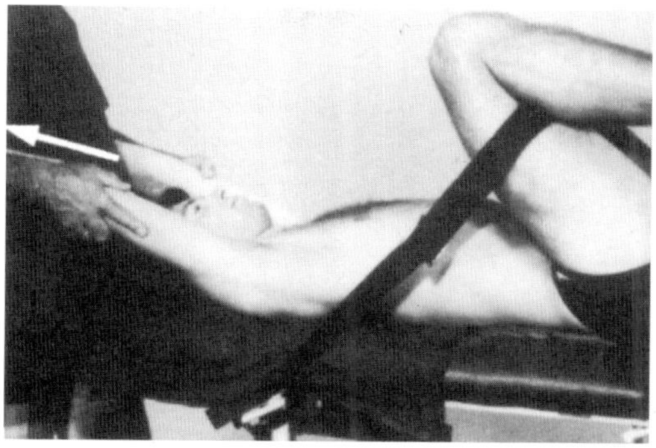

그림 12a – 양손으로

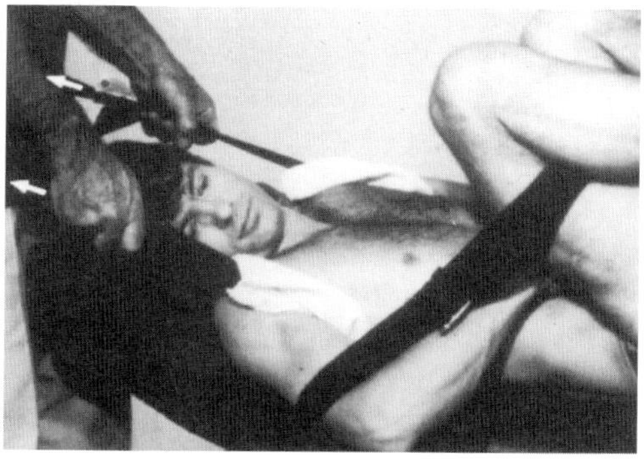

그림 12b – 벨트로

■ 그림 12a

목적

- **가동술:** 제한된 움직임과 증상 완화를 위해 적용
- **도수교정:** *3권 참고: 견인–도수교정*

시작 자세

- 환자는 양쪽 엉덩관절과 무릎관절을 굽히고 바로 누운 자세.
- 치료사는 환자를 보고 치료대의 머리쪽 끝에서 다리를 앞뒤로 교차하여 선다.

고정

- 벨트로 환자의 넙다리 먼쪽을 치료대에 감아 환자의 아래쪽 몸통을 고정한다. 환자의 팔꿈치관절 바로 위 부위에서 위팔을 잡아 환자의 팔을 치료사의 몸통과 팔 사이에 끼워 안정시킨다.
- 가슴우리 아래에서, 벨트로 환자를 치료대에 감아 고정할 수도 있다.

실행

- 등뼈에 견인력을 적용하기 위해 몸통을 약간 뒤로 젖혀 체중을 뒤쪽에 있는 다리에 실어준다. II 단계와 III 단계 움직임을 적용한다.

■ 그림 12b

- 실제 편안위치(이 경우 굽힘에 동반된 오른쪽 옆 굽힘과 돌림)에서 등뼈 견인을 적용하기 위한 동일한 방법을 사용한다.
- 좀 더 정확하고 쉽게 견인을 적용하기 위해 대상이 되는 분절의 머리쪽 척추뼈와 치료사의 엉덩관절에 견인용 벨트를 감아준다.

등뼈 분절: 돌기사이관절의 견인

신장 가동술

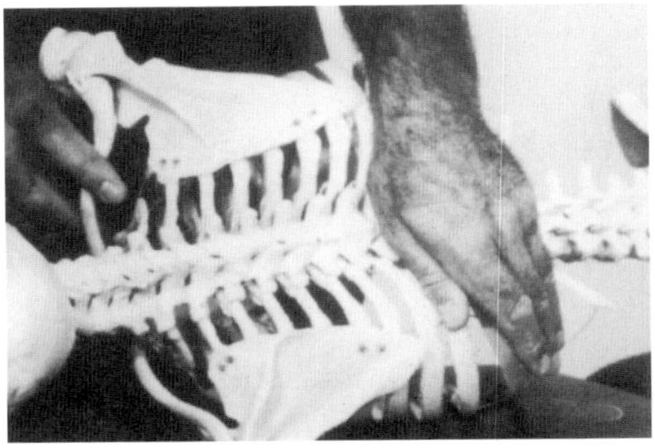

그림 13a – 골격

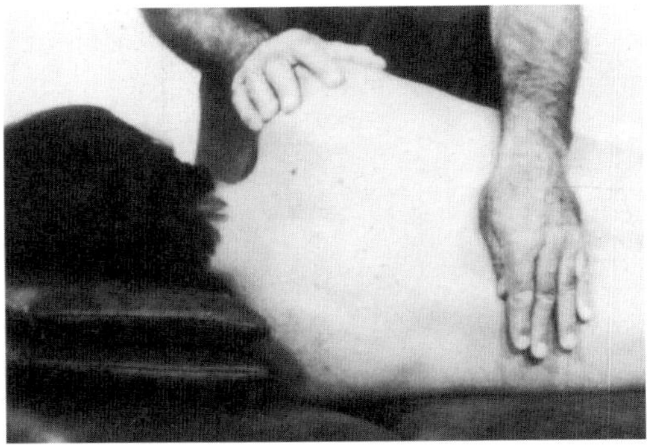

그림 13a – 초기 자세

■ 그림 13

목적

- **견인 가동술:** 특정 등뼈 돌기사이관절에 제한된 움직임을 위해서 적용
- **도수교정:** *3권 참고: 견인–도수교정.*

시작 자세

- 환자는 바로 눕는다. 양팔을 가슴앞에서 교차하여 양손을 반대쪽 양어깨로 가져가 팔짱을 끼게 한다.
- 치료사는 환자의 왼쪽을 보고 선다.
- 치료사의 오른손으로 환자의 오른쪽 어깨를 당겨서 환자의 상부 몸통이 치료사를 향하게 하여 환자가 거의 왼쪽으로 옆으로 누운 자세가 되게 한다.

고정

- **견인(분리) 오른쪽 돌기사이관절:** 치료사의 왼손 엄지두덩으로 치료하고자 하는 분절의 꼬리쪽 척추뼈의 오른쪽 가로돌기를 고정한다.
  견인(분리) 양쪽 돌기사이관절: 분절의 꼬리쪽 척추뼈의 가시돌기를 엄지두덩으로 고정한다. 대체방법으로 치료사 엄지두덩을 치료하고자 하는 꼬리쪽 분절 척추뼈 오른쪽 가로돌기에 놓고, 치료사의 굽혀진 세 번째 손가락(예, 권총의 방아쇠를 잡는 손 모양)을 치료하고자 하는 꼬리쪽 분절 척추뼈의 왼쪽 가로돌기에 배치할 수도 있다.

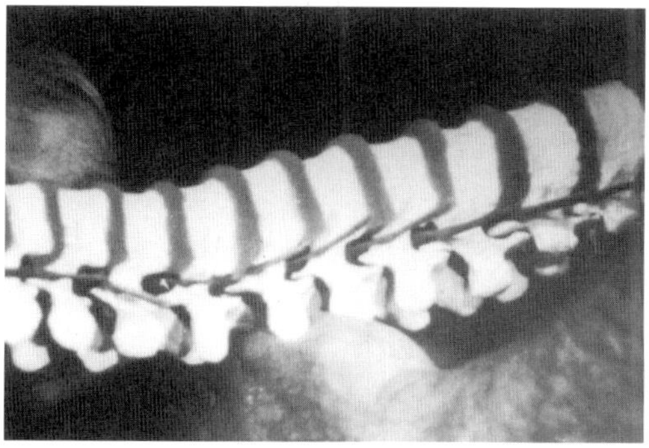

그림 13b – 골격

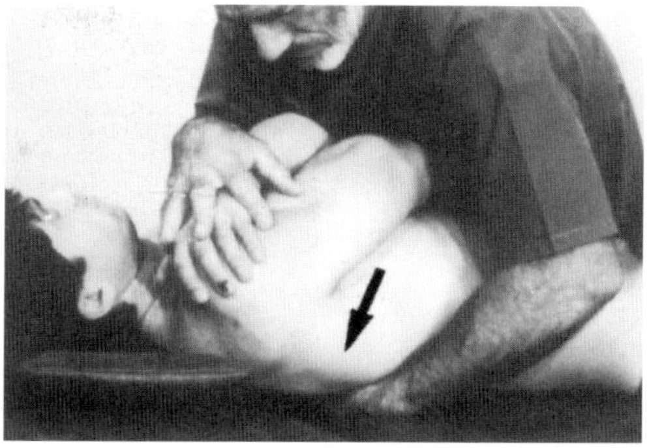

그림 13b – 마지막 자세

실행

- 치료사는 오른손으로 환자의 위쪽 몸통을 굴려 다시 바로누운자세가 되게 한다. 이런 자세 절차가 진행되는 동안 환자 등에 접촉된 치료사의 왼손은 그대로 유지되고 있어야만 한다. 치료사의 오른손과 아래팔을 환자의 교차된 양팔 위에 놓는다. 치료사의 몸통을 환자의 팔꿈치관절에 접촉하여 움직이는 손과 함께 환자의 몸통을 안정시키는데 이용한다.
- 환자의 위쪽 몸통을 뒤쪽으로 움직이기 위해, 치료사 오른팔과 몸통으로 III 단계 일직선 움직임을 적용한다. 돌기사이관절(들)을 분리시키기 위해, 치료면에 대한 직각으로 움직임을 돌기사이관절에 직접 적용한다. 치료가 진행되는 내내 환자의 대상이 되는 분절의 위쪽 몸통 굽힘은 그대로 유지되어야만 한다.
- 환자의 날숨 시에만 힘을 적용한다.

등뼈 분절: 굽힘 (Thoracic segment: flexion)

검사 (옆으로 누운자세)

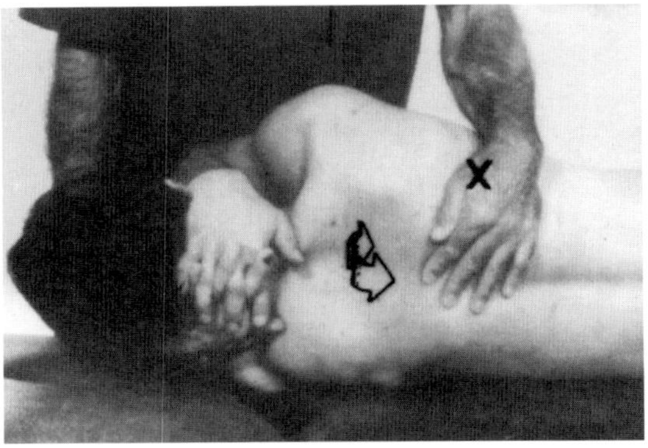

그림 14

■ 그림 14

목적

- **검사:** 분절 움직임의 범위와 끝 느낌을 포함하는 질

시작 자세

- 환자는 왼쪽 측면으로 눕고 목 뒤에서 양손을 깍지 낀다. 환자가 목 뒤에서 손을 잡을 수 없다면, 팔을 가슴 앞에서 교차하여 손이 반대쪽 어깨에 가게 한 후 팔짱을 끼게 한다. 이 경우 치료사의 오른손으로 환자의 왼쪽 어깨를 감싸 쥐고, 치료사의 팔로 환자의 목과 머리를 지지한다.

안정

- 치료사의 촉진할 왼손 손가락을 검사하고자 하는 분절의 두 가시돌기 사이에 놓고, 왼손의 나머지 부분은 검사할 분절의 꼬리쪽을 안정시킨다.

실행

- 치료사의 오른손을 환자의 머리와 목 아래 놓고 환자의 깍지 낀 손을 잡는다. 치료사의 몸통을 환자 팔꿈치관절에 접촉하여 움직이는 손과 함께 환자의 몸통을 안정시키는데 이용한다.
- 검사하고자 하는 등뼈 분절에 굽힘움직임이 발생할 때까지, 치료사의 오른 손으로 환자의 팔꿈치관절을 움직인다.
- I, II 단계 또는 III 단계 굽힘 움직임을 적용한다.

등뼈 분절: 굽힘 (Thoracic segment: flexion)

검사 (앉은 자세)

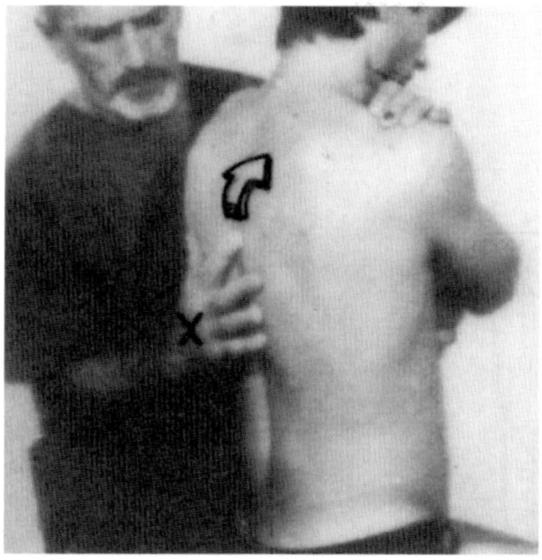

그림 15a

■ 그림 15a

목적

- **검사:** 분절 움직임의 범위와 끝 느낌을 포함하는 질

시작 자세

- 환자는 양팔을 가슴앞에서 교차하여 양손을 반대쪽 양어깨로 가져가 팔짱을 끼고 치료대에 앉는다. 대상이 되는 분절 내에서 움직임의 분리를 돕기 위해 허리뼈와 꼬리쪽 등뼈는 검사 움직임의 반대 굽이(curvature) 위치에 있도록 할 수 있다. 이 경우 꼬리쪽 척추뼈가 폄에 위치하게 된다.
- 대체할 수 있는 시작자세에서는 환자가 손은 목 뒤에서 깍지 낀다. 일부 환자에서는 이 자세가 등뼈 움직임을 제한할 수도 있다.

안정

- 치료사는 촉진할 오른손 손가락을 검사하고자 하는 분절의 두 가시돌기 사이 뒤쪽에 놓는다. 분절의 꼬리쪽 등뼈와 갈비뼈를 안정하기 위해 손의 나머지 부분을 이용한다.

실행

- 치료사의 왼팔을 환자의 교차된 팔 주위에 놓고, 왼손으로는 환자 오른쪽 어깨를 감싸쥔다.
- 검사할 등뼈 분절에서 굽힘이 일어날 때까지 치료사의 왼손으로 환자 몸통을 앞으로 구부리도록 유도한다.
- I, II 단계 또는 III 단계 굽힘 움직임을 적용한다.

주의

- 일부 환자는 치료사의 유도에 따라 이 특정 움직임을 능동적으로 보조할 수 있다.

등뼈 분절: 굽힘 (Thoracic segment: flexion)

신장 가동술

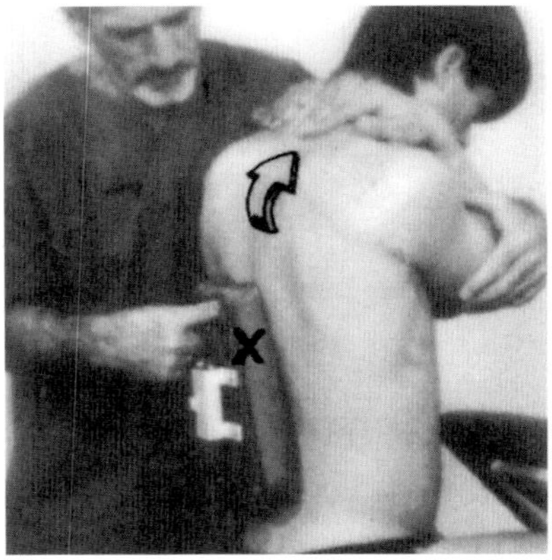

그림 15b

■ 그림 15b

목적

- **신장 가동술:** 등뼈 분절의 제한된 굽힘을 위해 적용

시작 자세

- 환자는 치료대나 치료 의자에 앉는다. 환자는 양손을 목 뒤에서 깍지 낀다. 대상이 되는 분절의 움직임 분리를 돕기 위해 허리뼈와 꼬리쪽 등뼈는 가동력의 반대 굽이에 위치하도록 한다. 이 경우 꼬리쪽 척추뼈가 폄 위치에 있게 된다.

고정

- 치료사는 치료하고자 하는 분절의 꼬리쪽 척추뼈를 고정하기 위해 치료용 의자의 등받이를 조절한다. 부가적인 고정을 위해 환자는 의자 등받이에 기댄다. 움직임의 개시를 확인하기 위해 등받이에 있는 구멍을 통해 대상 분절의 가시돌기 사이를 촉진한다. 만약 치료용 의자를 사용할 수 없다면 고정을 위해 (꼬리쪽으로 향하게 한) 쐐기를 사용할 수 있다.

실행

- 치료사의 왼팔을 환자의 아래팔에 놓고 왼손으로 환자의 오른팔을 감싸 쥔다.
- 제한이 허용하는 한 최대 범위로 대상이 되는 등뼈 분절을 위치하게 하고, 약간 뒤쪽과 꼬리쪽으로 환자의 팔꿈치관절을 움직여 등뼈 굽힘이 되도록 치료사의 몸통과 왼팔로 환자 몸통을 앞쪽으로 유도한다. 이때 뒤쪽움직임 요소는 꼬리쪽 척추뼈의 고정을 유지하는 본질이 된다. 추가적인 고정을 위해 벨트로 환자 넙다리를 치료대나 치료 의자에 묶어 안정시킨다.
- 꼬리(뒤쪽) 방향으로 III 단계 직선 움직임을 적용한다.

등뼈 분절: 굽힘에 동반된 짝을 이룬 옆 굽힘과 돌림

(Thoracic segment: flexion with coupled sidebending and rotation)

검사

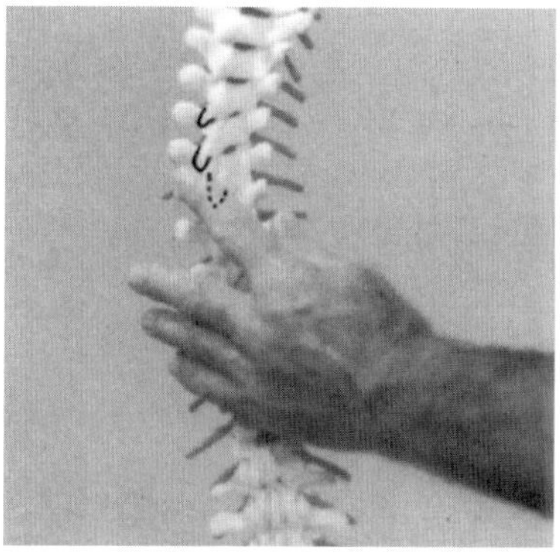

그림 16a – 골격

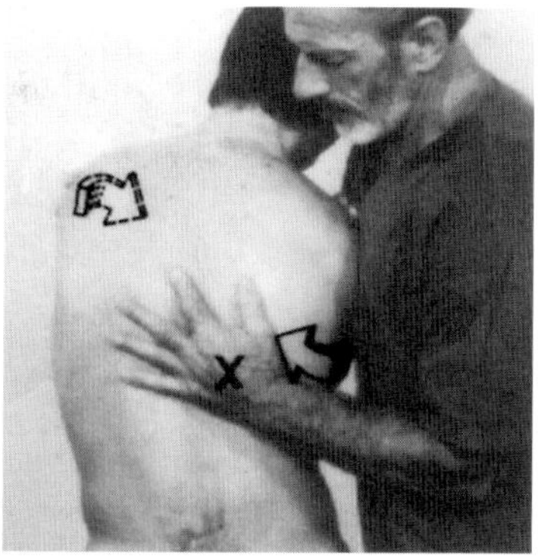

그림 16a – 짝을 이룬 오른쪽 옆 굽힘과 오른쪽 돌림

■ 그림 16a

목적

- **검사:** 분절 움직임의 범위와 끝 느낌을 포함하는 질

시작 자세

- 환자는 치료대에 앉는다. 환자는 양팔을 가슴에서 교차하여 양손을 반대쪽 양어깨로 가져가 팔짱을 낀다.
- 치료사는 환자 오른쪽을 보고 선다.

안정

- 치료사의 촉진할 왼손 손가락을 검사하고자 하는 분절의 두 가시돌기 사이의 가쪽(왼쪽)에 놓는다. 손의 나머지 부분으로 분절의 꼬리쪽 등뼈와 갈비뼈를 안정시킨다.

실행

- 치료사의 오른팔을 환자의 교차된 팔 위에 놓고, 손으로 환자의 왼쪽 어깨를 감싸 쥔다.
- 치료사의 몸통과 오른 팔로, 검사하고자 하는 등뼈 분절에 움직임이 발생할 때까지 환자의 등뼈를 앞으로 구부려 굽힘을 유도하는 동시에 짝을 이룬 오른쪽으로 돌림과 옆 굽힘이 일어나도록 한다.
- II 단계 또는 III 단계 움직임을 적용한다. 양쪽을 비교한다.

등뼈 분절의: 굽힘에 동반된 짝을 이룬 옆 굽힘과 돌림

(Thoracic segment: flexion with coupled sidebending and rotation)

신장 가동술

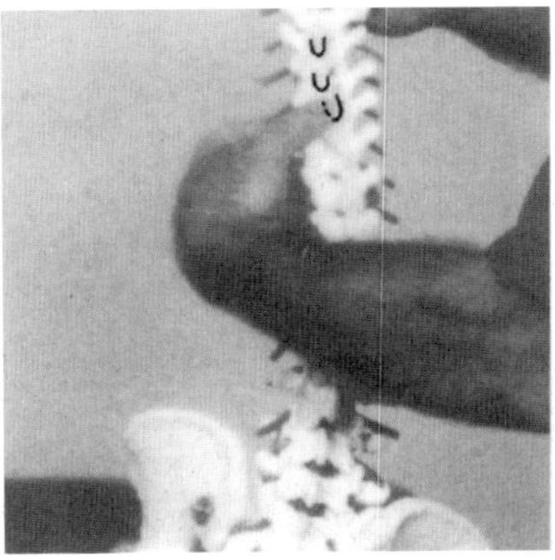

그림 16b - 골격

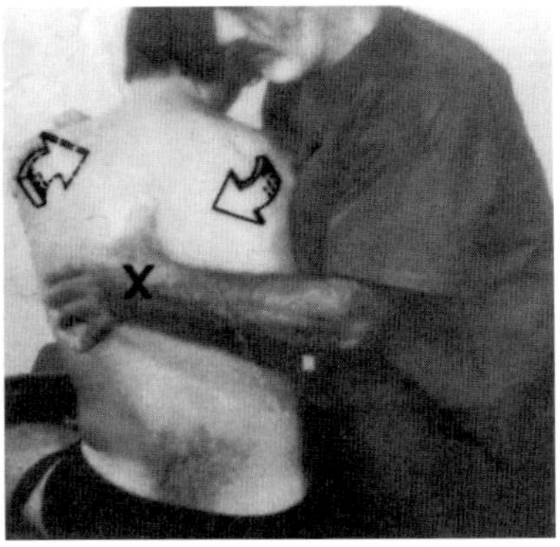

그림 16b - 오른쪽 옆 굽힘과 오른쪽 돌림을 동반

■ 그림 16b

목적

- **신장 가동술:** 등뼈 분절에 제한된 굽힘, 옆 굽힘 또는 돌림을 위해 적용

시작 자세

- 환자는 양팔을 가슴앞에서 교차하여 양손을 반대쪽 양어깨로 가져가 팔짱을 끼고 치료대에 앉는다. 등뼈는 굽힌다. 환자 골반을 벨트로 묶어 치료대에 고정할 수 있다. 환자의 왼쪽 궁둥뼈결절 아래 쐐기를 넣는 것으로 왼쪽 옆 굽힘을 유지시켜 꼬리쪽 척추뼈잠금이 촉진된다. 굽힘에 왼쪽 옆 굽힘은 가동술로 인해 꼬리쪽 척추뼈가 오른쪽으로 도는 것을 방지하며 왼쪽 돌림과 짝을 이루게 된다.
- 치료사는 환자의 오른쪽을 보고 선다.

고정

- 치료하고자 하는 분절의 움직임 개시를 확인하기 위해 치료사 엄지로 두 가시돌기 사이 가쪽(왼쪽)을 촉진한다. 굽힘에 동반된 왼쪽 옆 굽힘으로 인해 대상 분절의 꼬리쪽 척추뼈는 고정(잠기게)된다.

실행

- 치료사의 오른팔을 환자의 교차된 양팔에 놓고, 손으로는 왼쪽 어깨를 감싸 쥔다.
- 제한이 허용하는 한 최대 범위에 대상 등뼈 분절이 위치하게 하고, 환자의 등뼈를 앞으로 구부려 굽힘이 일어나도록 유도하는 동시에 짝을 이룬 오른쪽 돌림과 옆 굽힘이 되도록 치료사의 몸통과 오른 팔을 사용한다.
- 치료사의 오른팔로, III 단계 일직선 가동술을 앞쪽으로 적용한다.

등뼈 분절: 폄 (Thoracic segment: extension)

검사 (앉은 자세)

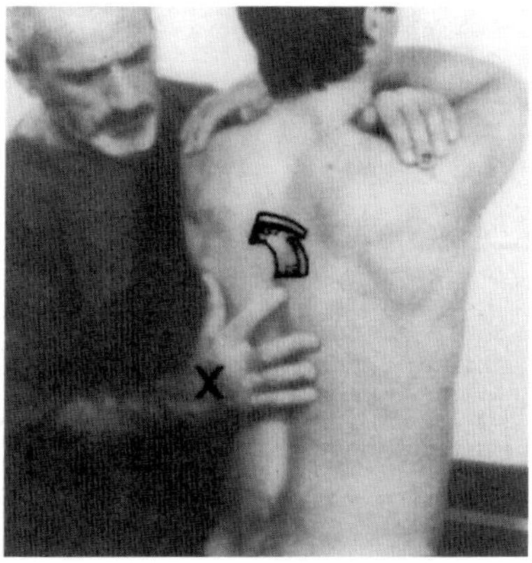

그림17a

■ 그림 17a

목적

- **검사:** 분절 움직임의 범위와 끝 느낌을 포함하는 질

시작 자세

- 환자는 양팔을 가슴앞에서 교차하여 양손을 반대쪽 양어깨로 가져가 팔짱을 끼고 치료대에 앉는다. 대상이 되는 분절의 움직임 분리를 돕기 위해 허리뼈와 꼬리쪽 등뼈는 검사 움직임의 반대 굽이에 위치하도록 한다. 이 경우 꼬리쪽 척추뼈가 굽힘위치에 있어야 하고, 엉덩관절의 최대굴곡으로 보강될 수 있다.

안정

- 치료사는 촉진할 오른손 손가락을 검사하고자 하는 분절의 두 가시돌기 사이 뒤쪽에 놓는다. 손의 나머지 부분으로 꼬리쪽 분절의 등뼈와 갈비뼈를 안정시킨다.

실행

- 치료사의 왼팔을 뻗어 환자의 팔 아래에 가슴을 감싸고, 왼손은 환자의 오른쪽 어깨에 놓는다.
- 검사하고자 하는 등뼈 분절에서 폄이 일어날 때까지 치료사의 몸통과 오른 팔로 환자의 등뼈를 뒤로 저치도록 유도한다.
- I, II 단계 또는 III 단계 폄 움직임을 적용한다.

등뼈와 갈비뼈 (Thoracic & Ribs)

등뼈 분절: 폄 (Thoracic segment: extension)

신장 가동술 (앉은 자세)

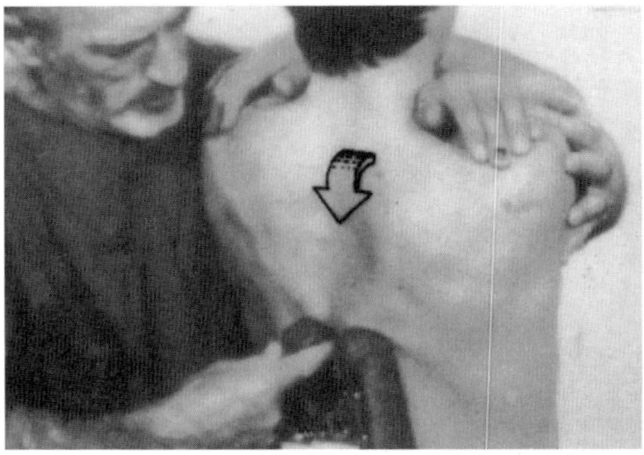

그림 17b

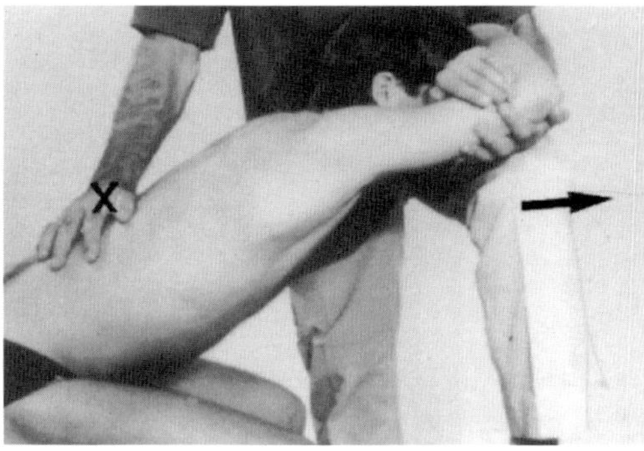

그림 17c – 견인을 동반

■ 그림 17b

목적

– **검사:** 등뼈 분절에서 제한된 폄을 위해 적용

시작 자세

– 환자는 양팔을 가슴앞에서 교차하여 양손을 반대쪽 양어깨로 가져가 팔짱을 끼고 치료대에 앉는다. 대상이 되는 분절의 움직임 분리를 돕기 위해 허리뼈와 꼬리쪽 등뼈는 검사 움직임의 반대 굽이에 위치하도록 한다. 이 경우 꼬리쪽 척추뼈가 굽힘위치에 있어야 하고, 엉덩관절의 최대굴곡으로 보강될 수 있다.

고정

– 치료하고자 하는 분절의 꼬리쪽 척추뼈를 고정하기 위해 치료용 의자의 등받이를 조절한다. 부가적인 고정을 위해 환자는 의자 등받이에 기댄다. 만약 치료용 의자를 사용할 수 없다면 쐐기를 꼬리쪽으로 향하게 하여 사용한다.

실행

– 치료사의 왼팔을 뻗어 환자의 팔 아래 가슴을 감싼다. 왼손은 환자의 오른쪽 어깨에 놓는다.
– 제한이 허용하는 한 최대 범위에 대상 등뼈 분절이 위치하게 하고, 환자의 등뼈를 폄으로 유도하기 위해 치료사의 몸통과 왼팔을 사용한다. 움직임의 개시를 확인하기 위해 등받이에 있는 구멍을 통해 대상 분절의 가시돌기 사이를 촉진한다.
– III 단계 일직선 가동술을 뒤쪽으로 적용한다.

■ 그림 17c

– 폄 상태에서 등뼈 분절의 가동술을 견인과 결합하기 위해, 치료사는 자신의 오른손으로 치료하고자 하는 분절의 꼬리쪽 척추뼈를 고정한다. 치료사 왼쪽 다리를 의자에 올려놓는다. 환자의 교차된 팔을 치료사의 왼쪽 넙다리에 안정시킨다. 환자의 등뼈를 펴기 위해 치료사는 왼쪽 다리를 벌린다.

등뼈 분절: 폄 (Thoracic segment: extension)

검사 (옆으로 누운 자세)

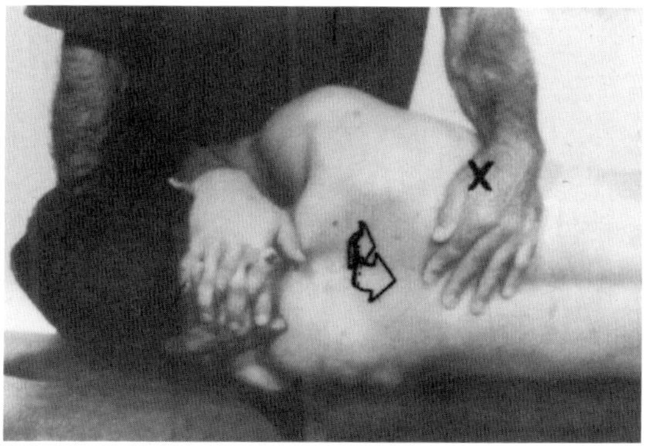

그림 18a

■ 그림 18a

목적

- **검사:** 끝 느낌을 포함하는 분절 움직임의 범위와 질

시작 자세

- 환자는 왼쪽 측면으로 눕고 목 뒤에서 양손을 깍지 낀다. 만약 환자가 목 뒤에서 손을 잡을 수 없다면, 팔을 가슴앞에서 교차하여 손이 반대쪽 어깨에 가게한 후 팔짱을 끼게 한다. 이 경우 치료사의 오른손으로 환자의 왼쪽 어깨를 감싸 쥐고, 치료사의 팔로 환자의 목과 머리를 지지한다.

안정

- 치료사는 촉진할 왼손 손가락을 검사하고자 하는 분절의 두 가시돌기 사이 뒤쪽에 놓고, 왼손의 나머지 부분은 대상이 되는 꼬리쪽 분절을 안정시킨다.

실행

- 치료사의 오른손은 환자의 머리와 목 아래 놓고 환자의 깍지 낀 손을 잡는다. 치료사의 몸통을 환자의 팔꿈치관절에 접촉하여 움직이는 손과 함께 환자의 몸통을 안정시키는데 이용한다.
- 검사하고자 하는 분절에 움직임이 발생할 때까지 등뼈를 펴기 위해 치료사의 오른손으로 환자의 팔꿈치관절을 머리쪽으로 움직인다.
- I, II 단계 또는 III 단계 폄 움직임을 적용한다.
- 검사가 진행되는 동안 움직임을 위한 충분한 공간을 확보하기 위해 치료사는 환자를 다시 재위치 시키는 것이 필요할 수 있다. 환자의 팔꿈치관절은 치료대 모서리 밖으로 나오게 하고 환자의 위팔과 함께 위쪽 몸통은 치료대 모서리 가까이에 위치하도록 해야 한다.

등뼈 분절: 폄 (Thoracic segment: extension)

신장 가동술 (옆으로 누운 자세)

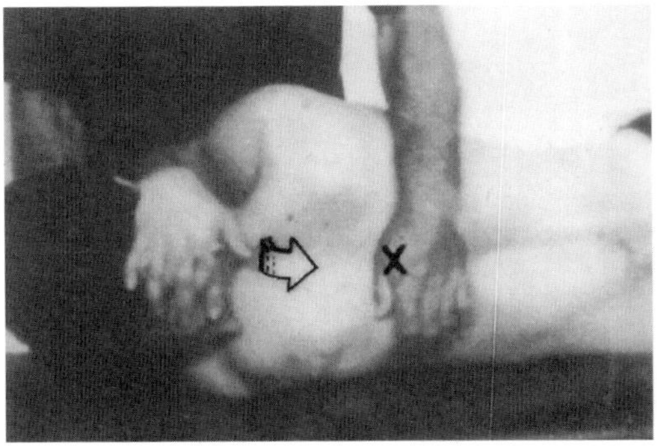

그림 18b

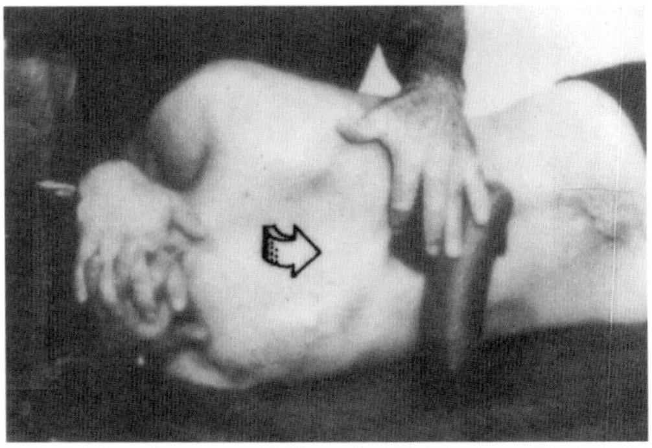

그림 18c – 쐐기나 말뚝

■ 그림 18b

목적

– **검사:** 등뼈 분절에서 제한된 폄을 위해 적용

시작 자세

– 환자는 목 뒤에서 양손을 깍지 끼고 왼쪽 측면으로 눕고, 치료사의 몸통에 환자의 팔꿈치관절을 접촉한다.

고정

– 치료사의 왼손 엄지두덩을 검사하고자 하는 분절의 꼬리쪽 척추뼈에 놓는다. 치료사의 왼손의 나머지 부분은 꼬리쪽 분절을 고정하는데 사용한다.

실행

– 치료사의 오른손은 환자 머리와 목 아래 놓고, 환자의 깍지 낀 손을 감싸 쥔다.
– 제한이 허용하는 한 최대범위로 대상 등뼈 분절이 위치하게 하고, 치료사의 몸통과 오른 팔을 사용하여 환자의 팔을 머리쪽 방향으로 움직여 환자의 등뼈를 폄으로 유도한다.
– III 단계 일직선 가동술을 뒤쪽으로 적용한다.

■ 그림 18c

– 치료하고자 하는 분절의 꼬리쪽 척추뼈를 고정하기 위해 쐐기를 사용한다. 치료대의 말뚝(부속품)과 쐐기는 치료하고자 하는 분절의 꼬리쪽 척추뼈의 가로돌기에 위치시킨다. 대상이 되는 분절에 일직선 움직임의 개시를 확인하기 위해 치료사는 왼손 손가락을 이용하여 촉진한다.

등뼈 분절: 돌림 (Thoracic segment: rotation)

검사 (머리쪽에서 시작)

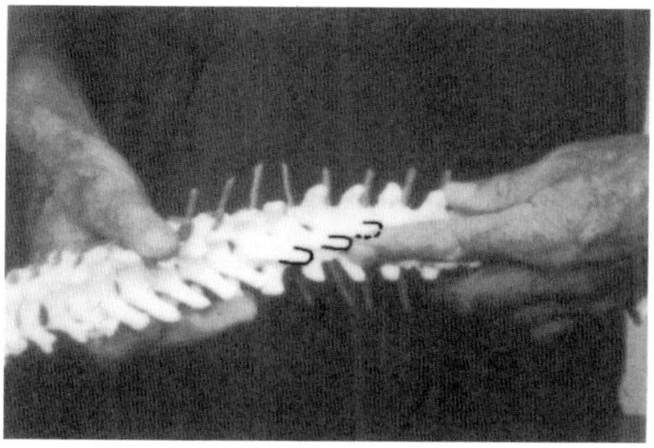

그림 19a – 골격

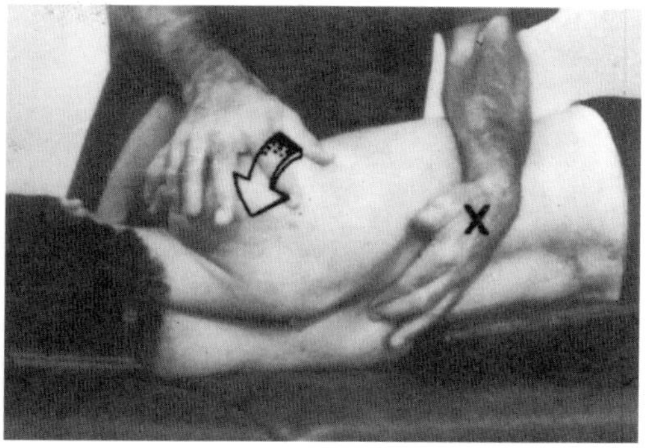

그림 19a – 폄과 짝을 이룬 왼쪽 옆 굽힘

■ 그림 19a

목적

– **검사:** 분절 움직임의 범위와 끝 느낌을 포함한 질

시작 자세

– 환자는 왼쪽 측면으로 눕는다. 왼쪽 옆 굽힘을 촉진하기 위해 환자의 허리 아래에 베개를 놓는다. 짝을 이룬 움직임 유형에서 등뼈 폄에 오른쪽 돌림은 왼쪽 옆 굽힘과 결합했을 때 촉진된다. 움직임을 최소화하고 팔이음뼈(견갑대; shoulder girdle)를 안정시키기 위해 환자의 양팔을 가슴에서 교차시키고 손을 반대쪽 어깨로 가져가 팔짱 낀다.

안정

– 치료사는 촉진할 왼손 손가락을 검사하고자 하는 분절의 두 가시돌기 사이의 가쪽(왼쪽)에 놓는다. 왼손의 나머지 부분은 꼬리쪽 등뼈와 갈비뼈를 안정시키기 위해 사용한다.

실행

– 치료사의 오른손은 환자의 오른쪽 어깨와 왼손 위에 놓는다.
– 검사하고자 하는 분절에 움직임이 발생할 때까지 등뼈 오른쪽 돌림을 진행하기 위해 치료사의 오른팔로 환자 어깨를 뒤쪽과 약간 머리쪽으로 움직인다. 움직임의 머리쪽 요소는 폄과 왼쪽 옆 굽힘에 짝을 이룬 오른쪽 돌림을 촉진한다.
– I, II 단계 또는 III 단계 돌림 움직임을 적용한다.

등뼈 분절: 돌림 (Thoracic segment: rotation)

신장 가동술 (머리쪽에서 시작)

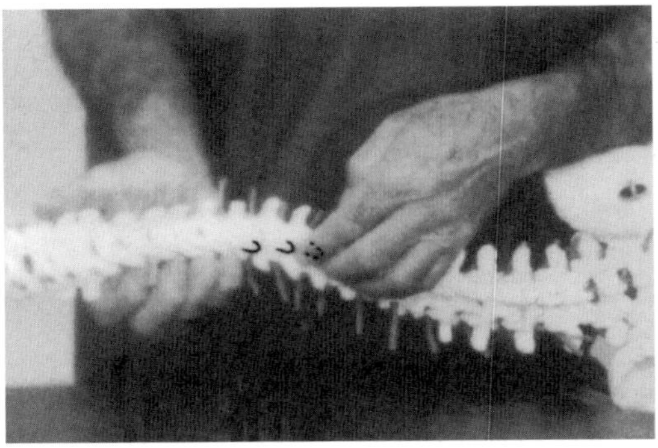

그림 19b – 골격

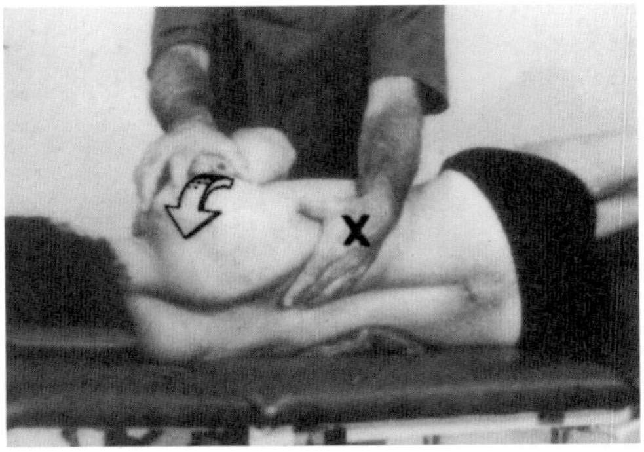

그림 19b – 폄과 짝을 이룬 왼쪽 옆 굽힘

■ 그림 19b

목적

– **신장 가동술:** 등뼈 분절에서 제한된 폄을 위해 적용

시작 자세

– 환자는 왼쪽 측면으로 눕는다. 왼쪽 옆 굽힘을 촉진하기 위해 환자의 허리 아래에 베개를 놓는다. 짝을 이룬 움직임 유형에서 등뼈 폄에 오른쪽 돌림은 왼쪽 옆 굽힘과 결합했을 때 촉진된다. 움직임을 최소화하고 팔이음뼈를 안정시키기 위해 환자의 양팔을 가슴앞에서 교차시키고 손을 반대쪽 어깨로 가져가 팔짱 낀다.

고정

– 치료사의 왼팔과 손으로 환자의 등뼈와 갈비뼈를 고정한다. 손가락을 치료하고자 하는 분절의 꼬리쪽 척추뼈의 가시돌기 가쪽(왼쪽)에 놓는다.

실행

– 치료사의 오른손은 환자의 오른쪽 어깨와 왼손 위에 놓는다.
– 제한이 허용하는 한 최대범위에 대상 등뼈 분절이 위치하게 하고, 등뼈의 오른쪽 돌림을 진행하기 위해 치료사의 오른팔로 환자의 어깨를 뒤쪽과 약간 머리쪽으로 움직인다. 움직임의 머리쪽 요소는 폄과 왼쪽 옆 굽힘에 짝을 이룬 오른쪽 돌림을 촉진한다.
– III 단계 일직선 움직임을 뒤쪽으로 적용한다.

등뼈 분절: 폄에 동반된 짝을 이룬 옆 굽힘과 돌림

(Thoracic segment: extension with coupled sidebending and rotation)

검사

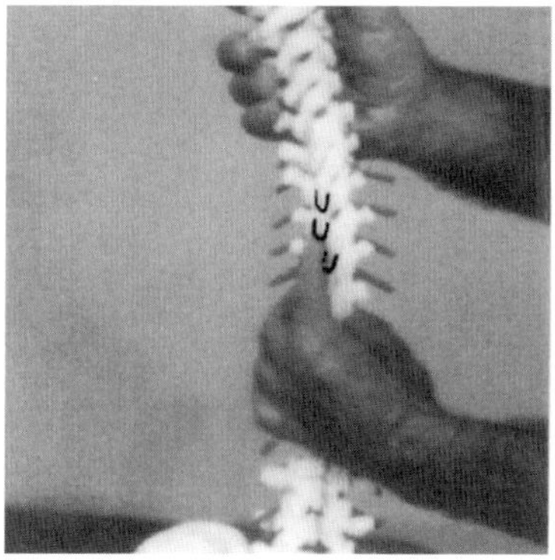

그림 20a – 골격

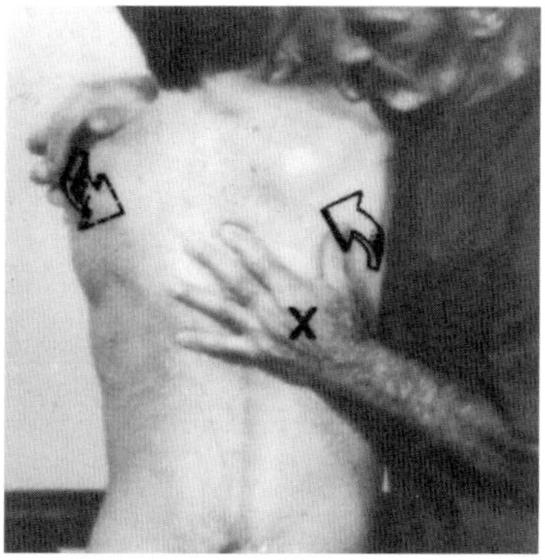

그림 20a – 짝을 이룬 왼쪽 옆 굽힘과 오른쪽 돌림

■ 그림 20a

목적

- **검사:** 분절 움직임의 범위와 끝 느낌을 포함하는 질

시작 자세

- 환자는 양팔을 가슴앞에서 교차하여 양손을 반대쪽 양어깨로 가져가 팔짱을 끼고 치료대에 앉는다.
- 치료사는 환자의 오른쪽을 보고 선다.

안정

- 치료사는 촉진할 손가락을 검사하고자 하는 분절 두 가시돌기 사이의 가쪽(왼쪽)에 놓는다. 손의 나머지 부분으로 검사할 분절의 꼬리쪽 등뼈와 갈비뼈를 안정시킨다.

실행

- 치료사의 오른팔을 환자의 교차된 양 팔 아래 위치시키고, 오른손으로 환자의 왼쪽 어깨를 감싸 쥔다.
- 검사하고자 하는 분절에 움직임이 발생할 때까지 치료사의 몸통과 오른팔을 이용하여 가벼운 폄과 오른쪽 돌림과 왼쪽 옆 굽힘으로 환자의 등뼈를 유도한다.
- II 단계 또는 III 돌림 움직임을 적용한다, 양쪽을 비교한다.

등뼈 분절: 폄에 동반된 짝을 이룬 옆 굽힘과 돌림

(Thoracic segment: extension with coupled sidebending and rotation)

신장 가동술

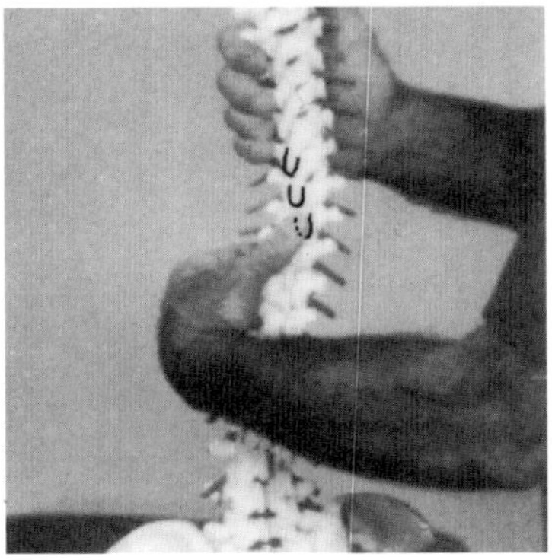

그림 20b – 골격

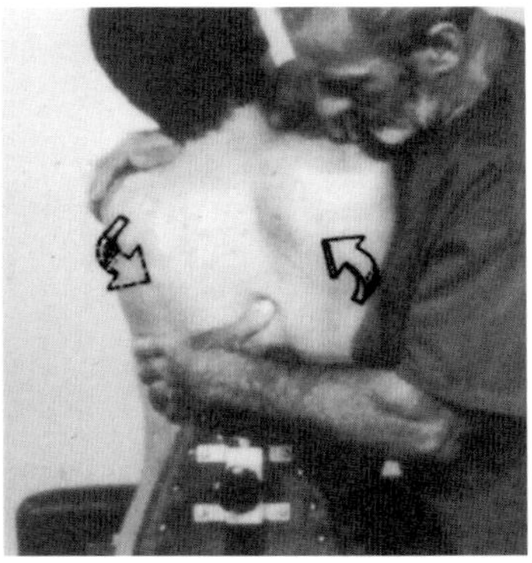

그림 20b – 왼쪽 옆 굽힘과 오른쪽 돌림

■ 그림 20b

목적

- **신장 가동술:** 등뼈 분절에 제한된 폄과 돌림을 위해 적용

시작 자세

- 환자는 양팔을 가슴앞에서 교차하여 양손을 반대쪽 양어깨로 가져가 팔짱을 끼고 치료대에 앉는다. 등뼈는 편 상태를 유지해야 한다.
- 치료사는 환자의 오른쪽을 보고 선다.

고정

- 치료사의 왼손 엄지로 움직임의 개시를 확인하기 위해 치료하고자 하는 분절의 두 가시돌기 사이의 가쪽(왼쪽)을 촉진한다. 대상이 되는 분절의 꼬리쪽 척추뼈를 오른쪽 옆 굽힘이 동반된 폄 위치에서 고정한다(잠근다).
- **선택적인 고정:** 오른쪽 옆 굽힘을 유지하기 위해 환자의 오른쪽 궁둥뼈결절 아래 쐐기를 놓아 꼬리쪽 척추뼈의 잠금을 촉진한다. 폄에 오른쪽 옆 굽힘은 꼬리쪽 척추뼈가 오른쪽 돌림으로 따라가는 것을 방지하며 왼쪽 돌림과 짝을 이룬다.

실행

- 치료사의 오른팔을 뻗어 환자의 팔 아래에 가슴을 감싸고, 오른손은 환자의 왼쪽 어깨에 놓는다.
- 제한이 허용하는 한 최대범위에 대상 분절을 위치시키고, 가벼운 폄과 오른쪽 돌림과 왼쪽 옆 굽힘으로 환자의 등뼈를 유도하기 위해 치료사의 몸통과 오른 팔을 사용한다.
- 치료사의 몸통으로 III 단계 일직선 움직임을 뒤쪽으로 적용한다.

등뼈 물렁조직과 관절: 머리쪽과 가쪽

가동술

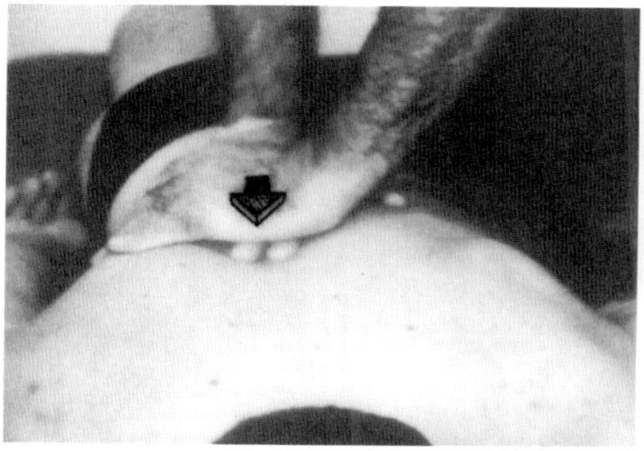

그림 21a – 머리쪽

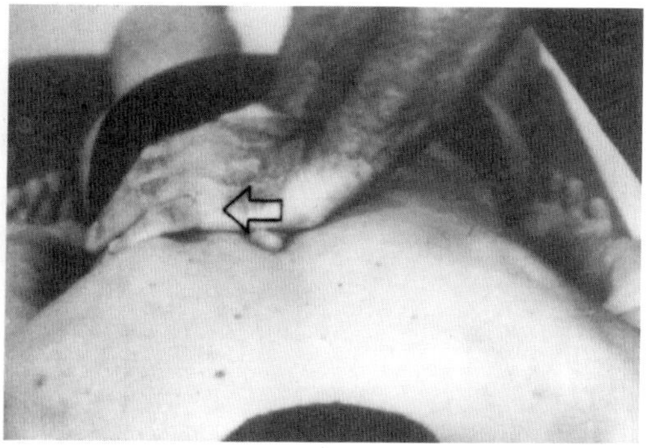

그림 21b – 가쪽

■ 그림 21a

목적

- **가동술:** 등뼈에서 제한이 있는 물렁조직과 관절의 가동성을 위해 적용

시작 자세

- 환자는 정상적인 앞굽음을 유지하기 위해 가슴 아래 쿠션을 넣고 엎드려 눕는다.

실행

- 치료사의 왼손 두 번째, 세 번째 손가락을 머리쪽으로 향하게 하여 환자의 한쪽 척추옆근(여기서는 오른쪽)의 대해서 평편하게 놓는다. 치료사의 오른손 자측을 왼손 손가락 끝 최상부에 올려놓는다.
- 환자의 피부가 허용하는 한계까지 치료사의 손을 머리쪽으로 움직이는 동시에 근육에 압박을 아래쪽으로 가한다. 피부에서 손이 떨어지지 않도록 하면서 압박과 이완을 율동적으로 반복 적용한다.
- 이 기법을 등뼈의 양쪽에 적용한다.

■ 그림 21b

- 허리뼈의 척추옆근에 대한 가쪽 가동술을 위해 유사한 방법을 활용한다. 치료사의 오른손 엄지손가락을 (머리쪽으로 향하게 하여) 환자의 한쪽(여기서는 오른쪽) 척추옆근 부위에 평행하게 놓는다. 치료사의 왼손 손목부를 오른손 엄지손가락 끝에 올려놓는다. 가쪽(척추로부터 멀어지게)으로 압력을 가한다. 피부의 신장이나 자극을 피하기 위해 각 물렁조직 움직임을 실시하기에 앞서 피부를 안쪽(척추를 향해)으로 끌어당긴다.
- 가시돌기의 가쪽을 따라 머리쪽 방향으로 진행하면서 치료를 적용하기 위해 같은 손잡기 방법을 활용한다.

등뼈의 물렁조직과 관절: 가쪽으로

가동술

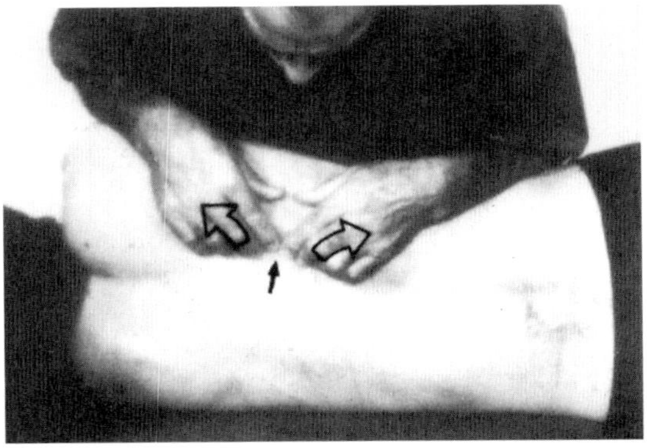

그림 21c

■ 그림 21c

목적

- **가동술 :** 등뼈부위에 제한이 있는 물렁조직과 관절의 가동성을 위해 적용

시작 자세

- 환자는 왼쪽으로 눕는다.

실행

- 치료사의 손가락으로, 환자의 오른쪽 척추옆근의 안쪽을 감싸 쥔다. 치료사는 한쪽 아래팔을 환자의 가슴우리에 위치시키고 다른 쪽 아래팔은 엉덩뼈능선에 위치시킨다.
- 치료사의 손가락으로, 환자의 척추옆근을 가쪽으로 당긴다. 동시에 치료사 아래팔을 사용하여 환자의 등뼈에서 반대쪽으로 수동적인 옆 굽힘이 일어나도록 한다. 추가적인 옆 굽힘을 얻기 위해 치료사는 아래팔을 이용하여 환자의 골반과 등뼈를 분리한다. 각각의 움직임 뒤에는 척추가 시작자세로 되돌아 갈 수 있도록 하기 위해, 압력과 이완을 율동적으로 반복 적용한다.

주의

- 이 기법의 옆 굽힘 요소 역시 적은 양의 허리뼈돌림을 일으키게 된다. 이런 돌림 움직임은 짝을 이룬 움직임과 연합되었을 때 확대된다. 옆으로 누운 자세에서 환자의 허리뼈는 굽힘 또는 편 상태가 되도록 할 수 있다. 굽힘에 왼쪽 옆 굽힘에 짝을 이룬 움직임은 등뼈를 왼쪽으로 돌리는 것이다; 반면 폄에 연계된 돌림은 오른쪽으로 일어나야 할 것이다.

등뼈의 물렁조직과 관절: 굽힘과 폄에 동반된 짝을 이룬 옆 굽힘과 돌림

가동술

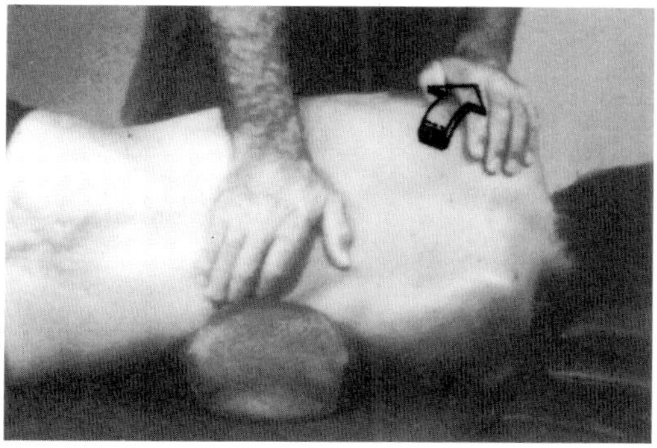

그림 21d – 굽힘에 동반된 짝을 이룬 오른쪽 옆 굽힘과 오른쪽 돌림

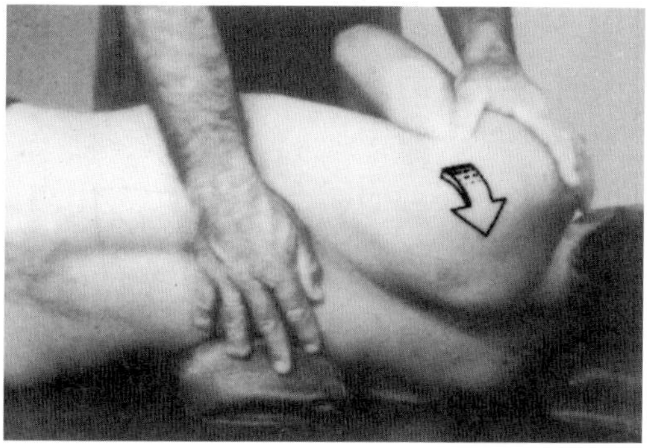

그림 21e – 폄에 동반된 짝을 이룬 오른쪽 옆 굽힘과 왼쪽 돌림

■ 그림 21d

목적

- **가동술:** 등뼈부위에 제한이 있는 물렁조직과 관절의 가동성을 위해 적용

시작 자세

- 환자는 등뼈를 굽힌 채 오른쪽 측면으로 눕는다. 오른쪽 옆 굽힘에 짝을 이룬 움직임을 위해 베개를 가슴우리 아래에 받친다.

실행

- 치료사의 오른손 엄지두덩을 환자의 왼쪽 척추옆근에 놓는다. 왼손은 환자의 왼쪽 어깨에 위치시킨다.
- 환자의 몸통을 오른쪽으로 돌리기 위해 치료사의 왼손으로 환자의 왼쪽 어깨를 앞쪽–머리방향으로 움직인다. 동시에 치료사는 환자의 근조직을 신장시키기 위해 치료사의 오른손 엄지두덩을 치료대 쪽을 향해 민다. 각각의 움직임 뒤에 몸통을 다시 시작자세로 유도하기 위해, 압력과 이완을 율동적으로 반복 적용한다.

■ 그림 21e

- 치료사는 환자 몸통의 폄에 동반된 짝을 이룬 오른쪽 옆 굽힘과 왼쪽 돌림으로 물렁조직 가동을 하기 위해 유사한 방법을 활용한다. 이런 경우, 환자의 몸통에서 왼쪽 돌림을 일으키기 위해 치료사의 왼손을 사용하여 환자의 어깨를 뒤쪽–머리방향으로 움직인다.

첫 번째 갈비뼈: 앞쪽-꼬리쪽으로 (First rib: ventral-caudal)

검사

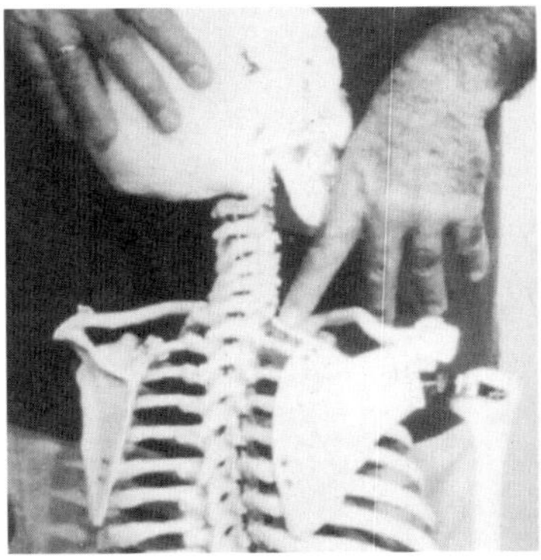

그림 22a - 골격

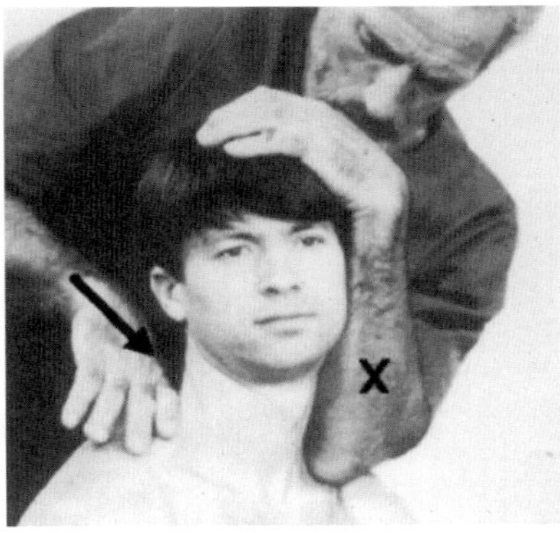

그림 22a

■ 그림 22a

목적

- **검사:** 특정범위와 끝 느낌을 포함한 움직임의 질
- **도수교정:** *3권 참고: 견인-도수교정*

시작 자세

- 환자는 (T1을 포함한) 목뼈를 오른쪽으로 돌리고 의자에 앉는다. 이 자세와 T1 오른쪽 돌림의 안정성은 이 검사를 시행하는 동안 왼쪽 돌림을 방지한다.

안정

- 치료사의 왼쪽 위팔과 팔꿈치관절을 환자의 왼쪽 어깨의 최상부에 놓는다. 치료사의 아래팔과 손은 환자 머리 위를 잡아 환자 목과 머리를 안정시킨다.

실행

- 치료사의 오른손 두 번째 손가락의 노측(radial side)을 환자 제 1번 갈비뼈의 뒤쪽에 놓는다.
- 치료사의 오른손으로 환자의 제 1번 갈비뼈를 앞쪽과 약간의 꼬리방향으로 움직인다.
- I, II 단계 또는 III 단계 움직임을 적용한다.
- 만약 제한이 존재한다면, 좀 더 특수한 평가를 위해 검사를 반복할 수도 있다.
  - 갈비가로돌기관절에 견인을 평가하기 위해 앞쪽으로 움직인다.
  - 갈비뼈를 꼬리쪽으로 고정하거나 제한된 움직임을 평가하기 위해 꼬리쪽 방향으로 움직인다.
- 양쪽을 비교한다.

첫 번째 갈비뼈: 앞쪽-꼬리방향으로

신장 가동술

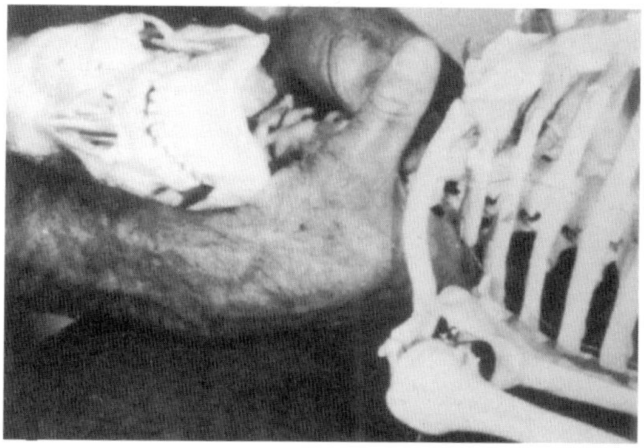

그림 22b - 골격

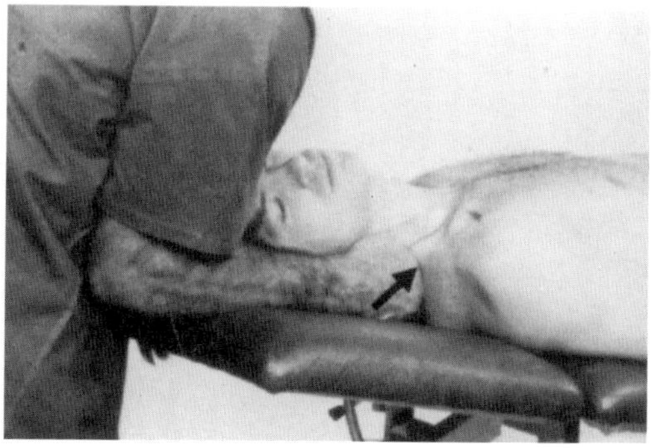

그림 22b

■ 그림 22b

목적

- **신장 가동술:** 첫 번째 갈비뼈의 앞쪽 또는 꼬리쪽 움직임 제한을 위해서 적용
- **도수교정:** *3권 참고: 견인-도수교정*

시작 자세

- 환자는 바로 눕는다. 환자 머리와 (T1을 포함한) 목뼈를 오른쪽으로 돌린다. 그래서 이런 자세와 T1 오른쪽 돌림의 안정성은 움직임을 시행하는 동안 왼쪽 돌림을 방지한다. 이 자세가 유지되는지 주시하기 위해 T1을 촉진한다.

고정

- 치료사의 왼쪽 아래팔로 환자의 머리와 목뼈의 왼쪽을 고정한다. 치료사의 왼손은 환자의 복장뼈를 안정시킨다.

실행

- 치료사의 오른손 두 번째 손가락의 노측을 환자의 제 1번 갈비뼈에 놓는다. 치료사의 팔꿈치관절을 자신의 골반 앞쪽에 밀착시켜 지지하고, 움직이는 손을 보조하기 위해 치료사의 몸통을 활용한다.
- 제한이 허용하는 한 최대범위에 첫 번째 갈비뼈를 위치시키고, 갈비가로돌기관절에 견인(분리)을 수행하기 위해 치료사는 오른손과 몸통을 사용하여 환자의 제1번 갈비뼈를 앞쪽과 약간의 꼬리쪽 방향으로 움직인다.
- III 단계 일직선 움직임을 앞쪽-꼬리쪽 방향으로 적용한다.

주의

- 환자의 갈비뼈를 "머리"쪽으로 고정하기 위해, 가동술은 꼬리쪽 방향으로만 시행한다.

위쪽 갈비뼈검사: 분리와 접근

검사

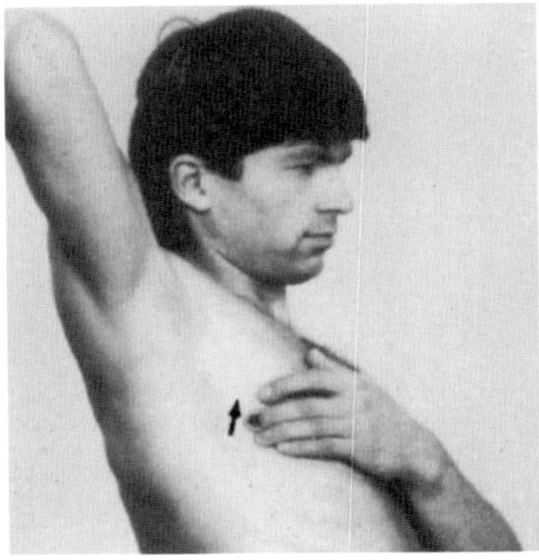

그림 23a – 분리

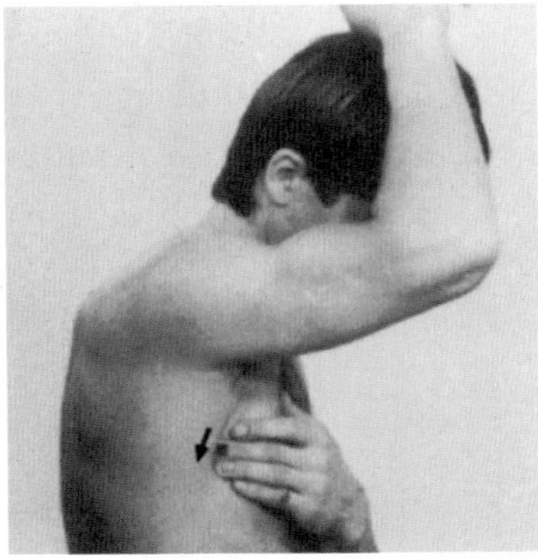

그림 23b – 접근

■ 그림 23a

목적

– **검사:** 특정 가동성과 증상에 대한 약식검사

시작 자세

– 환자는 앉는다.

실행

– 치료사는 검사하고자 하는 두 위쪽 갈비뼈 사이에 촉진할 손가락을 놓는다. (위의 사진에서는 환자가 촉진 점을 지적하고 있다)
– 환자는 팔을 완전히 들어 올려 굽힘과 동시에 들숨과 등뼈 폄을 실시한다.
– 만약 검사하는 동안 증상이 발생하였을 때, 증상 부위를 환자가 지적할 수 있다면 때론 증상과 행태 구분이 좀 더 명확해질 수 있다.
– 양쪽을 비교한다.

■ 그림 23b

– 갈비뼈를 서로 접근시켜 증상이 유발되는지 평가하기 위해 유사한 방법을 활용한다. 이 경우에는, 환자가 팔을 내리는 동시에 등뼈를 굽히고 숨을 내쉰다.

아래쪽 갈비뼈검사: 분리와 접근

검사

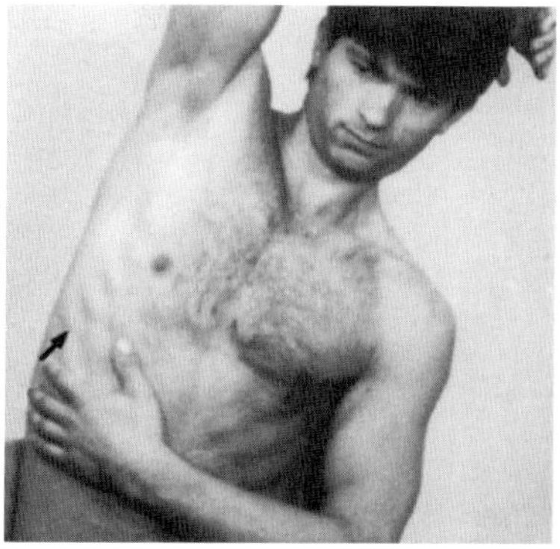

그림 24a - 분리

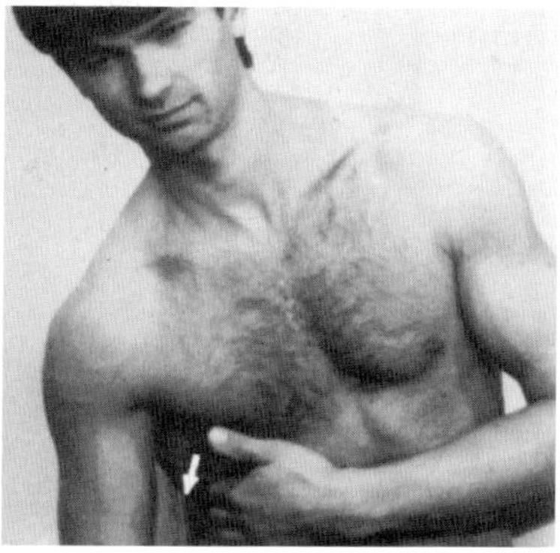

그림 24b - 접근

■ 그림 24a

목적

- **검사:** 특정 가동성과 증상에 대한 약식검사

시작 자세

- 환자는 앉는다.

실행

- 치료사는 검사하고자 하는 아래쪽 두 갈비뼈 사이에 촉진할 손가락을 놓는다 (위의 사진에서는 환자가 촉진 점을 지적하고 있다).
- 증상을 유발하기 위해 환자는 팔을 완전히 들어 올려 벌리는 동시에 날숨과 등뼈 왼쪽 옆 굽힘을 실시한다.
- 만약 검사하는 동안 증상이 발생하였을 때 환자가 증상 부위를 지적할 수 있다면 때론 증상과 행태 구분이 좀 더 명확해질 수 있다.
- 양쪽을 비교한다.

■ 그림 24b

- 갈비뼈를 서로 접근시켜 증상이 유발되도록 평가하여 위해 유사한 방법을 활용한다. 이 경우에는, 환자가 팔을 내리는 동시에 등뼈를 오른쪽으로 옆 굽힘하면서 숨을 내쉰다.

갈비뼈 (Ribs)

검사

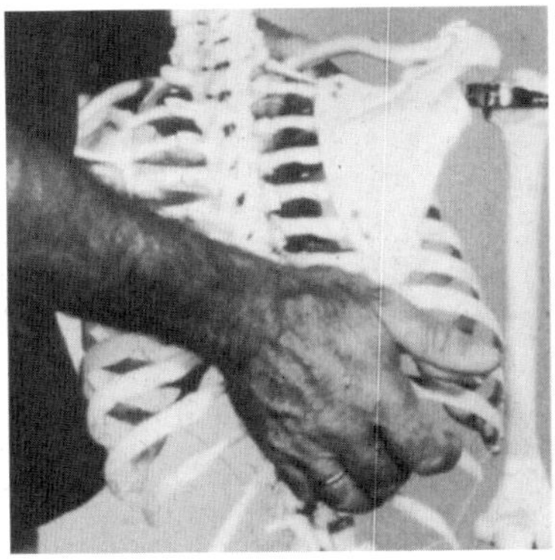

그림 25 – 골격

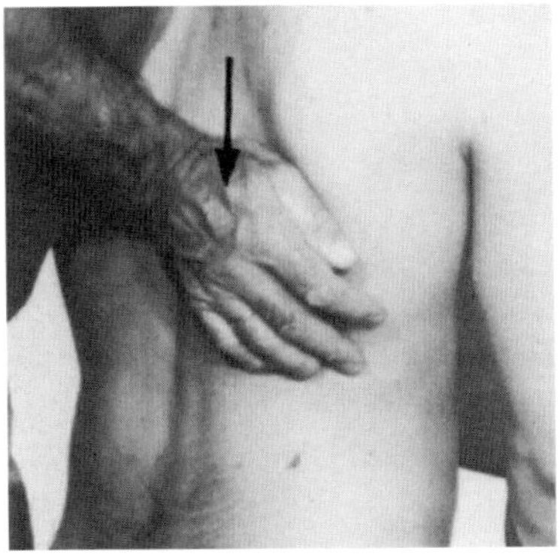

그림 25

■ 그림 25

목적

– **검사:** 일반적인 가동성과 증상에 대한 약식검사. 갈비뼈 위치를 평가하고 하나 또는 그 이상의 갈비뼈에 정상적인 해부학적 구조의 다양성을 감안하여, 갈비뼈의 고정, 돌림, 돌출 여부도 결정한다.

시작 자세

– 환자는 치료대에 앉는다. 환자의 등뼈는 약간 구부러지게 한다.
– 치료사는 환자 왼쪽을 마주 보고 선다.

안정

– 치료사의 왼손을 환자의 가슴에 놓는다. 부가적인 안정성을 위해 치료사의 몸통을 환자의 몸통에 접촉한다.

실행

– 치료사의 오른손 엄지두덩을 환자의 몸통 후면에서 오른쪽 갈비뼈 각(angle of the ribs)에 놓는다.
– 치료사의 오른손으로 환자의 갈비뼈 각 위를 꼬리방향(caudal direction)으로 부드럽게 압박한다.
– 양쪽을 비교한다.

특정 갈비뼈 : 앞쪽으로 (Specific rib: ventral)

신장 가동술 (앉은 자세에서)

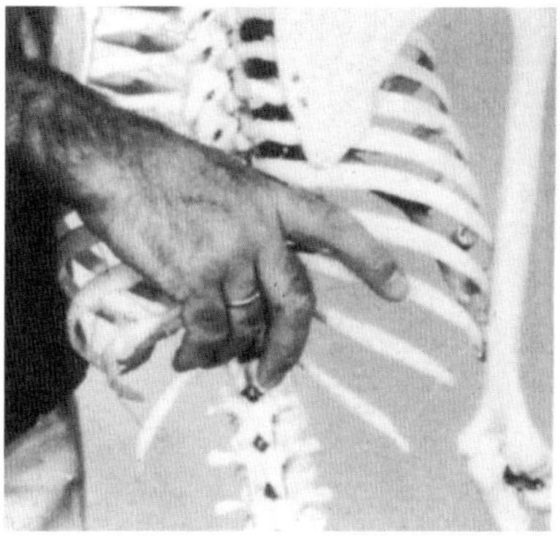

그림 26 - 골격

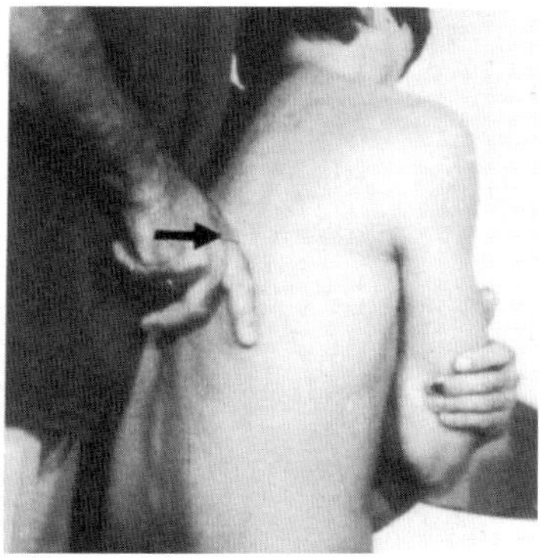

그림 26

■ 그림 26

목적

- **검사:** 갈비가로돌기관절에서의 특정 움직임의 범위와 끝 느낌을 포함한 질
- **신장 가동술:** 갈비뼈의 제한된 앞쪽 움직임을 위해 적용
- **도수교정:** 3권 참고: 견인-도수교정

시작 자세

- 환자는 치료대에 앉는다. 환자의 양팔은 가슴앞에서 교차시키도록 한다.
- 치료사는 환자의 왼쪽을 보고 선다.

고정

- 치료사의 왼손을 환자의 가슴위에 놓는다. 부가적인 안정성을 위해 치료사의 몸통을 환자의 몸통에 접촉한다.
- 환자의 등뼈를 약간 앞으로 구부리는 동시에 오른쪽 돌림과 왼쪽 옆 굽힘을 하게한다. 이 자세로 환자 몸통을 고정한다. 등뼈의 오른쪽 돌림은 고정된 위치로 인해 검사를 하는 동안 등뼈 왼쪽돌림은 방지된다.

실행

- 치료사의 손허리손가락관절(중손가락관절절관절; MCP joint)을 환자의 관련 등뼈 가로돌기 바로 옆에 놓고 동시에 치료사의 오른손의 두 번째 손가락의 노측 몸쪽을 치료하고자 하는 환자의 갈비뼈 각에 놓는다.
- **검사:** I, II 단계 또는 III 단계 움직임을 시행하기 위해 치료사의 오른팔로 앞쪽 압박을 가한다.
- **신장 가동술:** 제한이 허용하는 한 최대범위에 대상 갈비뼈를 위치시키고, III 단계 일직선 움직임을 앞쪽으로 제공한다.

특정 갈비뼈: 앞쪽으로 (Specific rib: ventral)

검사와 신장 가동술 (옆으로 누운 자세)

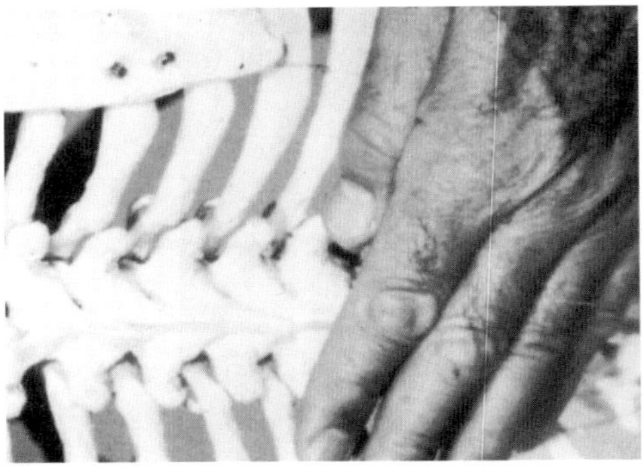

그림 27a – 골격

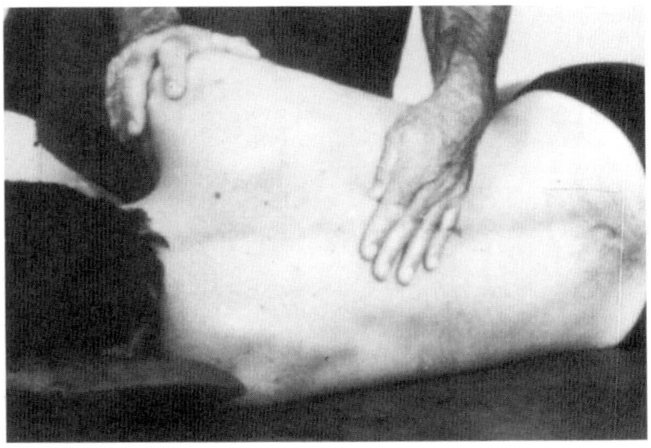

그림 27a – 초기 자세

■ 그림 27

목적

- **신장 가동술:** 갈비뼈에 제한된 앞쪽 움직임을 위해 적용 (갈비가로돌기관절에 분리)
- **도수교정:** *3권 참고: 견인–도수교정*

시작 자세

- 환자는 바로 눕는다. 환자 양팔을 가슴앞에서 교차시켜 양손을 반대쪽 양어깨로 가져가 팔짱을 낀다.
- 치료사는 환자 왼쪽을 보고 선다.
- 치료사의 오른손으로 환자의 위쪽 몸통이 치료사 쪽으로 오도록 환자의 오른쪽 어깨를 당겨, 거의 옆으로 누운 자세가 되도록 한다.

고정

- 환자의 치료하고자 하는 오른쪽 갈비뼈를 고정하기 위해 치료사의 왼손 엄지두덩을 사용한다. 왼손 엄지의 끝부분은 관련 등뼈의 가로돌기 바로 옆에 있어야만 한다.

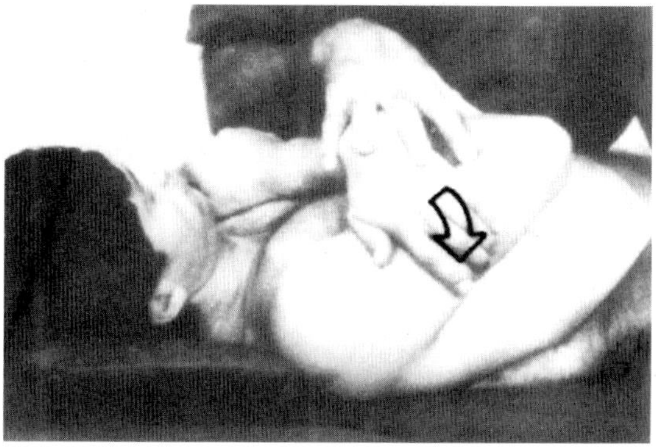

그림 27b – 마지막 자세

실행

- 치료사의 오른손으로 환자의 위쪽 몸통을 굴려, 다시 바로 누운 자세가 되도록 한다. 이 때 환자의 갈비뼈에 접촉한 치료사의 왼손은 안정적으로 유지되어 있어야 한다. 치료사는 오른손과 아래팔을 환자의 교차된 양팔 위에 놓으면서 치료사의 가슴을 환자의 양쪽 팔꿈치관절에 접촉시킨다.
- 대상이 되는 관절의 위치는 치료사의 몸과 오른팔을 이용하여 유지되게 하고, 갈비가로돌기관절에 분리를 수행하기 위해 환자의 상부몸통을 좀 더 오른쪽으로 돌린다.
- III 단계 일직선 움직임을 뒤쪽으로 적용한다.
- 갈비사이 근육이 이완되는 시기인, 환자가 숨을 내쉬는 동안에만 가동술을 적용한다.

위쪽 갈비뼈: 분리 (Upper ribs: separation)

검사와 신장 가동술

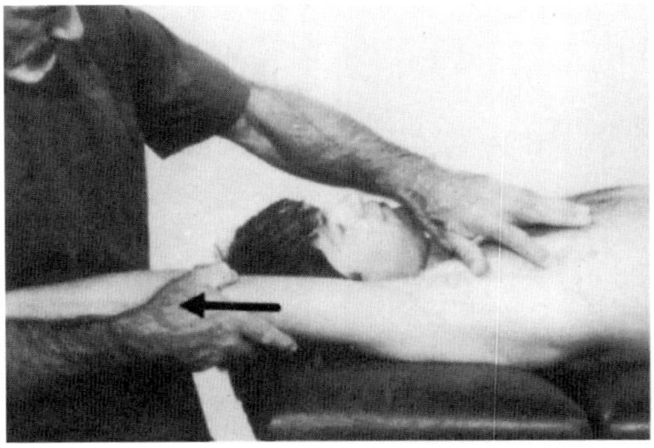

그림 28a – 검사

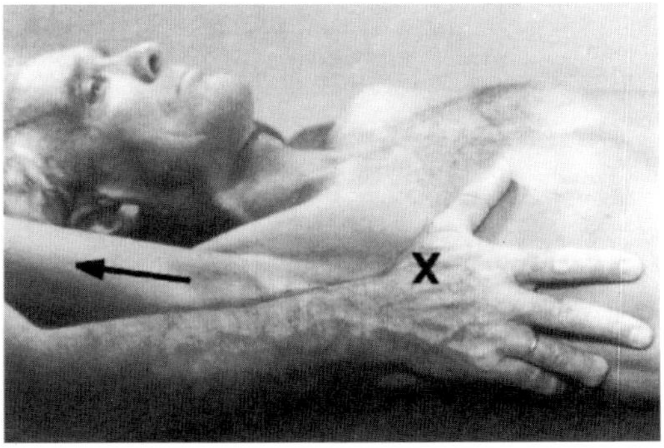

그림 28b – 가동술

■ 그림 28a

목적

– **검사:** 특정 움직임의 범위와 끝 느낌을 포함한 질

시작 자세

– 환자는 바로 누워 오른팔을 들어 올리고 가쪽 돌림을 실시한다. 만약 최대범위 들어 올림이 어깨 통증을 유발한다면, 어깨 자세를 편한 상태로 변형한다.

–치료사는 환자를 바라보며 치료대 머리쪽 끝에 선다.

실행

– 치료사는 촉진할 왼손 손가락을 치료하고자 하는 위쪽 두 갈비뼈사이에 위치시킨다.

– 환자의 오른팔을 치료사의 몸통에 밀착시켜 치료사의 오른팔과 손으로 안정시킨다. 환자의 팔을 잡기에 앞서 동작을 수행하는 동안 환자의 피부가 과신장되거나 자극되는 것을 방지하기 위해 미리 피부를 몸쪽로 밀어놓는다.

– 환자의 오른쪽 갈비뼈 사이의 분리를 진행하기 위하여 치료사의 오른팔/손과 몸통을 사용하여 환자의 팔을 머리쪽으로 당긴다.

– I, II 단계 또는 III 단계 움직임을 적용한다.

주의

– 환자가 바로누운자세에 있을 때, 치료하고자 하는 각 관절의 특정 갈비뼈에 약간 뒤쪽으로 압박을 적용하는 것으로 갈비연골관절(늑연골관절; costochondral joints)과 복장갈비관절(흉늑관절; sternocostal joints)을 평가할 수 있다.

■ 그림 28b

– **신장 가동술:** 제한된 위쪽 갈비뼈를 분리하기 위하여, 치료사의 오른손 엄지와 엄지두덩으로 꼬리쪽 갈비뼈를 고정한다. 치료사의 왼손으로 환자 팔을 당겨 머리쪽 갈비뼈에 위치를 선정한다. III 단계 움직임을 머리쪽 방향으로 적용한다.

위쪽 갈비뼈: 앞쪽으로 (Upper ribs: ventral)

신장 가동술

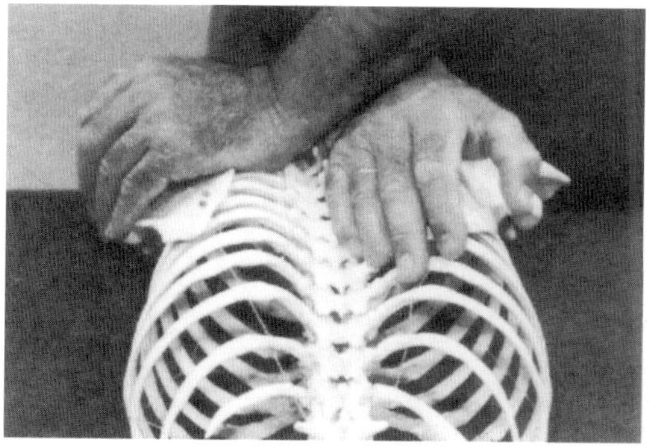

그림 29 - 골격

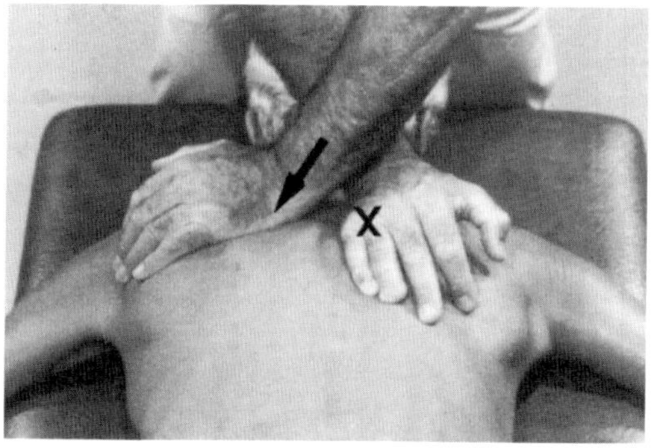

그림 29

■ 그림 29

목적

- **신장 가동술:** 위쪽 갈비뼈의 제한된 앞쪽 움직임을 위하여 적용

시작 자세

- 환자는 엎드려 눕는다.

고정

- 치료사의 (손가락을 꼬리쪽으로 향하게 한) 오른손 자측을 환자의 등뼈 오른쪽 가로돌기에 놓는다. 치료사 콩알뼈(두상골; pisiform)로 연계된 특정 척추뼈 가로돌기를 고정한다.

실행

- 치료사의 왼손의 자측을 치료하고자 하는 왼쪽 갈비뼈에 놓는다. 치료사의 콩알뼈를 가로돌기 바로 옆 갈비뼈 각의 안쪽에 놓는다. 치료사의 다섯 번째 손가락은 갈비뼈를 따라 놓는다. 치료사의 움직이는 왼손은 대상이 되는 관련 척추뼈의 왼쪽 가로돌기를 접촉하지 말아야 한다.
- 제한이 허용하는 한 최대범위에 대상 갈비뼈를 위치시키고 갈비뼈를 앞쪽과 약간 가쪽–꼬리방향으로 움직이기 위해 치료사의 왼손을 사용한다.
- 갈비가로돌기관절을 분리하기 위하여 앞쪽–가쪽–꼬리쪽 방향으로 III 단계 일직선 움직임을 적용한다.

아래쪽 갈비뼈: 분리 (Lower ribs: separation)

검사와 신장 가동술

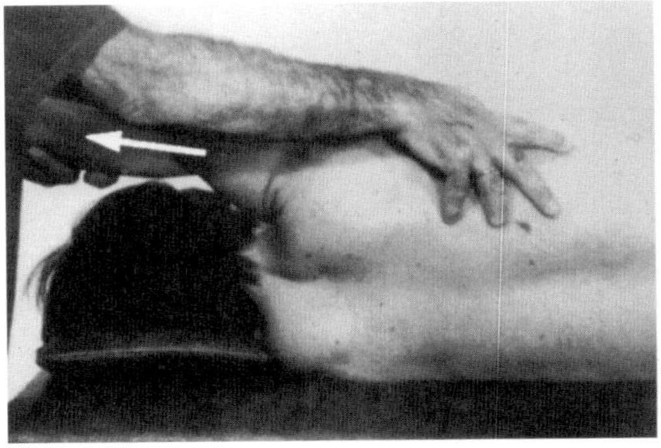

그림 30a – 골격

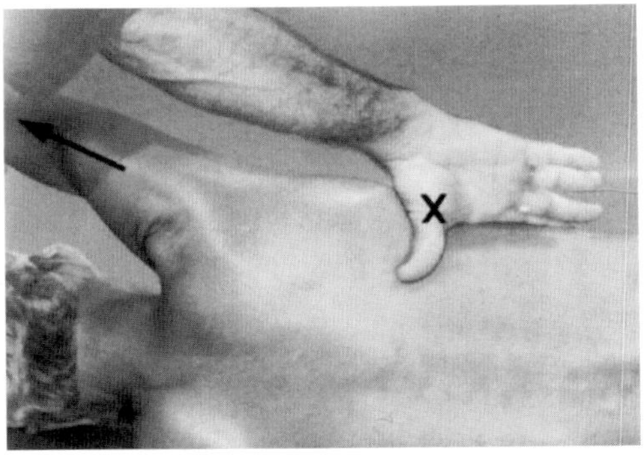

그림 30b – 가동술

■ 그림 30a

목적

– **검사:** 특정 움직임의 범위와 끝 느낌을 포함한 질

시작 자세

– 환자는 왼쪽으로 옆으로 누어 오른팔을 들어 올리고 가쪽으로 돌린다. 만약 최대 범위 들어 올림이 어깨 통증을 유발한다면, 어깨 자세를 편한 상태로 변형한다.

실행

– 치료사는 촉진할 왼손 손가락을 치료하고자 하는 아래쪽 두 갈비뼈사이에 위치시킨다.
– 환자의 오른팔을 치료사의 몸통에 밀착시켜, 치료사의 왼팔과 손으로 안정시킨다. 환자의 팔을 잡기에 앞서 동작을 수행하는 동안 환자의 피부가 과신장되거나 자극되는 것을 방지하기 위해 미리 피부를 몸쪽으로 밀어놓는다.
– 오른쪽에 있는 환자의 갈비뼈 사이의 분리를 진행하기 위하여 치료사의 왼팔/손과 몸통을 사용하여 환자의 팔을 머리쪽으로 당긴다.
– I, II 단계 또는 III 단계 움직임을 적용한다.

■ 그림 30b

– **신장 가동술:** 제한된 아래쪽 갈비뼈를 분리하기 위하여, 치료사는 아래팔을 엎어서 (pronation) 엄지와 두 번째 손가락으로 꼬리쪽 갈비뼈를 고정한다. 치료사의 왼손으로 환자 팔을 당겨 머리쪽 갈비뼈의 위치를 선정한다. III 단계 움직임을 머리쪽 방향으로 적용한다.

아래쪽 갈비뼈: 앞쪽으로 (Lower ribs: ventral)

신장 가동술

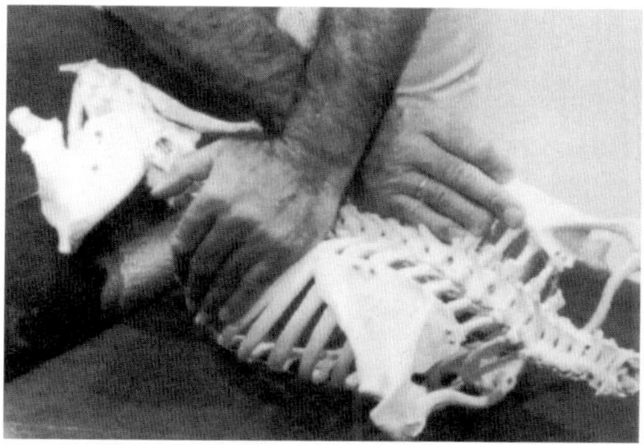

그림 31 – 골격

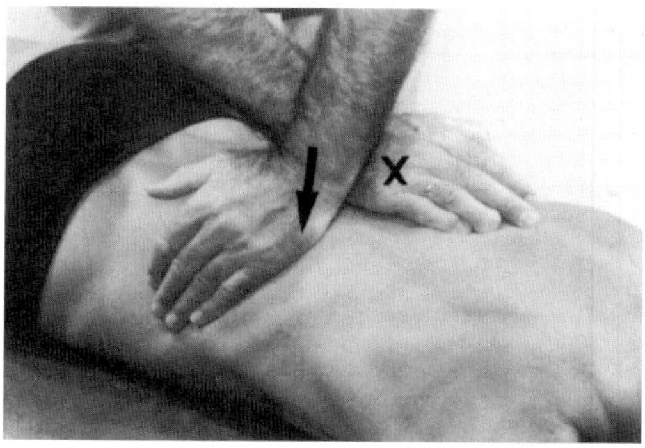

그림 31

■ 그림 31

목적

- **신장 가동술:** 아래쪽 갈비뼈의 제한된 앞쪽 움직임을 위하여 적용 (갈비가로돌기관절의 분리)

시작 자세

- 환자는 엎드려 눕는다.

고정

- 치료사의 (손가락을 머리쪽으로 향하게 한) 오른손 자측을 환자의 등뼈 왼쪽 가로돌기에 놓는다. 치료사의 콩알뼈로 연계된 특정 척추뼈의 가로돌기를 고정한다.

실행

- 치료사의 왼손의 자측을 치료하고자 하는 오른쪽 갈비뼈에 놓는다. 치료사의 콩알뼈를 가로돌기 바로 옆, 갈비뼈 각의 안쪽에 놓는다. 치료사의 다섯 번째 손가락은 갈비뼈를 따라 놓는다. 치료사의 움직이는 왼손은 대상이 되는 관련 척추뼈의 오른쪽 가로돌기를 접촉하지 말아야 한다.
- 제한이 허용하는 한 최대범위에 대상 갈비뼈를 위치시키고 갈비뼈를 앞쪽과 약간 가쪽–머리방향으로 움직이기 위해서 치료사의 왼손을 사용한다.
- III 단계 일직선 움직임을 앞쪽–가쪽–머리쪽 방향으로 적용한다.

갈비사이 횡-마사지

가동술

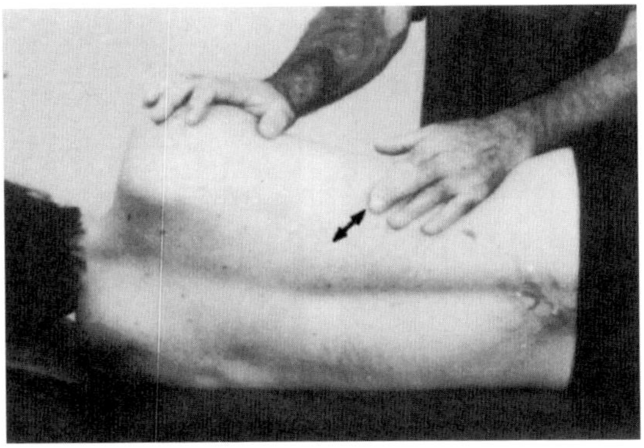

그림 32

■ 그림 32

목적

- **가동술:** 갈비사이 물렁조직을 위하여 적용. 갈비사이 움직임의 범위를 증가시키는데 효과적일 수도 있다.

시작 자세

- 환자는 약간의 갈비뼈 분리를 촉진하기 위하여 가슴아래 베개를 데고 왼쪽 측면으로 눕는다.

안정

- 치료사의 오른손으로 환자 오른쪽 어깨를 안정시킨다.

실행

- 치료사의 왼손 (세 번째 손가락으로 지지된) 두 번째 손가락을 치료하고자 하는 갈비사이근의 갈비뼈사이에 위치시킨다.
- 치료사의 왼손으로 환자가 편안해 하는 적절한 압력으로 횡-마사지를 실시한다. 치료사의 손가락은 환자의 피부에서 미끄러지지 않도록 해야만 한다.

12 목뼈 (C2–T3) (Cervical spine)

■ 기능 해부학과 움직임 (Functional anatomy and movement)

■ 해부학 (Anatomy)

목뼈 돌기사이관절(면관절; facet joint)의 방향성은 각 목뼈뼈에 따라 다양하다. 또한 같은 목뼈라 할지라도 면에 따라 그리고 분절에 따라 다양할 수 있다. 대부분의 사람에서, 돌기사이관절이 척추뼈 몸통과 약 45°각을 형성하고 있으며, 머리쪽/앞쪽에서 꼬리쪽/뒤쪽으로 향하는 방향성을 갖는다. 돌기사이관절 면은 크고 거의 평편하다.

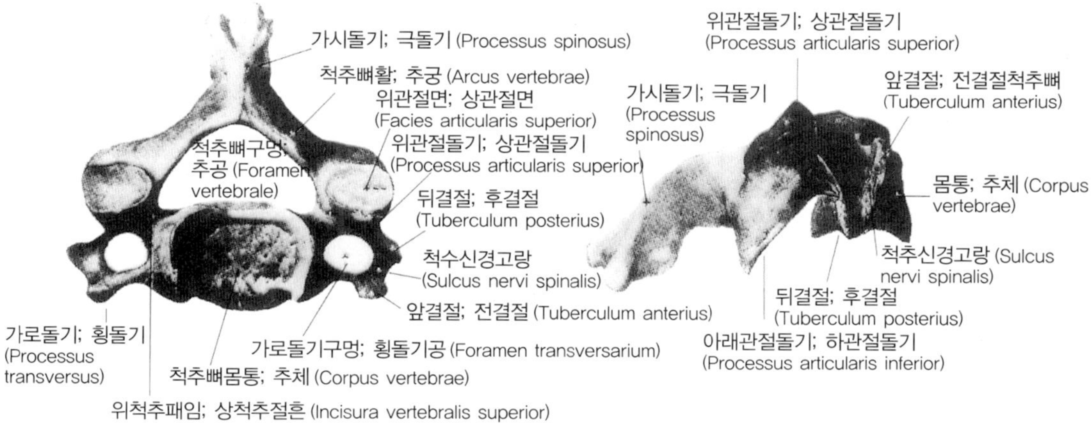

그림 C–1
위와 옆에서 본 제 4 목뼈

■ 뼈와 관절운동 (Bone and joint movement)

목뼈는 주로 시상면에서, 특히 폄에서 전체 척추 중에 가장 큰 가동성을 갖는다.

정상 편안위치에서 목뼈에는 앞굽음이 존재한다. 굽히는 동안 앞굽음은 제거되거나 뒤굽음으로 변한다(*목뼈: 그림 1*). 펴는 동안 앞굽음은 증가한다(*목뼈: 그림 2*).

목뼈에서의 움직임은 오목법칙을 따른다. 분절 머리쪽 척추뼈의 아래 관절면이 굽힘에서 앞쪽으로 그리고 폄에서 뒤쪽으로 척추뼈가 움직이도록 허용하는 오목한 면으로서의 기능을 한다.

결합 움직임 양상 (Combined movement patterns)

목뼈의 제한된 움직임, 환자의 특별한 관리를 위해 설계된 운동치료, 물렁조직 가동술, 관절 가동술 및 평가에서 결합 움직임 유형을 능숙하게 활용하는 것은 기본적으로 중요하다.

짝을 이룬 움직임 – 시상면에서 척추 위치에 상관없이 목뼈 돌림과 옆 굽힘은 대개 같은 방향으로 짝을 이룬다. 굽힘(*목뼈: 그림 3*)이나 폄(*목뼈: 그림 5*)에서 오른쪽 옆 굽힘은 오른쪽 돌림과 짝을 이룬다.

짝을 이루지 않는 움직임 – 목뼈 돌림과 옆 굽힘은 서로 다른 방향으로 짝을 이루지 않은 움직임이 되며 굽힘(*목뼈: 그림 4*)과 폄(*목뼈: 그림 6*) 모두에서 가능하다. 짝을 이루지 않은 움직임은 짝을 이룬 움직임의 단단한 끝 느낌에 비해 끝 느낌이 딱딱하며 움직임의 범위도 적다. 목뼈의 짝을 이루지 않은 움직임은 "잠금"기법에 활용된다.

■ 평가와 치료에 대한 주의 (Notes on evaluation and treatment)

전체 목뼈의 정상적인 움직임에서는, 중쇠뼈(축추; axis)가 3번 목뼈(C3) 위에서 자유롭게 움직이는 것이 요구된다. 중쇠뼈의 움직임을 검사하는 가장 간단한 방법은 머리의 옆 굽힘이다(*목뼈: 그림 10*). 위쪽 목뼈 인대 구조물이 정상이라면, 머리의 옆 굽힘 즉시 같은 방향으로 중쇠뼈 돌림이 C3 위에서 일어날 것이다.

중쇠뼈의 외형적인 돌림 범위는 뒤통수뼈(후두; occiput)–고리뼈(환추; atlas)와 고리뼈–중쇠뼈(축추; axis) 분절에서 움직임 감소로 인해 영향을 받을 수 있다.

위쪽 목뼈 영역을 검사하는 동안 아래쪽 척추뼈를 안정시키는데 있어 조심스러운 주의가 필요하다.

바로 누운 자세에서 치료를 진행할 때, 작은 베개로 뒤통수뼈를 받치는 것은 치료사가 목뼈 영역을 평가하는데 도움이 될 것이다.

■ 목뼈 검사와 가동술 (Cervical tests and mobilizations)

목뼈 (Cervical spine)

■ 약식검사 기법 (Screening techniques)

■ 신경 가동성 검사 (Nerve mobility tests)

■ 국소화 기법 (Localization techniques)

■ 견인 기법 (Traction techniques)

■ 굽힘 요소가 동반된 기법 (Techniques with a flexion component)

■ **펌 요소가 동반된 기법 (Techniques with an extension component)**

목등뼈 연접부 (Cervicothoracic junction)

물렁조직 기법 (Soft tissue techniques)

주의 (Note)

교육생들은 어떤 등뼈 가동기법이든 실습하기 전에 자신의 파트너를 아래 평가 절차에 따라 검사해야만 한다.

목뼈 분절: 직선적인 관절내 움직임..............................(그림 15) 270
목뼈 분절: 가쪽 미끄러뜨림..(그림 13) 268
척추동맥...(그림 12) 267

팔에 증상이 존재할 때, 교육생들은 이런 추가적인 절차를 사용하여 자신의 파트너에 대한 약식검사를 실시해야만 한다.

척추사이구멍..(그림 11) 266
신경 가동성: 정중, 노 그리고 자 신경...........................(그림 9a~c) 260-263

능동적 목뼈 굽힘 과 폄 (Active cervical flexion and extension)

검사

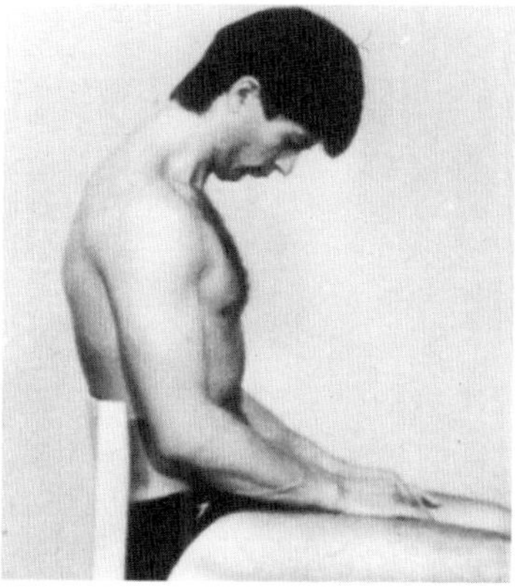

그림 1 - 굽힘

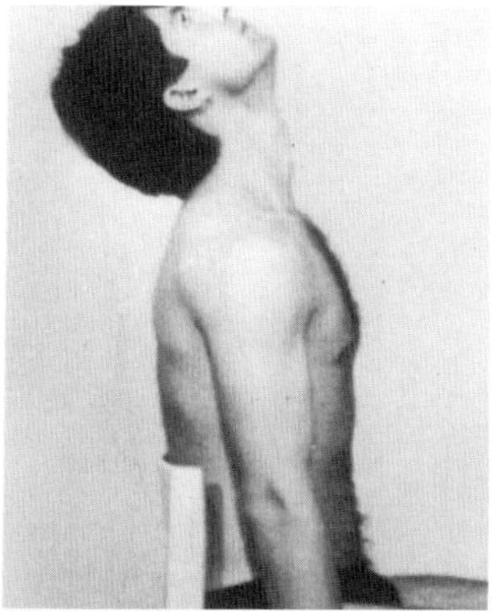

그림 2 - 폄

■ 그림 1

목적

- **검사:** 일반적인 가동성과 증상에 대한 약식검사.

시작 자세

- 환자는 치료대에 앉는다.

실행

- 환자는 머리를 앞으로 숙여 목뼈를 굽힌다.
- 환자가 수행한 능동 움직임의 마지막 범위에서, 치료사는 추가적인 수동움직임 범위를 평가하기 위해 추가압력(overpressure)을 가한다.
- 목뼈 굽힘과 폄의 범위와 움직임을 수행하는 방법을 관찰한다. 움직임에 따른 증상의 행태를 주시한다.

주의

- 이 검사에 이어 다시 영점자세(zero position)에서 부터 끝 느낌의 특성을 포함하는 전체 운동범위에 대한 수동움직임의 질을 평가한다.

■ 그림 2

- 능동과 수동 목뼈 폄을 평가하기 위해 유사한 방법을 활용한다.

능동적 목뼈 굽힘에 결합된 옆 굽힘과 돌림

(Active cervical flexion with combined sidebending and rotation)

검사

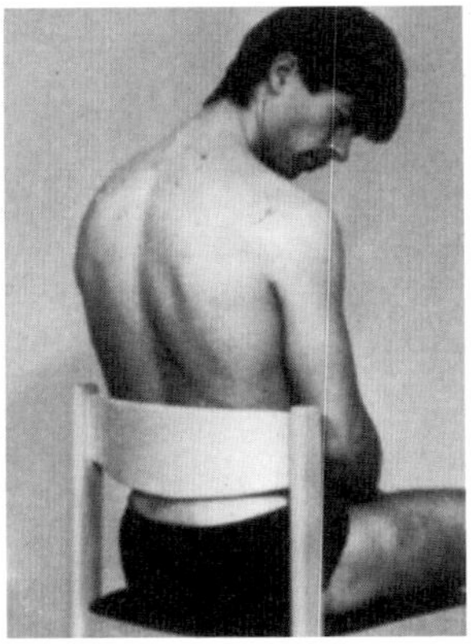

그림 3 – 짝을 이룬 오른쪽 옆 굽힘과 오른쪽 돌림

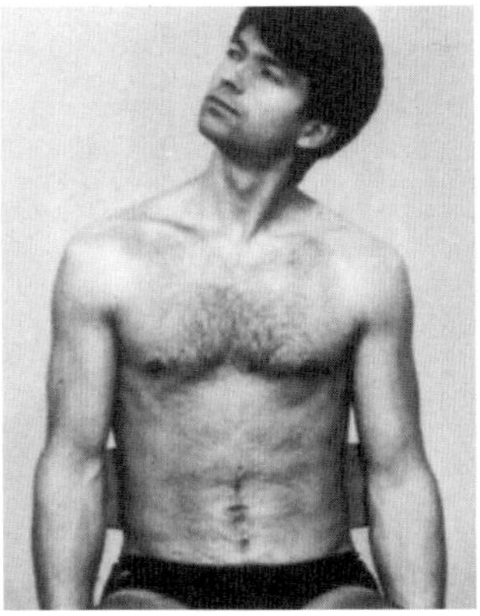

그림 4 – 짝을 이루지 않은 왼쪽 옆 굽힘과 오른쪽 돌림

목뼈 (Cervical)

■ 그림 3

목적

– **검사:** 일반적인 가동성과 증상에 대한 약식검사.

시작 자세

– 환자는 치료대에 앉는다.

실행

– 환자는 머리를 앞으로 숙여 굽힘을 시행하면서, 동시에 짝을 이룬 오른쪽 옆 굽힘과 오른쪽 돌림을 실시한다.

– 환자가 수행한 능동 움직임의 마지막 범위에서, 치료사는 추가적인 수동움직임 범위를 평가하기 위해 추가압력을 가한다.

– 목뼈 굽힘에 동반된 같은 방향 옆 굽힘과 돌림의 짝을 이룬 움직임 범위와 움직임을 수행하는 방법을 관찰한다. 움직임에 따른 증상의 행태를 주시한다. 양쪽을 비교한다.

주의

– 이 검사에 이어 다시 영점자세에서부터 끝 느낌의 특성을 포함하는 전체 운동범위에 대한 수동움직임의 질을 평가한다.

■ 그림 4

– 굽힘에 동반된 왼쪽 옆 굽힘과 오른쪽 돌림의 짝을 이루지 않은 능동과 수동 목뼈의 움직임을 평가하기 위해서 유사한 방법을 활용한다.

능동적 목뼈 폄에 결합된 옆 굽힘과 돌림

(Active cervical extension with combined sidebending and rotation)

검사

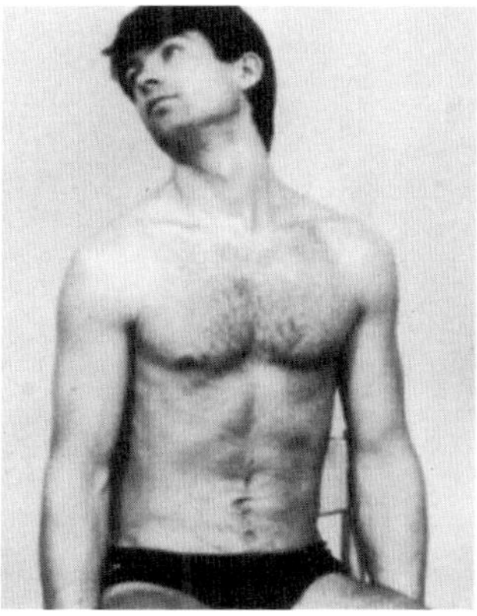

그림 5 – 짝을 이룬 오른쪽 옆 굽힘과 오른쪽 돌림

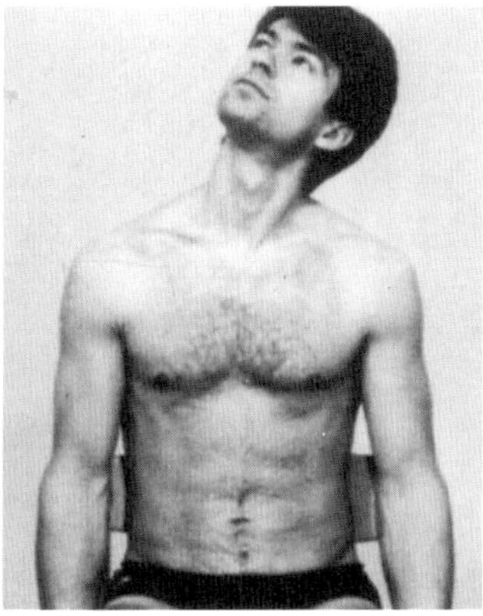

그림 6 – 짝을 이루지 않은 왼쪽 옆 굽힘과 오른쪽 돌림

■ 그림 5

목적

– **검사:** 일반적인 가동성과 증상에 대한 약식검사.

시작 자세

– 환자는 앉는다.

실행

– 환자는 머리를 뒤로 저쳐 폄을 시행하면서, 동시에 짝을 이룬 오른쪽 옆 굽힘과 돌림을 실시한다.

– 환자가 수행한 능동 움직임의 마지막 범위에서, 치료사는 추가적인 수동움직임 범위를 평가하기 위해 추가압력을 가한다.

– 서로 같은 방향으로 옆 굽힘과 돌림이 동반되어 짝을 이룬 목뼈 폄 움직임의 범위와 움직임을 수행하는 방법을 관찰한다. 움직임에 따른 증상의 행태를 주시한다. 양쪽을 비교한다.

주의

– 이 검사에 이어 다시 영점자세에서 부터 끝 느낌의 특성을 포함하는 전체 운동범위에 대한 수동움직임의 질을 평가한다.

■ 그림 6

– 서로 반대 방향으로 옆 굽힘과 돌림이 동반되어 짝을 이루지 않은 목뼈 폄의 수동과 능동 움직임을 평가하기 위해서 유사한 방법을 활용한다(예, 오른쪽으로 돌림과 왼쪽으로 옆 굽힘).

목뼈 견인 (Cervical traction)

검사와 가동술

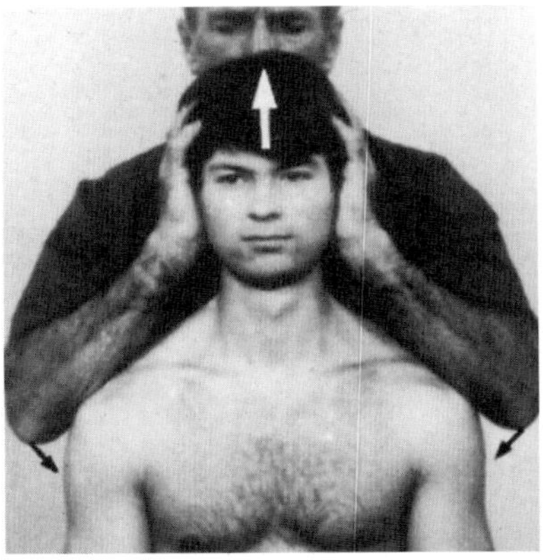

그림 7a – 정상 편안위치

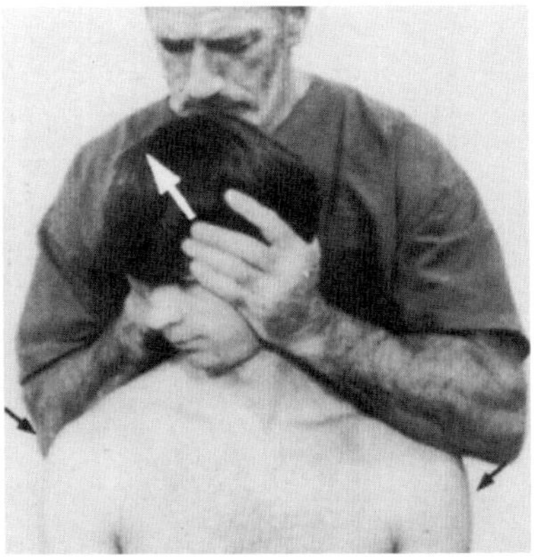

그림 7b – 실제 편안위치

■ 그림 7a

목적

- **검사:** 증상 제거 또는 유발에 대한 약식검사
- **가동술:** 제한된 움직임과 증상 완화를 위해 적용
- **도수교정:** *3권 참고: 견인–가동술*

시작 자세

- 환자는 앉는다. 환자는 안정성을 확보하기 위해 의자 등받이에 기댈 수 있다.
- 치료사는 환자 뒤에 선다.

실행

- 치료사 손바닥을 환자 머리뼈 꼭지돌기(유양돌기; mastoid processes)에 놓는다. 치료사 아래팔은 환자의 양쪽 어깨 최상부에 놓는다.
- 환자 목뼈를 견인하기 위해 치료사 팔꿈치를 꼬리방향으로 누른다. 이때 환자의 어깨를 받침점으로 해서 치료사 아래팔을 움직인다.
- I, II 단계 또는 III 단계 움직임을 제공한다.

■ 그림 7b

- **통증–이완 견인 가동술:** 치료는 실제 편안위치에서 가장 효과적이다(예 굽힘, 오른쪽으로 옆 굽힘과 돌림).
- **신장 견인 가동술:** 제한이 허용하는 한 최대범위에 환자의 목뼈를 위치하게 한다. 치료 방향은 대상이 되는 원반 관절 치료면에 직각이 되게 한다.

목뼈 압박 (Cervical compression)

검사

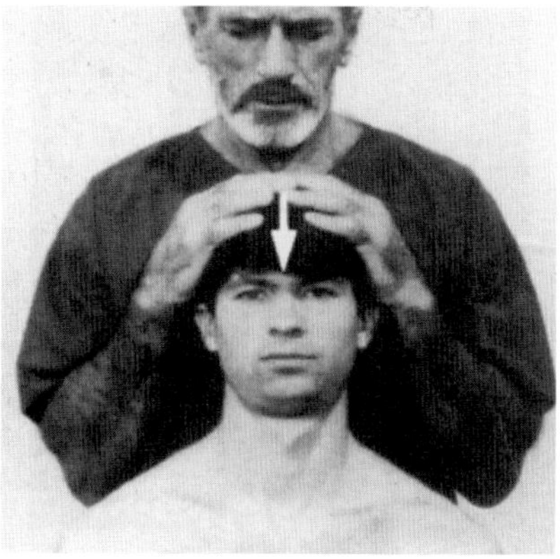

그림 8

■ 그림 8

목적

- **검사:** 증상유발 약식검사

시작 자세

- 환자는 치료대에 앉는다.
- 치료사는 환자 뒤에 선다.

실행

- 치료사는 양손을 환자의 머리 최상부에 놓는다.
- 치료사의 양손으로 목뼈를 압박하기 위해 환자의 머리를 아래쪽으로 누른다.
- 검사하는 동안 척추굽이의 변화가 없어야 한다. 예를 들어, 목뼈앞굽음의 증가가 없어야만 한다. 검사하는 동안 환자의 목뼈굽이를 유지하기 위해 치료사의 몸통으로 환자의 등, 목 및 머리를 안정시킨다.

주의

- 다양한 3차원 시작자세에서 목뼈 압박에 대한 증상반응이 검사되어야만 한다.

정중신경과 노신경 (Median and radial nerve)

검사

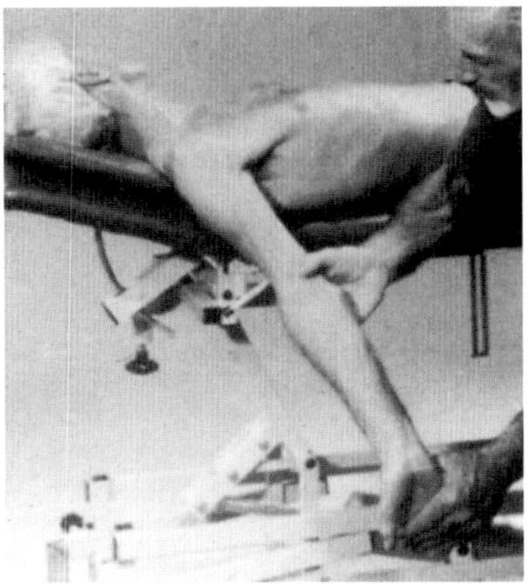

그림 9a – 정중신경

■ 그림 9a

목적

- **검사:** 증상의 국소화. 노신경과 정중신경의 움직임이 주변 조직과 연관되어 제한되는지 여부를 결정한다.

시작 자세

- 환자는 바로 눕는다 (또는 앉는다).
- 치료사는 환자의 벌림 된 팔 안쪽을 마주 보고 선다.

실행

- 팔이음뼈를 뒤당김과 내림(퇴축; retraction and 내림; depression), 어깨관절은 폄과 가쪽돌림, 팔꿈치관절 폄, 아래팔의 뒤침, 손목관절의 폄, 손가락관절 폄 그리고 목뼈 반대측으로 (여기서는 왼쪽) 옆 굽힘과 돌림으로 (정중신경과 연계된 신경근, 말초신경 줄기 그리고 척수를 포함하는) 정중신경을 최대로 늘린다. 먼저 환자의 팔 (여기서는 오른쪽)의 자세를 잡고 나서 목뼈의 자세를 잡는다.
- 만약 환자의 증상이 목뼈가 편안위치에 있음에도 불구하고 손의 노측이나 노측에 있는 세 개의 손가락관절에서 증상이 유발되거나, 증상으로 인해 환자가 위치변화를 할 수 없을 경우, 신경흥분이 의심된다.
- 신경근 소견을 확인하기 위해서, 증상을 완화시키기에 충분하도록 말초관절 중의 하나의 위치를 완화한다. 그리고 환자는 반대쪽으로(여기서는 왼쪽으로) 목뼈를 옆 굽힘과 돌림을 실시하도록 한다. 만약 이것으로 증상이 다시 유발되었다면, 신경근 과민으로 볼 수 있다.

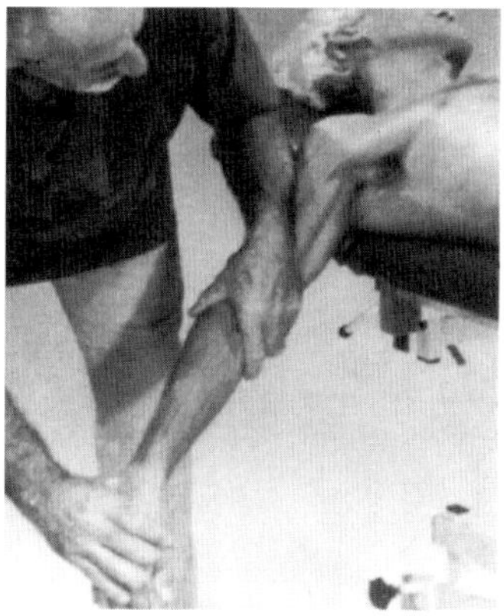

그림 9b – 노신경

- 만약 신경 흥분이 신경에 존재한다면 국소 압박에 더욱 민감할 것이다. 다음 위치에서 정중신경을 촉진해 본다: 신경근 구(nerve root gutter)와 목갈비근(사각근; scaleni muscles) 사이, 쇄골과 제 1번 갈비뼈의 접합부(clavicle/first rib junction), 작은가슴근(소흉근: pectoralis minor), 원엎침근(원회내근; pronator teres) 그리고 손목굴 (수근관; carpal tunnel).
- "활시위 검사"를 적용한다.

주의

- 신경의 긴장 증상 유발이나 신경 가동성 검사를 하기 전에, 검사하는 동안 움직여지는 모든 관절에 대한 증상과 가동성 평가가 먼저 이루어져야만 한다. 관절 검사 시, 근육이나 신경이 신장된 위치에 놓이게 되면 검사결과를 혼란스럽게 할 가능성이 있으므로 주의하여야 한다.

■ 그림 9b – 노신경

- 노신경을 검사하기 위해 유사한 방법을 활용한다.

시작자세

- 치료사는 환자의 벌림된 팔 뒤쪽을 마주 보고 선다.

실행

- 정중신경처럼 (노신경과 연계된 신경근, 말초신경 줄기 그리고 척수를 포함하는) 노신경을 최대로 늘린다. 환자의 몸쪽 위치는 정중신경 검사와 정확하게 일치한다. 환자 먼쪽 위치는 어깨관절은 안쪽돌림, 아래팔은 엎침, 손목관절은 굽힘, 손목의 자측 굽힘 그리고 손가락관절은 굽힌다.
- 다음 위치에서 노신경을 촉진해 본다: 신경근 구와 목갈비근 사이, 쇄골과 제 1번 갈비뼈의 접합부, 작은가슴근, 노신경 고랑(radial nerve sulcus), 뒤침근(회외근; supinator) 그리고 해부학적 코담배갑(anatomical snuff box).

자신경 (Ulnar nerve)

검사

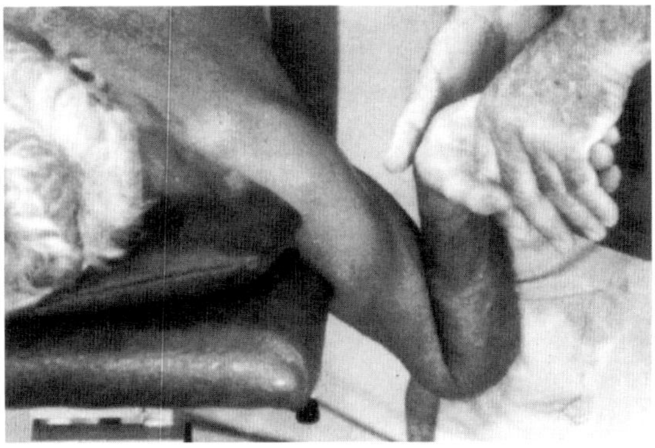

그림 9c

■ 그림 9c

목적

- **검사:** 증상의 국소화. 자신경의 움직임이 주변 조직과 연관되어 제한되는지 여부를 결정한다.

시작 자세

- 환자는 바로 눕는다(또는 앉는다).
- 치료사는 환자의 벌린 팔 안쪽을 마주 보고 선다.

실행

- 팔이음뼈를 뒤당김과 내림, 어깨관절은 폄과 가쪽돌림, 팔꿈치관절 굽힘, 아래팔의 뒤침 또는 엎침, 손목관절의 폄, 노측 굽힘, 손가락관절 폄 그리고 목뼈는 검사하는 팔의 반대쪽 방향으로(여기서 나타낸 그림에서는 왼쪽으로) 옆 굽힘과 돌림으로 (자신경과 연계된 신경근, 말초신경 줄기 그리고 척수를 포함하는) 자신경을 최대로 늘린다. 먼저 환자 팔(여기서는 오른쪽)의 자세를 잡고 나서 목뼈의 자세를 잡는다.
- 환자의 증상이 목뼈가 편안위치에 있음에도 불구하고 손의 자측이나 자측에 있는 두 개의 손가락에서 증상이 유발되거나, 증상으로 인해 환자가 위치변화를 할 수 없을 경우, 신경흥분이 의심된다.
- 신경근 소견을 확인하기 위해서, 증상을 완화시키기에 충분하도록 말초관절 중 하나의 위치를 완화한다. 그리고 환자는 반대쪽으로 (여기서 나타낸 그림에서는 왼쪽으로) 목뼈 옆 굽힘과 돌림을 실시하도록 한다. 만약 이것으로 증상이 다시 유발되었다면 신경근 과민으로 볼 수 있다.

- 만약 신경 흥분이 신경에 존재한다면 국소 압박에 더욱 민감할 것이다. 다음 위치에서 자신경을 촉진해 본다: 신경근 구와 목갈비근 사이, 쇄골과 제 1번 갈비뼈의 접합부, 작은가슴근, 팔꿈치관절의 뒤쪽에 있는 자신경 고랑(ulnar nerve sulcus) 그리고 기용 터널(Guyon' s canal).
- "활시위 검사"를 적용한다.

주의

- 신경의 긴장 증상 유발이나 신경 가동성 검사를 하기 전에, 검사하는 동한 움직여질 모든 관절에 대한 증상과 가동성 평가가 먼저 이루어져야만 한다. 관절 검사 시, 근육이나 신경이 신장된 위치에 놓이게 되면 검사결과를 혼란스럽게 할 가능성이 있으므로 피해야 한다.

위쪽 목뼈 안정성과 가동성 (Upper cervical stability and mobility)

검사

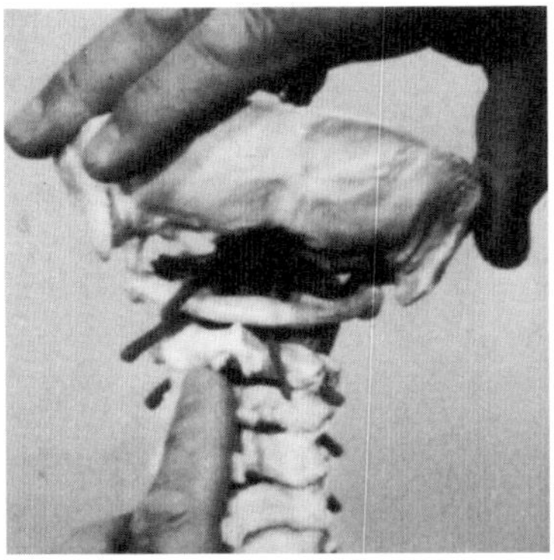

그림 10 - 골격

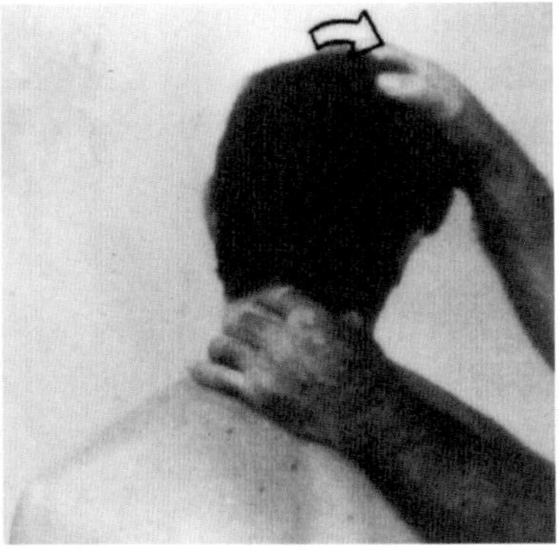

그림 10 - 오른쪽 옆 굽힘

■ 그림 10 - 위쪽 목뼈의 안정성 검사 A

목적

- **검사:** 치료 시 위험요소를 배제하기 위해 위쪽 목뼈의 안정성 검사 시행, 머리의 옆 굽힘이 C2의 돌림(가시돌기가 옆 굽힘 반대측으로 움직인다)을 즉시 일으키는지 여부를 결정한다. 이런 돌림반응이 존재한다는 것은 위쪽 목뼈 인대와 근육 그리고 뼈의 구조가 온전함을 의미한다.

시작 자세

- 환자는 치료대나 낮은 의자에 앉는다.
- 치료사는 환자의 몸통 오른쪽을 보고 선다.

실행

- 치료사의 왼손으로 환자 목 뒤를 감싸 쥔다. 치료사는 촉진할 왼손 두 번째 손가락을 C3에 접촉하여 C2의 가시돌기 가쪽(왼쪽)에 놓는다. 또는 치료사의 엄지와 두 번째 손가락으로 가시돌기를 감싸 쥔다.
- 치료사의 오른손은 환자 머리 최상부에 놓는다.
- 오른손으로 환자 머리를 오른쪽 옆으로 굽힌다.
- 양쪽에 검사를 수행한다.

■ 위쪽 목뼈의 안정성 검사 B (Upper cervical stability test B)

목적

- C2(중쇠뼈)에 돌림 없이 머리 옆 굽힘이 가능한지를 결정한다. 만약 C2가 고정되어 있음에도 불구하고 머리를 옆으로 굽힐 수 있다면, 위쪽 목뼈의 과대움직임이 존재한다는 것으로 가동술은 엄격히 말해서 금기가 된다. 그리고 이런 환자는 보다 정밀한 의학적 검사를 의뢰해야 할 것이다.

시작 자세

- 환자는 치료대나 낮은 의자에 앉는다.
- 치료사는 환자 왼쪽을 마주 보고 선다.

고정

- 치료사의 오른손 두 번째 손가락과 엄지로 C2(중쇠뼈)의 가시돌기를 고정한다.

실행

- 치료사는 왼손으로 환자의 머리 오른쪽을 감싸 쥔다. 치료사의 몸통을 환자의 머리 왼쪽에 밀착하여 움직이는 손과 함께 경부를 안정시킨다.
- 치료사의 왼손과 몸통으로 환자의 뒤통수뼈가 오른쪽으로 옆 굽힘이 되도록 한다.

■ 위쪽 목뼈의 과대움직임 감별 (Differentiating upper cervical hypomobility)

- 위쪽 목뼈 분절 세 개 모두 또는 어느 한 곳의 과소움직임은 C2(중쇠뼈)의 돌림과 연계되어 안정성 검사결과를 혼란스럽게 하거나 머리의 옆 굽힘을 제한할 수 있다. 특히 가동성 감별 검사에 사용되는 짝을 이룬 움직임은 제한된 목뼈 분절을 확인하는데 도움이 된다. 아래 예에선, 머리의 옆 굽힘이 오른쪽으로 제한된다.

  C2-C3 움직임에 대한 검사: 치료사는 환자의 오른쪽을 보고 선다. 오른쪽 돌림과 짝을 이룬 오른쪽 옆 굽힘으로 C3와 연계된 C2 움직임은 뒤통수뼈, 고리뼈 그리고 중쇠뼈가 한 단위로 함께 움직임으로 인해 발생한다.

  CO-C1 움직임에 대한 검사: 치료사는 환자의 왼쪽을 보고 선다. 고리뼈와 연계된 뒤통수뼈의 왼쪽 돌림에 짝을 이룬 오른쪽 옆 굽힘을 검사한다.

  C1-C2 움직임에 대한 검사: 치료사는 환자의 왼쪽을 보고 선다. 중쇠뼈에 연계된 고리뼈의 왼쪽돌림을 검사한다. 최대 돌림이 일어날 수 있도록 위쪽 목뼈 인대를 이완시키기 위해, 검사를 실시하는 동안 위쪽 목뼈 옆 굽힘을 오른쪽으로 실시한다.

목뼈 척추사이구멍 (Cervical intervertebral foramen)

검사

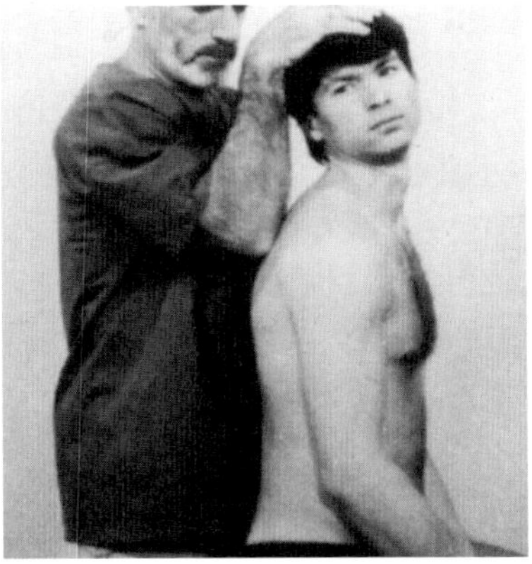

그림 11 – 폄, 오른쪽 돌림과
오른쪽 옆 굽힘

■ 그림 11

목적

- **검사:** 의심이 되는 신경근 흥분을 확인하기 위한 증상 유발.
  폄, 돌림 그리고 옆 굽힘의 목뼈 움직임은 같은 쪽의 척추사이구멍을 좁혀 신경근 활성을 유발시키거나 증가시킬 수 있다.

시작 자세

- 환자는 치료대나 낮은 의자에 앉는다.

안정

- 치료사의 왼손으로 환자의 왼쪽 어깨를 안정시킨다.

실행

- 치료사의 오른손을 환자의 머리 최상부에 놓는다.
- 치료사의 오른손으로 환자의 머리와 목뼈의 폄, 오른쪽 돌림과 오른쪽 옆 굽힘이 동시에 일어나도록 실시한다.
- 의심이 가는 척추 수준을 결정하기 위해, 증상이 나타날 때까지 설명한 방향으로 환자를 움직인다. 그리고 충분히 증상이 완화되는 지점까지 움직임을 반대로 진행한다. 이 위치에서, 의심되는 각 분절에 오른쪽 돌림으로 국소압력을 적용한다. 의심이 되는 분절의 머리쪽 척추뼈의 왼쪽 돌기사이관절에 또는 가시돌기 가쪽(오른쪽)에 앞쪽–머리쪽 방향으로 국소압력을 적용한다.
- 증상유발, 특히 증상이 동쪽 팔로 방사된다면, 이 분절의 병변임이 확인된다.

척추동맥 (Vertebral artery)
검사

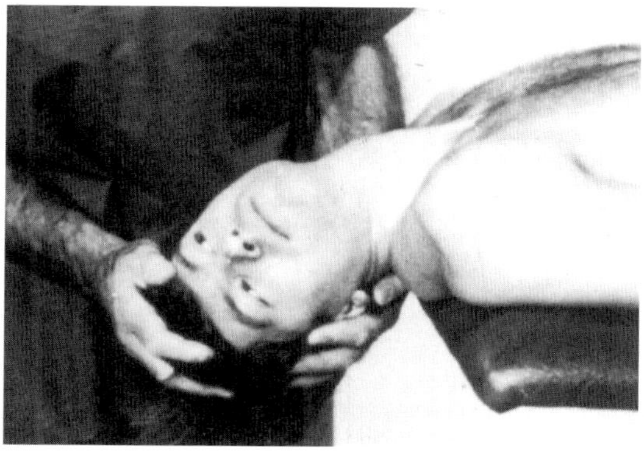

그림 12

■ 그림 12

목적

- **검사:** 추공동맥 혈류부족으로 인한 치료상의 위험요소를 배제하기 위한 증상유발 검사. 척추동맥 증상에는 안구 진탕증(nystagmus), 현기증(dizziness), 시각 또는 청각의 변화, 후각이나 미각의 변화, 그리고 명료하지 못한 말투(slurred speech)가 포함될 수 있다. 움직임을 통해 이런 증상이 유발되는지 주의깊게 살펴본다.

시작 자세

- 환자는 머리를 치료대의 가장자리 밖에서 편 채로 바로 누운 자세.
  치료사는 환자를 바라보며 치료대의 머리쪽에 선다.

실행

- 치료사의 양손으로 환자의 머리를 잡는다.
- 천천히 머리를 아래로 내려 펴는 쪽으로 움직인다. 동시에 목뼈의 오른쪽 옆 굽힘과 오른쪽 돌림이 일어나도록 한다. 그리고 이 위치에서 환자의 머리를 유지시켜 준다. 증상이 발생하는지 지속적으로 주시한다.

주의

- 이 검사는 척추동맥이 뇌에 적절한 혈류공급을 하는지 여부를 알려준다. 목뼈의 오른쪽 옆 굽힘, 오른쪽 돌림 그리고 폄을 수행하는 동안, (검사 움직임의 반대 쪽) **왼쪽 척추동맥**은 고리뼈 주변에서 꼬이게 되고, 신장과 부분적인 압박으로 인해 제대로 역할을 하지 못하게 된다. 중간 그리고 아래쪽 목뼈의 (검사 움직임의 같은 쪽) **오른쪽 척추동맥**은 척추뼈 몸통(추체; vertebral body) 구조의 관절염성 돌기(arthritic spurring)로 인해 자극을 받거나 압박될 수 있다(예, 척추관절부전성 관절증). 이런 경우, 위쪽 목뼈뿐만 아니라 의심되는 중간 또는 아래쪽 목뼈 분절 모두가 포함되도록 검사 움직임을 수행하여만 한다.
- 보통 이 검사는 다른 능동 약식검사와 함께 환자가 앉은 자세에서도 능동적으로 적용 된다(*그림 1~6 참고*).

목뼈 (Cervical)

목뼈 분절: 가쪽 미끄러뜨림 (Cervical segment: lateral glide)

검사 (머리쪽 고정이나 고정 없이)

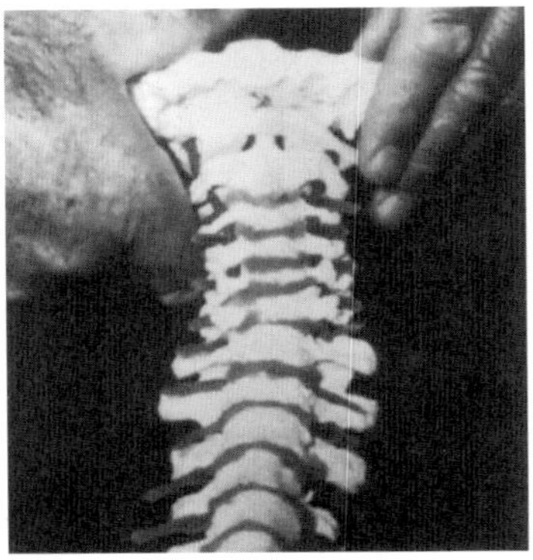

그림 13 – 골격

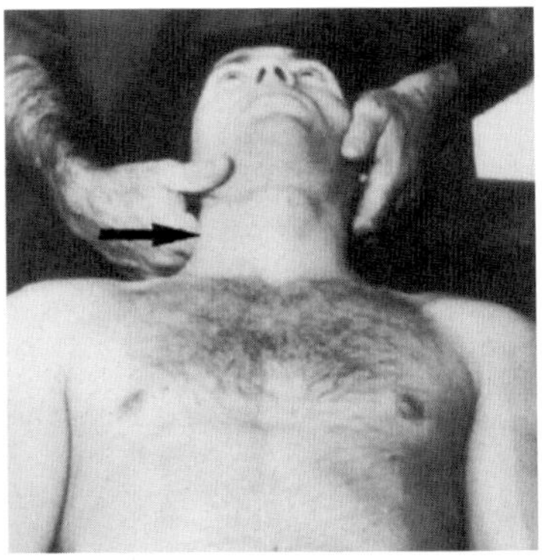

그림 13

■ 그림 13

목적

– **검사:** 분절 움직임의 범위와 끝 느낌을 포함한 질. 아마도 이 검사는 제한이 있는 목뼈 부위와 증상을 국소화하기 위한 가장 쉬운 검사일 것이다. 인접 척추뼈의 고정 없이 한 척추뼈에 압력을 적용하는 것으로 두 분절이 동시에 검사되어 진다 (분절의 머리쪽과 꼬리쪽 척추뼈).

시작 자세

– 환자는 바로 눕는다.

실행

– 치료사의 왼손을 환자의 머리 왼쪽에 놓는다.
– 치료사의 오른손 두 번째 손가락의 노측을 특정 척추뼈의 오른쪽 고리(궁; arch)에 놓는다. 민감한 가로돌기는 압박되지 않도록 주의한다.
– 치료사의 오른손으로 척추뼈의 오른쪽에 압력을 가한다.
– I, II 단계 또는 III 단계 일직선 움직임을 왼쪽으로 적용한다.
– 만약 증상이나 제한된 가동성이 존재한다면, 머리쪽을 고정하고 각 분절을 구분하여 검사한다.

주의

– 증상이나 제한된 움직임의 방향을 확인하기 위하여 돌기사이관절의 치료면에 평행하게 머리쪽–앞쪽이나 꼬리쪽–뒤쪽으로 미끄러뜨림을 실시한다.

목뼈 분절 검사: 가쪽 미끄러뜨림 (Cervical segment: lateral glide)

검사 (꼬리쪽 고정)

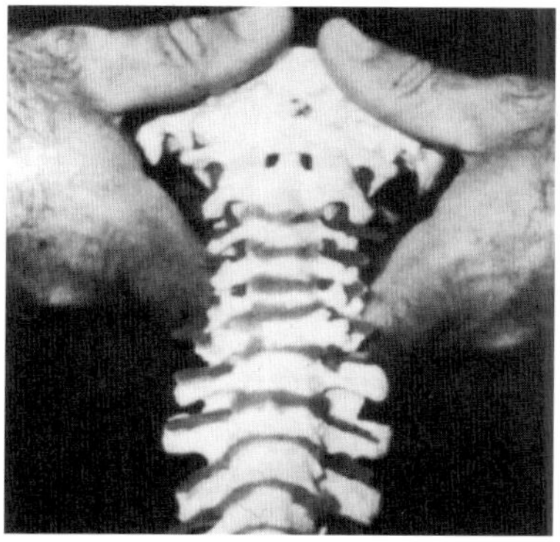

그림 14 - 골격

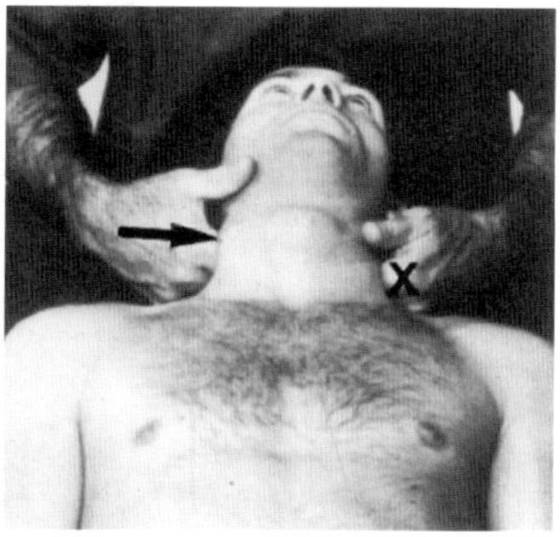

그림 14

■ 그림 14

목적

- **검사:** 분절 움직임의 범위와 끝 느낌을 포함한 질. 이 검사는 한 분절에 대한 특수 검사이고 또한 과대움직임을 확인하기 위해 사용되어질 수도 있다. 제한된 방향을 세밀하게 확인하기 위해 돌기사이관절의 치료면에 평행하게 머리쪽/앞쪽이나 꼬리쪽/뒤쪽으로 미끄러뜨림을 적용한다.

시작 자세

- 환자는 바로 눕는다.

고정

- 치료사의 왼손 두 번째 손가락의 노측으로 검사하고자 하는 분절 꼬리쪽 척추뼈의 왼쪽 고리(궁; arch)를 고정한다.

실행

- 치료사의 오른손 두 번째 손가락 노측을 머리쪽 척추뼈의 오른쪽 고리에 놓는다. 민감한 가로돌기를 압박하지 않도록 주의한다.
- 치료사의 오른손으로 척추뼈의 오른쪽을 압박한다.
- I, II 단계 또는 III 단계 가쪽(왼쪽으로) 일직선 움직임을 척추뼈에 적용한다.
- (손의 위치를 적절하게 변화시켜) 양쪽을 검사한다.

목뼈 분절 C2에서 C5: 직선적인 관절내 움직임

(Cervical segment C2 to C5: translatoric joint play)

검사 (앉은 자세)

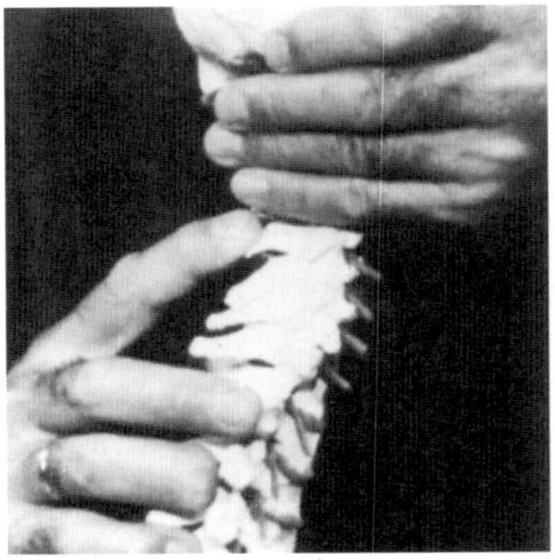

그림 15 - 골격

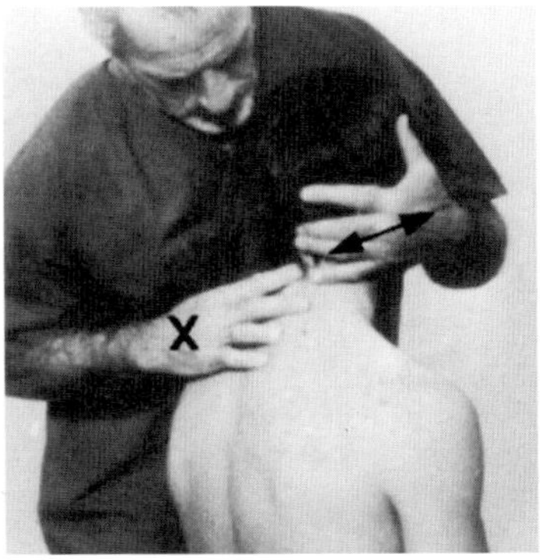

그림 15

■ 그림 15

목적

- **검사:** 분절 움직임의 범위와 끝 느낌을 포함한 질

시작 자세

- 환자는 치료대나 낮은 의자에 앉는다.

안정

- 치료사가 촉진할 오른손 손가락을 검사하고자 하는 분절의 두 가시돌기 사이이나 오른쪽 돌기사이관절에 놓는다. 손의 나머지 부분으로 꼬리쪽 분절을 안정시킨다.

실행

- 치료사의 왼손을 환자의 머리와 목뼈 오른쪽에 놓는다. 치료사의 다섯 번째 손가락을 검사하고자 하는 분절 머리쪽 척추뼈 주위에 놓는다. 치료사의 몸통을 환자의 머리 왼쪽에 밀착시켜 움직이는 손과 함께 환자 머리와 목뼈를 안정시킨다.
- 다음 사항을 수행하기 위해 치료사의 왼팔과 가슴을 사용하여 척추 원반 관절의 치료면에 평행하게 환자 머리와 목뼈를 앞쪽과 뒤쪽으로 교대로 움직인다.
  - a) 관절내 움직임을 평가하기 위한 I 단계 작은 흔듦 움직임.
  - b) 끝 느낌을 포함하는 움직임의 질과 양을 평가하기 위한 II 단계와 III 단계 움직임.

압박을 피하기 위해 치료사의 왼손과 몸통으로, 목뼈에 I 단계 견인을 동시에 적용한다.

주의

- 관절내 움직임 견인 검사를 위해 같은 손잡기를 활용한다.

목뼈 분절 C2에서 C5: 직선적인 관절내 움직임

(Cervical segment C2 to C5: translatoric joint play)

검사 (옆으로 누운 자세)

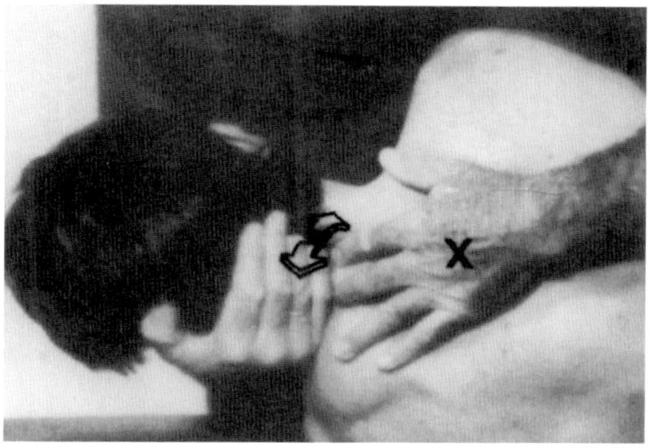

그림 16 - C2-C5

■ 그림 16

목적

- **검사:** 분절 움직임의 범위와 끝 느낌을 포함한 질

시작 자세

- 환자는 왼쪽 측면으로 눕는다.

안정

- 치료사의 왼손의 촉진할 손가락을 검사하고자 하는 분절의 오른쪽 돌기사이관절 또는 두 가시돌기 사이에 놓는다. 왼손의 나머지 부분으로 꼬리쪽 분절을 안정시킨다.

실행

- 치료사는 오른쪽 아래팔과 손을 환자의 머리와 목뼈 밑에 놓는다. 치료사의 다섯 번째 손가락을 검사하고자 하는 분절의 머리쪽 척추뼈에 놓는다. 환자의 이마를 치료사의 위팔에 기대게 하여 안정시킨다.
- 다음 사항을 진행하기 위해 치료사 오른팔로 척추 원반 관절 치료면에 평행하게 환자의 머리와 목뼈를 앞쪽과 뒤쪽으로 교대로 움직인다.
  - a) 관절내 움직임을 평가하기 위한 I 단계 작은 흔듦 움직임.
  - b) 끝 느낌을 포함하는 움직임의 질과 양을 평가하기 위한 II 단계와 III 단계 움직임.
- 오른쪽과 왼쪽으로 옆으로 누운 자세 모두에서 검사를 실시한다.

주의

- 관절내 움직임 견인 검사를 위해 같은 손잡기를 활용한다.

목뼈 견인 (Cervical traction)

검사와 가동술

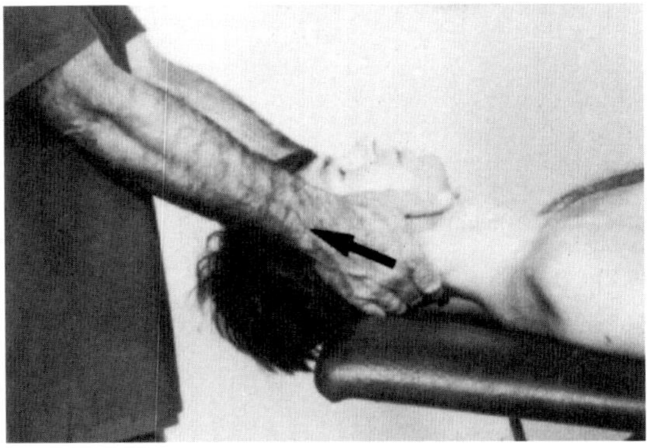

그림 17a

■ 그림 17a

목적

- **검사:** 증상 유발 또는 제거 약식검사
- **가동술:** 제한된 움직임 또는 증상감소를 위해서 적용
- **도수교정:** *3권 참고: 견인–도수교정*

시작 자세

- 환자의 목뼈가 실제 편안위치로 하여 바로 눕는다.

실행

- 치료사는 환자의 머리 뒤쪽을 감싸 쥔다. 움직이고자 하는 머리쪽 척추뼈에 치료사의 가동할 손가락들이나 촉진할 손가락들을 놓는다.
- 목뼈에 견인력을 적용하기 위해 치료사의 몸통을 뒤로 기울여 체중을 이동한다.
- I, II 단계 또는 III 단계 움직임을 머리쪽 방향으로 적용한다.

목뼈 견인 (Cervical traction)

가동술 (벨트)

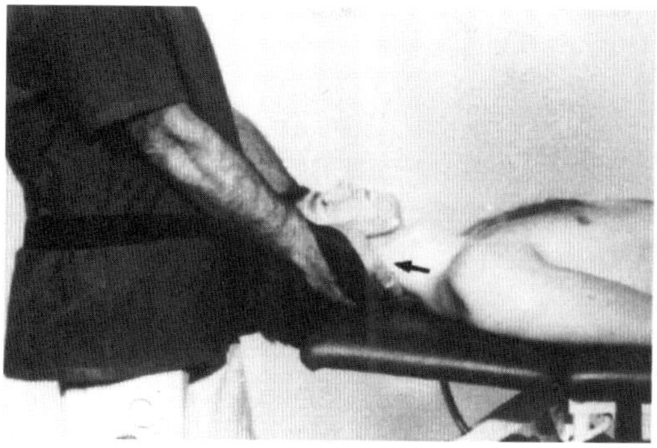
그림 17b – 정상 편안위치

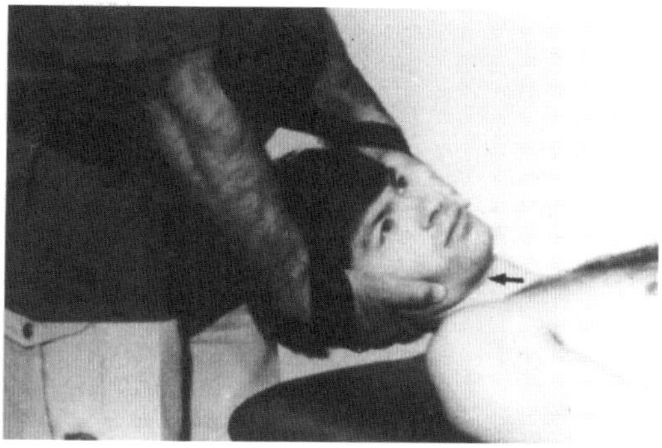
그림 17c – 실제 편안위치

■ 그림 17b

목적

- **가동술:** 제한된 움직임 또는 증상감소를 위해서 적용
- **도수교정:** *3권 참고: 견인-도수교정*

시작자세

- 환자는 바로 눕는다.

실행

- 치료사는 환자의 머리와 목뼈 뒤쪽을 감싸 쥔다. 움직이고자 하는 머리쪽 척추뼈에 치료사의 가동할 손가락들이나 촉진할 손가락을 놓는다. 환자를 잡은 치료사의 손을 지지하거나 고정하기 위해 견인벨트를 치료사의 골반과 양손을 거쳐 견고하게 감아준다. 환자의 머리와 견인벨트 사이에 치료사 손을 넣어 벨트가 미끄러지지 않도록 패드의 역할을 하게하는 동시에 근육연축이 존재한다면, 그것을 촉진하는데에도 도움이 될 수 있게 한다.
- 목뼈에 견인을 적용하기 위해 몸을 살짝 뒤로 기대어 체중을 이동한다.
- II 단계 또는 III 단계 움직임을 머리쪽 방향으로 적용한다.

■ 그림 17c

- **통증-이완과 이완 가동술:** 실제 편안위치에서 견인을 적용하기 위해 동일한 방법을 활용한다(이 경우에는 오른쪽 옆 굽힘과 오른쪽 돌림을 동반한 굽힘).
- **신장-견인 가동술:** 제한이 허용하는 한 최대범위에 환자의 목뼈가 위치하게 한다.
- 치료면의 특정 방향성은 관절의 위치에 따라 변하게 될 것이다. 치료방향은 대상이 되는 원반 관절의 치료면과 직각이 되게 한다.

목뼈 분절: 굽힘 (Cervical segment: flexion)

검사 (바로 누운 자세)

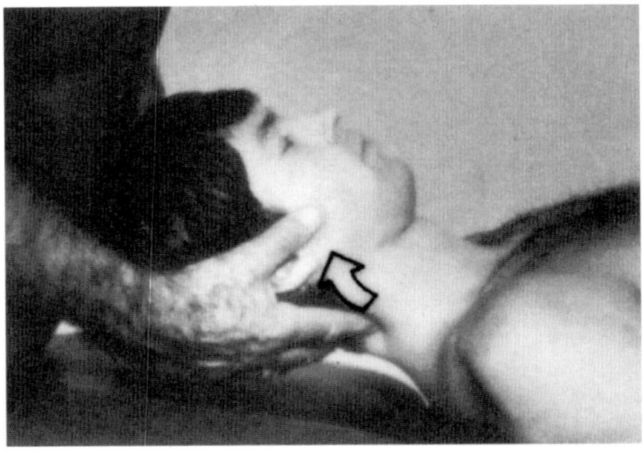

그림 18 – 굽힘

■ 그림 18

목적

– **검사:** 분절 움직임의 범위와 끝 느낌을 포함한 질

시작 자세

– 환자는 바로 눕는다.

실행

– 치료사의 오른손 촉진할 손가락을 검사하고자 하는 분절의 오른쪽 돌기사이관절이나 두 가시돌기 사이에 놓고 환자 머리 뒤쪽을 감싸 쥔다.
– 치료사의 양손으로, 검사하고자 하는 목뼈에 움직임이 발생할 때까지 환자의 머리와 목뼈를 들어올린다.
– I, II 단계 또는 III 단계 굽힘 움직임을 적용한다.

목뼈 분절: 굽힘 (Cervical segment: flexion)

검사 (앉은 자세)

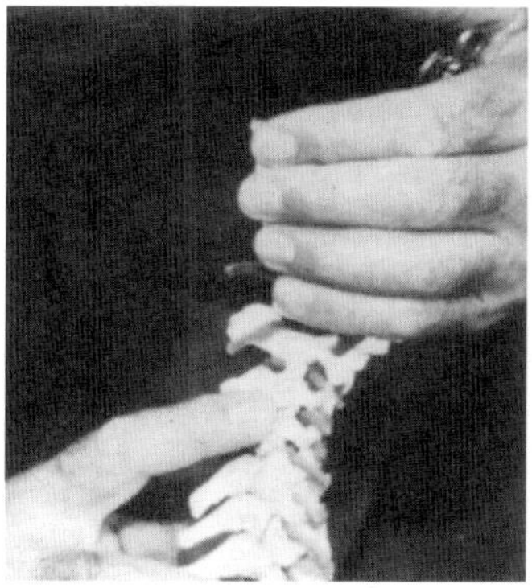

그림 19a – 골격

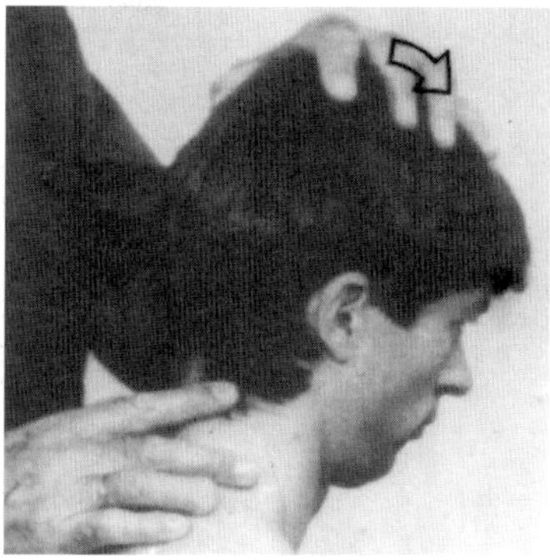

그림 19a

■ 그림 19a

목적

– **검사:** 분절 움직임의 범위와 끝 느낌을 포함한 질

시작 자세

– 환자는 치료대나 낮은 의자에 앉는다.

안정

– 치료사는 촉진할 오른손의 손가락을 검사하고자 하는 분절의 오른쪽 돌기사이관절이나 두 가시돌기 사이에 놓는다. 손의 나머지 부분으로 목뼈 꼬리쪽 분절을 안정시킨다.

실행

– 치료사의 왼손을 환자 머리 최상부에 놓는다.
– 치료사의 왼손으로 검사하고자 하는 목뼈 분절에 움직임이 발생할 때까지 환자의 머리와 목뼈를 앞으로 구부린다.
– I, II 단계 또는 III 단계 굽힘 움직임을 적용한다.
– 양쪽을 비교 검사한다.

주의

– 검사를 실시하는 동안 압박을 줄이기 위해 그림 15에서 설명한 손과 몸통의 위치를 활용하고 동시에 목뼈에 I 단계 견인을 적용한다.
– 만약 굽히는 동안 검사되지 않는 인접 분절(머리쪽 또는 꼬리쪽)에 증상이 존재한다면, 검사하는 동안 미리 이 분절을 폄 상태에 위치시키거나 고정한다.

목뼈 분절: 굽힘 (Cervical segment: flexion)

신장 가동술

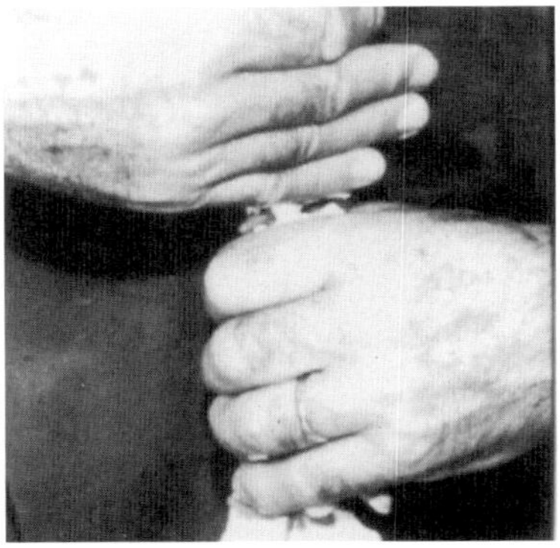

그림 19b – 골격

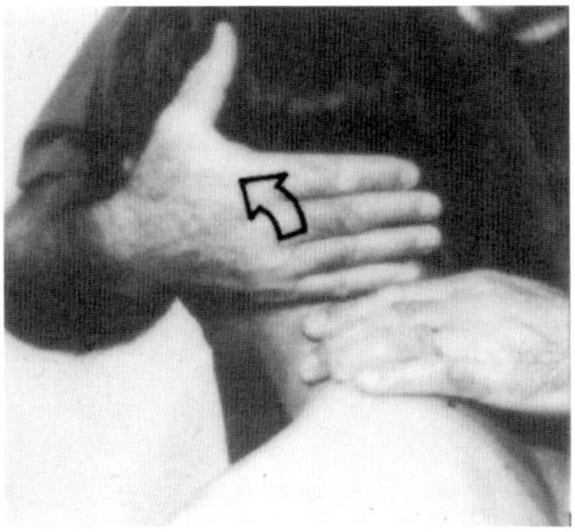

그림 19b

■ 그림 19b

목적

– **신장 가동술:** 목뼈 분절에 제한된 굽힘을 위해 적용

시작 자세

– 환자는 치료대나 낮은 의자에 앉는다.

고정

– 치료사의 왼손으로 환자의 목 뒤를 감싸 쥔다. 엄지와 두 번째 손가락으로 움직이고자 하는 분절의 꼬리쪽 척추뼈를 고정한다. 치료사의 두 번째 손가락으로 움직임을 촉진한다. 왼손의 나머지 부분은 분절의 꼬리쪽 척추를 고정한다.

실행

– 치료사의 오른손을 환자 머리와 목뼈 왼쪽에 놓는다. 다섯 번째 손가락을 치료하고자 하는 분절의 머리쪽 척추뼈 주위에 놓는다. 치료사의 몸통을 환자의 머리 오른쪽에 밀착시켜 움직이는 손과 함께 목뼈 분절을 안정시키고, 이어질 움직임을 보조하도록 한다.

– 제한이 허용하는 한 최대범위에 대상 분절이 굽힘 위치에 있도록 하고, 환자의 머리와 목뼈를 조절하기 위해, 치료사의 오른손과 몸통을 활용한다.

– III 단계 일직선 움직임을 앞쪽–머리쪽 방향으로 적용한다. 움직임의 방향은 돌기사이관절 치료면에 평행하거나, 아니면 원반관절 치료면에 직각인 견인 방향이어야 한다. "278P 참고"

주의

– 만약 증상이 인접한 분절에 있었다면, 가동운동을 적용하는 동안 이 분절을 폄으로 안정시킨다.

– 이 가동술은 양쪽에서 시행해 보는 것이 필요할 수도 있다.

목뼈 분절: 굽힘에 동반된 짝을 이룬 옆 굽힘과 돌림

(Cervical segment: flexion with coupled sidebending and rotation)

검사

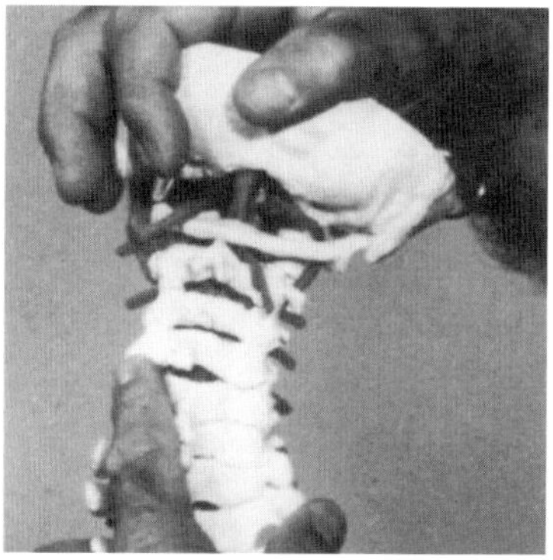

그림 20a - 골격

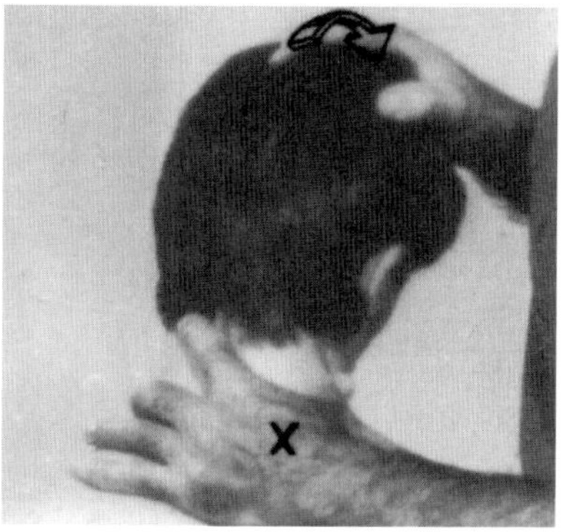

그림 20a - 오른쪽 옆 굽힘과 오른쪽 돌림

■ 그림 20a

목적

- **검사:** 분절 움직임의 범위와 끝 느낌을 포함한 질

시작 자세

- 환자는 치료대나 낮은 의자에 앉는다.
- 치료사는 환자의 오른쪽을 마주 보고 선다.

안정

- 치료사는 촉진할 왼손의 손가락을 검사하고자 하는 분절의 왼쪽 돌기사이관절에 놓는다. 손의 나머지 부분은 꼬리쪽 분절을 안정시키기 위해 사용한다.

실행

- 치료사는 오른손을 환자의 머리 최상부(또는 *그림 20b*에서 설명한 부위)에 놓는다.
- 치료사의 오른손으로, 오른쪽 옆 굽힘과 오른쪽 돌림을 동반한 굽힘방향으로 환자의 머리와 목뼈를 구부리게 한다.
- 양쪽을 비교하여 검사한다.
- I, II 단계 또는 III 단계 움직임을 적용한다.

목뼈 분절: 굽힘에 짝을 이룬 옆 굽힘과 돌림

신장 가동술

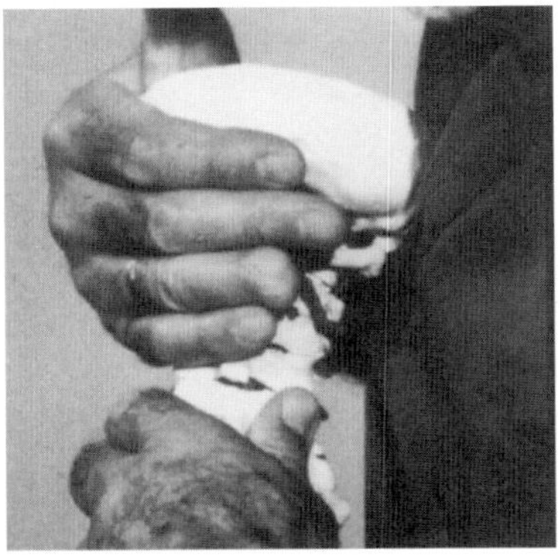

그림 20b – 골격

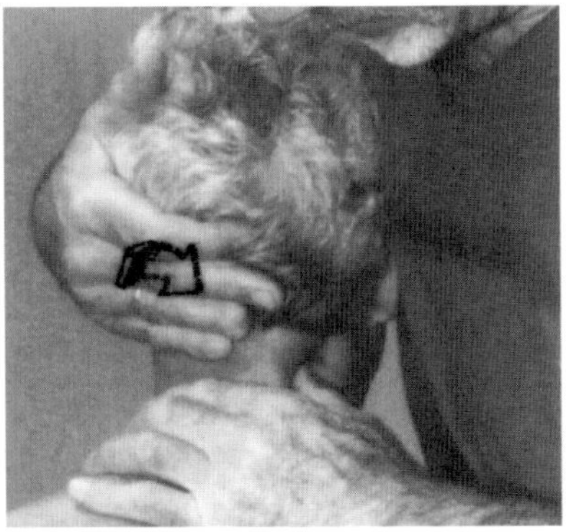

그림 20b – 오른쪽 옆 굽힘과 오른쪽 돌림

■ 그림 20b

목적

– **신장 가동술:** 목뼈 분절에서 제한된 돌림, 옆 굽힘이나 굽힘을 위해 적용

시작 자세

– 환자는 치료대나 낮은 의자에 앉는다.

– 치료사는 환자 오른쪽을 마주 보고 선다.

고정

– 치료사는 왼손으로 환자의 목 뒤를 감싸 쥔다. 엄지와 두 번째 손가락으로 치료하고자 하는 분절의 꼬리쪽 척추뼈를 고정시킨다. 왼손의 나머지 부분은 분절의 꼬리쪽 척추를 고정한다. 치료사의 고정하는 엄지는 머리쪽 척추뼈 오른쪽에서 뒤쪽–꼬리쪽 움직임을 제한하지 않도록 주의하면서 움직임을 촉진한다.

실행

– 치료사의 오른손을 환자의 머리와 목뼈의 왼쪽에 놓는다. 다섯 번째 손가락을 치료하고자 하는 분절의 머리쪽에 위치한 척추뼈(왼쪽 고리) 주위에 놓는다. 치료사의 몸통을 환자의 머리 오른쪽에 밀착시켜 움직이는 손과 함께 목뼈 분절을 안정시키고, 이어질 움직임을 보조하도록 한다.

– 제한이 허용하는 한 최대범위에 대상 분절을 위치시키고, 환자의 머리와 목뼈를 굽힘과 동시에 짝을 이룬 오른쪽 옆 굽힘과 오른쪽 돌림으로 유도하기 위해, 치료사의 오른손과 몸통을 사용한다.

– III 단계 일직선 움직임을 앞쪽–머리쪽 방향으로 적용한다. 움직임의 방향은 돌기사이관절 치료면에 평행하거나, 아니면 원반관절치료면에 직각인 견인 방향이어야 한다. “276 참고”

목뼈 분절: 폄 (바로누운자세) (Cervical segment: extension (supine))

검사

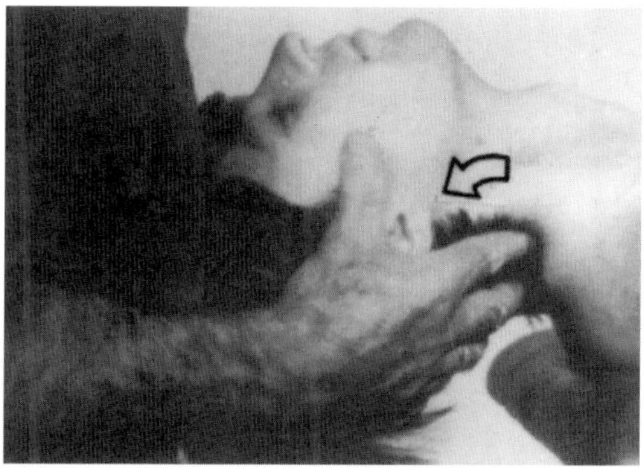

그림 21

■ 그림 21

목적

– **검사:** 분절 움직임의 범위와 끝 느낌을 포함한 질

시작자세

– 환자는 바로 눕는다. 치료대 가장자리 밖으로 머리가 나오게 한다.

실행

– 치료사는 촉진할 오른손 손가락을 검사하고자 하는 분절의 오른쪽 돌기사이관절이나 두 가시돌기 사이에 놓고 환자의 머리 뒤쪽을 감싸 쥔다.
– 치료사는 양손으로, 검사하고자 하는 목뼈에 움직임이 발생할 때까지 환자의 머리와 목뼈를 뒤쪽으로 저친다.
– I, II 단계 또는 III 단계 폄 움직임을 적용한다.
– 양쪽을 검사한다.

목뼈 분절 검사: 폄 (Cervical segment: extension)

검사 (앉은 자세)

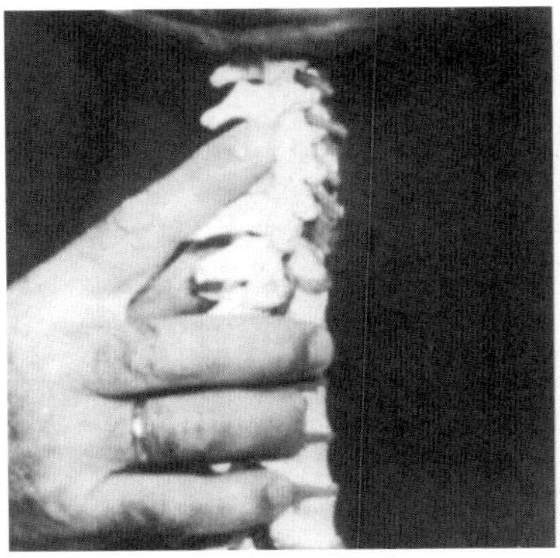

그림 22a – 골격

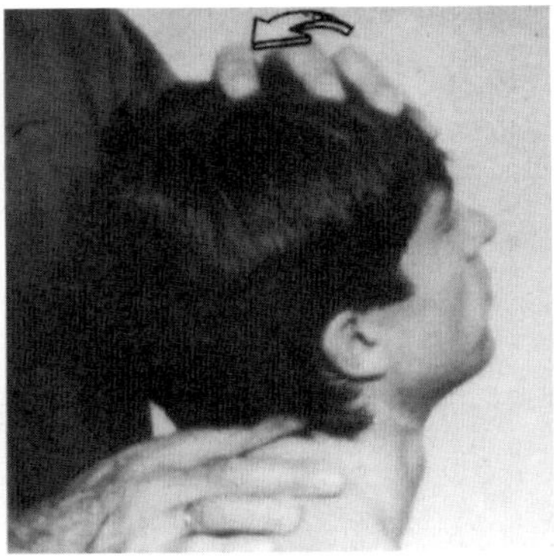

그림 22a

■ 그림 22a

목적

– **검사:** 분절 움직임의 범위와 끝 느낌을 포함한 질

시작 자세

– 환자는 치료대나 낮은 의자에 앉는다.

실행

– 치료사는 촉진할 오른손 손가락을 검사하고자 하는 분절의 오른쪽 돌기사이관절이나 두 가시돌기 사이에 놓는다.
– 치료사의 왼손을 환자 머리 최상부에 놓는다.
– 치료사의 왼손으로 검사하고자 하는 목뼈 분절에 움직임이 발생할 때까지 환자의 머리와 목뼈를 뒤로 저친다.
– I, II 단계 또는 III 단계 폄 움직임을 적용한다.
– 양쪽을 비교 검사한다.

주의

– 압박을 줄이기 위해 검사를 실시하는 동안 *그림 15*에서 설명한 손과 몸통의 위치를 활용하고 동시에 I 단계 견인을 목뼈에 적용한다.
– 만약 펴는 동안 검사되지 않는 인접 분절(머리쪽 또는 꼬리쪽)에 증상이 존재한다면, 검사하는 동안 미리 이 분절을 굽힌 상태에 위치시키거나 고정한다.

목뼈 분절: 폄 (Cervical segment: extension)

신장 가동술

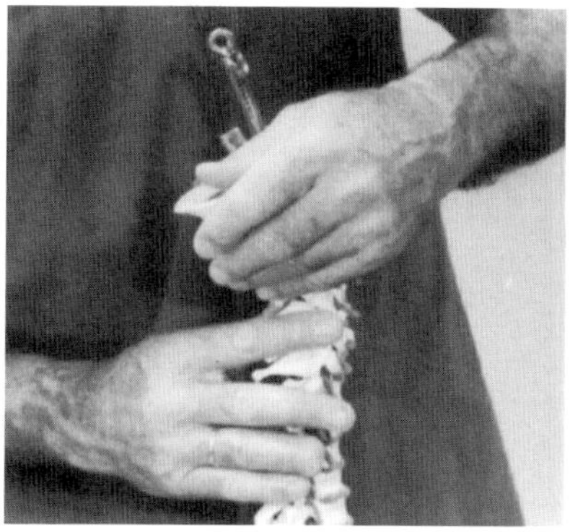

그림 22b - 골격

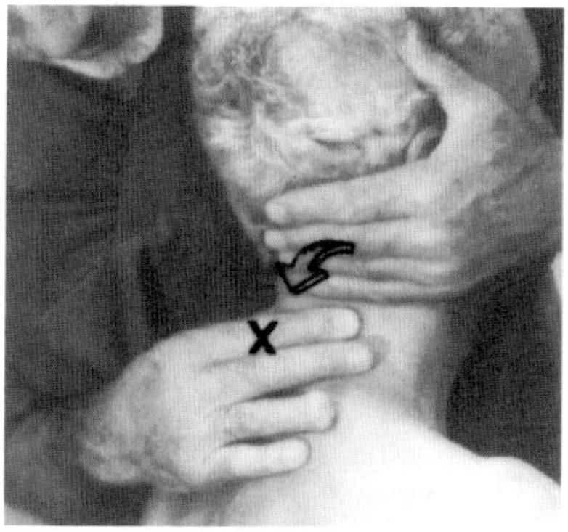

그림 22b

■ 그림 22b

목적

- **신장 가동술:** 목뼈 분절에 제한된 폄을 위해 적용

시작 자세

- 환자는 치료대나 낮은 의자에 앉는다.

고정

- 치료사는 오른손으로 환자의 목 뒤를 감싸 쥔다. 엄지와 두 번째 손가락으로 치료하고자 하는 분절의 꼬리쪽 척추뼈를 고정한다. 두 번째 손가락으로는 움직임을 촉진한다. 치료사의 손의 나머지 부분은 꼬리쪽 분절의 척추를 고정한다.

실행

- 치료사의 왼손을 환자 머리와 목뼈 오른쪽에 놓는다. 치료사의 다섯 번째 손가락을 치료하고자 하는 분절의 머리쪽 척추뼈 주위에 놓는다. 치료사의 가슴을 환자 목뼈 위치의 변화 없이 환자의 머리에 밀착시켜 유지하고 움직이는 손과 함께 목뼈 분절을 안정시킨다.
- 제한이 허용하는 한 최대범위에 대상 분절이 위치하게 하고, 환자의 머리와 목뼈를 조절하기 위해, 치료사의 왼손과 몸통을 활용한다.
- III 단계 일직선 움직임을 뒤쪽 방향으로 적용하거나 머리방향으로 견인을 적용한다. 양쪽에서 가동술을 적용해 보는 것이 필요할 수도 있다.

주의

- 만약 펴는 동안 치료되지 않는 인접 분절(머리쪽 또는 꼬리쪽)에 증상이 존재한다면, 가동술을 적용하는 동안 미리 이 분절을 굽힘 상태로 위치시키거나 고정한다.
- 치료는 바로 누운 자세에서도 수행될 수 있다.

목뼈 분절: 폄에 동반된 짝을 이룬 옆 굽힘과 돌림

(Cervical segment: extension with coupled sidebending and rotation)

검사

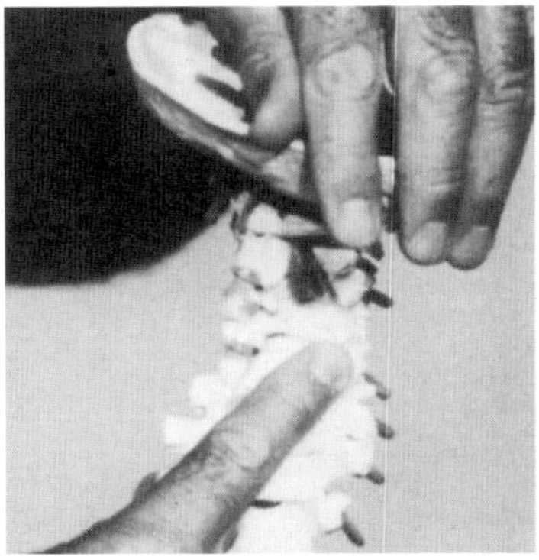

그림 23a – 골격

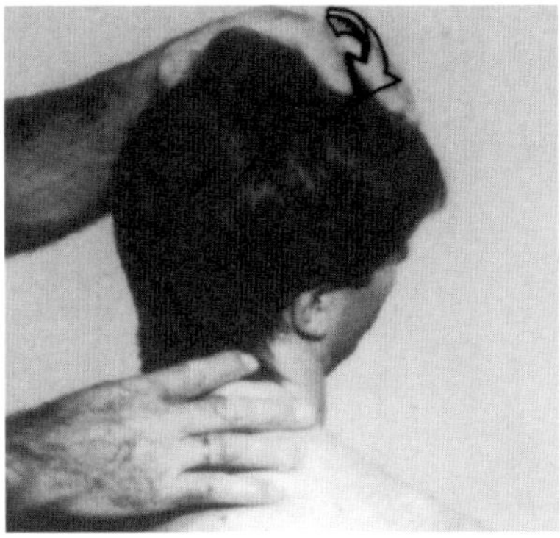

그림 23a – 오른쪽 옆 굽힘과 오른쪽 돌림

■ 그림 23a

목적

– **검사:** 분절 움직임의 범위와 끝 느낌을 포함한 질

시작 자세

– 환자는 치료대나 낮은 의자에 앉는다.

– 치료사는 환자의 왼쪽을 마주 보고 선다.

고정

– 치료사는 촉진할 오른손 손가락을 검사하고자 하는 분절의 오른쪽 돌기사이관절에 놓는다. 손의 나머지 부분으로 꼬리쪽 분절을 고정한다.

실행

– 치료사의 왼손을 환자의 머리 최상부에 놓는다.

– 치료사의 왼손으로, 검사하고자 하는 분절에 움직임이 발생할 때까지 환자의 머리와 목뼈를 펴기 위해 뒤로 저치는 동시에 짝을 이룬 오른쪽 옆 굽힘과 오른쪽 돌림이 동반되게 한다.

– I, II 단계 또는 III 단계 움직임을 적용한다.

– 양쪽을 비교하여 검사한다.

목뼈 분절: 폄에 동반된 짝을 이룬 옆 굽힘과 돌림

(Cervical segment: extension with coupled sidebending and rotation)

신장 가동술

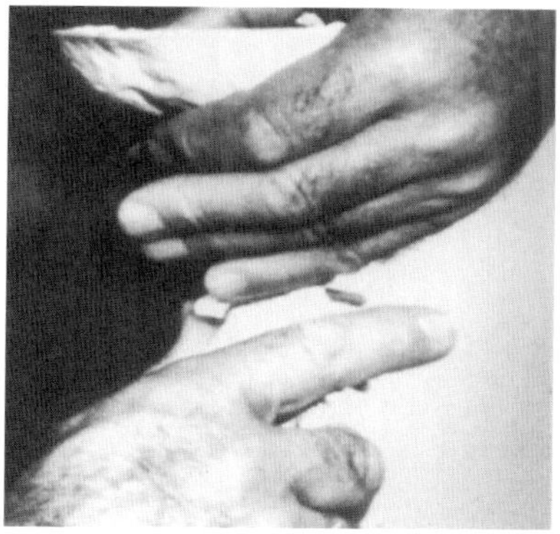

그림 23b - 골격

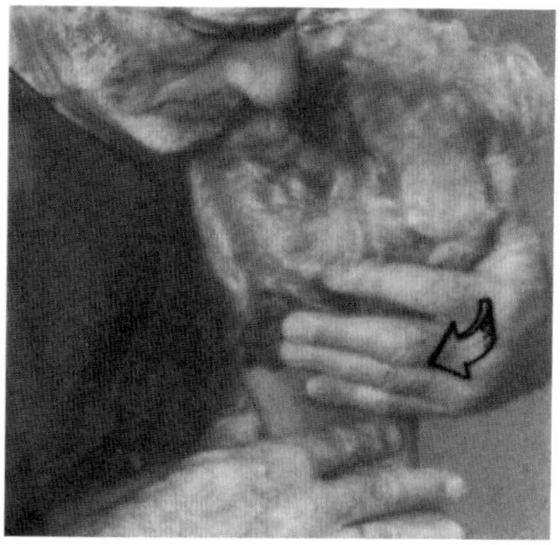

그림 23b - 오른쪽 옆 굽힘과
오른쪽 돌림

■ 그림 23b

목적

- **신장 가동술:** 목뼈 분절에 제한된 돌림 또는 폄을 위해 적용

시작 자세

- 환자는 치료대나 낮은 의자에 앉는다.
- 치료사는 환자 왼쪽을 마주 보고 선다.

고정

- 치료사는 오른손으로 환자의 목 뒤를 감싸 쥔다. 엄지와 두 번째 손가락으로 치료하고자 하는 분절의 꼬리쪽 척추뼈를 고정시킨다. 치료사의 두 번째 손가락은 움직임을 촉진하다. 분절의 꼬리쪽 척추를 고정하기 위해 치료사의 왼손의 나머지 부분을 사용한다.

실행

- 치료사의 왼손을 환자 머리와 목뼈 오른쪽에 놓는다. 다섯 번째 손가락을 치료하고자 하는 분절의 머리쪽 척추뼈(왼쪽 고리) 주위에 놓는다. 치료사의 가슴은 환자 목뼈의 위치에 변화 없이 환자의 머리 오른쪽에 밀착시켜 움직이는 손과 함께 목뼈 분절을 안정시킨다.
- 대상 분절이 제한이 허용하는 한 최대범위에서 오른쪽 돌림, 옆 굽힘 동시에 폄 위치에 있게 하고, 환자의 머리와 목뼈 움직임을 유도하기 위해, 치료사의 왼손과 몸통을 사용한다.
- III 단계 일직선 움직임을 뒤쪽-꼬리쪽 방향으로 적용한다.
- 머리쪽 척추뼈 오른쪽에서 고정한(오른쪽) 치료사의 두 번째 손가락이 뒤쪽-꼬리쪽 움직임을 제한하지 않도록 주의한다.

능동적 목등뼈 돌림 (Active cervicothoracic rotation)

검사

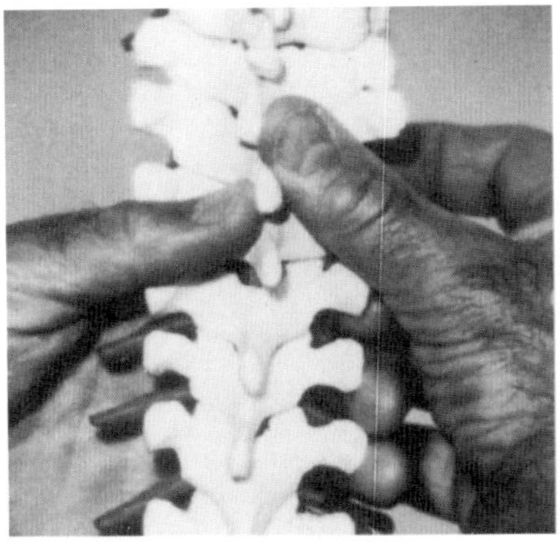

그림 24 - 골격

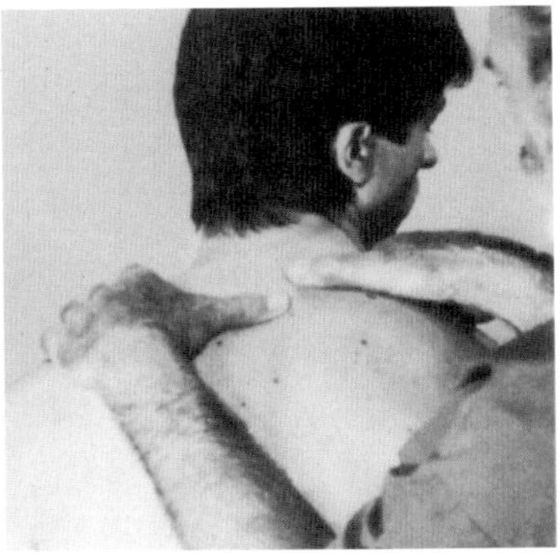

그림 24 - 오른쪽으로

■ 그림 24

목적

- **검사:** 끝 느낌을 포함한 분절 움직임의 범위

시작 자세

- 환자는 치료대나 낮은 의자에 앉는다.

실행

- 치료사의 왼손 엄지를 검사하고자 하는 분절의 꼬리쪽에 위치한 가시돌기 가쪽(왼쪽)에 놓는다. 치료사의 오른손 엄지를 검사하고자 하는 분절의 머리쪽에 위치한 가시돌기 가쪽(오른쪽)에 놓는다.
- 환자는 머리와 목뼈를 오른쪽으로 돌린다. 이 움직임을 시행하는 동안, 치료사의 양쪽 엄지는 가시돌기 접촉을 그대로 유지한다. 환자가 오른쪽으로 돌리는 동안, 머리쪽 척추뼈 가시돌기와 치료사의 오른손 엄지는 꼬리쪽 가시돌기보다 왼쪽으로 더 많이 움직일 것이다.
- 양쪽을 비교한다.

주의

- 대체할 수 있는 손위치: 치료사의 두 번째 손가락을 검사하고자 하는 두 분절 가시돌기 사이 가쪽에서 양쪽 모두를 접촉하여 놓는다. 움직이는 동안, 치료사는 머리쪽 가시돌기에서 꼬리쪽 가시돌기 보다 더 많은 압박감이 느껴지는지 확인해 본다.
- 위쪽 목뼈 부위에 통증이 머리와 목뼈의 능동움직임을 제한한다면, 위쪽 목뼈의 움직임을 피하기 위해 아래쪽 목뼈를 수동적으로 돌린다. 환자 위쪽 목뼈 부위를 고정하기 위해 치료사는 오른손을 활용한다. 치료사는 촉진할 왼손의 손가락을 검사하고자 하는 분절의 두 가시돌기 사이에 놓는다.

목등뼈 분절: 굽힘에 동반된 짝을 이룬 옆 굽힘과 돌림

(Cervicothoracic segment: flexion with coupled sidebending and rotation)

검사

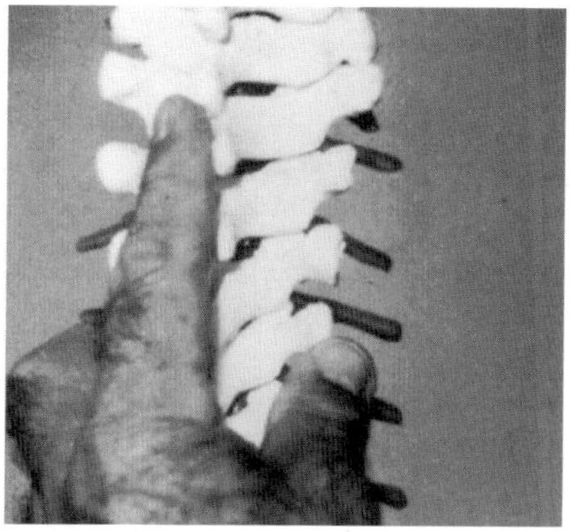

그림 25 - 골격

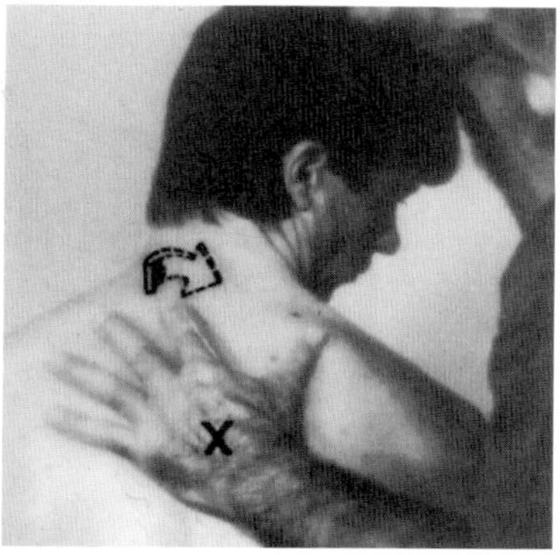

그림 25 - 오른쪽 옆 굽힘과 오른쪽 돌림

■ 그림 25

목적

- **검사:** 끝 느낌을 포함한 분절 움직임의 범위

시작 자세

- 환자는 치료대나 낮은 의자에 앉는다.
- 치료사는 환자의 오른쪽을 보고 선다.

안정

- 치료사는 촉진할 왼손의 손가락을 검사하고자 하는 분절의 두 가시돌기 사이에 놓는다. 손의 나머지 부분은 분절의 꼬리쪽을 안정시키기 위해 활용한다.

실행

- 치료사의 오른손을 환자의 머리 최상부에 놓는다.
- 치료사의 오른손으로 검사하고자 하는 목뼈 분절에 움직임이 발생할 때까지 환자의 머리와 목뼈를 앞으로 구부리게 하는 동시에 짝을 이룬 오른쪽 옆 굽힘과 오른쪽 돌림이 동반되게 한다.
- I, II 단계 또는 III 단계 움직임을 적용한다.
- 양쪽을 비교한다.

목등뼈 분절 C5에서 T3: 직선적인 관절내 움직임

(Cervicothoracic segment C5 to T3: translatoric joint play)

검사

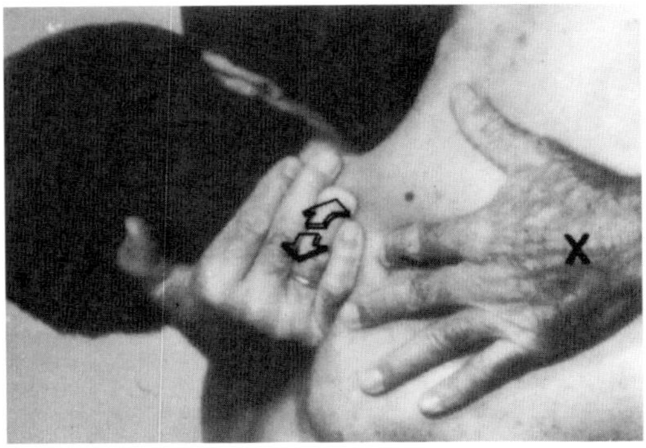

그림 26 - C5-T3

■ 그림 26

목적

- **검사:** 분절 움직임의 범위와 끝 느낌을 포함한 질

시작 자세

- 환자는 왼쪽 측면으로 눕는다.

안정

- 치료사는 촉진할 왼손의 손가락을 검사하고자 하는 분절의 오른쪽 돌기사이관절이나 두 가시돌기 사이에 놓는다. 왼손의 나머지 부분은 분절의 꼬리쪽을 안정시킨다.

실행

- 치료사의 오른쪽 아래팔과 손을 환자의 머리와 목뼈 밑에 놓는다. 치료사의 다섯 번째 손가락을 검사하고자 하는 분절의 머리쪽 척추뼈에 놓는다. 환자의 이마를 치료사의 위팔에 기대개 하여 안정시킨다.
- 치료사의 오른손으로, 위쪽 등뼈 분절 또는 특정 목뼈의 척추 원반 관절의 치료면에 평행하게 환자의 머리와 목뼈를 앞쪽과 뒤쪽으로 교대로 움직여 직선적인 움직임을 수행한다. 반드시 척추 움직임은 회선 요소가 없는 직선적인 움직임이여야 한다.

  적용:

  a) 관절내 움직임을 평가하기 위한 I 단계 작은 흔듦 움직임.

  b) 끝 느낌을 포함한 움직임의 질과 양을 평가하기 위한 II 단계와 III 단계 움직임.
- 오른쪽 왼쪽 옆으로 누운 자세 모두에서 검사한다.

주의

- 견인 관절내 움직임을 평가하기 위해 비슷한 손잡기를 활용한다.

목등뼈 분절: 굽힘과 폄

(Cervicothoracic segment flexion and extension)

검사와 신장 가동술

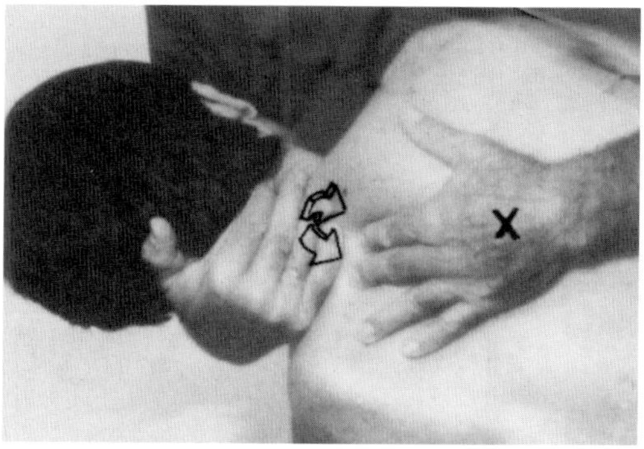

그림 27

■ 그림 27

목적

- **검사:** 분절 움직임의 범위와 끝 느낌을 포함한 질
- **신장 가동술:** 목등뼈 분절에서 제한된 굽힘 또는 폄을 위해 적용

시작 자세

- 환자는 왼쪽 측면으로 눕는다. 편안함을 위해 필요하다면, 환자 머리 밑에 베개를 넣는다.

고정

- 치료사의 왼손 두 번째 손가락과 세 번째 손가락으로 치료하고자 하는 분절의 꼬리쪽 척추뼈를 고정한다. 치료사의 두 번째 손가락으로 움직임을 촉진한다. 왼손의 나머지 부분을 꼬리쪽 분절을 고정하기 위해 사용한다.

실행

- 치료사의 오른쪽 아래팔과 손을 환자의 머리와 목뼈 밑에 놓는다. 치료사의 다섯 번째 손가락을 치료하고자 하는 분절의 머리쪽 척추뼈에 놓는다. 환자의 이마를 치료사의 위팔에 기대게 하여 안정시킨다.
- **검사:** 치료사의 오른손과 팔로, 환자의 머리와 목뼈가 앞으로 뒤로 움직이도록 인도한다. I, II 단계 또는 III 단계 굽힘과 폄 움직임을 적용한다.
- **신장 가동술:** 대상 분절의 제한이 허용하는 한 최대범위에 굽힘 또는 폄 위치에 있게 한다. 굽힘을 위해서 앞쪽과 머리쪽 방향으로, 폄을 위해서 뒤쪽과 꼬리쪽 방향으로 III 단계 일직선 움직임을 적용한다.

목등뼈 분절: 굽힘에 동반된 옆 굽힘과 돌림

(Cervicothoracic segment: flexion with sidebending and rotation)

검사

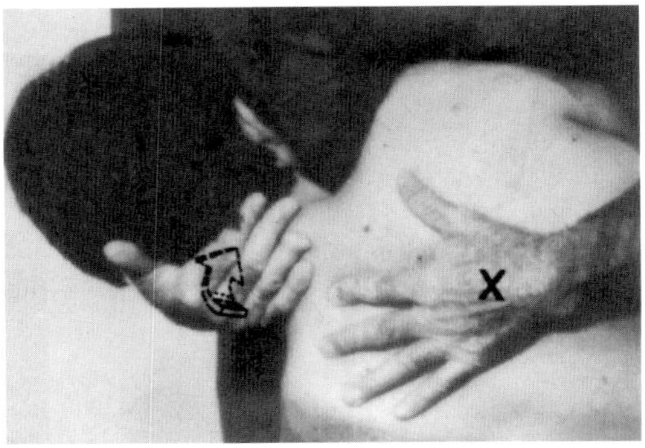

그림 28a – 검사

■ 그림 28a

목적

– **검사:** 분절 움직임의 범위와 끝 느낌을 포함한 질

시작 자세

– 환자는 치료대 가장자리 밖으로 머리와 어깨가 나오게 하여 왼쪽 측면으로 눕는다.

안정

– 치료사는 촉진할 왼손의 손가락을 검사하고자 하는 분절의 두 가시돌기 사이에 놓는다. 치료사의 손의 나머지 부분으로 꼬리쪽 분절을 안정시킨다.

실행

– 치료사는 오른쪽 아래팔과 손을 환자의 머리와 목뼈 밑에 놓는다. 치료사의 다섯 번째 손가락은 검사하고자 하는 분절의 머리쪽 척추뼈에 놓는다. 환자의 이마는 치료사의 위팔에 기대게 하여 안정시킨다.

– 치료사의 오른손으로, 검사하고자 하는 환자의 목등뼈 분절에서 목뼈 굽힘을 유도한다. 동시에 (같은 쪽으로) 짝을 이룬 옆 굽힘과 돌림이 동반되도록 한다.

– I, II 단계 또는 III 단계 움직임을 적용한다.

주의

– 같은 손잡기 방법이 짝을 이룬 움직임(예, 굽힘 또는 폄에 동반된 같은 방향으로 옆 굽힘과 돌림)과 짝을 이루지 않은 움직임(예, 굽힘 또는 폄에 동반된 반대 방향으로 옆 굽힘과 돌림)을 평가하기 위해 활용될 수 있다.

목등뼈 분절: 굽힘에 동반된 옆 굽힘과 돌림

(Cervicothoracic segment: flexion with sidebending and rotation)

신장 가동술

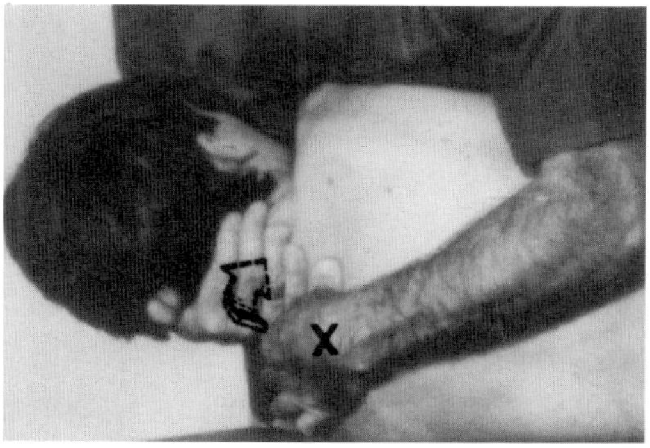

그림 28b

■ 그림 28b

목적

- **신장 가동술:** 목등뼈 분절에서 제한된 굽힘, 돌림 또는 옆 굽힘을 위해 적용

시작 자세

- 환자는 치료대 가장자리 밖으로 머리와 어깨가 나오게 하여 왼쪽 측면으로 눕는다.

안정

- 치료사의 왼손 엄지로, 치료하고자 하는 분절 꼬리쪽 척추뼈의 가시돌기 가쪽(왼쪽)을 고정한다. 치료사 손의 나머지 부분으로 꼬리쪽 분절을 안정시킨다.

실행

- 치료사는 오른쪽 아래팔과 손을 환자의 머리와 목뼈 밑에 놓는다. 치료사의 다섯 번째 손가락은 검사하고자 하는 분절의 머리쪽 척추뼈에 놓는다. 환자의 이마는 치료사의 위팔에 기대게 하여 안정시킨다.
- 제한이 허용하는 한 최대범위에 대상 목등뼈 분절이 위치하게 하고, 치료사의 오른손으로, 환자 목뼈를 굽힘으로 유도한다. 동시에 (같은 쪽으로) 짝을 이룬 옆 굽힘과 돌림이 동반되도록 한다.
- III 단계 일직선 움직임을 앞쪽과 머리쪽 방향으로 적용한다.

목뼈 (Cervical)

목등뼈 분절: 견인 아래쪽 목뼈와 위쪽 등뼈의 돌기사이관절

가동술

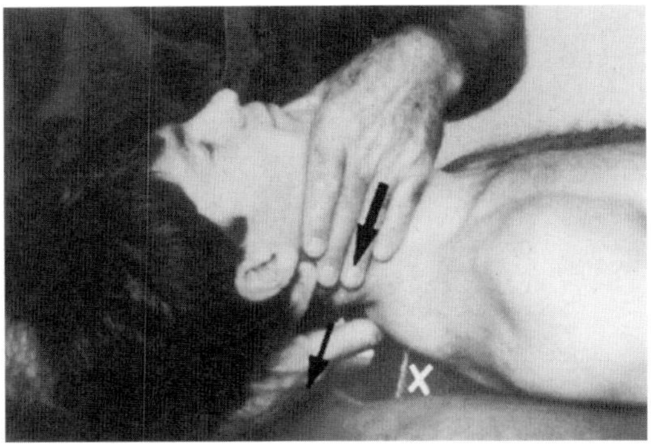

그림 29a – 아래쪽 목뼈 (C6–T3)

■ 그림 29a

목적

- **가동술:** 아래쪽 목뼈와 위쪽 등뼈(C6–T3)의 특정 돌기사이관절에서 제한된 가동성을 위해 적용

시작 자세

- 환자는 바로 누운 자세를 취한다.

고정

- 치료하고자 하는 분절의 꼬리쪽 척추뼈의 가로돌기를 고정하기 위해 쐐기의 돌출부를 위치시킨다.

실행

- 치료사의 오른손으로 환자의 머리와 목뼈를 뒤쪽을 감싸 쥔다. 분절의 두 가시돌기 사이에 움직임을 관찰하기 위해 쐐기의 돌출부 사이틈에 치료사의 오른손 손가락을 넣고 평가한다. 치료사의 왼손으로 (다문 입) 아래턱뼈(아래턱골; mandible) 앞쪽을 감싸 쥔다. 만약 턱관절(TMJ)장애가 있는 환자라면, 치료사 손을 위턱뼈(상악골; maxilla)에 위치시킨다. 치료사의 가슴을 환자의 목뼈자세의 변화 없이 환자의 머리에 밀착시켜 움직이는 손과 함께 환자 머리를 안정시킨다.
- 환자의 머리와 목뼈를 뒤쪽과 약간 머리쪽으로 움직이기 위해 치료사의 무릎관절을 구부리며 돌기사이관절 치료면에 직각으로 움직임을 수행한다.
- II 단계 또는 III 단계 움직임을 뒤쪽/머리쪽 방향으로 적용한다.

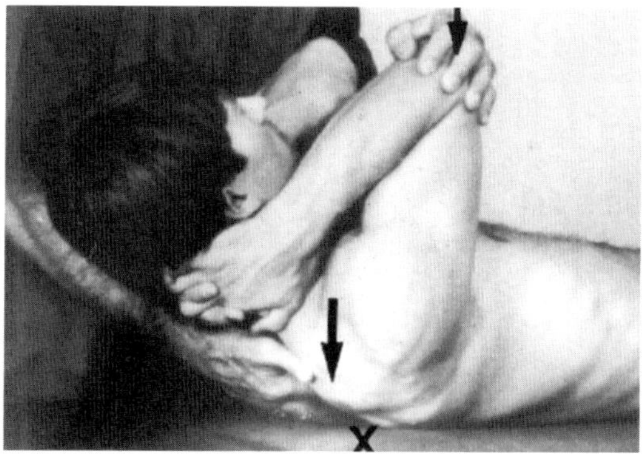

그림 29b – 위쪽 등뼈 (T1–T3)

■ 그림 29b

- **위쪽 등뼈에서 돌기사이관절의 견인 (T1–T3) :** 환자는 양손으로 목을 감싸 잡는다. 환자의 팔꿈치에 뒤쪽(화살표 참고)으로 압력을 적용한다. 또는 환자의 머리를 베개에 안정시키고 복장뼈에 압력을 적용한다.
- **원반 관절에 견인:** 환자는 손으로 어깨 주변을 감싸 잡는다. 환자의 팔꿈치를 머리 방향으로 민다.

목뼈 물렁조직과 관절: 뒤쪽으로

가동술

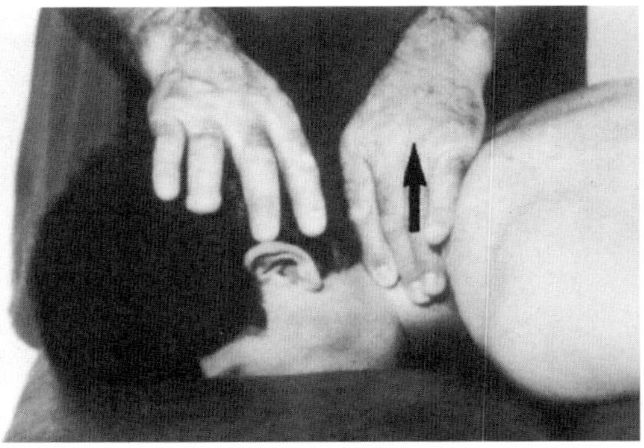

그림 30a – 한 손 기법

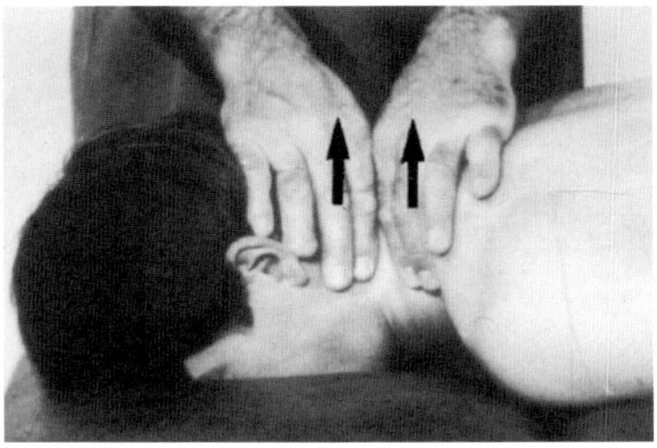

그림 30b – 양 손 기법

■ 그림 30a

목적

– **가동술:** 목뼈 부위에서 제한된 물렁조직과 관절 가동성을 위해 적용

시작 자세

– 환자는 엎드려 눕는다.

실행

– 치료사의 오른손을 환자의 머리에 놓는다. 치료사의 왼손으로 환자의 목뼈의 척추옆근을 감싸 쥔다. 환자의 피부를 꼬집지 않기 위해 치료사의 먼쪽손가락뼈사이관절(DIP joint)과 몸쪽손가락뼈사이관절(PIP joint)을 편 상태로 그리고 손허리손가락관절(MCP joint)만을 굽힌 상태로 유지시킨다.

– 치료사의 왼손으로 환자 피부가 허용하는 최대 범위 내에서 뒤쪽으로 척추옆근을 들어 올리는 동시에 근육에 압력을 가한다. 피부에 접촉을 계속 유지하면서 율동적으로 압력을 제공했다 제거하는 과정을 반복한다.

■ 그림 30b

– 물렁조직 치료는 양손으로도 적용할 수 있다.

목뼈 물렁조직과 관절: 앞쪽으로

가동술 (머리쪽 안정)

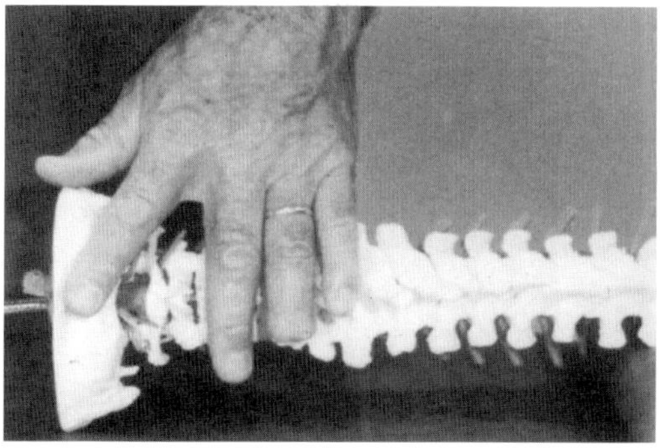

그림 30c - 골격

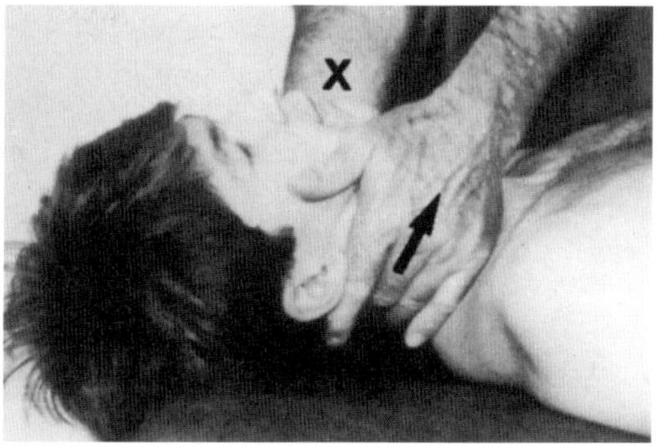

그림 30c

■ 그림 30c

목적

- **가동술:** 목뼈 부위에서 제한된 물렁조직과 관절의 가동성을 위해 적용되며 돌기사이관절의 견인(분리)이 동반된다.

시작 자세

- 환자는 바로 눕는다.

안정

- 치료사의 오른손으로, 치료하고자 하는 분절의 머리쪽 척추뼈에 다섯 번째 손가락을 놓고 환자의 머리와 목뼈의 왼쪽을 안정시킨다.

실행

- 치료사의 왼손으로, 환자의 오른쪽 척추옆근을 감싸쥔다. 치료하고자 하는 꼬리쪽 분절의 오른쪽에 치료사의 세 번째 손가락을 위치시킨다.
- 치료사의 왼손으로 피부가 허용하는 범위 내에서 최대로 (대상이 되는 분절의 돌기사이관절에 직각이 되게) 앞쪽-꼬리방향으로 움직인다. 동시에 근육에 압력을 가한다. 피부에 접촉을 유지하면서 율동적으로 압력을 제공했다 제거하는 과정을 반복한다.

주의

- 치료사는 돌기사이관절에 미끄러뜨림을 수행하기 위해서, 치료대 머리쪽에 서서 돌기사이관절의 치료면에 평행하게 앞쪽과 머리쪽으로 움직임의 방향을 변화시킨다. 이것은 대상이 되는 분절에서 머리쪽 척추뼈의 오른쪽 돌림이, 꼬리쪽 척추뼈는 상대적으로 왼쪽 돌림이 일어날 것이다. 만약 목뼈와 머리에서 짝을 이룬 가벼운 오른쪽 옆 굽힘이 동시에 일어난다면, 이 오른쪽 돌림은 더 증가될 것이다.

목뼈 물렁조직과 관절: 앞쪽으로

가동술 (꼬리쪽 안정)

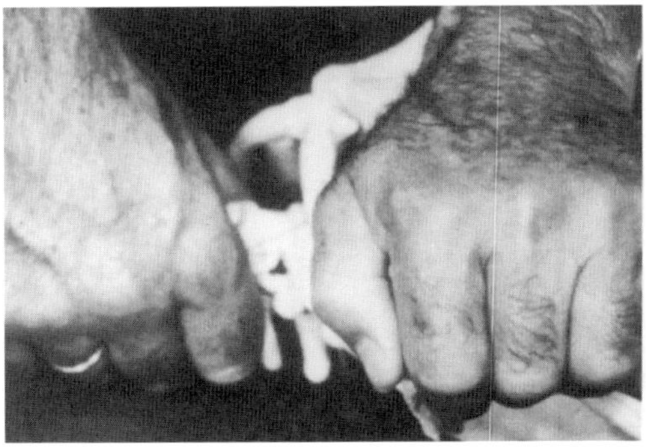

그림 30d - 골격

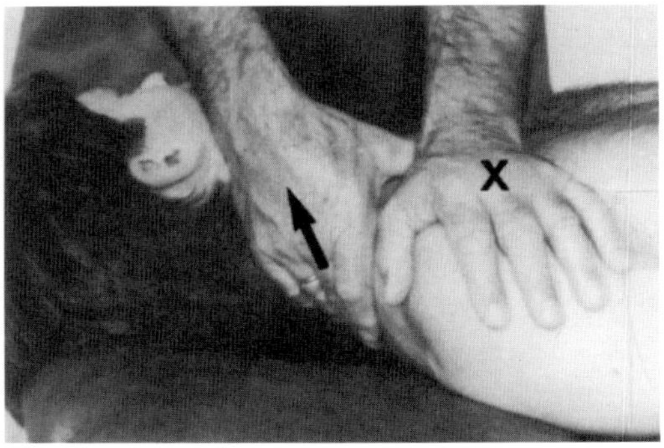

그림 30d

■ 그림 30d

목적

- **가동술:** 목뼈 부위에서 제한된 물렁조직과 관절의 가동성을 위해 적용되며 돌기사이관절의 미끄러뜨림이 동반된다.

시작 자세

- 환자는 바로 눕는다.

안정

- 치료사는 왼손으로 환자 오른쪽 어깨에 뒤쪽으로 압력을 적용하여 간접적으로 T1을 안정시킨다.

실행

- 치료사의 오른손으로, 환자의 오른쪽의 척추옆근을 잡는다. 치료하고자 하는 머리쪽 분절의 척추뼈에 두 번째 손가락의 노측이 놓이게 한다.
- 치료사의 오른손을 피부가 허용하는 한 최대 범위내에서 돌기사이관절에 평행하게 앞쪽-머리방향으로 움직인다. 동시에 근육에 압력을 가한다. 피부에 접촉을 유지하면서 율동적으로 압력을 제공했다 제거하는 과정을 반복한다.

주의

- 위의 예에서, 꼬리쪽 척추뼈는 안정되면서, 머리쪽 척추뼈가 왼쪽으로 돌아간다. 이런 왼쪽 돌림이 목뼈의 왼쪽 옆 굽힘과 짝을 이룬다면 보다 더 증가될 것이다.

13 위쪽 목뼈 (Upper Cervical spine)

■ 기능 해부학과 움직임 (Functional anatomy and movement)

■ 해부학 (Anatomy)

위쪽 목뼈(그림 UC-1 과 UC-2)는 C0-C1과 C1-C2 두 분절로 구성되어 있다. C0-C1과 C1-C2 사이에는 두개의 돌기사이관절(zygapophyseal joints)이 있고, 척추사이원반은 없다. 게다가 C1-C2 분절은 중쇠뼈(축추; axis)의 치아돌기(dens)가 뒤쪽에서는 횡인대(transverse ligament)와 앞쪽에서는 고리뼈(환추; atlas)의 궁(arch)과 관절을 이루고 있으므로 두개 이상의 관절을 가지고 있다.

그림 UC-1
고리뼈(atlas)의 위면

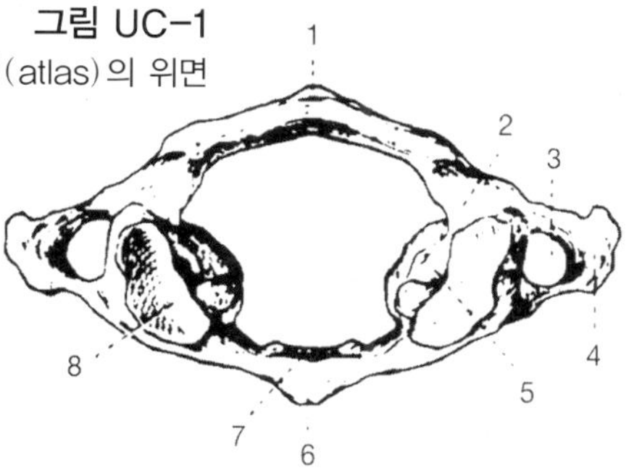

1. 뒤결절 (후결절; Tuberculum posterius)
2. 척추동맥 고랑 (추골동맥구; Sulcus a. vertebralis)
3. 가로돌기구멍 (늑횡돌공; Foramen costotransversarium)
4. 가로돌기 (횡돌기; Processus transversus)
5. 가로덩이 (가쪽괴; Massa lateralis)
6. 앞결절 (전결절; Tuberculum anterius)
7. 치아돌기 오목 (치상와; Fovea dentis)
8. 위관절면 (상관절와; Fovea articularis superior)

그림 UC-2
중쇠뼈(axis)의 오른쪽 면

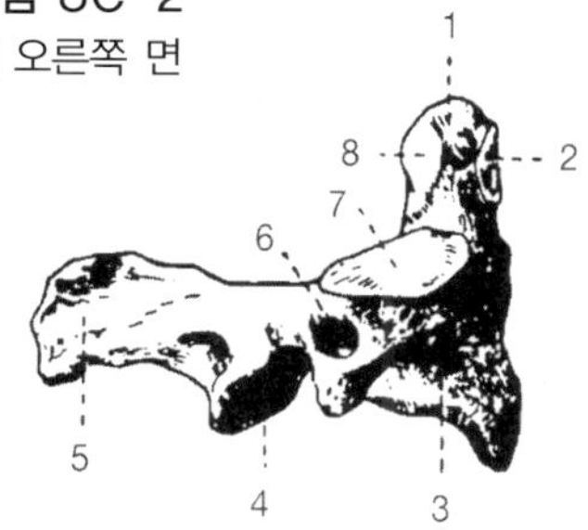

1. 치아돌기 (치아돌기; Dens)
2. 앞관절면 (전관절면; Facies articularis anterior)
3. 척추뼈 몸통 (척추체; Corpus vertebrae)
4. 아래관절면 (하관절와; Fovea articularis inferior)
5. 가시돌기 (극돌기; Processus spinosus)
6. 가로돌기구멍 (늑횡돌공; Foramen costotransversarium)
7. 위관절면 (상관절와; Fovea articularis superior)
8. 뒤관절면 (후관절와; Fovea articularis posterius)

■ 뼈와 관절 움직임 (Bone and joint movement)

뒤통수뼈-고리뼈 (C0-C1) (Occiput-atlas)

위쪽 목뼈 부위의 굽힘과 폄은 볼록규칙(convex rule)을 따른다. 예를 들어, 뒤통수뼈 관절융기(후두과; condyles of the occiput)는 굽힘에서는 뒤쪽으로 움직이는(*위쪽 목뼈: 그림 1*) 반면 폄에서는 앞쪽으로 움직인다(*위쪽 목뼈: 그림 2*). 두 경우 모두 뒤통수뼈 관절융기는 같은 방향으로 구르기(roll)가 일어나고, 미끄러짐(glide)은 반대 방향으로 일어난다.

위쪽 목뼈의 굽힘과 폄 모두에서 짝을 이룬 돌림과 옆 굽힘의 경미한 움직임은 반대 방향으로 일어난다. 예를 들어, 오른쪽 돌림은 왼쪽 옆 굽힘과 짝을 이룬다(*위쪽 목뼈: 그림 3과 5*).

위쪽 목뼈에서 짝을 이루지 않은 움직임, 돌림과 옆 굽힘은 굽힘(*위쪽 목뼈: 그림 4*)과 폄(*위쪽 목뼈: 그림 6*) 모두에서 같은 방향으로 결합된다. 짝을 이룬 움직임보다 움직임의 범위가 더 작고, 더 단단한 끝 느낌이 나타난다.

고리뼈-중쇠뼈 (C1-C2) (Atlas-axis)

고리뼈의 앞고리(전궁; ventral arch)와 중쇠뼈의 치아돌기(치상돌기; dens) 사이를 지지하는 강한 인대로 인해, 움직임의 축은 치아돌기에 있다. 굽히는 동안 고리뼈의 뒤고리(후궁; posterior arch)은 중쇠뼈로 부터 멀어지며 상방으로 움직이는 반면, 고리뼈의 앞고리는 치아돌기를 따라 꼬리쪽으로 움직인다. 펴는 동안 고리뼈의 뒤고리는 중쇠뼈의 뒤쪽에 근접하게 되는 반면 고리뼈의 앞고리는 치아돌기를 따라 머리쪽으로 움직인다.

강한 인대구조와 관절면의 방향성 때문에, 고리뼈와 중쇠뼈 사이에서는 옆 굽힘이 일어나지 않는다. 반면 이 부위에서는 현저한 돌림이 가능하며(오른쪽으로, 왼쪽으로 약 45° 정도) 목뼈에서 일어나는 전체 돌림의 약 절반을 차지한다.

돌림의 반대방향으로 진행된 머리의 옆 굽힘(짝을 이룬 움직임)은 옆 굽힘이 된 쪽의 날개인대(익상인대; alar ligament)를 이완시켜 돌림이 증가되도록 허용한다. 반대로 돌림과 같은 방향으로 진행된 머리의 옆 굽힘(짝을 이루지 않은 움직임)은 굉장히 제한적이다.

■ 평가와 치료에 대한 주의 (Notes on evaluation and treatment)

위쪽 목뼈 영역의 인대들은 그 부위의 안정성에 본질적인 역할을 한다. 특히, 뒤통수뼈와 중쇠뼈의 치아돌기를 연결해주는 날개인대가 그러하다. 또한 이런 인대들은 위쪽 목뼈의 짝을 이룬 움직임 유형에 기여하고 있다. 다른 중요한 인대로는 가로인대(횡인대; transverse ligament)가 있으며, 고리뼈 앞고리에 대해서 치아돌기를 안정시킨다. 그러나 이런 인대들은 류마티스성 관절염과 같은 병적상태나 외상으로 인해 단열의 가능성이 있으며 손상에도 취약하다. 따라서 항상 치료 전에 특히, 돌림이나 강한 견인 기법(*목뼈: 그림 10*)을 적용하기 전에 인대들에 대해 반드시 안정성 검사를 실시하여야 한다.

검사 상 인대의 손상이 나타났다면, 도수교정이나 관절 가동술은 이 영역에서는 금기증이다. 이런 경우, 환자를 좀 더 상세하게 평가를 위해 전문가에게 의뢰해야만 한다. 뇌신경이나 이 영역을 통과하는 필수 혈관 역시 반드시 점검하여야 한다.

■ 위쪽 목뼈의 검사와 가동술
(Upper cervical tests and mobilizations)

주의 (Note)

교육생들은 위쪽 목뼈 가동기법을 실습하기 전에 아래 평가 절차에 따라 자신의 파트너를 반드시 검사하여야 한다.

위쪽 목뼈 안정성과 가동성 .... (목뼈: 그림 10) 264
척추동맥 .... (목뼈: 그림 12) 267
위쪽 목뼈 분절: 가쪽 미끄러뜨림 .... (위쪽 목뼈: 그림 8) 303

능동적 위쪽 목뼈 굽힘과 폄 (Active upper cervical flexion and extension)

검사

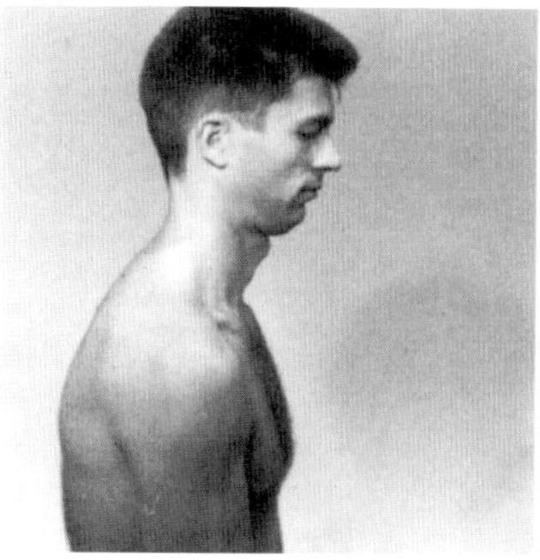

그림 1 – 굽힘

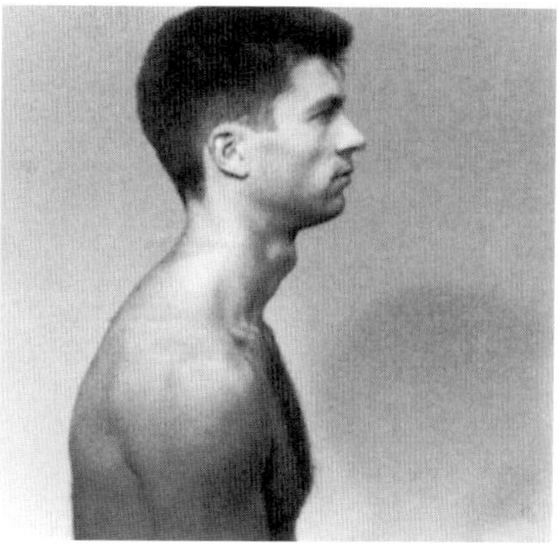

그림 2 – 폄

■ 그림 1

목적

– **검사:** 일반적인 가동성과 증상 약식검사

시작 자세

– 환자는 치료대에 앉는다.

실행

– 환자는 위쪽 목뼈를 굽히기 위해 턱을 끌어당긴다.
– 환자가 수행한 능동 움직임의 마지막 범위에서, 치료사는 추가적인 수동움직임 범위를 평가하기 위해 추가압력을 가한다.
– 움직임의 범위와 움직임을 수행하는 방법을 관찰한다. 움직임에 따른 증상의 행태를 주시한다.

지적

– 이 검사에 이어 다시 영점자세(zero position)에서 부터 끝 느낌의 특성을 포함하는 전체 운동범위에 대한 수동움직임의 질을 평가한다.

■ 그림 2

– 능동적 위쪽 목뼈 폄을 평가하기 위해 유사한 방법을 활용한다. 이 경우 환자는 위쪽 목뼈를 펴기 위해 턱을 들어 올린다.

능동적 위쪽 목뼈 굽힘에 동반된 결합된 옆 굽힘과 돌림

(Active upper cervical flexion with combined sidebending and rotation)

검사

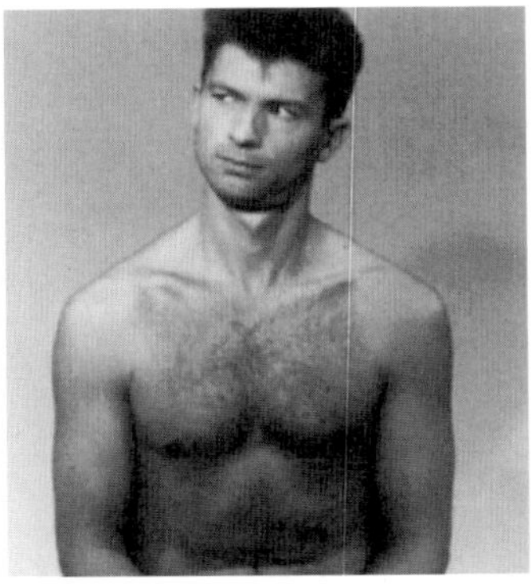

그림 3 – 짝을 이룬 왼쪽 옆 굽힘과 오른쪽 돌림

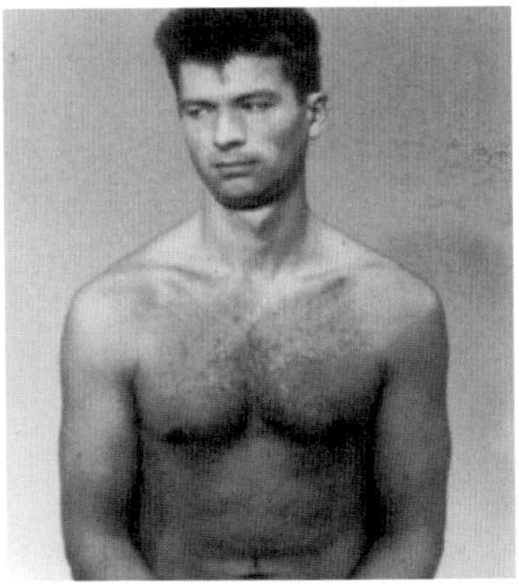

그림 4 – 짝을 이루지 않은 오른쪽옆 굽힘과 오른쪽 돌림

■ 그림 3

목적

– **검사:** 일반적인 가동성과 증상 약식검사

시작 자세

– 환자는 치료대에 앉는다.

실행

– 환자는 위쪽 목뼈의 굽힘에 동반된 짝을 이룬 오른쪽 돌림과 왼쪽 옆 굽힘이 동시에 일어나도록 턱을 끌어당긴다.

– 환자가 수행한 능동 움직임의 마지막 범위에서, 치료사는 추가적인 수동움직임 범위를 평가하기 위해 추가압력을 가한다.

– 움직임의 범위와 움직임을 수행하는 방법을 관찰한다. 움직임에 따른 증상의 행태를 주시한다. 양쪽을 비교한다.

지적

– 이 검사에 이어 다시 영점자세에서 부터 끝 느낌의 특성을 포함하는 전체 운동범위에 대한 수동움직임의 질을 평가한다.

■ 그림 4

– 같은 방향으로 돌림과 옆 굽힘이 동반된 굽힘에서 능동적, 수동적 짝을 이루지 않은 위쪽 목뼈 움직임을 평가하기 위해 유사한 방법을 활용한다(예, 오른쪽으로 돌림과 옆 굽힘).

능동적 위쪽 목뼈 폄에 동반된 결합된 옆 굽힘과 돌림

(Active upper cervical extension with combined sidebending and rotation)

검사

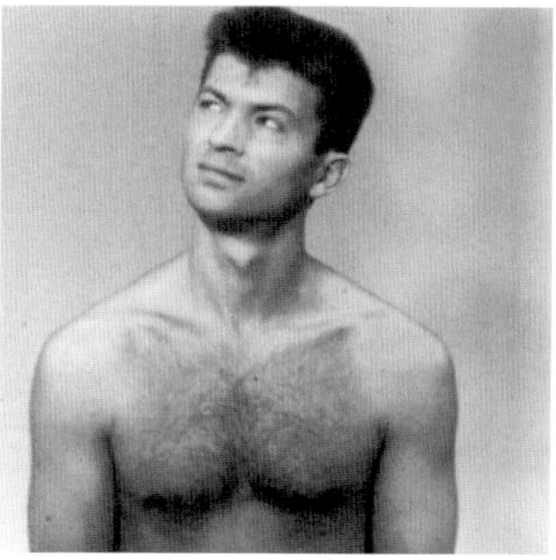

그림 5 – 짝을 이룬 왼쪽 옆 굽힘과 오른쪽 돌림

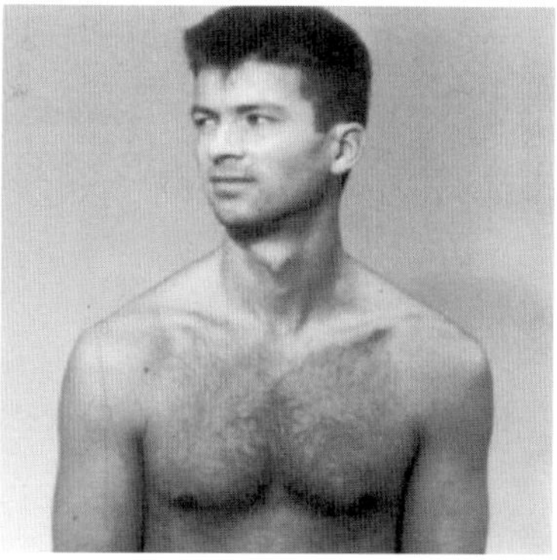

그림 6 – 짝을 이루지 않은 오른쪽 옆 굽힘과 오른쪽 돌림

■ 그림 5

목적

- **검사:** 일반적인 가동성과 증상 약식검사

시작 자세

- 환자는 치료대에 앉는다.

실행

- 환자는 위쪽 목뼈의 폄에 동반된 오른쪽 돌림과 왼쪽 옆 굽힘이 동시에 일어나도록 턱을 들어 올린다.
- 환자가 수행한 능동 움직임의 마지막 범위에서, 치료사는 추가적인 수동움직임 범위를 평가하기 위해 추가압력을 가한다.
- 움직임의 범위와 움직임을 수행하는 방법을 관찰한다. 움직임에 따른 증상의 행태를 주시한다. 양쪽을 비교한다.

지적

- 이 검사에 이어 다시 영점자세에서 부터 끝 느낌의 특성을 포함하는 전체 운동범위에 대한 수동움직임의 질을 평가한다.

■ 그림 6

- 같은 방향으로 돌림과 옆 굽힘이 동반된 폄에서 능동적, 수동적 짝을 이루지 않은 위쪽 목뼈 움직임을 평가하기 위해 유사한 방법을 활용한다(예, 오른쪽으로 돌림과 옆 굽힘).

뒤통수뼈-고리뼈 견인 (Occiput-atlas traction)

검사와 가동술

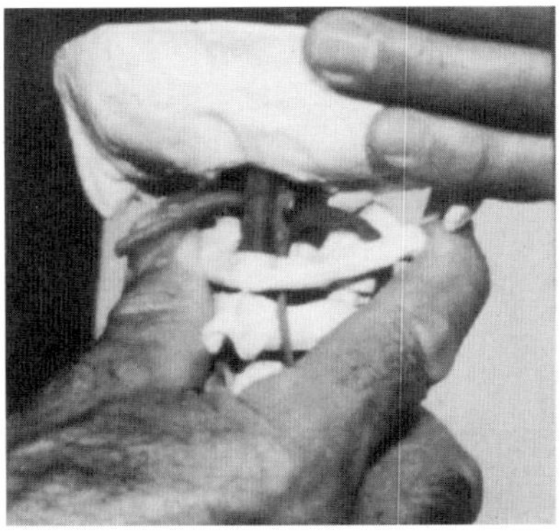

그림 7 - 골격

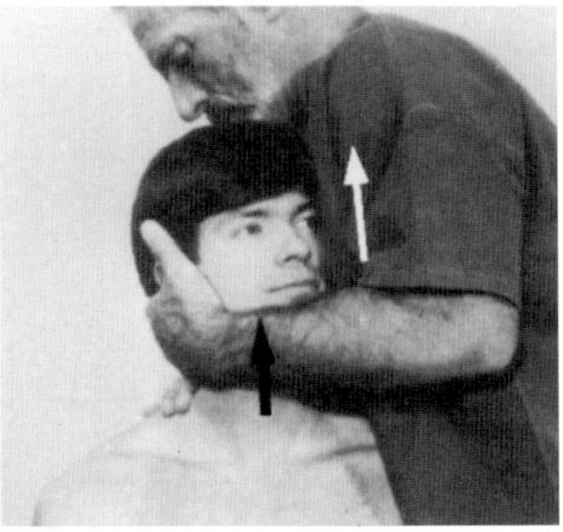

그림 7

■ 그림 7

목적

- **검사:** 분절 움직임의 범위와 끝 느낌을 포함한 질
- **가동술:** 제한된 뒤통수뼈-고리뼈 움직임 또는 증상감소를 위해서 적용. 이 기법은 고리뼈-중쇠뼈 관절의 제한에 대해서도 역시 효과적일 수 있다. 그리고 다른 목뼈 분절에도 변형된 손잡기로 적용할 수 있다.
- **도수교정:** *3권 참고: 견인-도수교정*

시작 자세

- 환자는 치료대나 낮은 의자에 앉는다.
- 치료사는 양쪽 무릎관절을 약간 굽힌 상태로 선다.

고정

- 치료사의 오른손으로 환자의 목 뒤를 감싸 쥐고, 오른손의 엄지와 두 번째 손가락으로 고리뼈를 꼬리방향으로 고정한다. 그리고 치료사 엄지와 손가락으로 움직임을 촉진한다. 치료사의 손의 나머지 부분은 고리뼈를 기준으로 꼬리쪽 척추를 고정하기 위해 사용한다.

실행

- 치료사의 왼손은 환자의 오른쪽 머리에 놓고 왼손의 다섯 번째 손가락을 뒤통수뼈 밑에 놓는다. 치료사의 가슴을 환자 목뼈의 위치변화 없이 환자의 머리에 밀착시켜 움직이는 손과 함께 목뼈를 안정시킨다.
- **검사:** 치료사의 왼손과 몸통으로 환자의 머리 움직임을 유도한다. 치료사의 무릎관절을 곧게 폄으로써 환자의 고리뼈-뒤통수뼈 관절에 I, II 단계 또는 III 단계 견인(분리)을 머리 방향으로 적용한다.
- **가동술:** 제한이 허용하는 한 최대범위에 뒤통수뼈를 위치시키고, III 단계 움직임을 머리 방향으로 적용한다.

대체 방법

- 환자 뒤에 선다. 치료사 팔꿈치 오목(주와; cubital fossa)으로 환자의 턱을 받쳐준다.

위쪽 목뼈 분절: 꼬리쪽 고정에 가쪽 미끄러뜨림

(Upper cervical segment: lateral glide with caudal fixation)

검사

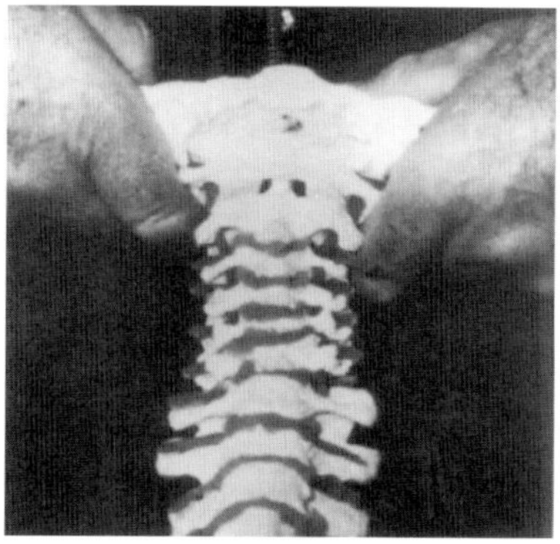

그림 8 – 골격

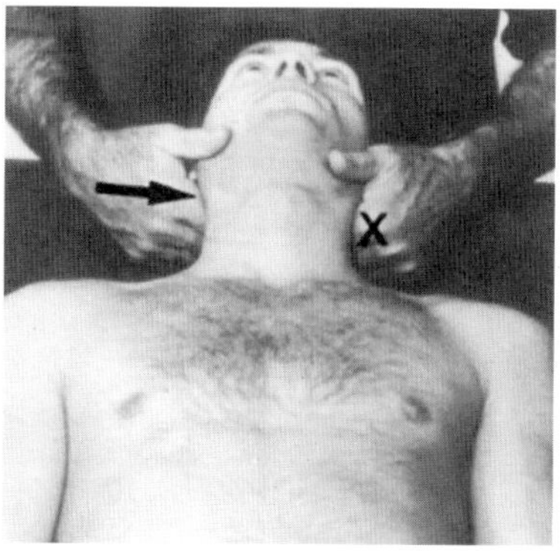

그림 8 – 고리뼈–중쇠뼈

■ 그림 8

목적

– **검사:** 분절 움직임의 범위와 끝 느낌을 포함한 질. 분절에 과대움직임 또는 안정성 결여 여부를 결정한다. 만약 검사 상 과대움직임이나 안정성 결여가 나타났다면, 위쪽 목뼈 영역의 모든 가동술은 금기증이다. 이 검사는 뒤통수뼈와 고리뼈 사이의 과소움직임을 평가하기 위해서도 사용할 수 있다.

시작 자세

– 환자는 바로 눕는다.

고정

– 치료사의 왼손 두 번째 손가락 노측으로, 중쇠뼈의 가로돌기 바로 뒤 왼쪽 고리를 고정한다.

실행

– 치료사의 오른손 두 번째 손가락을 고리뼈의 가로돌기 바로 뒤 오른쪽 고리에 놓는다. 민감한 가로돌기에 압박이 가해지지 않도록 주의해야 한다.

– 치료사는 오른손으로 고리뼈의 오른쪽을 누른다.

– I, II 단계 또는 III 단계 일직선 움직임을 왼쪽으로 적용한다.

대체 방법

– 고리뼈를 고정시키고 중쇠뼈를 움직인다.

뒤통수뼈-고리뼈: 굽힘과 폄 (Occiput-atlas: flexion and extension)

검사

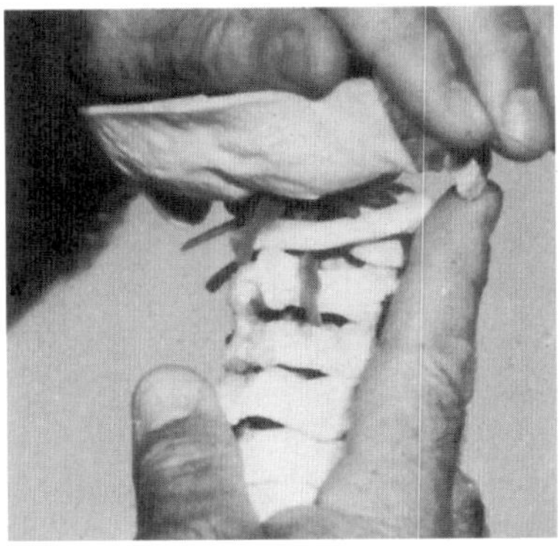

그림 9 - 골격

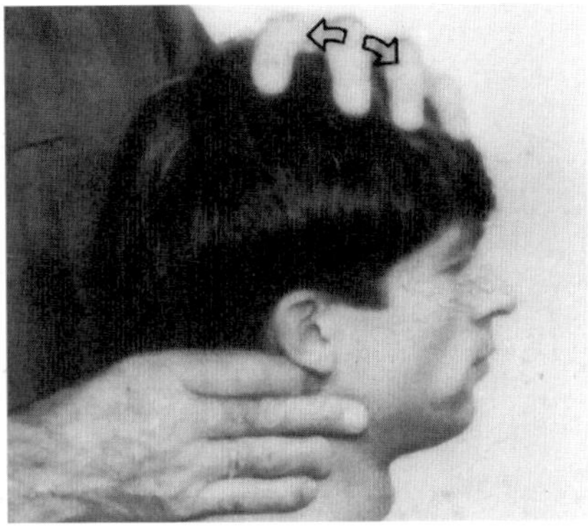

그림 9

■ 그림 9

목적

- **검사:** 분절 움직임의 범위와 끝 느낌을 포함한 질

시작 자세

- 환자는 치료대나 낮은 의자에 앉는다.

안정

- 치료사는 촉진할 오른손의 손가락을 환자의 오른쪽 꼭지돌기(유양돌기; mastoid precess) 와 고리뼈의 오른쪽 가로돌기 사이에 놓는다. 손의 나머지 부분은 고리뼈를 기준으로 한 꼬리쪽 목뼈를 안정시키기 위해 활용한다.

실행

- 치료사의 왼손을 환자 머리 최상부에 놓는다.
- 치료사의 왼손으로, 고리뼈-뒤통수뼈 관절에서 굽힘과 폄이 일어도록 환자의 머리를 앞, 뒤로 움직인다.
- I, II 단계 또는 III 단계 굽힘 또는 폄 움직임을 적용한다.
- 양쪽을 비교 검사한다.

대체 방법

- 분절의 압박을 줄이는 검사를 하는 동안 위쪽 목뼈에 I 단계 견인을 동시에 적용하기 위해 *그림 10*에 설명한 몸통과 손 배치를 활용한다.

뒤통수뼈-고리뼈: 굽힘 (Occiput-atlas: flexion)

신장 가동술

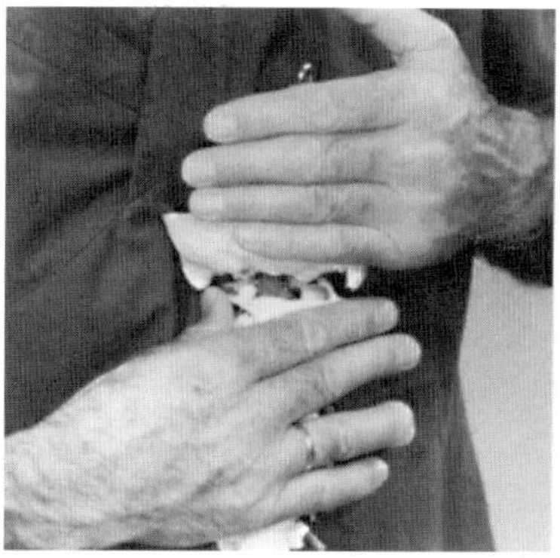

그림 10 - 골격

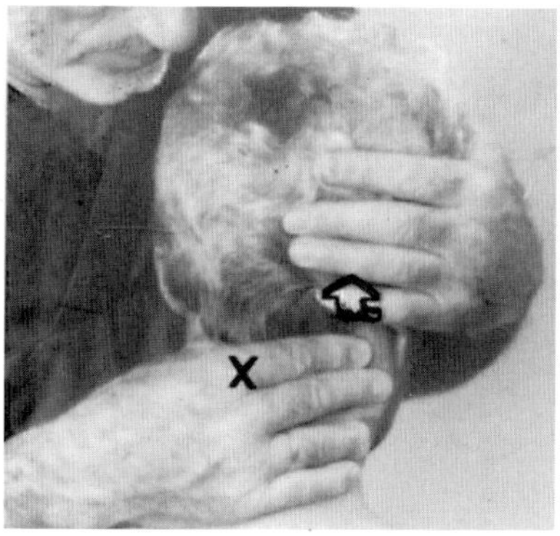

그림10 - 뒤통수뼈 관절융기 뒤쪽

■ 그림 10

목적

- **신장 가동술:** 제한된 뒤통수뼈-고리뼈 굽힘(턱을 밀어 넣거나 당긴다)을 위해서 적용

시작 자세

- 환자는 앉는다.
- **환자 대체 자세:** 더 좋은 고정을 위해서, 환자를 바로 누운 자세에서 치료사 손의 위치를 변경하여 치료할 수 있다.

고정

- 치료사는 오른손으로 환자 목 뒤를 감싸 쥔다. 엄지와 두 번째 손가락으로 고리뼈를 고정한다. 치료사의 엄지와 두 번째 손가락으로 움직임을 촉진한다. 그리고 손의 나머지 부분은 고리뼈를 기준으로 한 꼬리쪽 목뼈를 고정하기 위해 활용한다.

실행

- 치료사의 왼손은 환자의 오른쪽 머리에 놓고, 치료사의 다섯 번째 손가락을 뒤통수뼈 밑에 놓는다. 치료사의 가슴을 환자의 목뼈의 위치변화 없이 환자의 머리에 밀착시켜 움직이는 손과 함께 목뼈를 안정되게 유지한다.
- 제한이 허용하는 한 최대 굽힘에 뒤통수뼈를 위치시키고 환자의 머리 움직임을 유도하기 위해 치료사의 몸통과 왼손을 활용한다.
- III 단계 일직선 움직임을 환자의 뒤통수뼈 관절융기에 적용한다.
  - **견인 가동술:** 머리방향으로 움직인다.
  - **미끄러뜨림 가동술:** 뒤통수뼈-고리뼈 관절에서 굽힘을 수행하기 위해 뒤쪽으로 움직인다(볼록법칙).

먼저 한쪽 측면의 움직임 개선을 선행하고 나서 다른쪽의 움직임을 개선하는 것이 효과적일 수 있다.

뒤통수뼈-고리뼈: 펌 (Occiput-atlas: extension)

신장 가동술

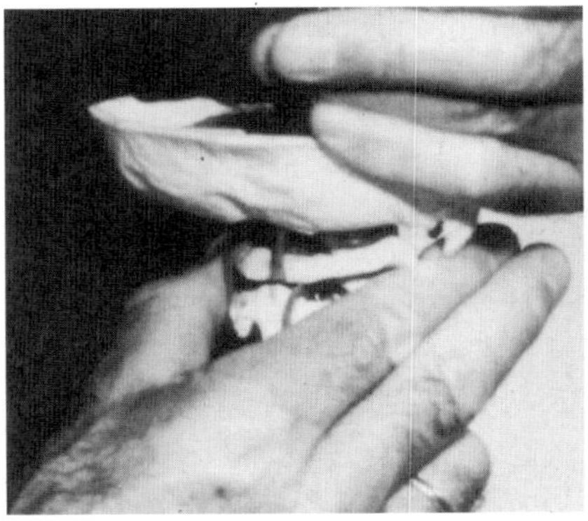

그림 11 - 골격

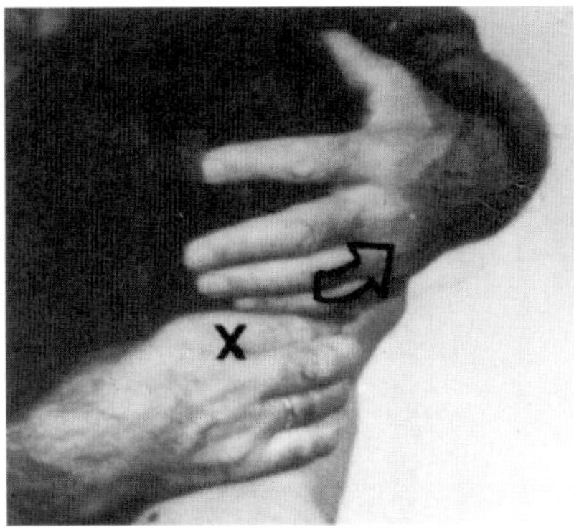

그림 11-뒤통수뼈 관절융기 앞쪽

■ 그림 11

목적

- **신장 가동술:** 제한된 뒤통수뼈-고리뼈 펌(턱을 들어 올리거나 내민다)을 위해서 적용

시작 자세

- 환자는 앉는다.
- 손 배치를 변경하여 환자를 바로 누운 자세에서도 치료할 수 있다.

고정

- 치료사의 오른손으로 환자 목 뒤를 감싸 쥔다. 치료사의 두 번째 손가락과 세 번째 손가락으로 환자의 고리뼈 오른쪽 가로돌기의 앞쪽을 고정한다. 치료사의 두 번째 손가락으로 움직임을 촉진한다. 손의 나머지 부분은 고리뼈를 기준으로 한 꼬리쪽 목뼈를 고정하는데 활용한다.

실행

- 치료사는 왼손은 환자의 오른쪽 머리에 놓고, 다섯 번째 손가락을 뒤통수뼈 밑에 놓는다. 치료사의 가슴을 환자의 목뼈의 위치변화 없이 환자의 머리에 밀착시켜 움직이는 손과 함께 목뼈를 안정되게 유지한다.
- 제한이 허용하는 한 최대 펌에 뒤통수뼈를 위치시키고, 환자의 머리 움직임을 유도하기 위해 치료사의 몸통과 왼손을 활용한다.
- 뒤통수뼈-고리뼈 관절에 펌을 수행하기 위해 III 단계 일직선 움직임을 뒤통수뼈 관절융기에 앞쪽으로 적용한다 (볼록규칙).

  먼저 한쪽 측면의 움직임 개선을 선행하고 나서, 다른쪽의 움직임을 개선하는 것이 효과적일 수 있다.

지적

- **견인 가동술:** 머리 방향으로 움직인다.

뒤통수뼈-고리뼈: 짝을 이룬 옆 굽힘과 돌림

(Occiput-atlas: coupled sidebending and rotation)

검사

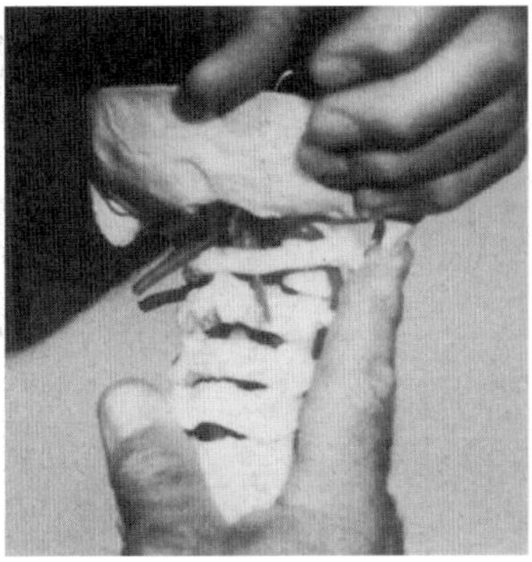

그림 12a - 골격

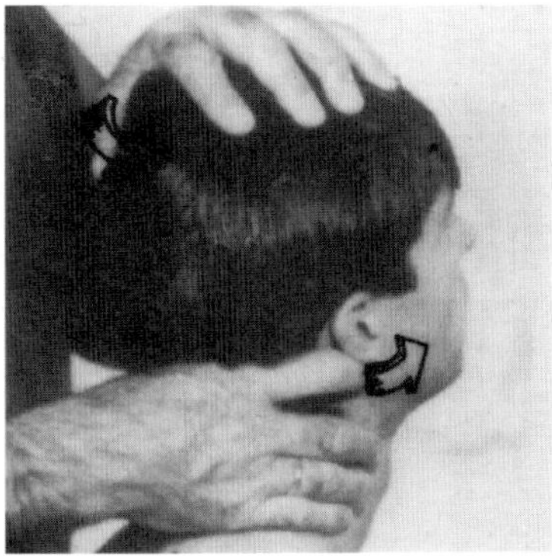

그림 12a - 오른쪽 옆 굽힘과 왼쪽 돌림

■ 그림 12a

목적

- **검사:** 분절 움직임의 범위와 끝 느낌을 포함한 질

시작 자세

- 환자는 치료대나 낮은 의자에 앉는다.
- 치료사는 환자의 왼쪽을 마주 보고 선다.

고정

- 치료사는 촉진할 오른손의 손가락을 환자의 오른쪽 꼭지돌기와 고리뼈의 오른쪽 가로돌기 사이에 놓는다. 치료사의 손의 나머지 부분은 고리뼈를 기준으로 한 꼬리쪽 목뼈를 고정하는데 활용한다.

실행

- 치료사의 왼손을 환자 머리 최상부에 놓는다.
- 치료사의 왼손으로, 뒤통수뼈-고리뼈 관절에서 짝을 이룬 오른쪽 옆 굽힘과 왼쪽 돌림이 동시에 일어나도록 환자의 머리 움직임을 유도한다.
- I, II 단계 또는 III 단계 움직임을 적용한다.
- 양쪽을 검사한다.

지적

- 신뢰성 있는 검사결과를 위해서, 돌림의 범위는 옆 굽힘의 정도와 같아야만 할 것이다. 너무 과도한 돌림은 옆 굽힘을 제한할 것이다: 너무 과도한 옆 굽힘은 돌림을 제한할 것이다.
- 고리뼈-중쇠뼈 분절이 너무 잘 움직인다면, 보다 나은 중쇠뼈의 고정을 위해서 *그림 12b*에 묘사된 손배치를 활용한다.

뒤통수뼈-고리뼈: 짝을 이룬 옆 굽힘과 돌림

(Occiput-atlas: coupled sidebending and rotation)

신장 가동술

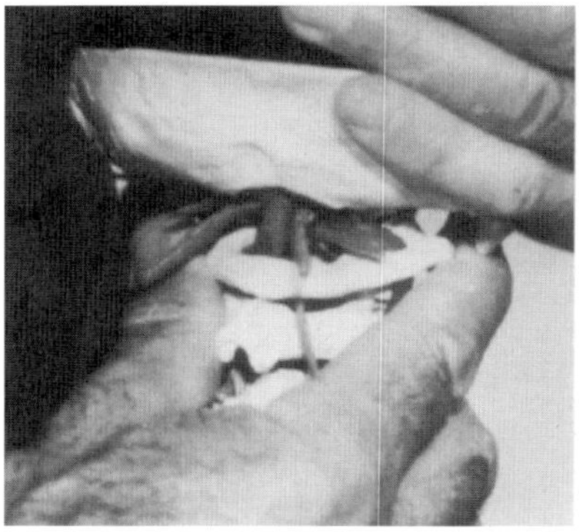

그림 12b - 골격

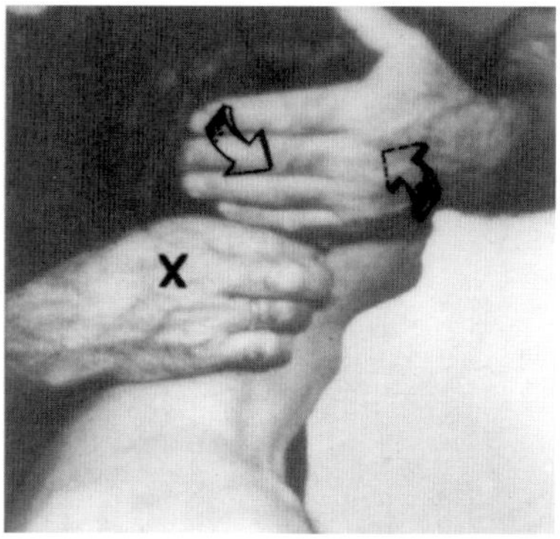

그림 12b - 오른쪽 옆 굽힘과 왼쪽돌림

■ 그림 12b

목적

- **신장 가동술:** 고리뼈-중쇠뼈 관절에서 제한된 짝을 이룬 옆 굽힘과 돌림을 위해 적용

시작 자세

- 환자는 치료대나 낮은 의자에 앉는다.
- 치료사는 환자의 왼쪽을 마주 보고 선다.

고정

- 치료사의 오른손으로 환자 목 뒤를 감싸 쥔다. 고리뼈 주변에 엄지를 놓고 치료사의 두 번째 손가락과 세 번째 손가락 끝으로 오른쪽 가로돌기 앞쪽을 접촉하여 고리뼈를 고정한다. 손의 나머지 부분은 고리뼈를 기준으로 한 꼬리쪽 목뼈를 고정하는데 활용한다.

실행

- 치료사의 왼손을 환자의 오른쪽 머리에 놓고, 다섯 번째 손가락을 오른쪽 꼭지돌기에 놓는다. 치료사의 가슴을 환자 목뼈의 위치변화 없이 환자의 머리에 밀착시켜 움직이는 손과 함께 목뼈를 안정되게 유지한다.
- 제한이 허용하는 한 최대범위에 뒤통수뼈를 위치시키고, 짝을 이룬 왼쪽 돌림과 오른쪽 옆 굽힘으로 환자의 머리를 유도하기 위해 치료사의 몸통과 왼손을 활용한다.
- III 단계 일직선 움직임을 앞쪽으로 적용한다.

지적

- **견인 가동술:** 변형된 손 배치 방법으로, 이 방법은 어떤 목뼈 분절에라도 견인-가동술을 머리쪽 방향으로 적용하는데 활용될 수 있다.

고리뼈-중쇠뼈: 굽힘과 폄 (Atlas-axis: flexion and extension)

검사

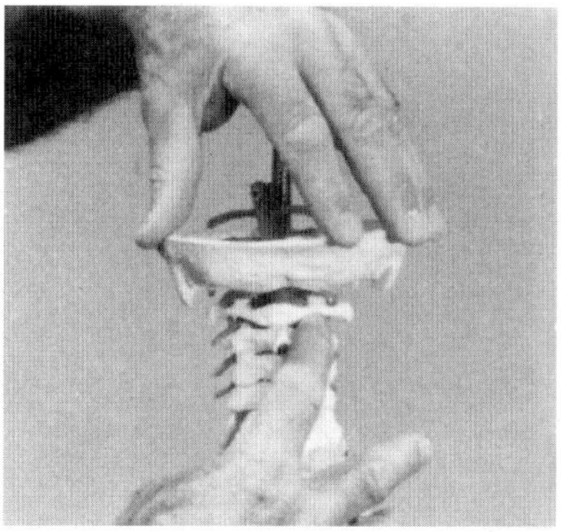

그림 13 - 골격

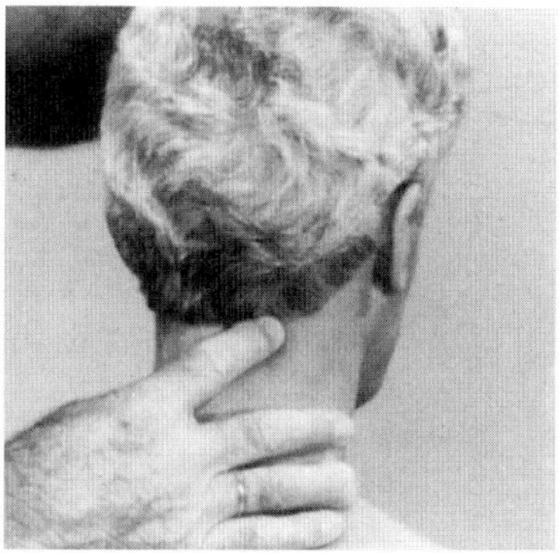

그림 13

■ 그림 13

목적

- **검사:** 분절 움직임의 범위와 끝 느낌을 포함한 질

시작 자세

- 환자는 치료대나 낮은 의자에 앉는다.

고정

- 치료사의 오른손의 촉진할 손가락을 고리뼈의 오른쪽 고리와 중쇠뼈 고리 사이에 놓고, 동시에 손의 나머지 부분으로 중쇠뼈를 기준으로 한 환자 꼬리쪽 목뼈를 고정한다.

실행

- 치료사의 왼손을 환자의 머리 최상부에 놓는다.
- 치료사의 왼손으로, 고리뼈-중쇠뼈 관절에서 굽힘이나 폄 움직임이 발생할 때까지 환자 머리를 앞, 뒤로 움직인다.
- I, II 단계 또는 III 단계 굽힘과 폄 움직임을 적용한다.
- 양쪽을 비교 검사한다.

대체방법

- 검사하는 동안 검사 분절에서의 압박을 줄이는 동시에 위쪽 목뼈에 I 단계 견인을 적용하기 위해 *그림 12b*에 설명한 몸통과 손의 배치 방법을 활용한다.

고리뼈−중쇠뼈: 돌림 (Atlas-axis: rotation)

검사와 신장 가동술

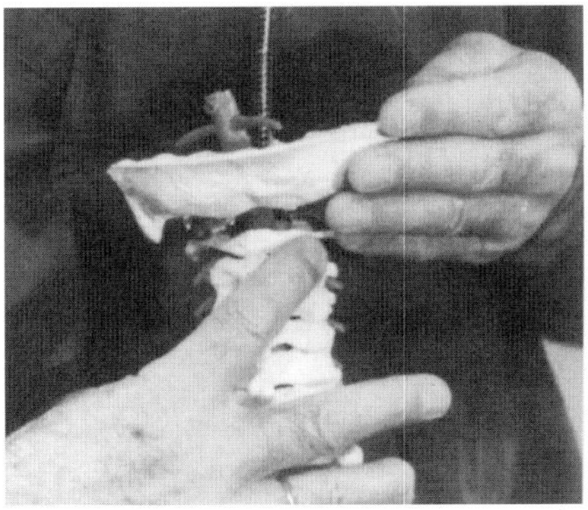

그림 14 - 골격

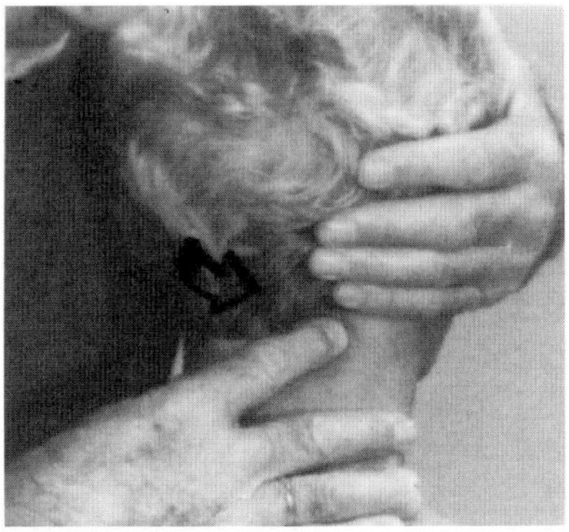

그림 14

■ 그림 14

목적

- **신장 가동술:** 제한된 고리뼈−중쇠뼈 가동성을 위해 적용

시작 자세

- 환자는 치료대나 낮은 의자에 앉는다.
- 치료사는 환자의 왼쪽을 마주 보고 선다.

고정

- 치료사가 촉진할 오른손의 손가락을 고리뼈의 오른쪽 고리와 중쇠뼈 고리 사이에 놓는다. 가동술을 위해 치료사 엄지와 두 번째 손가락으로 중쇠뼈를 고정한다. 손의 나머지 부분은 중쇠뼈를 기준으로 한 환자 꼬리쪽 목뼈를 고정하기 위해 활용한다.

실행

- 치료사의 왼손은 환자의 오른쪽 머리에 놓는다. 치료사의 다섯 번째 손가락을 고리뼈의 오른쪽 고리에 놓는다. 치료사의 가슴을 환자 목뼈의 위치변화 없이 환자의 머리에 밀착시켜 움직이는 손과 함께 목뼈를 안정되게 유지한다.
- 제한이 허용하는 한 최대범위에 뒤통수뼈와 고리뼈를 위치시키고, 왼쪽 돌림으로 고리뼈와 머리를 움직이기 위해 치료사의 몸통과 왼손을 활용한다. 머리는 약간의 오른쪽 옆 굽힘과 돌림의 마지막 범위에 위치하게 한다. 이 가벼운 옆 굽힘은 고리뼈의 최대 돌림을 촉진하기 위해서 짝을 이룬 움직임이 되도록 돌림의 반대방향으로 시행한다(인대 이완에 의한 짝을 이룬 움직임 유형으로 돌림 범위가 증가한다).
- 치료사의 가슴을 환자 왼쪽에 접촉하여 III 단계 일직선 움직임을 뒤쪽으로 적용한다.
- 양쪽을 비교한다.

주의

- 이 분절에서 가장 안전한 가동술은 잘 조절된 위치에서의 견인 가동술이다.

위쪽 목뼈 물렁조직과 관절: 얕은근와 깊은근

(Upper cervical soft tissue and joint: superficial and deep muscles)

가동술

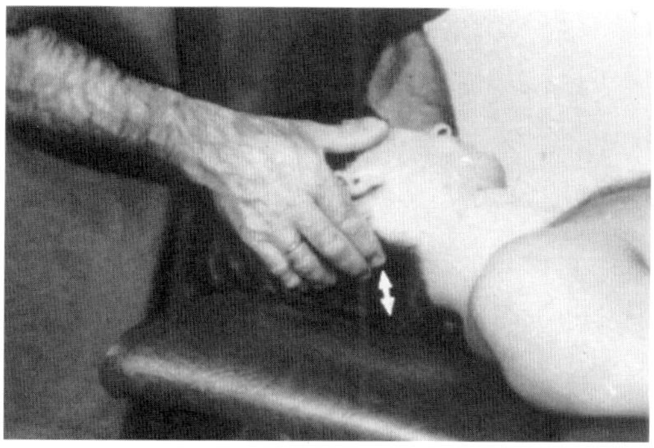

그림 15a - 얕은근

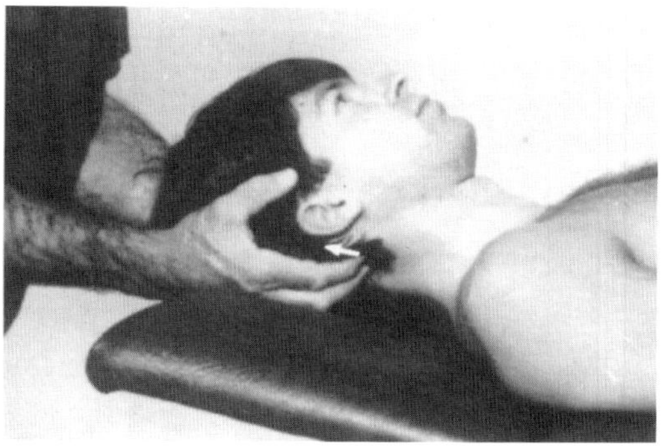

그림 15b - 깊은근

■ 그림 15a

목적

- **가동술:** 위쪽 목뼈 부위에서 제한된 물렁조직과 관절 가동성을 위해 적용, 특히 위쪽 목뼈 얕은근(superficial upper cerycal muscles). 이 기법은 어떤 목뼈 분절에도 적용할 수 있다.

시작 자세

- 환자는 바로 눕는다. 환자 머리를 약간 왼쪽으로 돌린다.

실행

- 치료사의 왼손으로, 환자의 머리 왼쪽을 지지해 준다.
- 치료사의 오른손 두 번째 손가락에 세 번째 손가락을 겹쳐 지지한 상태로, 머리뼈의 오른쪽 목덜미선(항선; nuchal line) 근육 부착부에 놓는다.
- 치료사의 오른손으로 환자가 편안할 정도의 적절한 압력으로 횡-마사지를 실시한다. 치료사의 손가락이 환자의 피부에서 미끄러지지 말아야 한다.

주의

- 왼쪽을 치료하기 위해 환자의 머리를 오른쪽으로 돌린다.

■ 그림 15b

- 분절의 깊은 근육(deep segmental muscles)에 대한 물렁조직 가동술과 위쪽목뼈 견인을 결합하여 실시하기 위해 유사한 기법을 활용한다. 치료사는 환자의 머리 뒤쪽을 감싸준다. 두 척추뼈 사이에 있는 근육에 압력을 가하기 위해 치료사는 손가락을 약간 굽힌다. 압력이 유지되는 동안, 환자의 물렁조직이 허용하는 한도 내에서 몸통을 약간 뒤로 기울인다. 이 때 치료사의 손가락이 피부에서 미끄러져서는 안 된다. 몇 초 동안 견인과 근육 신장을 유지하고 연이은 이완을 율동적으로 반복 적용한다.

뒤통수뼈–고리뼈 물렁조직과 관절: 돌림

가동술

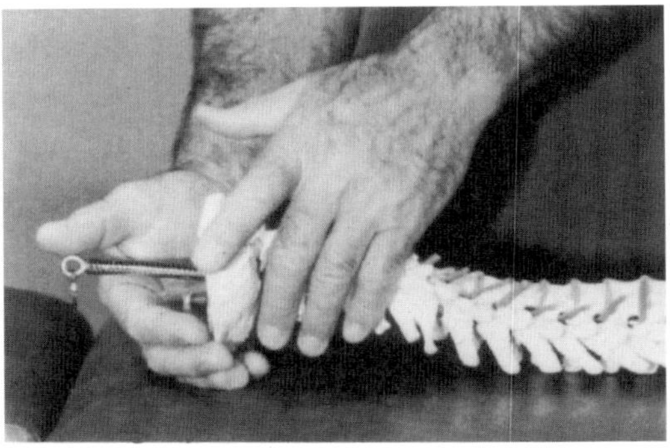

그림 15c – 골격

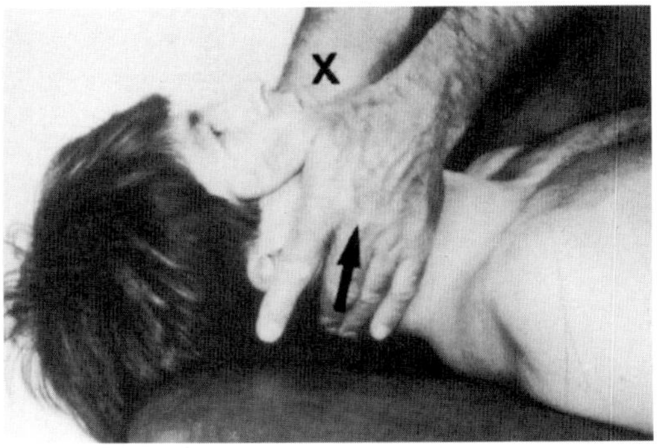

그림 15c – 상대적인 오른쪽 돌림

■ 그림 15c

목적

– **가동술:** 위쪽 목뼈 부위에서 제한된 물렁조직과 관절 가동성을 위해 적용, 특히 뒤통수뼈–고리뼈 관절.

시작 자세

– 환자는 바로 눕는다.

– 치료사는 환자의 왼쪽을 마주 보고 선다.

고정

– 치료사의 오른손으로 환자의 머리 왼쪽을 고정한다.

실행

– 치료사의 왼손으로 환자의 오른쪽 위쪽 목뼈의 물렁조직을 감싸 쥔다. 치료사의 세 번째 손가락을 환자 고리뼈의 오른쪽 고리에 놓는다.

– 치료사는 왼손으로, 환자의 고리뼈 오른쪽을 앞쪽으로 즉, 고리뼈–뒤통수뼈 관절의 치료면에 평행하게 움직이도록 한다. 동시에 근육을 압박한다. 피부에 접촉을 계속 유지 하면서 압력의 적용과 제거를 율동적으로 반복한다. 치료하는 동안 목뼈의 폄 움직임이 발생해서는 안 된다.

주의

– 위의 예에서, 뒤통수뼈는 고정되어야 하고 고리뼈는 왼쪽으로 돌아가야 한다. 이것은 뒤통수뼈의 오른쪽 돌림에 대한 상대적인 움직임이다. 돌림 요소는 뒤통수뼈의 가벼운 왼쪽 옆 굽힘과 짝을 이루었을 때 더 확대될 수 있다.

고리뼈–중쇠뼈 물렁조직과 관절: 돌림

가동술

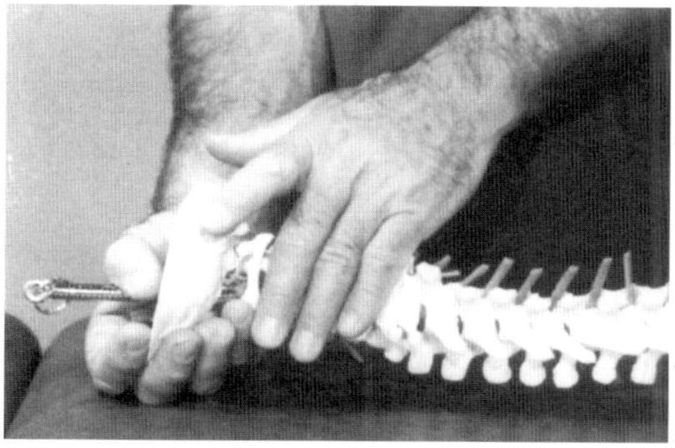

그림 15d – 골격

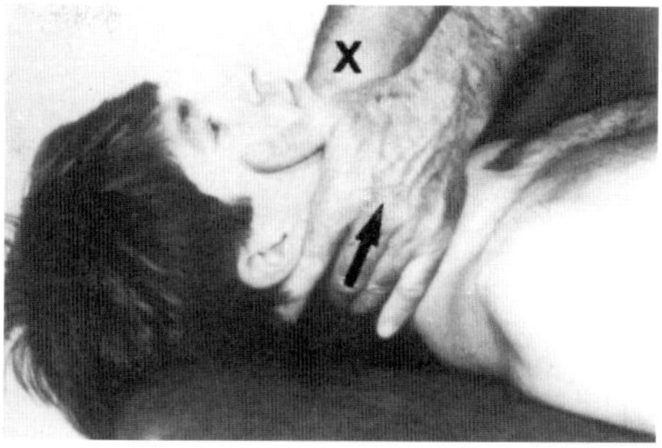

그림 15d – 상대적인 오른쪽 돌림

■ 그림 15d

목적

- **가동술:** 위쪽 목뼈 부위에서 제한된 물렁조직과 관절 가동성을 위해 적용, 특히 고리뼈–중쇠뼈 관절에 제한된 돌림.

시작 자세

- 환자는 바로 눕는다.
- 치료사는 환자의 왼쪽을 마주 보고 선다.

고정

- 치료사의 오른손으로 환자 머리와 고리뼈의 왼쪽을 고정한다.

실행

- 치료사의 왼손으로, 환자의 오른쪽 물렁조직을 감싸 쥔다. 치료사의 세 번째 손가락을 환자 중쇠뼈의 오른쪽 고리에 놓는다.
- 치료사의 왼손으로, 물렁조직의 움직임을 위해 환자의 중쇠뼈 오른쪽을 앞쪽으로 즉, 오른쪽 고리뼈–중쇠뼈 관절의 치료면에 평행하게 움직인다. 동시에 근육을 압박한다. 피부에 접촉을 계속 유지하면서 압력의 적용과 제거를 율동적으로 반복한다. 치료하는 동안 목뼈의 폄 움직임은 없어야만 한다.

주의

- 위의 예에서, 뒤통수뼈와 고리뼈는 고정되어야 하고 중쇠뼈는 왼쪽으로 돌아가야 한다. 이것은 고리뼈의 오른쪽 돌림에 대한 상대적인 움직임이다. 돌림 요소는 뒤통수뼈의 가벼운 왼쪽 옆 굽힘과 짝을 이루었을 때 더 확대될 수 있다.

■ Notes

14장

턱 (Jaw)

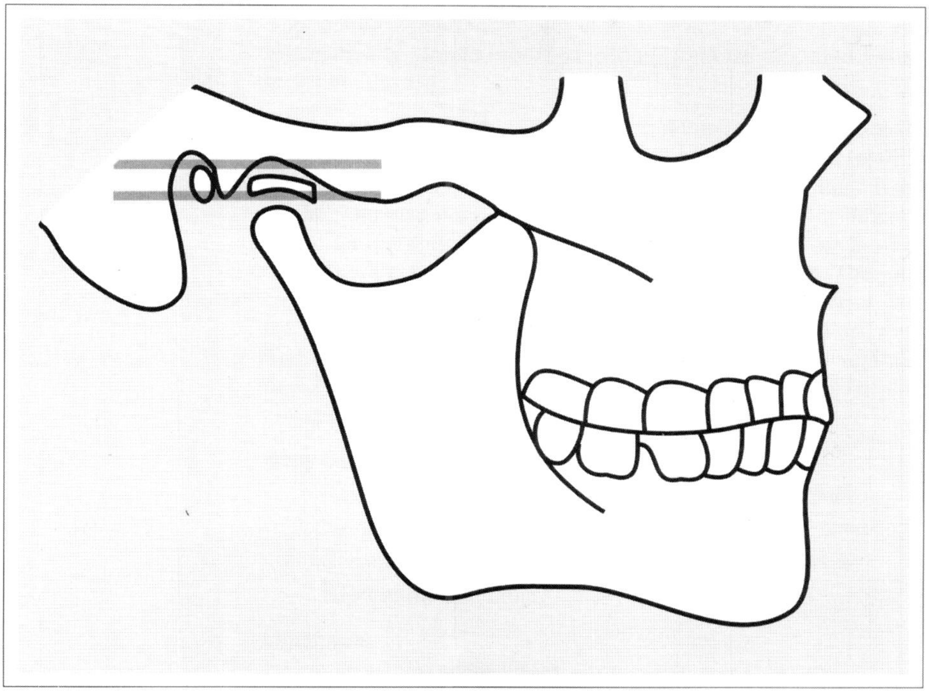

■ Notes

14 턱 (Jaw)

■ 기능 해부학과 움직임 (Functional anatomy and movement)

■ 턱관절 (Temporomandibular joint) (art. temperomandibularis)

턱관절(측두하악관절; TMJ)은 해부학적으로 복잡관절(compound joint)이고, 역학적으로 단순관절(simple join) 그리고 변형된 미끄러짐 관절이다(변형되지 않은 계란형관절, 원반(disc)을 포함하고 있음).

양면이 오목한 섬유성 원반은 관절을 두 개의 관절 공간 즉, 위쪽 공간과 아래쪽 공간으로 나눈다. 턱뼈융기(하악과; mandibular condyle)는 볼록하고, 관자뼈(측두골; temporal bone)의 턱관절오목(하악와; mandibular fossa)은 오목하다. 턱 움직임이 진행되는 동안 관자뼈의 볼록한 관절 결절(articular tubercle) 역시 턱뼈융기와 원반에 대한 상대 관절로 작용하게 된다. 관절주머니는 얇고 느슨하며 특히, 위쪽 공간의 앞쪽이 그렇다. 반면 턱뼈융기와 원반 사이 아래쪽 공간에서는 굉장히 팽팽하다. 원반과 턱뼈융기는 관절면과 연계되어 마치 한 단위처럼 앞쪽과 뒤쪽으로 움직인다. 원반은 오목이나 볼록이냐에 따라서 모양이 변한다.

골질의 촉진 (Bony palpation)

- 아래턱뼈 가지 (하악골지; Ramus of mandibule)
- 아래턱뼈 목 (하악골경; Neck of mandibule)
- 근육돌기 (구상돌기; Coronoid process)
- 턱뼈융기 (Head of mandibule)
- TMJ 관절공간 (TMJ joint space)
- 턱관절오목 (하악와; Madibular fossa)
- 광대활 (접형골능; Zygomatic arch)
- 목뿔뼈 (설골; Hyoid bone)

인대 (Ligaments)

- 관절주머니를 보강하는 가쪽 인대들

뼈의 움직임과 축 (Bone movement and axes)

- 입 벌림 – 닫음: 턱뼈융기를 통과하는 안쪽–가쪽(가로)축을 중심으로 한 움직임
- 턱 내밈 (전인; protraction) – 턱당김 (후인; retraction): 축이 없는 직선적인 움직임
- 턱 옆쪽 움직임: 턱뼈융기를 통과하는 머리쪽–꼬리쪽(긴)축을 중심으로 한 움직임

끝 느낌 (End feel)

- 단단함

턱 (Jaw)

관절 움직임: 미끄러짐 (Joint movement: Gliding)

- **입을 벌리는 동안**, 턱관절의 아래쪽 공간에서 양쪽 턱뼈융기의 구름과 미끄러짐이 반대 방향(볼록법칙)으로 일어난다. 동시에 위쪽 공간에서는 원반이 턱뼈융기와 함께 관절결절 위에서 앞쪽으로 미끄러진다. **입을 닫을 때**는 이 움직임이 반대로 일어난다.

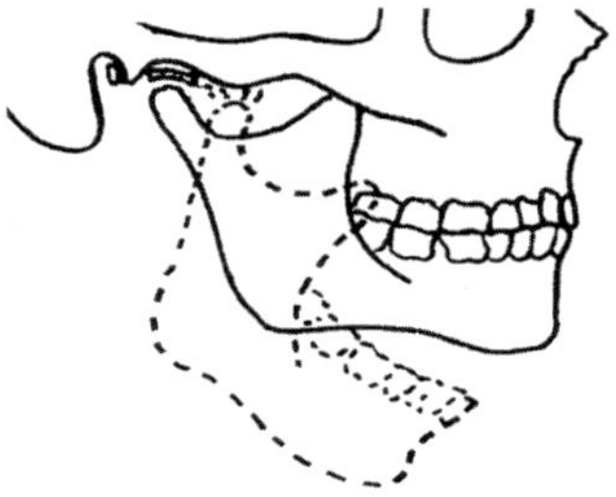

그림 턱 - 1a
턱 벌림과 닫힘

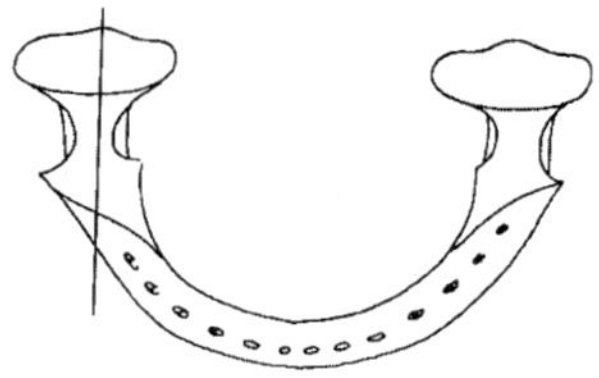

그림 턱 - 1b
턱이 옆쪽으로 움직이는 동안 머리쪽-꼬리쪽 축의 회전

- 턱을 **내미는** 동안, 위쪽 공간에서는 앞쪽으로 미끄러짐이 일어난다.
- 턱이 **당겨지는** 동안, 위쪽 공간에서는 뒤쪽으로 미끄러짐이 일어난다.
- 턱을 **옆으로 움직이는** 동안, 두 개의 턱관절에서 동시에 다른 움직임이 일어난다.

  가쪽 미끄러뜨림이 일어나는 방향의 반대쪽에서, 원반과 턱뼈융기는 위쪽공간에서 앞쪽으로 미끄러진다.

  가쪽 미끄러뜨림이 일어나는 방향과 같은 쪽에서, 턱뼈융기는 원반과 연계되어 아래쪽 공간에서 머리쪽-꼬리쪽 축을 중심으로 바깥쪽으로 돌아간다(*그림 1b 참고*).

  예: 오른쪽 돌림과 함께 왼쪽 관절에서는 앞쪽 미끄러짐이 오른쪽 관절에서는 돌림이 발생한다.

치료면 (Treatment plane)

- 턱관절오목의 오목 관절면 위에 놓여있다.

영점위치 (Zero position)

- 입을 다문 상태

꽉-닫힌 위치 (Close-packed position)

- 입을 다문 상태

정상 편안위치 (Normal Resting Position)

- 입을 약간 벌린 상태

■ 턱관절 평가 계획 (Jaw examination scheme)

기능검진 (Tests of function)

A. 끝 느낌과 안정성 검사를 포함한 능동과 수동 움직임들

아래턱의 올림	다문 입
아래턱의 내림	약 25° 연 입
내밈	1–2cm
당김	1 cm

B. 끝 느낌을 포함한 직선적인 관절내 움직임

견인 – 압박	(그림 2a)
미끄러뜨림 앞쪽	(그림 1)
안쪽	(그림 3a)
가쪽	(그림 3b)

C. 저항검진

입을 닫음	관자근 (측두근; temporalis) 깨물근 (교근; masseter) 안쪽 날개근 (내측 익돌근; medial pterygoid)
입을 열음	두힘살근 (악이복근; digastiric) 가쪽 날개근 (외측 익돌근; lateral pterygoids) 턱목뿔근 (악설골근; mylohyoid) 턱끝목뿔근 (이설골근; geniohyoid) 넓은목근 (광경근; platysma) 목뿔아래근 (설골하근; infrahyoid) (입을 여는 동안 목뿔뼈를 고정한다)
내밈	가쪽 날개근 (턱뼈융기와 원반에서 기시) 안쪽 날개근
당김	관자근 (뒤쪽, 아래쪽 부분) 목뿔뼈위근 (설골상근; suprahyoids) (두힘살근, 턱끝목뿔근) 깨물근 (단지 강한 움직임을 수행하는 동안만 교근과 목뿔뼈상근의 기능)
옆쪽 움직임	
오른쪽으로	오른쪽 관자근, 왼쪽 가쪽 날개근
왼쪽으로	왼쪽 관자근, 오른쪽 가쪽 날개근

D. 수동적 물렁조직 움직임

생리적인 (근 길이, 신경 가동성)

부수적인 (근육의 움직임)

E. 추가적인 검사

시험치료 (Trial Treatment)

견인	(그림 2b)
앞쪽	(그림 1: 목적)

■ 턱관절 검사와 가동술 (Jaw tests and mobilization)

턱뼈융기 앞쪽 미끄러뜨림 (Mandibular head ventral glide)

검진과 신장 가동술

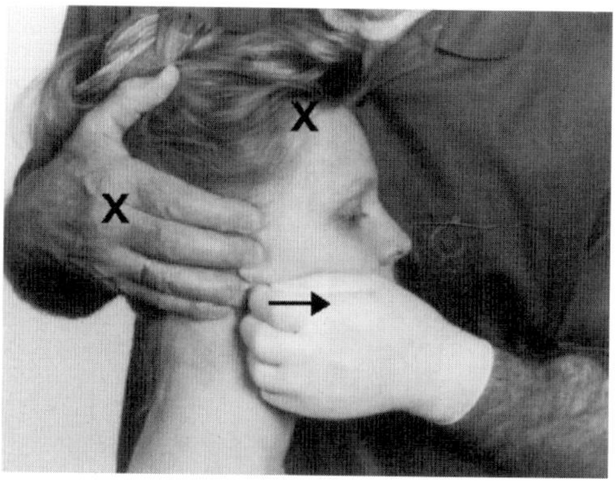

그림 1 – 검진과 가동술

■ 그림 1

목적

- **검사:** 턱관절에서 끝 느낌을 포함한 견인 움직임의 양과 질을 평가하기 위하여 실시
- **신장 가동술:** 입 열기와 턱 내밈을 위해서 적용

시작 자세

- 환자는 척추와 어깨를 지지하기 위해 등받이가 높은 의자에 앉는다.

고정

- 치료사의 오른손으로, 환자 머리를 자신의 몸통에 고정시킨다. 아래턱에 접촉은 되도록 피한다.

실행

- 치료사의 왼손으로, 환자 아래턱뼈 가지(하악지; ramus mandible) 주변을 뒤쪽에서 감싸 잡는다.
- **검사:** 치료사의 왼손으로, 아래턱을 앞쪽으로 움직인다. II 단계 또는 III 단계 일직선 움직임을 적용한다.
- **신장 가동술:** 제한이 허용하는 한 최대범위에 턱뼈융기가 위치하게 한다. III 단계 일직선 움직임을 앞쪽으로 적용한다.

기법의 연계 순서

- 환자가 자신의 입을 벌릴 수 없는 경우, 앞쪽 미끄러뜨림 기법을 진행하기에 앞서 양쪽 턱관절에 III 단계 꼬리쪽 견인-가동술을 적용한다. 아래턱뼈 가지를 감싸 쥐고 양쪽 견인 가동술을 적용하기 위해 꼬리쪽 움직인다.
- 치료사의 엄지를 넣을 수 있을 정도로 환자가 충분히 입을 벌릴 수 있게 되었을 때, *그림 2a*와 *그림 2b*에서 묘사된 기법들을 진행한다.

턱관절 견인 (TMJ traction)

검사와 신장 가동술

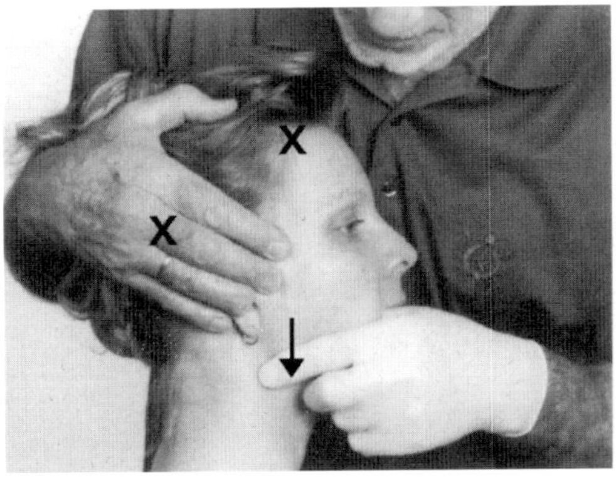

그림 2a – 앉은 자세

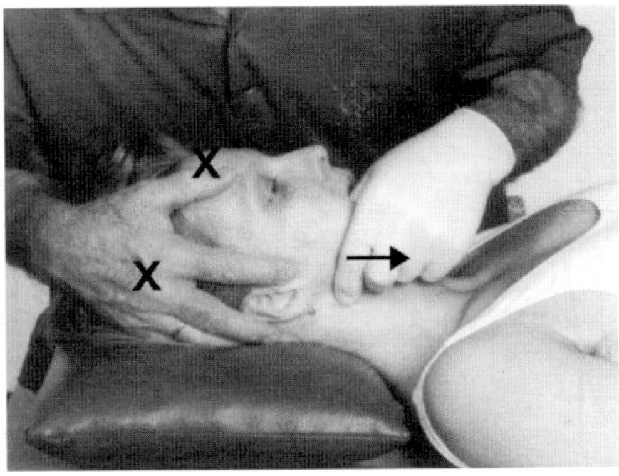

그림 2b – 누운 자세

■ 그림 2a

목적

– **검사:** 턱관절에서 견인 움직임의 양과 끝 느낌을 포함한 질을 평가하기 위하여 실시

– **신장 가동술:** 턱관절에 통증 감소와 움직임 증가를 위해 적용

– **도수교정:** *3권 참고: 견인–도수교정*

시작자세

– 환자는 척추와 어깨를 지지하기 위해 등받이가 높은 의자에 앉는다.

고정

– 치료사의 오른손으로, 환자 머리를 자신의 몸통에 고정시킨다. 아래턱에 접촉은 되도록 피한다.

실행

– 치료사의 왼손으로, 엄지는 환자 입속에 넣어 아래 어금니에 놓고, 손가락들은 아래턱의 바깥쪽 주변에 놓아 아래턱의 뒤쪽을 감싸 잡는다.

– **검사:** 치료사의 왼손으로, 아래턱을 꼬리쪽 방향으로 움직인다. I, II 단계 또는 III 단계 일직선 움직임을 적용한다.

– **신장 가동술:** 제한이 허용하는 한 최대로 꼬리쪽 방향으로 아래턱이 위치하게 한다. III 단계 일직선 움직임을 꼬리쪽 방향으로 적용한다.

■ 그림 2b: 대체 가동기법

– 환자를 바로 눕게 하고, 같은 절차를 적용한다.

턱관절 안쪽과 가쪽 미끄러뜨림

검사와 신장 가동술

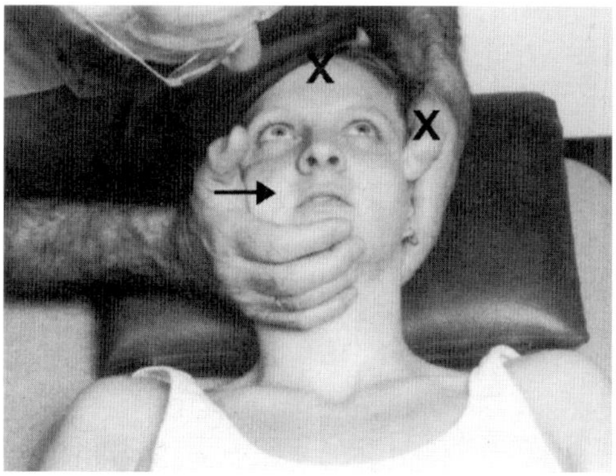

그림 3a – 안쪽

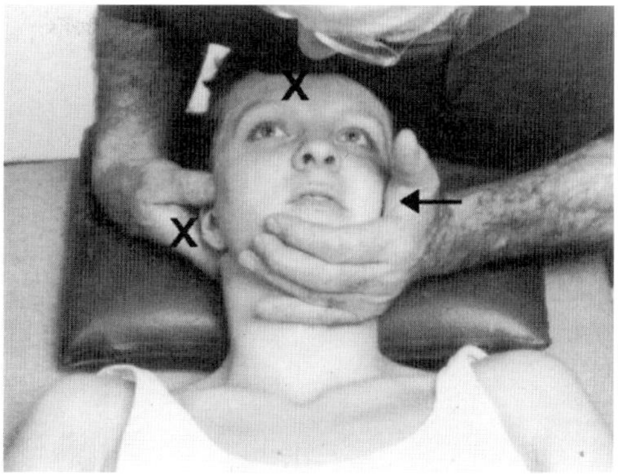

그림 3b – 가쪽

■ 그림 3a

목적

- **검사:** 턱관절에서 안쪽과 가쪽 미끄러짐 관절내 움직임의 양과 끝 느낌을 포함한 질을 평가하기 위하여 실시
- **신장 가동술:** 턱관절에 움직임 증가를 위해 적용

시작자세

- 환자는 입을 살짝 벌려 오른쪽 턱관절을 편안위치로 하여 바로 눕는다.

고정

- 치료사의 가슴을 환자 이마에 접촉하여 환자의 머리를 치료사의 몸통에 고정한다. 치료사의 왼손으로, 환자의 머리 반대측 주변을 감싸 잡는다. 치료사의 엄지로 왼쪽 턱관절 관절 틈을 촉진한다.

실행

- 치료사의 오른손으로, 엄지두덩이 바로 턱관절 꼬리쪽에 오게 하여 아래턱을 감싸 잡는다.
- **검사:** 치료사의 오른손으로, 오른쪽 아래턱을 안쪽 방향으로 움직인다. 이것은 치료사가 왼쪽 턱관절에서 촉진 가능한 가쪽 미끄러뜨림을 유발하게 될 것이다.
- **신장 가동술:** 제한이 허용하는 한 최대한 안쪽 방향으로 아래턱이 위치하게 한다. III 단계 일직선 움직임을 안쪽 방향으로 적용한다.

■ 그림 3b

- I, II 단계 또는 III 단계 일직선 움직임을 반대 방향으로 적용하고 같은 절차를 진행한다. 이것은 치료사가 오른쪽 턱관절에서 촉진 가능한 가쪽 미끄러뜨림을 유발한다.

■ Notes

부록 (APPENDIX)

■ Notes

■ 입문-단계 도수치료 교육 (Entry-level Manual Therapy instruction)

관절의 움직임을 느끼고 알 수 있는 능력은 물리치료 임상 실무 즉, 신경물리치료, 정형물리치료, 스포츠물리치료, 순환기계 물리치료 등 모든 측면에서 굉장히 중요하기 때문에 물리치료 학사일정 전 과정에서 기본적으로 교육되어야만 한다. 이것은 보다 효과적인 치료뿐만 아니라 특별한 주의나 경계 그리고 보호가 요구되는 기능부전에도 중요하다. 도수치료의 평가와 치료 기법은 해부학, 운동학 그리고 병리학에 대한 지식뿐만 아니라 관절의 도수평가나 치료에 대한 지식까지도 기본으로 하고 있다.

입문단계 치료사들은 *1권: 팔다리, 2권: 척추, 3권: 견인-도수교정*으로 구성된 관절의 도수가동술 시리즈 책에 있는 기본적인 가동술과 도수교정 기법을 모두 능숙하게 시연할 수 있어야만 한다. Kaltenborn은 도수치료의 입문단계 교육생들을 위해 이 책들을 특별히 저술하였다.

도수교정 기법은 이 책 시리즈에 나중에 추가되었다. 관절의 편안위치에서 빠른 밀기를 사용하는 적은 힘 밀기 기법은 관절 상태에 따른 시험 치료와 감별 진단에서 필수적인 요소이다. 견인 도수교정 기법은 일반 물리치료사나 전문 물리치료사 양쪽 모두 능숙하게 수행할 수 있는 기법 중에 하나가 되어야 한다.

기본 팔다리 관절 견인-도수교정

팔다리 관절 도수교정을 능숙하게 수행 할 수 있도록 하는 것이 기본 척추 도수교정 훈련과정을 진행하기 위한 전제 조건이다.

손가락 ················그림 1b
손허리뼈············그림 6b,7b
손목관절············그림 8b
아래팔 ················그림 22
팔꿈치관절·········그림 24b
어깨관절·············그림 28b
팔이음뼈·············그림 39a,b,c

발가락····················그림 43b
발 ····························그림 50a (주의)
그림 51a (주의), 54b
발목관절·················그림 56b
무릎관절·················그림 64b
엉덩관절·················그림 72a, 72b,74a

기본 척추관절 견인-도수교정

허리뼈 ················그림 9a,b; 18a,b; 19a,b; 20, 21
등뼈····················그림 7a,b; 12a,b; 13a,b
갈비뼈 ················그림 22a,b; 26a,b; 27a,b

목뼈 ·····················그림 7a,b; 17a,b
위쪽 목뼈 ············그림 7
턱·························그림 1a

기본 도수교정 기법들에 대한 보다 포괄적인 설명을 위해, *3권: 척추와 팔다리의 견인-도수교정* 참고.

■ 분절 가동성 검사의 신뢰성
(Reliability of segmental mobility testing)

척추 치료를 위한 OMT Kaltenborn- Evjenth Concept의 기본 전제는 두 척추뼈 사이의 움직임에 대한 도수 평가가 가능하다는 것이다. 그러나 이런 특수 수동 움직임 검사의 신뢰성에 대한 논쟁이 계속되고 있다. 신뢰성에 대한 다양한 연구 결과가 서로 충돌하고 있어 이것에 대해 논의하는 것을 더욱 혼란스럽게 한다. 이것은 아마도 도수 가동성 검사의 숙련도에 개인차가 있기 때문인 것으로 보인다.

이런 형태의 연구가 진행될 때, 검사자는 치료나 진단 방법을 능숙하게 수행할 수 있어야 하는 것이 중요하다. 아래 연구에서 "정확성"과 "부정확성"의 결정은 F. Kaltenborn의 검진 결과(강사 I)에 기반을 두었었다. 1969년 연구에서, 저자는 북유럽에서 가장 경험 많은 강사였으며, 여러 해 동안 검진 결과들을 x-선과 필름을 이용하여 비교 확인하였다. 또한 경험 많은 정골의들(osteopaths)에게 관절 도수 평가에 능통하다는 것을 인정받았다.

초록

Freddy Kaltenbon과 Olov Lindahl, "특정 척추뼈 사이 분절에 대한 도수 가동성 검사 결과에 대한 재현성"스웨덴 의학 저널(Lakärtidningen) 66; 962-965,1969

Lindahl과 Kaltenbon 교수는 척추에서 특수 도수 가동성 검사에 대한 검사자들 간 신뢰도에 대한 기초연구를 진행하였다. 10명의 도수치료 강사가 13개 척추뼈 사이 분절평가를 위해 4명의 환자에게 특정 척추 가동성 검사를 실시하였다. 검사 결과는 98%가 일치하였다. 7명의 검사자는 97.8%가 일치하였다. 10명의 검사자 모두 과대움직임을 가진 환자에서 6개 허리뼈를 발견하였다. 연구 결과를 다음 표에 정리하였다.